Frans Vermeulen

Synoptische Materia Medica

Synoptische Materia Medica

von Frans Vermeulen

Aus dem Englischen übersetzt von Ila G. Pankofer und Martina Hage

- 𝒦𝒦 -
Kai Kröger Verlag für homöopathische Literatur
Groß Wittensee

Titel der holländischen Originalausgabe:
Synoptic Materia Medica
Copyright © 1992 by Merlijn Publishers, NL-Haarlem

Dieses Buch wurde auf chlorfrei gebleichtem Papier gedruckt.

1. Auflage 1996

© Copyright 1996 by Kai Kröger Verlag für homöopathische Literatur, Groß Wittensee

Alle Rechte, einschließlich auszugsweiser oder photomechanischer Wiedergabe, vorbehalten. Kein Teil dieses Buches darf ohne schriftliche Genehmigung des Verlages in irgendeiner Form – durch Photokopie, Mikrofilm oder irgendein anderes Verfahren – reproduziert oder in eine von Maschinen, insbesondere von Datenverarbeitungsmaschinen, verwendbare Sprache übertragen oder übersetzt werden.

ISBN 3-9801945-6-6

Druck: WDA, 24 235 Brodersdorf
Bindung: J.P. Møller, DK-6100 Haderslev

Dieses Buch ist zu beziehen bei:

Kai Kröger Verlag für homöopathische Literatur
Rendsburger Straße 27
D-24361 Groß Wittensee

Telefon 0431/56 59 50 od. 04356/14 73
Telefax 0431/56 45 70

DANKSAGUNG

Als Herausgeber möchte ich folgenden Studentinnen und Studenten der *Homöopatie-Fachschule* in Gauting danken, die durch ihre Übersetzung vorab eine Rohfassung einzelner Mittel lieferten und somit den Grundstein legten für die deutsche Ausgabe dieses vorzüglichen Werks:

Uschi Ackermann (Aesc., Sabad., Sabin.)
Anne Christoph (Agar., Aran., Carc., Chin., Cist., Guaj., Lat-m., Lyss., Op., Phos., Plat., Psor., Sanic., Verat.)
Tjado Galic (Ars., Bry., Calc-ar., Calc., Calc-p., Carb-v., Cham., Kali-bi., Kali-c., Lach., Lyc., Manc., Puls., Rhus-t.)
Peter Glaser (Merc.)
Ruth Heuckenkamp (Asaf., Cor-r., Caul.)
Karin v. Hochmeister (Spong., Tarent., Thea)
Petra Hoerz-Schmückle (Acon., Coff., Kali-ar., Kali-br.)
Karin Hug-Turowski (Ars-j., Colch., Graph., Grat., Hyper., Ip.)
Barbara Iser (Aeth., Alum., Ther.)
Franz Jacob (Lith-c., Petr., Xanth.)
Dietmar Koepke (Calc-f., Cann-i., Cann-s., Canth., Caps., Elaps, Euphr., Eup., Murx.)
Beatrix Krause (Bar-c., Caust.)
Hildegard Kurr (Bell-p., Hydr., Stann., Sul-ac.)
Roswitha Lauterwein (Cina, Coca, Dulc., Ferr., Hyos., Syph.)
Walburga Luderer (Arum-t., Thuja)
Nicola Magerer (Ferr-p., Glon., Kali-j., Kali-m., Kali-s.)
Karin Müller (Am-c., Ant-t., Stront.)
Irene Neumann (Anac., Calen.)
Gerhard Oberrieder (Bell., Cycl., Dig., Lac-d.)
Heike Otte (Asar., Berb., Bor., Nux-m., Ox-ac., Pall., Podo., Rhod., Spig., Staph., Stict., Stry.)
Hedwig Plöchl (Am-m., Arist., Ham., Kreos., Mosch.)
Christine Specht-Heinbach (Clem., Gels., Mand.)
Petra Stangl (Mez., Nit-ac., Phyt., Sil.)
Martina Tönsfeld (Nat-p., Nat-s., Rheum, Ruta)
Waltraud Wagner u. Beate Klein (Ambr., Anh., Ign., Nat-m., Nux-v., Sulph.)
Rita Zabelberg (Brom., Cupr., Led., Naja, Olnd., Rumx.)

Besonders bedanken möchte ich mich auch bei Ila Pankofer und Martina Hage, die diejenigen Mittel, die bereits in Rohform übersetzt worden waren, korrigierten, überarbeiteten und die übrigen 62 Arzneien übersetzten.

Gunter Cochanski danke ich für seine Unterstützung bei der Überarbeitung, Formatierung und Korrekturarbeit der endgültigen Fassung dieses Buches.

Kai Kröger, Herausgeber   im Oktober 1996

EINLEITUNG

Ursprünglicher Zweck dieser Sammlung von Arzneimittelbildern war es, den Homöopathieschulen in Finnland und Irland einen Überblick über die größeren und damit gebräuchlicheren Arzneien zu verschaffen. Doch schon bald nahm dieses Unterfangen die Ausmaße und Form eines Buches an, von dem ich hoffe, daß auch andere nun daraus Nutzen ziehen können.

Die Notwendigkeit, die riesige Menge homöopathischer Informationen neu zu strukturieren, wurde mir deutlich und zwingend, nachdem ich mich viele Jahre bemüht hatte, für meine Homöopathie-Studenten einfache und überschaubare Arzneimittelbilder ohne jede Schnörkel zu erstellen. Zunächst war ich recht bestürzt, als ich entdeckte, wie schwierig es war, ein in sich stimmiges Bild aus bruchstückhaften oder, schlimmer noch, widersprüchlichen Informationen aus der homöopathischen Literatur zusammenzufügen. Über die Jahre jedoch haben die Arzneimittelbilder, die ich zusammentrug, sich ihre eigene Identität erworben. Jetzt kommen sie mir schon beinahe wie alte Freunde vor.

Das soll aber nicht heißen, daß man Arzneimittelbilder als identisch mit Menschen sehen darf. Ein Mensch kann während eines bestehenden Lebensabschnitts, oder sogar schon seit seiner Geburt *die Symptome* eines homöopathischen Arzneimittels *aufweisen*, aber das bedeutet natürlich nicht, daß er dieses Mittel auch tatsächlich *ist*. Arzneimittelbilder stellen eine archetypische *unpersönliche Wirklichkeit* dar, die sich durch Menschen zum Ausdruck bringt, die aber keinesfalls identisch mit ihnen ist.

Bei diesem Buch habe ich mich entschieden, leichter Orientierung durch Nachschlagen den Vorzug vor einer langatmigen Aufzählung von Symptomen, wie sie uns in der traditionellen homöopathischen Literatur begegnet, zu geben. Es kann daher sein, daß einige Leser nicht mit meiner Auswahl der mir wichtig erscheinenden Symptome einverstanden sind. Dieses Buch enthält die Mittelbilder von über 190 Arzneien. Neben den bekannten Polychresten finden sich auch viele kleinere Mittel.

Ich habe die Symptome in einer Weise zusammengefaßt, daß die Beziehung zwischen dem Gemütsbild (**G**), den Allgemeinsymptomen (**A**) und den Körpersymptomen (**K**) dem Leser klar wird. Obwohl ein so dicht strukturiertes Gerüst wie dieses Gefahr läuft, zu starr zu werden, gewährt es doch auch den Vorteil einer Grundstruktur, um die herum sich andere Symptome ranken können. Dies ist einer der Gründe, weshalb nach jedem Mittelbild Platz für eigene Notizen gelassen wurde.

Folgendem Format folgt die Darstellung eines jeden Mittelbildes:
Die Kopfleiste jeder Seite zeigt den Namen der Arznei in der Abkürzung, wie sie uns aus dem Repertorium *Kents* bekannt ist.

Die Organ-Affinitäten des Mittels sind unter **REGION** aufgelistst, während der * auf diejenige Körperseite hinweist, wie sie im *Synthetischen Repertorium* aufgezeichnet ist. Die Affinitäten, die *Bogers Synoptic Key of Materia Medica* enstammen, wurden mit aufgenommen, da sie bei der Erstellung der Differentialdiagnose ein entscheidender Faktor sein können.

Im zweiten Abschnitt, **MODALITÄTEN**, sind die Umstände aufgelistet, die eine BESSERUNG und eine VERSCHLIMMERUNG bewirken. Diese Modalitäten entstammen ebenfalls *Bogers* ausgezeichnetem (aber, ach, leider viel zu selten benutztem) Buch. Ich sollte hier auch erwähnen, daß *Bogers* Wertigkeit der Symptome nicht immer mit derjenigen des *Synthetischen Repertoriums* übereinstimmt. Die Beziehung der Wertigkeiten *zueinander* vermittelt jedoch eine gute Vorstellung über die Modalitäten der betreffenden Arznei. Im allgemeinen kann man sagen, daß man Modalitäten im dritten Grad als *Allgemeinsymptome* betrachten kann, was auch (wenngleich in geringerem Ausmaß) für die Symptome im zweiten Grad gilt, während die einwertigen Modalitäten in der Regel die Besserung oder Verschlimmerung *lokaler Symptome* wiedergeben.

Wenn man die Allgemeinsymptome einer Arznei studiert, möchte ich daher dringend empfehlen, daß man auch die zweiwertigen Modalitäten berücksichtigt, aber natürlich insbesondere die dreiwertigen Modalitäten. Über die Allgemeinsymptome der kleineren Arzneien wissen wir bislang leider noch zu wenig, so daß sie hier nur einwertig aufgeführt sind. Erfahrung und sorgfältiges Studium der Symptomgesamtheit jedoch werden uns mitteilen, welche dieser Symptome in den Rang von Allgemeinsymptomen erhoben werden sollten.

Der dritte Abschnitt, **LEITSYMPTOME**, bedarf nur wenig Erklärung. Ich habe versucht, das Wissen zeitgenössischer Homöopathen mit dem der Homöopathen aus den Tagen Kents zu verbinden und so eine Zusammenschau alten und neuen Wissens zu erstellen. Wo es notwendig erschien, habe ich den Namen der Quelle nach dem Symptom vermerkt. Der Umstand, daß einige Symptome durch Großbuchstaben hervorgehoben wurden, bedeutet nicht, daß sie Dreiwertigkeit besitzen. Hauptzweck dieser Großbuchstaben ist es, die Aufmerksamkeit auf den Umstand zu lenken, daß diese Symptome im *Gesamtbild* einen wichtigen Platz einnehmen. Um das Augenlicht des Lesers nicht überzustrapazieren, habe ich Abstand davon genommen, zu viele Wörter in Großbuchstaben zu setzen. Stattdessen folgt wichtigen Symptomen, die nur in normaler Schrift gedruckt sind, ihre Wertigkeit in Klammern.

Da die Wahl des Simillimums sich in erster Linie auf Gemütssymptome und Allgemeinsymptome stützt, habe ich Lokalsymptome nicht in gleichem Maße berücksichtigt. Da jedoch andererseits die Gemütssymptome der kleineren Mittel oft noch unbekannt oder zu allgemein sind, habe ich versucht, das Erkennen des Mittelbildes dadurch zu beschleunigen, daß ich Lokalsymptome aufgelistet habe, die so vollständig wie möglich sind – die also Begleitsymptome, Modalitäten und, wo bekannt, auch die Ätiologie beinhalten. Dieses Prinzip habe ich auch bei den Polychresten angewandt.

Den Leitsymptomen folgen die **REPERTORIUM**-Rubriken, die dem *Complete Repertory*, Version 2.0 (mit mehr als 240.000 Ergänzungen) von *Roger van Zandvoort* entstammen. Diese Rubriken kann man verwenden, um das Repertorium gründlich zu erforschen, aber auch, um für sich ein Bild der Besonderheiten eines Mittels zu erwerben. Mit Ausnahme der kleinen Mittel sind hier nur Symptome aufgenommen worden, die in kleinen Rubriken im zweiten oder dritten Grad stehen. Einige von ihnen sind schon im Allgemeinüberblick der Leitsymptome enthalten. Vor jeder Modalität oder jedem Umstand, die in Verbindung mit dem Symptom stehen, mit dem die Rubrik beginnt, steht ein Komma; die jeweilige Wertigkeit steht am Schluß. Die Zahl hinter dem Schrägstrich gibt die Anzahl der Mittel in der betreffenden Rubrik wieder. (So bedeutet [2/1] beispielsweise, daß ein Symptom im zweiten Grad steht und nur ein einziges Mittel in dieser Rubrik enthalten ist. [3/7] ist ein dreiwertiges Symptom mit insgesamt sieben Mitteln in dieser Rubrik.) Ein Semikolon weist auf Unterrubiken des *übergeordneten Ausgangssymptoms* hin.

Den Repertoriumsrubriken folgen die **NAHRUNGSMITTEL**: Abneigungen, Verlangen, was bessert und was verschlimmert. Sie sind entsprechend ihrer Wertigkeit aufgelistet und ermöglichen es so dem Leser, die wichtigsten auf einen Blick zu erfassen.

Jedes Arzneimittelbild endet mit einer Zusammenfassung des *Gesamt*-Bildes. Diese habe ich **KERN DES MITTELS** genannt, und es beruht auf meinem persönlichen Wissen und meiner Erfahrung. Es sollte mich daher nicht überraschen, wenn mancher Leser diesem Abschnitt andere Symptome hinzufügen möchte und das Zentrum des Schwergewichts für das fragliche Mittel auf eine andere Symptomatik verlagert. Jegliche Vorschläge, Ergänzungen und/oder Berichtigungen begrüße ich.

Häufig habe ich das „&"-Symbol benutzt, um damit ein Begleitsymptom zu kennzeichnen.

Zum Schluß nun möchte ich meine Hoffnung zum Ausdruck bringen, daß dieses Buch einen Beitrag zu leisten vermag zum strukturierten Studium der homöopathischen Arzneimittellehre, und daß es Homöopathen dabei hilfreich sein möge, das Simillimum für ihre Patienten zu finden.

BIBLIOGRAPHIE

H. Barthel	Charakteristika homöopathischer Arzneimittel
H. Barthel & W. Klunker	Synthetisches Repertorium
W. Boericke	Arzneimittellehre
C.M. Boger	A Synoptic Key of the Materia Medica
D. Borland	Homeopathy in Practice
G. Charette	Homöopathische Arzneimittellehre für die Praxis
J.H. Clarke	A Dictionary of Practical Materia Medica
V. Ghegas	Seminare [A bis N]
J.T. Kent	Arzneimittellehre
J. Künzli	Kents Repertorium Generale
O.A. Julian	Dictionary of Homeopathic Materia Medica
A. von Lippe	Keynotes and Red Line Symptoms of Materia Medica
A. Lodispoto	Diät in der Homöopathie
K.N. Mathur	Systematic Materia Medica
R. Morrison	Kleine Mittel [Seminare]
S.R. Phatak	Materia Medica of Homeopathic Medicines
R. Sankaran	The Spirit of Homeopathy
T. Smits	Practical Materia Medica for the Consulting Room
J. Stephenson	A Materia Medica and Repertory
M. Tyler	Homeopathic Drug Pictures
E.C. Whitmont	Psyche and Substance
R. van Zandvoort	Complete MacRepertory, Version 2.0

INHALT

Acon.	13	Calc.	105	Eup-per.	204
Aesc.	16	Calc-f.	109	Euphr.	206
Aeth.	18	Calc-p.	112	Ferr.	208
Agar.	20	Calc-s.	115	Ferr-p.	212
All-c.	23	Calen.	117	Fl-ac.	214
Aloe	25	Cann-i.	118		
Alum.	27	Cann-s.	121	Gels.	217
Ambr.	30	Canth.	123	Glon.	219
Am-c.	32	Caps.	126	Graph.	222
Am-m.	35	Carb-an.	128	Grat.	225
Anac.	37	Carb-v.	131	Guaj.	227
Anh.	40	Carc.	134		
Ant-c.	42	Caul.	137	Ham.	230
Ant-t.	44	Caust.	139	Hell.	232
Apis	47	Cham.	142	Hep.	234
Aran.	50	Chel.	146	Hydr.	237
Arg-m.	52	Chin.	148	Hyos.	239
Arg-n.	54	Cic.	152	Hyper.	242
Arist.	57	Cimic.	155		
Arn.	59	Cina	158	Ign.	244
Ars.	62	Cist.	160	Ip.	247
Ars-j.	66	Clem.	162	Iris	250
Arum-t.	68	Coca	165		
Asaf.	70	Cocc.	167	Jod.	252
Asar.	72	Coff.	170		
Aur.	74	Colch.	172	Kali-ar.	255
		Coloc.	175	Kali-bi.	257
Bar-c.	77	Con.	178	Kali-br.	260
Bell.	80	Cor-r.	182	Kali-c.	263
Bell-p.	83	Croc.	184	Kali-j.	266
Berb.	85	Cupr.	187	Kali-m.	269
Bor.	87	Cycl.	190	Kali-p.	271
Bov.	90			Kali-s.	273
Brom.	92	Dig.	192	Kreos.	275
Bry.	94	Dios.	195		
Bufo	98	Dros.	197	Lac-c.	278
		Dulc.	199	Lac-d.	282
Cact.	100			Lach.	284
Calc-ar.	103	Elaps	202	Lat-m.	287

Led.	289	Phyt.	382			
Lil-t.	292	Pic-ac.	385	Tab.	477	
Lith.	294	Plat.	387	Tarent.	479	
Lob.	296	Plb.	390	Tell.	482	
Lyc.	298	Podo.	392	Ter.	484	
Lyss.	301	Psor.	395	Teucr.	486	
		Puls.	397	Thea	488	
Mag-c.	304	Pyrog.	401	Ther.	490	
Mag-m.	307			Thuj.	492	
Mag-p.	309	Rad-b.	403	Tub.	496	
Manc.	311	Ran-b.	404			
Mand.	314	Rheum	407	Urt-u.	499	
Mang.	316	Rhod.	409			
Med.	318	Rhus-t.	411	Valer.	501	
Merc.	321	Rumx.	414	Verat.	503	
Mez.	324	Ruta	417	Vib.	506	
Mosch.	326					
Murx.	329	Sabad.	419	Xan.	508	
Mur-ac.	331	Sabin.	422			
		Samb.	424	Zinc.	510	
Naja	334	Sang.	427			
Nat-a.	336	Sanic.	429			
Nat-c.	339	Sars.	432			
Nat-m.	342	Sec.	434			
Nat-p.	346	Sel.	437			
Nat-s.	348	Sep.	440			
Nit-ac.	351	Sil.	443			
Nux-m.	354	Spig.	446			
Nux-v.	357	Spong.	449			
		Stann.	452			
Olnd.	361	Staph.	454			
Op.	364	Stict.	457			
Orig.	367	Stram.	459			
Ox-ac.	368	Stront.	462			
		Stry.	464			
Pall.	371	Sulph.	467			
Petr.	373	Sul-ac.	471			
Ph-ac.	376	Symph.	473			
Phos.	379	Syph.	474			

Acon.

ACONITUM
Eisenhut, Sturmhut *Acon.*

REGION
GEMÜT. *Gehirn.* NERVEN [sensorisch]. HERZ [arteriell, Kreislauf]. *Innere Organe* [Brust; Abdomen]. Gelenke. * *Rechte Seite.* Linke Seite

MODALITÄTEN
<u>VERSCHLIMMERUNG</u>: *Heftige Gefühle* [SCHRECK, SCHOCK, Ärger]. *Abkühlung* [durch KÄLTE, trockene Winde; während des Schwitzens]. *Lärm. Musik. Licht.* Zahnung. NACHTS. Liegen auf der betroffenen Seite. Tabakrauch. Aufrichten im Bett
<u>BESSERUNG</u>: Im Freien. Ruhe. Warmer Schweiß

LEITSYMPTOME

G Extreme RUHELOSIGKEIT & Furcht, TODESANGST. HIN- und HERWERFEN
G PANIKATTACKEN, schreckliche Angst, rational unbegründbare und unerklärliche Furcht, & Herzklopfen und ein Gefühl wie betäubt überall im Körper, hauptsächlich in den Extremitäten. Oft setzen die Symptome nach einem erschreckenden Erlebnis ein, z.B. nach Autounfall in einem Tunnel, oder nach großem Schreck, nach Steckenbleiben in einem Aufzug, manchmal aber auch ohne bekannte Ursache. [Zur Erhellung dieser Umstände sollte man in der Anamnese weit zurück in die Vergangenheit gehen.]
G Gefühl der VORAHNUNG des TODES, sagt den Zeitpunkt voraus [in den meisten Fällen beim ersten oder zweiten Erleben einer Schrecksituation setzt zum Beispiel Hyperventilation ein; nach dem ersten Auftreten und nachdem er festgestellt hat, daß er nicht gestorben ist, hat sich der Patient mehr an die Situation gewöhnt und wird von der Panik nicht so sehr überwältigt.]
G Furcht in einer MENSCHENMENGE, an engen Plätzen [besonders nach einem erschreckenden Erlebnis]
G Ängstlicher Gesichtsausdruck bei den Beschwerden
G Folgen [konstitutionelle Auswirkungen] von Furcht oder Schreck [z.B. Zeuge eines Unfalls]. [Symptome bestehen SEIT einem bestimmten Augenblick oder einer Situation, besonders aber Furcht]
G "Mit großer nervöser Erregung, Angst auszugehen, in eine Menschenmenge zu gehen, dorthin zu gehen, wo es irgendwelche Aufregung oder viele Menschen gibt, und die Straße zu überqueren"
G Todesfurcht in der Schwangerschaft, besonders bei der Entbindung

A < NACHTS, besonders um Mitternacht herum

Acon.

A BESCHWERDEN, NACHDEM man trockenem, kaltem Wind [Nord-Ost-Wind] ausgesetzt war; nach Einwirkung von Zugluft; nach unterdrücktem Schweiß; nach Gemütsbewegungen; nach Verletzung; nach chirurgischen Eingriffen; nach intensiver Hitze; schlechten Nachrichten; nachdem man dem Tod in die Augen gesehen hat.
A PLÖTZLICHKEIT und HEFTIGKEIT von Beschwerden, sehr heftig und erschreckend
A Schmerzen: BRENNEND, innerlich
A AKUTE SCHMERZEN & extreme Ruhelosigkeit und Furcht
A Körperteile fühlen sich taub an, wie vergrößert; sie brennen, KRIBBELN, prickeln oder krabbeln.
A Brennender DURST. Hohes Fieber. Trockene, brennende Hitze [im allgemeinen >, wenn das Schwitzen einsetzt]
A Plethorische und kräftige Personen; Verlangen nach Gesellschaft
A Die Schmerzen sind UNERTRÄGLICH, machen ihn verrückt, er schreit vor Schmerzen.
A ENTZÜNDUNGEN [überall] & starke Ruhelosigkeit und Furcht

K Gesicht rot, heiß, durch Blutzudrang gerötet, geschwollen; beim Aufstehen wird das Gesicht totenblaß. Oder eine Wange ist rot, die andere blaß.
K Puls voll, schnell, hart
K Schnupfen, Pseudo-Krupp, Husten, Pneumonie, Otitis media, Halsentzündung, Ophthalmie, etc., nachdem man kaltem, trockenen Wind ausgesetzt war
K Erstes Stadium von Bronchitis, Pleuritis und Pneumonie mit heftigem, hohem Fieber und nur geringfügigem Schwitzen
K Gesichtsneuralgie & Röte der schmerzhaften Gesichtshälfte, Kribbeln [Ameisenlaufen] und Verzweiflung durch die Schmerzen
K Harnverhaltung durch Schock [Neugeborene sofort nach der Geburt – hier ist es das Hauptmittel]

REPERTORIUM

GEMÜT: *Angst*, wenn in Gesellschaft [2], in einer Menschenmenge [2], bei Kopfschmerzen [2], durch die Schmerzen [2], beim Gehen [2]. *Prophezeit [Hellseherisch]* [2], prophezeit, sagt den Zeitpunkt des Todes voraus [3]. *Tod*, Gedanken an den Tod [3]. *Wahnideen*: glaubt, er würde gleich sterben [3]. *Furcht*, Straße, Furcht vor dem Gehen über eine belebte Straße [3], vor Tod, Entbindung bei der [3/3], in engen geschlossenen Räumen [3], zu ersticken [3]. *Licht*, Verlangen nach Licht [2]. Empfindlich gegen *Schmerz* [Schmerzen sind *unerträglich*] [4]
SCHWINDEL: *Schreck*, nach [2]. Im *Sitzen* > [2]. Beim *Gehen* > [2]
KOPF: *Blutandrang* mit Angst [2], durch Sonneneinwirkung [2]. *Ameisenlaufen*, Hitze > [2/1]. *Schmerz*, Verwirrung, als würde er den Verstand verlieren oder verrückt werden [2], durch unterdrückten Schnupfen [2], nach Schreck [3], nach reichlichem Urinieren > [2]
AUGE: *Entzündung*, akute, nach Verletzungen [2, *Arn.*], nach trockenem, kaltem Wind [3/1]. *Röte* nach Verletzung [3]
NASE: *Schnupfen* bei Krupp [2]

Acon.

GESICHT: *Farbe*, blaß, beim Aufstehen [2], rot beim Liegen, wird blaß beim Aufstehen [2]; einseitige Röte: eine Wange blaß, die andere rot [2], gelb bei Raserei [2]. *Ausdruck* erschreckt, entsetzt [3]. *Kribbelnde* Lippen [2]
MUND: *Gefühllosigkeit* [2]
MAGEN: *Entzündung* nach kalten Speisen oder Getränken [3], nach Kaltem, wenn überhitzt [2]. *Schmerz*, brennend, nach Schreck [2/1]
REKTUM: *Diarrhoe*, Ströme kalter Luft auf dem Bauch [wie *Caust.*] [3/1], durch Zugluft [2], durch Erregung des Gemüts [1], durch Einwirkung von kaltem Wind [2, *Dulc.*]
HARNBLASE: *Harnverhaltung* bei Kindern, jedesmal, wenn sich das Kind erkältet [3], durch Erkältung [2], bei Neugeborenen [3]. *Urinieren*, unwillkürlich, mit Durst und Furcht [3/1]
WEIBLICHES GENITAL: *Abort* durch Schreck [2]. *Menses*, unterdrückt, durch Schreck [2]
KEHLKOPF: *Stimme* verloren, durch Schreck [2]
ATMUNG: *Asthma*, nach Gemütsbewegungen [2]
BRUST: *Herzklopfen* nach Schreck [3]
EXTREMITÄTEN: *Gefühllosigkeit* der Arme, links, bei Herzerkrankung [3]
SCHWEISS: *Diarrhoe*, bei [2]. *Reichlich*, bei Diarrhoe und häufigem, reichlichem Urinieren [2/1]
ALLGEMEINES: *Katalepsie*, nach Schreck [2]. *Ohnmacht*, nach Schreck [3]

SPEISEN UND GETRÄNKE

ABNEIGUNG: Tabak [1]
VERLANGEN: Bier [3]; kalte Getränke [3]; Wein [2]; Alkohol [1]; bittere Getränke [1]; Weinbrand [1]; Whisky [1]
VERSCHLIMMERT DURCH: Wein [2], Fett [2], Bier [1], Butter [1], Obst [1], heiße Speisen [1], Schweinefleisch [1], Süßigkeiten [1], warme Speisen [1]
BESSERUNG DURCH: Wein [3], Kaffee [1], kalte Getränke [1]

KERN DES MITTELS

1. Beschwerden sind plötzlich, heftig und schmerzhaft
2. Große Furcht [vor dem Tod] und Ruhelosigkeit mit Hin- und Herwerfen, & Kribbeln, Gefühllosigkeit, Ameisenlaufen, Erröten und/oder Herzklopfen
3. < nachts, Mitternacht
4. Beschwerden, nachdem man kaltem, trockenem Wind ausgesetzt war [akute entzündliche Beschwerden] oder nach Schreck, Schock oder Furcht [erst kürzlich oder schon vor längerer Zeit – konstitutionelle Nachwirkungen]
5. Brennen

EIGENE NOTIZEN:

Aesc.

AESCULUS
Roßkastanie   Aesc.

REGION
Venen [*Leber*; Nasen-Rachenraum; ABDOMEN – rechte Seite; REKTUM]. Schleimhäute. Hinterkopf. Lumbalregion. Ileosakralbereich. * *Rechte Seite*

MODALITÄTEN
<u>VERSCHLIMMERUNG</u>: *Morgens*, beim Erwachen. Nach Stuhlgang. Urinieren. GEHEN. Während und nach Schlaf. Ruhe und Liegen. Im geschlossenen und warmen Zimmer. *Bücken*
<u>BESSER</u>: KÜHLE, im Freien; kaltes Wasser. Bluten [bei Hämorrhoiden]. Knien. Fortgesetzte Anstrengung. Wärme [bei Schmerzen]. Sommer

LEITSYMPTOME

G Dumpfheit oder Verwirrung beim Erwachen; morgens oder nachts

A Inneres Gefühl von HITZE, TROCKENHEIT, STEIFHEIT, RAUHEIT oder VÖLLE; innerer Hals, Anus; VÖLLE von Venen, Händen und Füßen etc. Völle und Pulsieren [in Herz, Magen, Gehirn, Lungen] in den Venen, als ob man zu viel Blut hätte.
A Beschwerden & Schmerzen im Lumbosakralbereich < beim GEHEN und BÜCKEN
A VENÖSE STAUUNGEN, besonders von Pfortader und Hämorrhoiden
A Äußerliches SCHWEREGEFÜHL [3]
A < BEWEGUNG erkrankter Teile [3]

K HÄMORRHOIDEN: blind, bläulich, groß, < Gehen, & Schmerzen im Rektum nach Stuhlgang; & Verstopfung; & Völlegefühl, Brennen und Jucken in Rektum/Anus
K Rheumatische Schmerzen, fliegend, schießend, wandernd, den Nerv entlang schießend, > Wärme
K Katarrhalische Beschwerden in Nase und Hals & ein Gefühl von ROHSEIN und Brennen
K Völlegefühl im Rektum und starke Schmerzen im Anus noch stundenlang nach Stuhlgang
K Obstipation & Rückenschmerzen in der Lumbalregion < Gehen und Bücken
K Scharfe, dunkelgelbe Leukorrhoe & Rückenschmerzen
K Halserkrankungen [Schwellung, Trockenheit, Brennen, Schmerzen < Schlucken] abwechselnd mit Beschwerden im Rektum
K Schnupfen: geringe Absonderung, dünn, wäßrig, Roheit und Brennen, ähnlich *Ars.*, aber mit schmerzhaftem Gefühl beim Einatmen von kalter Luft

REPERTORIUM

GEMÜT: *Verwirrung*, Erwachen, beim [2], weiß weder, wo sie ist, noch wann sie zu den Sachen kam, die sie umgeben [2]. *Stumpfheit*, morgens, Erwachen, beim [2]
NASE: *Schmerz*, beim Einatmen von Luft [2]; brennend, Choanen [2]; Roheit, Einatmen, beim [2]
GESICHT: *Farbe*, rot, Waschen, nach [2]. *Ausdruck*, bestürzt [2], verwirrt [2] [beim Erwachen nachts]. *Schwellung*, Waschen, nach [2/1]
INNERER HALS: *Kältegefühl*, kalt, Luft, wie durch kalte [2]. *Varizen*, Rachen [3]
MAGEN: *Zusammenschnürung*, Konvulsionen, vor [2/1]. *Schweregefühl* [= Gewicht, Beklemmung], nachts [2]. *Übelkeit*, Tee, nach [2/1]. *Schmerz* erstreckt sich zu Hypochondrien [2]
ABDOMEN:*Völlegefühl* im Hypogastrium [2]. *Schmerz*, dumpf, erstreckt sich zum Rücken: Kreuzbereich [2]
REKTUM: *Obstipation*, Pfortaderstauung, durch [3]. *Trockenheit* [3]. *Völlegefühl*, Stuhlgang, nach [3]. *Prolapsus*, nachts [2/1]. *Hämorrhoiden*, Stehen < [2], verhindern Stuhlgang [2], Wärme, äußerliche, > [2/1], Wischen nach dem Stuhlgang < [3]. *Schmerz*, beim Knien > [2/1], Stehen < [2], Stuhlgang, nach Pressen zum Stuhl [2]
WEIBLICHES GENITAL: *Schmerz*, Ovarien, links, erstreckt sich zum Kreuz [2]
RÜCKEN: *Schmerz*, Menses, unterdrückt [3]; Lumbosakralregion, Bücken, beim [2/1]; Sakralregion, Bücken, beim [3], Gehen, beim [3], erstreckt sich zur Hüfte [3]. *Schmerz*, Aufstehen, beim, Sitzen vom [2], Bücken, beim [3], Gehen, beim [3]. *Lähmung*, Gefühl von, der Rückenmuskulatur [3/1]. *Steifheit*, Bewegung, Beginn der Bewegung zu [2]
ALLGEMEIN: Speisen und Getränke: Tee, < [2]. *Völlegefühl*, äußerlich [2]

SPEISEN UND GETRÄNKE

VERSCHLIMMERUNG DURCH: Essen [1], Tee [2]

KERN DES MITTELS

1. Völle, Hämorrhoiden & Rückenschmerzen < Gehen und Bücken
2. Stumpfheit und Verwirrung beim Erwachen [Kreislaufprobleme]
3. Trockenheit, Brennen und Roheit der Schleimhäute
4. Venöse Stauung & träge Zirkulation

EIGENE NOTIZEN:

Aeth.

AETHUSA
Hundspetersilie, Gartenschierling   Aeth.

REGION
GEHIRN. *Nerven. Verdauung.* Hals/Hinterkopf. Drüsen. Leber

MODALITÄTEN
<u>VERSCHLIMMERUNG</u>: MILCH. *Heißes Wetter.* Zahnung. Häufiges Essen. Nach Erbrechen. Nach Stuhlgang
<u>BESSERUNG</u>: Spazierengehen im Freien. Ruhe. Bedecken. Festes Bandagieren des Kopfes

LEITSYMPTOME

G Fühlt sich anders als andere Menschen; lebt in seiner eigenen von Gefühlen bestimmten Welt. LIEBT TIERE, spricht mit Tieren, kümmert sich mit unnatürlichem Eifer um sie. Reserviert; fühlt sich anderen Menschen nicht verbunden. Starke Emotionen, hält sie aber ohne klar erkennbaren Grund oder ohne eine traumatische Erfahrung zurück. Neigung, sich von der Gesellschaft und in die Isolation zurückzuziehen. Überkompensieren der verborgenen Gefühle durch starke Liebesgefühle für Tiere. Die Liebe zu Tieren ist stärker als die zu Menschen aufgrund der Vorstellung, zwischenmenschliche Beziehungen seien zum Scheitern verurteilt. Im fortgeschrittenen Stadium: Furcht einzuschlafen [fürchtet, er wird nie wieder erwachen] und Furcht vor Narkose. Allmähliches „Absterben" von sexuellen Regungen, Emotionen und geistigen Funktionen [*Vithoulkas*]
G PRÜFUNGSANGST; kann nichts mehr aufnehmen, obwohl er nicht angestrengt gelernt hat.

A Beschwerden & SCHLÄFRIGKEIT und ERSCHÖPFUNG
A SCHLÄFRIGKEIT nach ERBRECHEN oder nach DIARRHOE
A Epileptische Konvulsionen, gefolgt von tiefem Schlaf
A Epileptische Konvulsionen mit nach UNTEN verdrehten Augen, rotem Gesicht, fixierten und erweiterten Pupillen, Schaum vor dem Mund, Trismus und eingeschlagenen Daumen
A Sieht aus wie ein Toter, BLÄULICHE Blässe um die Lippen; weiße Nasenlinie. Zu schwach, um den Kopf aufrecht zu halten
A Nagender Hunger, die Verdauung funktioniert wegen Hirnerschöpfung nicht mehr.
A Kinder mit MILCHUNVERTRÄGLICHKEIT; Kinder, die zu oft gestillt werden
A Konvulsionen während Zahnung [2]
A < Sommer [2]

K Durchfall während der Zahnung, & SCHLÄFRIGKEIT. Durchfall nach Milchtrinken
K Heftiges Erbrechen nach Trinken von MILCH, mit Massen von geronnener Milch

Aeth.

K Herpesartige oder ekzematöse Hautausschläge auf der NASENSPITZE
K Drückender Kopfschmerz, > durch abgehenden Flatus [*Boger*]
K Das Leiden macht den Patienten sprachlos [*Phatak*].
K Cholera infantum & Erbrechen, Durchfall, Austrocknung, Erschöpfung und Schläfrigkeit, blasses, eingefallenes Gesicht, spitze Nase und eingefallene Augen
K Schwindel & Schläfrigkeit, Herzklopfen oder Schwäche [*Phatak*]
K Kolik, gefolgt von Erbrechen, Schwindel und Schwäche [*Phatak*]

REPERTORIUM

GEMÜT: <u>Konzentration</u>, schwierig, bei Kindern [2; *Bar-c.*]. <u>Liebe</u>, Tieren, zu [1]. <u>Dunkelheit</u> < [2] [nächtliches Erstickungsgefühl; geht zum Fenster, um frische Luft zu schöpfen]. <u>Wahnideen</u>, Katzen, sieht [2], Hunde, sieht [2], glaubt, Personen seien Tiere [2], glaubt, Personen seien Ratten [2]. <u>Furcht</u>, Schlaf, die Augen zu schließen, aus Furcht, er werde nie wieder erwachen [1/3]
SCHWINDEL: <u>Betäubung</u>, als sei eine Barriere zwischen den Sinnesorganen und den äußeren Gegenständen [1/1]
NASE: <u>Schnupfen</u>, nachts, Freien, im [2]
GESICHT: <u>Hautausschläge</u>, Nase, Nasenspitze [2]; Hautausschläge, Herpes, Nase [3]
MAGEN: <u>Verdauungsstörung</u>, Milch, nach [3]. <u>Erbrechen</u>, geronnene Milch [3]
ATMUNG: <u>Asthma</u>, Koitus während [1; *Ambr.*]. <u>Atemnot</u>, Dunkelheit, in der [1/1]
SCHLAF: <u>Dösen</u>, Erbrechen, nach [2/1]. <u>Einschlafen</u>, Stuhlgang, nach [2]; Erbrechen, nach [2]

SPEISEN UND GETRÄNKE

ABNEIGUNG: Milch [2], Obst [1]
VERLANGEN: Salz + Mehlspeisen [2], Wein [2], Käse, [2], Delikatessen [2]
VERSCHLIMMERT DURCH: Milch [3], Kaffee [2]

KERN DES MITTELS

1. Milchunverträglichkeit
2. Prüfungsangst; unfähig, den Geist auf etwas zu konzentrieren und Dinge aufzunehmen.
3. Beschwerden mit Erschöpfung und Schläfrigkeit
4. Weiße Nasallinie; blaue Blässe um den Mund
5. Rückzug aus der Gesellschaft; große Liebe und Mitgefühl für Tiere

EIGENE NOTIZEN:

Agar.

AGARICUS
Fliegenpilz   *Agar.*

REGION
SPINALE ACHSE [HINTERKOPF; NERVEN; Lumbalrbereich]. Peristaltik. *Herz. Kreislauf.* Atmung. Brust. * *Rechte Seite.* Linke Seite

MODALITÄTEN
<u>VERSCHLIMMERUNG</u>: Luft [KALTE; EISKALTE; IM FREIEN; stürmisches Wetter]. *Erschöpfung* [*geistige*; *Koitus*; Völlerei]. *Alkohol.* DRUCK. BERÜHRUNG. *Morgens. Tagsüber.* Während Menses. Nach Bewegung. Nach dem Essen. Vor Gewitter
<u>BESSERUNG</u>: Sanfte Bewegung. *Abends*

LEITSYMPTOME

G Kinder, die aufgrund einer langsamen Entwicklung von Gehirn und Nervensystem SPÄT LAUFEN und SPRECHEN LERNEN
G Furchtlos; gedankenlos; leichtsinnig
G Hyperaktive, ungeschickte Kinder. Sie haben KEINE Angst [klettern auf den höchsten Baum, etc.].
G TRÄGHEIT MORGENS [Dumpfheit, wollen nicht von ihrer täglichen Routine abweichen] – bessert sich am Abend. [Kennzeichen für eine Fliegenpilzvergiftung sind Heiterkeit und Verlust der Selbstkontrolle mit nachfolgender Mattigkeit und Depression – vergleiche die Wirkung anderer Stimulanzien wie z.B. Alkohol]. Kann NICHTS NEUES unternehmen [*Phatak*], vor allem morgens [*Kent*].
G Große Geschwätzigkeit, springt von einem Thema zum anderen.
G FURCHT vor KREBS; ist beschäftigt mit Gedanken an Tod, Sterben, Friedhöfe usw.

A < tagsüber [2]; > abends [2]
A Unregelmäßige, unsichere, UNWILLKÜRLICHE und übertriebene Bewegungen; holt zu weit aus, schwankt, tritt zu hoch, läßt Dinge fallen usw. Chorea: "Verziehen den Mund zu einer Grimasse, wenn sie zum Sprechen ansetzen." [*Morrison*]
A KALT. Sehr empfindlich gegen kalte Luft
A Chorea vor Gewitter [2]; > während Schlaf [3]
A Zittern, ZUCKEN, Rucken, Krämpfe; mal hier, mal da; < AUGENLIDER oder Zunge
A BRENNEN/JUCKEN, < Haut; wie erfroren
A SCHMERZEN: stechend; splitterartig
A Gefühl wie von eiskalten Nadeln
A < [nach] KOITUS

Agar.

A Schmerzen & Kälte, Gefühllosigkeit oder Kribbeln
A Begleitsymptom: Gähnen [*Boger*]; oder Schmerzen oder Krämpfe & Gähnen
A Epilepsie durch unterdrückte Hautausschläge
A Chorea; unwillkürliche Bewegungen hören während des Schlafs auf und treten im Wachzustand wieder auf.
A TUBERKULINISCHES Miasma [große Vielfalt an Symptomen]

K Abwärtsdrängen [Uterus] nach dem Klimakterium und auch nach Menses
K Heuschnupfen: Jucken im Nasenrachenraum, der Ohren, < Menses
K Ischialgie [oder Lumbago] < Sitzen, > Liegen
K Wachstumsschmerzen bei Kindern [hyperaktiv, furchtlos und ungeschickt]
K Erfrierungen und Frostbeulen mit Brennen/Jucken, Röte, Schwellung und < durch Hitze
K Brennender Schmerz mit großer Empfindlichkeit in den Fersen beim Sitzen, Stehen oder Gehen im Freien
K Husten endet mit Niesen.
K Kopfrollen bei Gehirnerkrankungen, Kopfschmerzen und Fieber

REPERTORIUM

GEMÜT: *Wahnidee*, er sei eine hochgestellte Persönlichkeit [2], klein, kleiner zu sein [1/6]; übermenschlich, Kontrolle, er stehe unter übermenschlicher [1/7]. *Dumpfheit*, abends > [1/5], Kindern, bei [2]. *Tollkühnheit* [1/4]. *Verletzen*, sich zu: Raserei treibt ihn dazu, sich zu verletzen [1/1]. *Redseligkeit*, aber beantwortet dabei keine Fragen [2/1], wechselt schnell von einem Thema zum anderen [1]. *Gedächtnis*, gut, abends [1; **Lach.**]. *Boshaft* [2]. *Fehler*, Sprechen, < nach Anstrengung [1/1]. *Pläne*, rachsüchtig [1/1]. *Enthüllt* Geheimnisse [1; Hyos]. *Spricht* vom Krieg [1; Bell; Hyos.]. *Wirft* Gegenstände nach Personen [1; Bell.]
SCHWINDEL: *Wärme* der Sonne, durch [2]. *Haus*, im > [2]. *Sonnenlicht* und in der Hitze [2]. *Drehen*, beim schnellen Drehen oder Bewegen des Kopfes > [3/1]
KOPF: *Kälte* nach Kratzen [2]. *Schmerz* bei Bewegung des Kopfes > [2], Rollen des Kopfes von einer Seite auf die andere > [2]; Stirn, Bewegung > [2], im Sitzen [1], erstreckt sich zur Nase [2]; im Hinterkopf beim Sitzen [2]; Hinterkopf, Stirn, Seiten, Bewegung > [2]
AUGEN: *Schmerz*, Kopfschmerzen, bei [2]
SEHEN: *Diplopie*, Überarbeitung am Schreibtisch, Büroarbeit [2/1]. *Verlust* des Sehvermögens, Ohnmacht, wie durch [2]
NASE: *Nasenbluten*, Kopfschmerz, während [3]. *Verstopfung*, Bücken, beim [1/1]. *Schmerz*, bei Kopfschmerzen [3]; Nasenwurzel, bei Kopfschmerzen [3]. *Niesen*, Husten, nach [3], durch Reizung im Kehlkopf [2]
WEIBLICHES GENITAL: *Jucken* ist unerträglich [2]. *Schmerz*, abwärtsdrängend im Uterus, nach Heben [2/1], Liegen > [2], Menses, nach [2]
KEHLKOPF: *Zusammenschnürungsgefühl*, < Singen [2/1]; Schlaf, während [2]; Einschlafen, beim [2]. *Prickeln*, in Kehlkopf [2]
BRUST: *Schläge*, Erschütterungen, in der Herzgegend beim Liegen [2/1], Geräusche, durch [2]

Agar.

RÜCKEN: *Schmerz*, Sakralbereich, Koitus, beim [2], Liegen, beim [1], Liegen, Aufstehen ist unmöglich [3], muß liegen [3]; Bewegung, bei [2], Sitzen, beim [3], Stehen, beim [2], Stuhlgang, während [2], Gehen, beim [1], erstreckt sich die Beine nach unten [2]. *Schmerz*, wund und mit großer Berührungsempfindlichkeit, Wirbelsäule, Anlehnen an einen Stuhl < [3]
EXTREMITÄTEN: *Gehören* würden, als ob seine Beine nicht zu ihm [2]. *Schmerz*, Schienbein, morgens [2/1], Bewegung, bei, > [2], im Sitzen [2], Gehen > [3]. *Schmerz*, schießend, in der Fußsohle, wie Splitter [2/1]. *Unbewußt*: ist sich seiner Extremitäten nicht bewußt [2]
SCHWEISS: *Reichlich*, Koitus, nach [2/1]
HAUT: *Brennen*, Stellen, an einzelnen [2]. *Kälte*, fleckweise [2]. *Jucken*, nach geistiger Anstrengung [2/1]

SPEISEN UND GETRÄNKE

ABNEIGUNG: Brot [1], Trinken [1], Essen, bei Hunger [2]; Fleisch [1], Wein [1]
VERSCHLIMMERUNG: Kalte Getränke [2], Bier [1], Butterbrot [1], kalte Speisen [1], trockene Speisen [1]
BESSERUNG: Kaffee [1], Wein [1]

KERN DES MITTELS

1. Unwillkürliche, übertriebene Bewegungen. Ungeschicklichkeit
2. Zuckungen, Rucken, Krämpfe
3. Brennen/Jucken. Nadeln. Wie erfroren
4. Furcht vor Krebs [aber keine Angst davor, in der Nähe von schwerkranken Menschen zu sein oder ihnen zu helfen]
5. Sehr großer Mangel an Lebenswärme

EIGENE NOTIZEN:

All-c.

ALLIUM CEPA
Zwiebel   *All-c.*

REGION
SCHLEIMHÄUTE [NASE; AUGEN; *Kehlkopf*; Darm]. Nerven. * *Linke Seite*. Von links nach rechts

MODALITÄTEN
<u>VERSCHLIMMERUNG</u>: WARMES ZIMMER. *Nasse Füße*. Singen. *Feuchtigkeit*. Nordostwinde. Frühling. *Abends*
<u>BESSERUNG</u>: *Kühlung, im Freien*. Baden. Bewegung

LEITSYMPTOME

G Große DUMPFHEIT DES GEISTES, < abends; & [beginnender] Schnupfen

A < WARMES ZIMMER, abends; > im Freien
A Beschwerden nach Verzehr von Gurken, Salat
A Allergische Reaktion auf Pfirsiche [Geruch, Hautkontakt]
A Beschwerden nach Zangengeburt
A Hitze & Rumoren im Abdomen, Schnupfen und Durst
A Vermehrte Schleimsekretion

K SCHARFE beißende WÄSSRIGE ABSONDERUNG aus der NASE. Gefühl von ROHSEIN in der Nase
K MILDER TRÄNENFLUSS
K Schnupfen und katarrhalische Symptome > IM FREIEN und < durch Hitze
K Wässriger Schnupfen & BENOMMENER Kopf
K Amputationsneuralgie [Schmerz WIE EIN FADEN]
K Husten & reißender Schmerz im Hals, muß den Kehlkopf halten.
K Schnupfen beginnt links und wandert nach rechts.
K Heuschnupfen mit scharfer Nasenabsonderung und mildem Tränenfluß [entgegengesetzt zu *Euphr.*]; < abends, < warmes Zimmer; > im Freien
K Kolik [Magen/Abdomen] nach Naßwerden der Füße; nach dem Verzehr von Gurken; < Sitzen; > Bewegung
K Nagelgeschwür mit roten Streifen den Arm entlang
K Verletzungen der FERSE [durch Reibung in den Schuhen]; Blasen
K Gewöhnliche Erkältungen STEIGEN NACH UNTEN: heftige Kehlkopfentzündung; Kratzen/Rohsein im Hals beim Husten; greift sich beim Husten an den Hals.

All-c.

REPERTORIUM

KOPF: *Schmerz*, Luft, Freien, im, > [2], Schließen der Augen, beim [3], Zimmer, < im warmen [3], Blinzeln, beim [2/1]
AUGEN: *Tränenfluß*, Zimmer, im warmen [2]. *Tränen*, bland [3/1]. *Schmerz*, brennend, muß reiben [3], Rauch, wie durch [2]
NASE: *Schnupfen*, Luft, im Freien > [2], jährlich [= Heuschnupfen], im August·[3], jährlich [= Heuschnupfen], im Frühling [2]; Absonderung, mit, warmes Zimmer [3], durch Blumen [3]; Pfirsichen, durch den Geruch von [3/1]; Wind, Nordostwind, nach [3/1]. *Absonderung*, wundfressend, linken Nasenloch, aus dem [3/1]; wundfressend, mit milder Absonderung aus den Augen [3/1]. *Niesen*, > im Freien [2], im warmen Zimmer [2]
MAGEN: *Verlangen*, Zwiebeln, rohe [2]. *Schmerz*, krampfartig, beim Sitzen [2], Gehen > [2]
ABDOMEN: *Schmerz*, krampfartig, durch Naßwerden der Füße [2/1]
HARNBLASE: *Hitze* in der Blase [2]. *Schmerz*, Koitus, nach [2/1]. *Harnverhaltung*, Naßwerden der Füße, nach [2; *Rhus-t.*]
PROSTATA: *Schmerz*, Koitus, nach [2]
URIN: *Reichlich*, mit Schnupfen [2]
KEHLKOPF UND TRACHEA: *Schmerz*, Husten, greift sich an den Kehlkopf [3], Husten, beim, als ob etwas losgerissen würde [3]
SCHLAF: *Gähnen* bei Kopfschmerz [2]
ALLGEMEINES: *Nahrungsmittel*, Gurken < [2]; Fisch, verdorbener < [2]

SPEISEN UND GETRÄNKE

VERLANGEN: Zwiebeln, rohe [2], rohe Speisen [1], Gemüse [1]
VERSCHLIMMERUNG DURCH: Kaffee [1], Gurken [1], warme Speisen [1]
BESSER: Kalte Getränke [beim Aufenthalt im warmen Zimmer] [1]

KERN DES MITTELS

1. Scharfe, brennende und wundmachende Absonderung aus der Nase. Milder Tränenfluß
2. > im Freien; > Kälte. < warmes Zimmer; < abends
3. Schnupfen & Dumpfheit, Schläfrigkeit und erschwerte Konzentrationsfähigkeit
4. Verlangen nach rohen Zwiebeln
5. Schmerz hat einen örtlichen Verlauf wie ein Faden.

EIGENE NOTIZEN:

ALOE
Aloe   *Aloe*

REGION
BAUCHVENEN [REKTUM; *Leber*; Dickdarm; Becken]. *Lumbalregion*. Kopf. Weibliche Geschlechtsorgane. * Linke Seite

MODALITÄTEN
<u>VERSCHLIMMERUNG</u>: HITZE. Feuchte Hitze. Sommerhitze. Frühmorgens [im Bett]. Nach Dysenterie. Festes Auftreten. Abends. Sitzende Lebensweise. Heißes trockenes Wetter. Nach dem ESSEN oder Trinken. Stehen oder Gehen
<u>BESSERUNG</u>: Im Freien in kühler Luft. Kalte Wasseranwendungen. Kaltes Wetter. Abgang von Blähungen oder Stuhl

LEITSYMPTOME:

G Aktivität abwechselnd mit Mattigkeit [2; *Aur*.]

A Warm. > im Freien; kalte Anwendungen
A Erschlaffung und VENÖSE STAUUNG, < Abdomen
A Die Teile erscheinen VOLL. SCHLEPPT SICH SCHWER DAHIN, wie unter einer schweren Last. Innerliches Schweregefühl [3]
A HITZE und BRENNEN [innerlich, heißer Flatus [3]; Brennen in Anus, Rektum, Hämorrhoiden, etc.]
A > KALTE Anwendungen
A Gefühl eines innerlichen PFLOCKES
A Schwäche durch geistige Anstrengung [2]

K Gluckern, Gurgeln und Rumoren im Darm. UNSICHERHEITSGEFÜHL IM ANUS. Unwillkürlicher Stuhl mit oder ohne Flatus, manchmal fester Stuhl oder kleine gallertartige Klumpen
K Kolitis mucosa. Fester Stuhl, der mit großen Mengen von Schleim durchsetzt ist
K DURCHFALL AM FRÜHEN MORGEN. Stuhldrang sofort nach dem Essen oder Trinken
K Drückender [kongestiver] Schmerz über den Augen, < HITZE, > KÄLTE; & kalte Extremitäten und Reizung von Magen und Darm, mit häufigem, schmerzhaftem Stuhlgang
K Lumbago abwechselnd mit Kopfschmerzen und Hämorrhoiden
K Hämorrhoiden > KALTES Wasser; & Rektumprolaps beim Stuhlgang
K Durchfall nach Bier
K Durchfall mit reichlichem Flatus
K Blähungen mit dem Gefühl, als würde Stuhl abgehen

Aloe

K KOPFSCHMERZ > KALTE ANWENDUNGEN [einziges 3-wertiges Mittel im Repertorium]

REPERTORIUM

GEMÜT: *Aktivität*, abwechselnd mit Erschöpfung [2/1]. *Trägheit*, beim Erwachen [2]. *Reizbarkeit*, Wetter, bei regnerischem oder bewölktem [1; Am-c.]. *Gedächtnis*, gut, aktiv, abwechselnd mit Mattigkeit [2/1]
KOPF: *Schmerz*, abwechselnd mit Diarrhoe [2; Podo.], drückend, Stirn, nach unten [2]
MAGEN: *Leeregefühl*, nach Stuhlgang [2]. *Schmerz*, große Empfindlichkeit beim Auftreten [2]
ABDOMEN: *Gluckern*, Gurgeln vor Stuhlgang [3]. *Schwappen*, Plätschern [2]. *Schmerz*, Stuhlgang, beim Pressen [2], erstreckt sich quer über das Abdomen [2], erstreckt sich bis zum Rektum [2]; Hypochondrien, Beugen des Körpers nach vorne > [2; Chin.], im Stehen [2], krampfartig, Nabelgegend, Beugen des Körpers nach vorne > [2]. *Schwächegefühl*, als ob Diarrhoe erscheinen würde [3]
REKTUM: *Obstipation*, Pfortaderstauung, durch [3]. *Erschlaffter* Anus [3]. *Diarrhoe*, Säuren, nach [2], Bier, nach [2], Austern, nach [2], Stehen < [2], Urinieren < [2]. *Abwärtszerrend*, Schwere, Gewicht, während Menses [2/1]. *Flatus*, Essen, nach dem [2], heiß [3], laut, Stuhlgang, während [2], laut, spritzendem Stuhlgang, bei [3], Stuhldrang, aber es geht nur Flatus ab [2]. *Hämorrhoiden*, abwechselnd mit Lumbago [2], Bier < [2], kalte Anwendungen > [2], bei Menses < [2]. *Unwillkürlicher* Stuhl, nachts im Bett [3], harter Stuhl [3], geformter Stuhl [2], Abgang von Klumpen [2], während Urinieren [2]. *Schmerz*, Menses, während [2], brennend, nach Flatus [3]. *Stuhldrang*, Flatus, Abgang von [3], beim Aufstehen [2/1], Urinieren, während [3]
STUHL: *Fällt* heraus [2/1]. *Heiß* [2]. *Herausspritzend* [2]
WEIBLICHES GENITAL: *Schmerz* in den Ovarien, erstreckt sich zum Rektum [2]; im Uterus, erstreckt sich zum Rektum [2]
EXTREMITÄTEN: *Kalte* Hände, mit Hitze der Füße [2]. *Schweregefühl*, Beine, Wade [2]
SCHLAF: *Erwachen*, gegen Morgen, 5.00 Uhr, mit Stuhldrang [2]
ALLGEMEIN: *Blutandrang*, innerlich [2]. *Mattigkeit*, abwechselnd mit Aktivität [2; Aur]. *Wetter*, warmes, nasses > [2]

SPEISEN UND GETRÄNKE
ABNEIGUNG: Getränke [1], Obst [1], Saftiges [1], Fleisch [1]
VERLANGEN: Salzige Dinge [2], alkoholische Getränke [1], Äpfel [1], Bier [1], bittere Getränke [1], Brot [1], Obst [1], Honig [1], Saftiges [1], Fleisch [1], Erfrischendes [1], Stärkungsmittel [1]
VERSCHLIMMERUNG: Bier [2], Obst [2], Austern [2], Essig [1]
BESSER: Kalte Getränke, während Hitze [1]

KERN DES MITTELS

1. Kongestion und Völlegefühl, mit schwerem Abwärtszerren

Alum.

2. Unwillkürlicher Stuhl [geformt oder Schleimklumpen]
3. Hitze und Brennen; < Hitze; > Kälte
4. Unsicherheitsgefühl im Anus
5. Kongestive, drückende Kopfschmerzen [über den Augen, > kalte Anwendungen] abwechselnd mit Lumbago

EIGENE NOTIZEN:

ALUMINA
Aluminiumoxid   *Alum.*

REGION
RÜCKENMARK; Lumbalregion. REKTUM. Beine. Schleimhäute. Haut. * *Rechte Seite*

MODALITÄTEN

VERSCHLIMMERUNG: WÄRME; WARMES ZIMMER; Bett. Nahrung [künstliche; Kartoffeln; Salz, Wein, Essig, Pfeffer, alkoholische Getränke, Suppen]. *Sprechen. Trockenes [kaltes] Wetter. Früh beim Erwachen.* Sitzen. Nach Menses. Winter. An abwechselnden Tagen. Neu- und Vollmond. Beim Wasserlassen
BESSER: Abends. Im Freien. Mäßige körperliche Bewegung; gemäßigte Temperatur; mildes Sommerwetter. Nasses Wetter. Warme Getränke, beim Essen

LEITSYMPTOME

G „IDEEN und GEDANKEN sind sehr VAGE und VERSCHWOMMEN – wie unklare Schatten, & Schwierigkeiten, das Erlebte auszudrücken."
G INNERE HAST, im Handeln aber langsam, daher Fehler beim Sprechen, Schreiben, etc. ZEIT VERGEHT ZU LANGSAM.
G Der Patient KANN NICHT ZUR EILE ANGETRIEBEN WERDEN; > bei eigenem Tempo, < zeitliche Begrenzung. Er kommt in Panik und braucht noch länger, das Nötige zu tun.
G VERWIRRUNG DES GEISTES, BEZÜGLICH SEINER IDENTITÄT

Alum.

G Furcht vor spitzen Gegenständen, vor Messern, vor dem Anblick von Blut

A TROCKENHEIT VON KÖRPER UND GEIST. Es fließt nichts.
A Ältere Menschen von magerem Habitus, Mädchen sehen in der Pubertät faltig und ausgetrocknet aus. Zarte oder skrofulöse Kinder, schwach oder faltig, vor allem, wenn sie künstlich ernährt werden
A < MORGENS BEIM ERWACHEN. Vormittags > [2]; abends > [2]; abends, in der Dämmerung/im Zwielicht > [3]
A KANN STÄRKEHALTIGE NAHRUNG NICHT VERDAUEN, vor allem KARTOFFELN [=> Aufstoßen, Schweregefühl, Verdauungsstörungen, Übelkeit, Magenschmerzen].
A Folgen von langandauernder Behandlung mit allopathischen Medikamenten; künstlicher Nahrung; langem Gebrauch von Küchengeräten aus Aluminium; Enttäuschung; heftigem Zorn; Apoplex; und langanhaltender geistiger Anstrengung.
A Müdigkeit während Menses; Erschöpfung und Schwäche nach Menses. Schwäche durch Sprechen, Gehen
A Koordinationsmangel, Ataxie und Lähmung
A < wenn HUNGRIG [=> Zittern und Schwäche]
A < Liegen auf der rechten Seite [2]
A < Hitze und Kälte. < Sommer; < kalte Luft [Erkältungsneigung]
A > GEHEN IM FREIEN

K Schwindel beim Augenschließen oder in der Dunkelheit
K Gefühl von Spinnweben [im Gesicht] oder von getrocknetem Eiweiß
K VERSTOPFUNG, strengt sich sehr an, sogar bei weichem Stuhl.
K Gefühl einer Fischgräte im Hals
K Unerträgliches Hautjucken im Bett; OHNE Hautausschlag
K Hautsymptome > warmes Wetter; < Winter
K RETENTION: hartnäckige Verstopfung; Amenorrhoe; spärlicher Schweiß; verzögertes Urinieren
K Chronisch trockener, sehr empfindlicher innerer Hals; häufiges Räuspern; > warme Dinge

REPERTORIUM

GEMÜT: *Qualvolle Angst*, morgens [2]. *Abneigung*, Farben, rot, gegen [2/1]. *Blut* oder Messer sehen, kann kein [3/1]. *Furcht*, Impulsen, Affekten, vor seinen [3/1]. *Töten*, plötzlicher Impuls zu töten [3]. *Erschöpfung*, geistige, Menses, nach [3/1]. *Unwirklich*, alles erscheint [2]
SCHWINDEL: *Morgens*, Frühstück > [2]. *Frühstück* > [2]. *Wischen* der Augen > [2/1]
KOPF: *Schmerz*, Zubettgehen > [2]
AUGEN: *Trockenheit*, Canthi [2]. *Tränenfluß*, tagsüber, nur [3]
NASE: *Risse*, Nasenspitze [3]
INNERER HALS: *Schlucken*, schwierig, nachts [2], Erwachen, beim [2]
MAGEN: *Sodbrennen*, Trinken, nach dem [2/1]. *Übelkeit*, Hinlegen, beim, > [2], Zimmer, im warmen, nach Eintritt aus dem Freien in ein warmes Zimmer [2]

Alum.

ABDOMEN: *Schwere*, wie eine Last, ein Gewicht, beim Gehen [2]
REKTUM: *Obstipation*, durch Trockenheit des Rektums [2/1]. *Jucken*, Reiben < [2]. *Diarrhoe*, Kartoffeln, nach [2], Urinieren < [3]
HARNBLASE: *Urinieren*, schwacher Strahl, morgens, beim Erwachen [3]; unwillkürlich, Stuhlgang, beim Pressen zum Stuhl [2]
WEIBLICHES GENITAL: *Leukorrhoe*, nur tagsüber [2]
EXTREMITÄTEN: *Hornhaut*, Schwielen an den Sohlen, empfindlich [2]. *Elektrischem* Strom, Gefühl von, wenn die Finger etwas berühren [2/1]. *Hitze*, Fuß, nachts, nach Gehen im Freien [2/1]. *Schweregefühl*, Beine, im Sitzen [3]. *Gefühllosigkeit*, Gesäß, im Sitzen [2]; Fuß, Ferse, beim Auftreten [2]
SCHLAF: *Gestört*, vor Menses [2/1]
FROST: *Trinken*, warme Getränke < [2]. *Essen* warmer Nahrung < [2]
HAUT: *Jucken*, ohne Hautausschläge [3]
ALLGEMEINES: *Mattigkeit*, Sprechen, nach [2/1], Gehen im Freien > [2]. *Schmerz*, Splittern, Gefühl von [2]

SPEISEN UND GETRÄNKE

ABNEIGUNG: Bier [2]; Essen, Hunger, mit [2]; Fleisch [2]; Kartoffeln [1], Rauchen [1]; Wein [1]
VERLANGEN: Holzkohle [2]; Gewürznelken [2]; Kohle [2]; Kaffee [2]; kalte Getränke [2]; trockene Speisen [2/1]; trockener Reis [2]; Mehlspeisen [2]; Obst [2]; Unverdauliches [2]; Kalk [2]; Stärke [2]; Teesatz [2/1]; Gemüse [2]; Kreide [1]; Kaffee, gebrannter [1]; Pickles [1]; Kartoffeln [1]; saure Speisen, Säuren [1]; Tee [1]
VERSCHLIMMERUNG: Kalte Getränke [2]; Kartoffeln [2]; Milch [2]; Salz [2]; Suppe [1]; Gemüse [2]; kalte Speisen [1]; Pfeffer [1]; Essig [1]; warme Speisen [1]; Wein [1]
BESSER: Warme Getränke [2]

KERN DES MITTELS

1. Innere Hast, langsam im Handeln und im Begreifen
2. Mangel an Lebenswärme, Verwirrung, Zurückhalten und Trockenheit
3. < Kartoffeln
4. < morgens; > abends
5. < Anblick von Blut oder einem Messer [plötzlicher Impuls, sich zu töten]

EIGENE NOTIZEN:

Ambr.

AMBRA   *für alte Menschen*
Walrat   Ambr.
Sekret des Pottwals

REGION
NERVEN [pneumogastrisch; Solarplexus; Wirbelsäule]. *Gemüt*. Weibliche Geschlechtsorgane. *Einseiteig*. * *Linke Seite*. Rechte Seite

MODALITÄTEN
<u>VERSCHLIMMERUNG</u>: *Geringfügige Anlässe [Anwesenheit von anderen*; Musik; Verlegenheit; Erregung; Sorge; daran Denken]. *Alte Menschen*. Wärme. Milch. Morgens. Nach dem Essen; warme Getränke; warmes Zimmer; warme Milch. Nach dem Gehen. Anstrengung. Gespräche. Hinlegen. Lautes Lesen oder Sprechen
<u>BESSERUNG</u>: Kalte Getränke. Kalte Speisen. Vom Bett aufstehen. Liegen auf der schmerzhaften Seite. Langsame Bewegung im Freien

LEITSYMPTOME

G ABNEIGUNG GEGEN und VERSCHLIMMERUNG durch ANWESENHEIT VON FREMDEN; insbesondere WÄHREND STUHLGANG oder BEIM URINIEREN; will ausschließlich auf die eigene Toilette gehen.
G SCHÜCHTERNHEIT; errötet leicht und ist sehr scheu; < in Gegenwart Fremder
G Abneigung gegen LACHENDE GESICHTER [argwöhnisch; Wahnidee, ausgelacht zu werden]
G Menschen, die vorzeitig altern; sie leiden an geistiger Schwäche, Vergeßlichkeit, Zittern, Wanken; Traurigkeit abwechselnd mit Heftigkeit; Schizophrenie, Dementia präcox, Nervenschwäche, senile Demenz, Psychoneurose, Hysterie
G Angst und Sorgen wegen fast allem; will aber nicht darüber sprechen und will alleine gelassen werden. Sprechen < alle Beschwerden [2]. Angst beim Sprechen [2]. Hastigkeit und nervöse Erregung beim Sprechen. „Stellt viele Fragen, wartet nie auf eine Antwort" [*Kent*]

A Abends < [2]; Liegen im Bett < [2]; beim Erwachen < [2]; Schwäche morgens im Bett [3]
A Leicht erhitzt
A > langsame Bewegung im Freien
A Nervöse Erschöpfung, jedoch *übermäßig beeindruckbar*; geringfügige Dinge < Atmung, Herz, Einsetzen der Menses etc.
A Symptome WECHSELN plötzlich den Ort; wie eingeschlafen, TAUBHEITSGEFÜHL [an kleinen Stellen], Zucken, Jucken, Zittern, Wallungen etc.
A Schlaflosigkeit nach geschäftlichen Schwierigkeiten
A Einseitige Beschwerden; Beschwerden & Gefühllosigkeit/Taubheit
A GEFÜHLLOSIGKEIT: der Körperteile, auf denen man liegt

Ambr.

A < in einem Zimmer VOLLER MENSCHEN; ZITTERN < in Gesellschaft [2]; < durch Gespräche [2]
A ALTE MENSCHEN; vorzeitig gealtert; abgemagert

K Schwindel bei alten Menschen [2], < morgens, nach dem Schlaf und nach dem Essen
K Husten & Würgen, Aufstoßen und Heiserkeit; nervösen Ursprungs, durch Angst, Erregung, *Musik*
K Schweiß auf Abdomen und Oberschenkeln

REPERTORIUM

GEMÜT: *Angst*, Gesellschaft, wenn in [2]; Gespräche, durch [2]; Menschenmenge, in einer [2], Stuhlgang, vergeblichen, durch [3/1]; Sprechen, beim [2]. *Gesellschaft*, Abneigung gegen die Anwesenheit von Fremden beim Stuhlgang; ihre Anwesenheit ist unerträglich [3/1]; Gesellschaft, Abneigung gegen lachende Gesichter [2/1]. *Wahnideen*, Gesichter, sieht [2]; teuflische Gesichter bedrängen ihn [2]. *Stumpfheit* bei alten Menschen [3]. *Verweilt* bei vergangenen, unangenehmen Ereignissen [2]. *Phantasien*, lasziv [2]. *Furcht*, beim Näherkommen von anderen [2]. *Reizbarkeit*, Gespräche, durch [2/1]. *Ruhelosigkeit*, Gespräche, durch [2/1]. *Streitsüchtig*, ohne auf Antworten zu warten [2]. *Empfindlich* gegenüber Musik [2]. *Sitzt* weinend da [2/1]. *Fremde*, Anwesenheit von < [2]. *Sprechen* < alle Beschwerden [2]
SCHWINDEL: *Liegen*, muß sich hinlegen [2]
KOPF: *Blutandrang*, Musik, durch [2/1]. *Hitze* durch Musik [3/1]. *Schweregefühl*, Sprechen, durch [2]
NASE: *Absonderungen*, grau [3]
GESICHT: *Schweiß*, einseitig [2]. *Zittern* [2]
MAGEN: *Aufstoßen*, Husten, nach [3]; leer, Husten, nach [3]. *Würgen*, Essen, nach [2]. *Schmerz*, brennend, Aufstoßen > [2]
ABDOMEN: *Kälte*, Seite, nur einseitig [2/1]. *Schweiß*, bei Körperübungen [2/1]
REKTUM: *Obstipation*, durch sitzende Lebensweise [2]. *Anwesenheit* der Krankenschwester, keinen Stuhl abgeben, kann in [3/1]. *Stuhldrang* verschwindet in Gegenwart anderer [3/1]
WEIBLICHES GENITAL: *Menses*, reichlich, Anstrengung < [3]. *Metrorrhagie*, Anstrengung, nach [3], Stuhlgang, hartem Stuhl, durch Abgang von [3]; Stuhlgang, nach jedem [3]. *Schmerz*, Uterus, Liegen, Hinlegen, beim [2]; brennend, Urinieren, beim [2]
HUSTEN: *Nachts*, nur [2]. *Gesellschaft*, in [2; Bar-c.]. *Aufstoßen* erregt Husten [2]. *Musik* < [2]. *Sprechen*, bei lautem [2]
EXTREMITÄTEN: *Gefühllosigkeit* morgens [2]; Arme, Tragen von etwas, beim [2/1]. *Zittern*, Gespräche, durch [2/1]
SCHLAF: *Schlaflosigkeit*, Gespräch, nach einem [3/1], abends, nach dem Zubettgehen [3]
SCHWITZEN: *Gespräche*, durch [2/1]
ALLGEMEINES: *Gefühllosigkeit*, Körperteile, auf denen man liegt [2]. *Zittern*, in Gesellschaft, < [2], durch Gespräche [2]; Musik, durch [3]

Am-c.

SPEISEN UND GETRÄNKE
VERSCHLIMMERT DURCH: Heiße Speisen [2], Milch [2], warme Getränke [2], warme Speisen [2], warme Milch [2/1]
BESSERUNG: Kalte Getränke während Hitze [2], kalte Getränke [1], kalte Speisen [1]

KERN DES MITTELS

1. Leicht verlegen; errötet leicht; < Gesellschaft, Anwesenheit von Fremden. Verlegenheit während Stuhlgang oder Urinieren
2. Schüchtern und verschämt
3. Gefühllosigkeit oder Taubheit, Zittern, Zucken, Husten, Erregung, Verwirrung oder Wallungen durch geringfügige Anlässe
4. Wandernde Symptome
5. Husten < Musik

EIGENE NOTIZEN:

AMMONIUM CARBONICUM
Ammoniumcarbonat   *Am-c.*

REGION
HERZ [*Kreislauf; Blut*]. ATMUNG. *Lungen.* Bronchien. * *Rechte Seite.* Linke Seite

MODALITÄTEN
VERSCHLIMMERUNG: KÄLTE [WOLKIGE TAGE; FEUCHTIGKEIT; *rauhe Luft im Freien*]. Beim Einschlafen; *3.00 – 4.00 Uhr morgens*. WÄHREND MENSES. Bewegung. Anstrengung. Treppensteigen. WASCHEN. Warmes Zimmer [Asthma]. Nach dem Essen. BEIM ESSEN
BESSERUNG: DRUCK. Liegen auf dem Bauch. Liegen auf der schmerzhaften Seite. Trockenes Wetter. Im Freien [Asthma]. Essen. Liegen auf der rechten Seite

Am-c.

LEITSYMPTOME

G ABNEIGUNG GEGEN WASCHEN. „Unreinlichkeit in der Körperpflege"

A GERINGE LEBENSKRAFT; Reaktionsmangel auf gut gewählte homöopathische Mittel bei Infektionskrankheiten. Reaktionsmangel bei akuten Krankheiten
A LIVIDE VERFÄRBUNG, SCHWACH und SCHLÄFRIG. SCHWACHES HERZ
A Beschwerden & große Erschöpfung, starke Atemnot, Kälte und aufgedunsenes Gesicht
A MALIGNER Scharlach & Schläfrigkeit, Hochfahren aus dem Schlaf; schwache Entwicklung des Hautausschlages aufgrund von mangelnder Lebenskraft
A Menschen mit einem MANGEL AN LEBENSWÄRME, sehr erkältungsanfällig und empfindlich gegen Kälte; erkältet sich im Winter leicht, ABNEIGUNG gegen AUFENTHALT IM FREIEN
A Beschwerden auf der rechten Seite; < während Menses; > Liegen auf dem Bauch oder auf der schmerzhaften Seite
A FETTLEIBIGKEIT
A < 3.00 UHR MORGENS
A Ohnmacht in einem überfüllten Zimmer [2]
A Blutwallungen nachts [2]

K Verstopfung der Nase nachts. Die Nase fühlt sich trotz wäßriger Absonderung verstopft an.
K Purpura haemorrhagica
K Die Atmung hört auf, sobald er einschläft, er muß aufstehen und umhergehen. Emphysem, Asthma & Herzschwäche. Kardialbedingter Husten ohne Auswurf, < Steigen, < warmes Zimmer
K Durchfall und Erbrechen [vor und] während Menses

REPERTORIUM

GEMÜT: *Abneigung* gegen Wasser [3]. *Schmutzig* [3]. *Abneigung* gegen Sprechen, möchte still sein, während Menses [2]
SCHWINDEL: beim *Lesen* [2]
KOPF: *Pulsieren*, Druck > [2], beim Gehen im Freien [2]; Stirn, im Freien > [2], nach dem Mittagessen [2], nach dem Essen [2], warmes Zimmer > [2]
AUGEN: *Tränenfluß* beim Lesen [2]
SEHEN: *Funken*, nachts [2]; beim Erwachen [2]
NASE: *Farbe*, Röte der Nasenspitze beim Bücken [2/1]. *Verstopfung*, im Schlaf [2]. *Niesen*, morgens, im Bett [3], morgens, beim Erwachen [3]
GESICHT: *Rissig*, Lippen, Mitte Unterlippe [2]. *Hitze*, bei geistiger Anstrengung [2]. *Farbe*, Flecken, nach Waschen [2]; rot, nach Waschen [2]
MAGEN: *Schmerz*, durch Kleidung [2]. *Durst*, beim Essen [2]
REKTUM: *Diarrhoe*, zu Beginn der Menses [3/1]. *Hämorrhoiden*, Stehen < [2]. *Schmerz*, Liegen auf dem Rücken > [2]; Tenesmus während Menses [2]

Am-c.

WEIBLICHES GENITAL: *Menses*, reichlich, nachts [2], im Stehen stärker [2/1]. *Schmerz*, brennend, während Menses [2]
ATMUNG: *Asthma*, im Freien > [2/1], im warmen Zimmer [2]. *Atemnot*, im warmen Zimmer, wird leichenblaß und muß unbewegt bleiben [2/1]
HUSTEN: *Nachts*, nach Mitternacht, 3.00 – 4.00 Uhr [2]. *Trocken*, nachts, nach Mitternacht, 3.00 Uhr [3]
RÜCKEN: *Schmerz*, Dorsalregion, zwischen den Schulterblättern, während Menses [2]
EXTREMITÄTEN: *Völle* der Handvenen nach Waschen in kaltem Wasser [2/1]. *Schweregefühl*, der Beine während der Menses [2]. *Hornhaut*, an den Händen [2]
SCHLAF: *Gähnen* während der Menses [2]
HAUT: *Farbe*, rot, an einzelnen Stellen, nach Baden [2/1]
ALLGEMEIN: *Mattigkeit*, Gehen im Freien > [2; *Alum.*]

SPEISEN UND GETRÄNKE

ABNEIGUNG: Fleisch [1], Milch [1]
VERLANGEN: Süß [2], Alkohol [1], Bier [1], Brot [1], kalte Getränke [1], kalte Speisen [1], kalte Speisen während Menses [1/1], saure Speisen, Säuren [1], Zucker [1]
VERSCHLIMMERUNG: Heiße Speisen [2]
BESSERUNG: Süßigkeiten [1], warme Speisen [1]

KERN DES MITTELS

1. Geringe Lebenskraft; Reaktionsmangel; Herzschwäche, Emphysem. Schläfrigkeit
2. Sehr großer Mangel an Lebenswärme; Abneigung gegen Aufenthalt im Freien und Baden
3. < während Menses
4. Winter <; erkältet sich leicht; Verstopfung der Nase
5. Bläuliche und fleckige Haut [rote Flecken] nach dem Waschen

EIGENE NOTIZEN:

Am-m.

AMMONIUM MURIATICUM
Ammoniumchlorid   *Am-m.*

REGION
SCHLEIMHÄUTE [BRUST; *Gallengänge*]. *Leber*. Blut. Weibliche Geschlechtsorgane. Finger- und Zehenspitzen. * *Rechte Seite*. Linke Seite

MODALITÄTEN
VERSCHLIMMERUNG: Morgens [Kopf, Brust]. Nachmittags [Abdomen]. Abends [Haut, Fieber, Glieder]. Verstauchungen [chronisch]. Periodisch. Während Menses. Nach Stuhlgang. Nach dem Urinieren. Aufrechtes Gehen. Nachts. Im Bett. Sitzen. Im Freien
BESSERUNG: Im Freien. Schnelle Bewegung; fortgesetzte Bewegung. Reiben des betroffenen Teils. Warmes Bad. Gebücktes Gehen

LEITSYMPTOME

G Traurig, KANN ABER NICHT WEINEN

A < MORGENS
A > LIEGEN. > LIEGEN auf dem RÜCKEN
A Schwerfällige Personen mit dickem Körper und dünnen Beinen
A KÄLTEempfindlich; Neigung zu wundmachendem Schnupfen [wäßrig, macht die Oberlippe wund]
A CHRONISCHE VERSTAUCHUNGEN
A Katarrhalische Erkrankungen & Kältegefühl zwischen den Schulterblättern
A KONTRAKTION DER KNIESEHNEN, wie zu kurz beim Gehen [geht gebückt], aber > durch fortgesetzte Bewegung. SPANNUNG und VERKÜRZUNGSGEFÜHL DER MUSKELN. STRAFFHEIT, wie zu kurz: Sehnen, Kniesehnen, Lumbalregion etc.
A REICHLICHER VAGINALAUSFLUSS; eiweißartig
A Unregelmäßiger Kreislauf; Wallungen, Brennen oder örtliches Pulsieren. GEFÜHL VON KOCHEN in den Blutgefäßen IM GANZEN KÖRPER
A < 3.00 – 4.00 Uhr morgens
A > Baden des betroffenen Teils [2]

K Ischialgie < Sitzen, > Liegen; Empfindung wie zusammengezogen, Taubheit der Füße. Linke Seite
K Durchfall und Erbrechen während Menses; keine zwei Stühle gleichen sich [*Puls., Merc.*].
K Brennen und Stechen im Rektum noch stundenlang nach dem Stuhlgang

Am-m.

K Leukorrhoe wie Eiweiß, mit vorausgehenden kolikartigen Schmerzen um den Nabel; nach jedem Wasserlassen
K Stinkender Fußschweiß

REPERTORIUM

GEMÜT: *Abneigung* gegen bestimmte Menschen [2]. *Weinen*, kann nicht weinen, obwohl er traurig ist [2]
NASE: *Niesen*, Schlaf, weckt ihn aus dem Schlaf [3/1]
GESICHT: *Hitze*, Mittagessen, nach [2]
MUND: *Speichelfluß*, Husten, beim [2]
INNERER HALS: *Pulsieren*, Tonsillen [2]
ÄUSSERER HALS: *Pulsieren*, Drüsen [2]
MAGEN: *Übelkeit* beim Eintritt aus dem Freien in ein warmes Zimmer [2]
ABDOMEN: *Vergrößert*, fett [2; *Calc.*]. *Schmerz*, Nabelgegend, vor Stuhlgang [3]
REKTUM: *Blutung*, aus dem Anus, Menses, während [2]
WEIBLICHES GENITAL: *Leukorrhoe*, braun [2], anhaltend [2/1]. *Menses*, reichlich, nachts [2]. *Prolapsus*, Uterus, geht gebeugt [2]
ATMUNG: *Atemnot*, bei Bewegung der Arme [2], Bücken, beim [2], beim Gehen im Freien [2]
BRUST: *Beklemmung*, Aufstoßen > [2]
RÜCKEN: *Kälte*, Dorsalregion, zwischen den Schulterblättern, mit Husten [2/1]
EXTREMITÄTEN: *Kontraktionen*, von Muskeln und Sehnen [3]. *Schweiß*, Fußsohle [3]. *Ameisenlaufen*, Fingerspitzen [3]; Zehenspitzen [3]. *Pulsieren*, Hand, Daumen, Daumennagel, unter dem [3/1]. *Spannung*, Unterschenkel, beim Liegen [2/1], Sitzen, im [2], Gehen > [2].
Kribbeln, Prickeln, wie eingeschlafen, Fingerspitzen [3]; Zehenspitzen [3]
SCHLAF: *Träume*: Fallen, zu stürzen, ins Wasser [2]. *Schläfrigkeit*, Dämmerung, bei [3/1]

SPEISEN UND GETRÄNKE

ABNEIGUNG: Fleisch [1]
VERLANGEN: Limonade [1], Pickles [1], saure Speisen [1], Zucker [1]
VERSCHLIMMERT DURCH: Kartoffeln [1]

KERN DES MITTELS

1. Gefühl, als wären die Sehnen/Muskeln zu kurz
2. Körper dick, Beine dünn
3. Katarrhalische Erkrankungen [profuser eiweißartiger Schleim oder der Schleim ist dünn, wäßrig und wundmachend] & Kältegefühl zwischen den Schulterblättern. Erkältungsanfällig
4. Örtliches Pulsieren; Gefühl, als würde es in den Blutgefäßen kochen.
5. < 3.00 – 4.00 Uhr morgens

EIGENE NOTIZEN:

ANACARDIUM
Elefantenlaus *Anac.*

REGION
GEMÜT. Nervensystem. Magen. Haut. Handflächen. Muskeln. Gelenke. * *Linke Seite*. Rechte Seite

MODALITÄTEN
<u>VERSCHLIMMERUNG</u>: GEISTIGE ANSTRENGUNG. Gemütsbewegungen [*Zorn*, Schreck, Sorgen etc.]. *Festes Auftreten*. Bewegung. Zugluft. Im Freien. Kälte. Lange nach dem Essen. Fasten. REIBEN
<u>BESSERUNG</u>: ESSEN; beim Verdauen. Heißes Wasser. *Bewegung*

LEITSYMPTOME

G MANGEL AN SELBSTVERTRAUEN. [Gefühl der Hilflosigkeit] [*Sonderbares Symptom: sieht jedermanns Gesicht im Spiegel außer dem eigenen*]. VERSUCHT, SICH ZU BEWEISEN.
G Gewissenhaft [Kann nicht ruhen, wenn Dinge nicht an ihrem richtigen Platz sind; *Ars.*]
G Zorn durch Widerspruch – könnte jeden erstechen. Sehr leicht beleidigt, nimmt alles übel.
G Haß [3]; GEFÜHLLOS; hartherzig; Lästern und Fluchen; grausam, boshaft; Mangel an moralischem Empfinden; gottlos, Mangel an religiösen Gefühlen
G „Menschen mit sonderbaren Launen; sie lachen bei ernsten Angelegenheiten und sind ernst bei lustigen Dingen." [*Mathur*]
G „Menschen, die über ein übersinnliches Hörvermögen verfügen, sie hören Stimmen aus der Ferne oder von Toten, sie leiden an Halluzinationen." [*Mathur*]
G ZWEI WILLEN: ein böser und ein guter
G Sehr vergeßlich; Gedächtnisschwäche; PLÖTZLICHER GEDÄCHTNISVERLUST; Prüfungsangst
G Angst beim Gehen, als würde ihn jemand verfolgen
G In allem KEIN REALITÄTSGEFÜHL; alles erscheint wie ein Traum.

Anac.

G Geistige Störungen: Schizophrenie, Paranoia, Manie, Melancholie mit den Leitsymptomen: zwei Willen zu haben, wobei ihn der eine dazu zwingt, das zu tun, was der andere verbietet; unwiderstehlicher Drang, zu schimpfen und zu fluchen, dabei Sinnestäuschungen, Wahnvorstellungen, Halluzinationen, plötzlicher Gedächtnisverlust.
G Hypochondrie & Hämorrhoiden und Obstipation
G Prüfungsangst; nervliche Erschöpfung durch zu viel Studieren; plötzlicher Gedächtnisverlust

A Symptome wandern von rechts nach links.
A Symptome VERSCHWINDEN BEIM ESSEN und kehren einige Stunden nach dem Essen wieder.
A Gefühl eines REIFENS oder BANDES um Körperteile. Innerlich ein Empfinden von Zusammenschnürung
A Gefühl eines PFLOCKES an inneren Körperteilen
A GEFÜHLLOSIGKEIT äußerlich [3]; einzelner Teile [2]; erkrankter Teile [2]
A < Treppen HINAUFSTEIGEN [=> Ohnmachtsneigung, Schwäche]
A Verletzung von Sehnen [2]

K Kopfschmerzen > Essen
K Schwangerschaftserbrechen, erleichtert durch ständiges Essen [*Lac-c.*, *Petr.*, *Sep.*]
K Ekzeme mit übermäßigem Juckreiz > äußerliche Anwendung von möglichst heißem Wasser

REPERTORIUM

GEMÜT: *Beschimpfen*, Ehemann beschimpft Ehefrau vor den Kindern und umgekehrt [2]. *Antwortet*, denkt lange nach [2]; langsam [2]. *Widerstreit* mit sich selbst [2]. *Angst*, als ob er verfolgt würde, Gehen, beim [2/1]. *Kindisches* Benehmen [2]. *Wahnidee*, doppelt zu sein [2]; Feind, umgeben von Feinden [2]; getrennt von der Welt [2/1]. *Stumpfheit*, geistige Anstrengung, durch [2]. *Hellsehen* [2]. *Vergeßlich*, morgens [3]; nachmittags > [2/1]. *Schreien*, hat das Gefühl, als ob sie schreien muß [2]. *Gefühllos* [3/1]. *Weinen* > die Symptome [2]. *Wille*, Gefühl, er habe zwei Willen [3]
KOPF: *Schmerz*, Essen, während > [2]
AUGEN: *Schmerz*, drückend wie ein Pflock [2]
SEHEN: *Entfernt*, Gegenstände scheinen [weit] [2]
OHR: *Schmerz*, drückend, Pflock, wie ein [2]
GESICHT: *Hautausschläge*, Bläschen, brennend [2]; Bläschen, juckend [2]
INNERER HALS: *Würgen*, Räuspern, beim [2]. *Schmerz*, Roheit, nachts [2]; Roheit nach dem Essen [2/1]
MAGEN: *Schmerz*, Mittagessen, während > [3/1]. *Würgen*, Räuspern von Schleim aus den Fauces [2]. *Erbrechen* beim Räuspern [2]
ABDOMEN: *Schmerz*, drückend, Nabelgegend, wie durch einen Knopf [2]; Pflock, wie ein [2]. *Schweiß* [3]
REKTUM: *Stuhldrang*, Essen, nach [2]; Pressen, der große Stuhldrang verschwindet beim [3/1]

Anac.

BRUST: *Schmerz*, drückend, Seiten, wie durch einen Pflock [2/1]
EXTREMITÄTEN: *Bandagiert*, umwickelt, Gefühl, wie, Knie [2]; im Sitzen [2]. *Kälte*, Fuß, beim Gehen [2]; Gehen, im Freien [2]. *Krämpfe*, Wade, Aufstehen vom Sitzen [2]; beim Gehen [3]. *Steifheit*, Knie, wie bandagiert [2/1]. *Warzen*, Hand, Handfläche [2]. *Schmerz*, drückend, Oberschenkel, Pflock, wie durch einen [3]
FROSTSTADIUM: *Wasser*, übergossen würde, als ob er mit Wasser [2]
FIEBER: beim *Essen* > [3]; nach > [3]
SCHWEISS: durch *Schreck* [2]
HAUT: *Gefühllosigkeit*, Kratzen, nach [2]
ALLGEMEINES: *Ohnmacht*, Gehen, fortgesetztes Gehen > [2/1]. *Verletzungen* der Sehnen [2/1]

SPEISEN UND GETRÄNKE

VERLANGEN: Milch [1]
VERSCHLIMMERUNG: Warme Speisen [2], kalte Getränke [1]
BESSERUNG: Essen [3], kalte Getränke, bei Fieberfrost [1], kaltes Wasser [1]

KERN DES MITTELS

1. Mangel an Selbstvertrauen, will sich beweisen.
2. Gefühllos, Haß, Fluchen, boshaft etc.
3. Gefühl eines Pflockes oder Bandes
4. > Essen
5. Juckendes Ekzem, > durch möglichst heißes Wasser

EIGENE NOTIZEN:

Anh.

ANHALONIUM
Peyotl-Kaktus   Anh.

REGION
GEMÜT. Nerven. Verdauung. Herz- und Blutgefäße. Atmung

MODALITÄTEN
<u>VERSCHLIMMERUNG</u>: Licht. Bewegung. Augenschließen
<u>BESSERUNG</u>: Ruhe. Dunkelheit

LEITSYMPTOME

G Zieht sich zurück vom Kontakt mit der Außenwelt und flieht in eine Welt der Träume. Identifizierung [Verschmelzung] des Selbst mit der Umgebung. *Zunehmendes Hineingezogenwerden in das innere Leben unter Ausschluß des äußeren*; Entsagung in bezug auf die Außenwelt [1/1]; Rückzug aus der Wirklichkeit [1/1]; Verschmelzen mit der Umgebung [2/1]]
G Egozentrische Introvertiertheit *[Julian]*; nicht-ichbezogenes Bewußtsein *[Stephenson]*
G *Geräusche oder Berührung werden als eine farbige Vision wahrgenommen.*
G *Verlust des Zeitgefühls. Wahnideen, einen immateriellen Körper zu haben. Verlust der Orientierung.*
G Audio-visuelle Halluzinationen; „farbige Visionen von überwältigender Brillianz, begleitet von sich bewegenden Formen in phantastischen Mustern, wobei die Bewegung zeitlich ein wenig durch Musik gesteuert werden kann." *[Clarke]*
G Dinge scheinen durchsichtig zu sein; sieht seine inneren Organe.
G Identitätsverlust; *Persönlichkeitsabbau*
G Gefühl von Überlegenheit und Wohlbefinden
G *Gefühl, von der Musik getragen zu werden*
G Überempfindlich gegen Geräusche. Geräusche werden als Farben wahrgenommen.
G Persönlichkeitsspaltung

A Hysterie, Schlaflosigkeit, Schizophrenie, *Hebephrenie*. [*Pschyrembel*: „sog. Jugendirresein, Bez. für eine Form der Schizophrenie"]
A Starke Empfindlichkeit auf meteorologische Veränderungen
A Störung des Sehvermögens, der Akkomodation und der Wahrnehmung
A „Abgeneigt gegen die geringste Bewegung"
A Widerwillen gegen jegliche Nahrung, trotz starkem Speichelfluß und Hungergefühl

K Trigeminusneuralgie, linksseitig & vasomotorische Störungen, Beschwerden durch Schwitzen und überempfindlich gegen Berührung

Anh.

K Hyperthyreose, Morbus Basedow
K Erbrechen, < bei Bewegung, vollkommen > durch Hinlegen.

REPERTORIUM
(nur im Synthetischen Repertorium)

GEMÜT: *Anpassungsfähigkeit*, Verlust der [2/1]. *Hellsehen* [2]. *Wirklichkeit*, Flucht vor der [1/1]. *Verwirrung*, geistige, Identität, in bezug auf seine [2]; Persönlichkeitsverlust [=> Verlust der Selbsterkenntnis und Selbstkontrolle, Loslösung von der Umwelt oder aber Identifizierung mit ihr; Persönlichkeitsspaltung [2/1]; Persönlichkeitsverlust [2/1]. *Auflösung* der Formen [1/1]; Raumes, des [1/1]. *Wahnideen*, Körper, immateriell, sei [1/1]; vergrößert, Gegenstände sind [2]; Gegenstände sind vergrößert und gleichzeitig verkleinert [2/1]; schweben, er würde in der Luft [1]; Unsterblichkeit, von [1/1]; Visionen, hat, Schließen der Augen, beim [1]; Musik, glaubt Musik zu hören [1]; Schlangen, in ihr und um sie herum [1]; durchsichtig, alles sei [2/1]. *Traum*, flieht in eine Welt der Träume, eine Traumwelt [1/1]. *Tatkraft*, als Folge überwältigender visueller Sinneseindrücke verloren [1/1]. *Musik* > [1]; Getragenwerdens von Musik, Gefühl des [1/1]; Trommeln führen zu Euphorie [1/1]. *Wille*, Verlust des Willens, mit gesteigerter Einsicht und vermehrter Selbsterkenntnis [1/1]; Wille, zwei Willen, Gefühl er habe [1]

KERN DES MITTELS

1. Persönlichkeitsverlust und Desorientierung; Verlust von Zeit- und Raumgefühl
2. Lebt in einer farbigen inneren Welt, ohne Verbindung zur Außenwelt.
3. Musik >; Gefühl des Getragenwerdens durch Musik
4. Erbrechen, < Bewegung, > Liegen

EIGENE NOTIZEN:

Ant-c.

ANTIMONIUM CRUDUM
Schwarzer Spießglanz   Ant-c.

REGION
MAGEN. VERDAUUNGSTRAKT. GEMÜT. HAUT. Fußsohlen. Wechselnde Seiten. * *Linke Seite*

MODALITÄTEN
<u>VERSCHLIMMERUNG</u>: KÄLTE [BADEN; Feuchtigkeit; WASSER – auf dem Kopf]. ÜBERESSEN. *Säuren.* Süßigkeiten. HITZE [SOMMER; *Sonnenhitze; Überhitzung*; Strahlungshitze]. Nach dem Essen. Temperaturextreme – sowohl von Kälte als auch von Wärme. Treppensteigen. Saurer Wein
<u>BESSERUNG</u>: Im Freien. Ruhe. Warmes Baden. Anhaltendes Erbrechen

LEITSYMPTOME

G < ANGESEHEN, berührt oder gewaschen werden [Abneigung angesehen zu werden => Weinen].
G „Mürrische Kinder, die weder sprechen noch angesprochen werden wollen; wütend bei der geringsten Beachtung, die man ihnen schenkt." [*Mathur*]
G SENTIMENTALE Stimmung bei Mondschein
G „Hysterische Mädchen, die an unerwiderter Liebe leiden; Träumer." [*Mathur*]. Sentimental und romantisch. Selbstmordneigung durch enttäuschte Liebe, wollen sich ertränken oder erschießen.

A < Hitze und Kälte. [< Sonnen- und Sommerhitze; Erhitzung; => Anstrengung]
A „STARKE ESSER [Verlangen, GROSSE Portionen zu essen], weisen Magen-, Gemüts- und Hautsymptome auf." [*Boger*]
A < in einem Raum voller Menschen [2]
A Starkes VERLANGEN NACH SAUREM, Gurken und Pickles
A Wechselhafte Symptome: die Gichtbeschwerden an den Extremitäten hören plötzlich auf, und es folgen Symptome im Magen; Symptome gehen von einer Seite auf die andere; sie wechseln die Stelle.
A Beschwerden & milchig WEISS belegte Zunge
A Schwitzen durch die geringste Anstrengung
A *Klumpige* Stühle, Leukorrhoe, Haut, Nägel etc.
A Beschwerden durch Sonnenbrand; Überhitzung; warmes Wetter
A Gichtbeschwerden abwechselnd mit VERDAUUNGSSTÖRUNGEN

K WEISSE, DICK BELEGTE ZUNGE; wie Tünche oder Milch

Ant-c.

K Extrem empfindliche Fußsohlen [wegen Hornhautbildung]; Gehen ist schwierig und schmerzhaft.
K Rissige Mundwinkel, Nasenflügel und Augenwinkel
K Hornige oder GESPALTENE NÄGEL
K Chronische Rötung der Augenlider
K Kopfschmerzen durch Erkälten, durch alkoholische Getränke; & Verdauungsstörung; durch unterdrückte Hautausschläge; > Absonderungen [Erbrechen, Diarrhoe, Schnupfen]
K Magen- und Darmverstimmung durch Brot, Gebäck, säurehaltige Nahrungsmittel, Essig, kaltes Baden; Überhitzung; heißes Wetter
K Stimmverlust durch Überhitzung
K Diarrhoe von saurem Wein
K „Migräne > anhaltendes Erbrechen, Hinlegen, Ruhe, kalte Anwendungen und im Freien; < Umhergehen, Strahlungshitze, erhitztes Zimmer, Licht und nachts." [*Mathur*]

REPERTORIUM

GEMÜT: *Zorn*, Berührung, bei [2]. *Ekstase*, nachts, bei Gehen im Mondschein [3/1]. *Kummer* verursacht Magenbeschwerden [3]. *Liebe*, liebeskrank [2]. *Sentimental*, Diarrhoe, bei [2/1]; Menses, vor [2/1]; Mondschein, im [3/1]. *Suizidneigung*, Selbstmordgedanken treiben ihn aus dem Bett [2/1]. *Gedichte*, macht [2]
KOPF: *Schmerz*, Baden, nach [3]; kaltem Baden, bei [3]; sauren Wein, durch [2]
NASE: *Risse*, Nasenlöchern, in den [3]; *Schmerz*, Roheit, beim Einatmen [2]
GESICHT: *Farbe*, rot, bei Feuerhitze [3]. *Hautausschläge*, Akne, Feuer, nahe einem [2/1]; Furunkel, Mundwinkel [3/1]; Krusten, Schorfen, mit, Wange [2]; Ekzem, wie getrockneter Honig [2]; Ekzem, Nase [2]; Pickel, juckend, wenn warm [2]
MUND: *Farbe*, Zunge, weiß, milchig [3]
ZÄHNE: *Empfindlichkeit*, Zahnbehandlung ist unerträglich [3]
MAGEN: *Verdauungsstörung* nach sauren Speisen [2], nach Erkältung [2]. *Übelkeit*, nach Brot [3], nach Überhitzung [2/1]. *Erbrechen*, Masern, bei [3/1], Überhitzung, nach [2/1], Wein < [2/1]
REKTUM: *Obstipation*, abwechselnd mit Diarrhoe, bei alten Menschen [3]
WEIBLICHES GENITAL: *Menses*, bleibt aus [= Amenorrhoe], nur Molimina [2]
KEHLKOPF UND TRACHEA: *Stimme*, heiser, kaltem Bad, nach einem [2/1], Überhitzung, durch [2]; verloren, Erhitzung, durch [2], warmen Zimmer, im [2]
EXTREMITÄTEN: *Hornhaut*, Schwielen an den Sohlen [3]. *Wucherungen*, Sohlen [3]. *Wachstum*, Nägel, angehalten, Wachstumsstillstand [2/1]. *Gespaltene* Nägel [3]
SCHWEISS: *Morgens*, im Schlaf [3]
HAUT: *Hautausschläge*, Urtikaria, nach Verzehr von Fleisch [3/1]. *Warzen*, hornig [3], glatt [3]
ALLGEMEINES: *Ohnmacht*, durch Sommerhitze [2]. *Sonne*, Anstrengung, in der [3/1]. *Schwäche*, bei warmem Wetter < [3]

Ant-t.

SPEISEN UND GETRÄNKE

ABNEIGUNG: Getränke [2], Essig [2], Brot [1], Fett [1], Speisen, alle [1], Muttermilch [1], Schweinefleisch [1], Wein [1]
VERLANGEN: Gurken [2], Getränke [2], Pickles [2], saure Speisen, Säuren [2], Essig [2], Bier [1], Brot [1], Fett [1], Schweinefleisch [1]
VERSCHLIMMERUNG: Bittere Speisen [3], saure Speisen [3], Essig [3], Brot [2], kalte Getränke [2], kalte Speisen [2], Obst [2], saures Obst [2], Milch [2], Schweinefleisch [2], Süßigkeiten [2], Wasser [2], Alkohol [1], Butter [1], Getränke [1], Fett [1], Speisen, Anblick von [1], Gebäck [1], reichhaltige Speisen [1], Erdbeeren [1], Wein [1]
BESSERUNG: Heiße Speisen [1]

KERN DES MITTELS

1. Mürrisch, leicht erzürnt; Abneigung gegen und < Angesehen- oder Berührtwerden
2. Romantisch und sentimental; < Mondschein. Schreibt Gedichte.
3. Dick weiß belegte Zunge; viele Beschwerden sind von Verdauungsstörungen begleitet.
4. Beschwerden durch Überessen, Überhitzung und Erkälten
5. Schmerzhafte Hornhaut; Probleme mit Nägeln und Haut

EIGENE NOTIZEN:

ANTIMONIUM TARTARICUM

Tartarus emeticus, Brechweinstein   Ant-t.

REGION

SCHLEIMHÄUTE. *Nerven von Atmung und Magen* [= Nervus vagus] [*Bronchien; Lungen; Herz;* KREISLAUF; *Atmung*]. *Magen. Darm. Schlaf.* Lumbalregion. Haut. * *Linke Seite.* Rechte Seite

Ant-t.

MODALITÄTEN

<u>VERSCHLIMMERUNG</u>: WÄRME [*Zimmer*; *Einhüllen*; *Wetter*]. *Ärger*. *Liegen*. Morgens. Überessen. Kälte. Feuchtigkeit. Wetterwechsel. Frühling. Bewegung. Berührung. Angesehen werden. Nachts. Liegen auf der betroffenen Seite. 16.00 Uhr [Husten]
<u>BESSERUNG</u>: *Auswurf*. Aufsitzen. Bewegung. Kalte Luft im Freien. Liegen auf der rechten Seite

LEITSYMPTOME

G Apathisch, schläfrig, schwerfällig oder leicht verärgert, will allein gelassen werden.

A < HERBST und FRÜHLING
A Mangelhafte Reaktion. ZUNEHMEND SCHWACH, SCHLÄFRIG, VERSCHWITZT UND ERSCHLAFFT
A Verlangen nach SAUREM, sauren Getränken und Äpfeln, welche <
A Große Schläfrigkeit oder unwiderstehlicher Drang zu schlafen bei nahezu allen Beschwerden
A „Allergie gegen Milch bei Säuglingen und Kleinkindern, erbrechen diese sofort." [*Mathur*]
A Alte Leute und Kinder
A < WARMES ZIMMER; HITZE
A GÄHNEN bei vielen Beschwerden [*Agar.*]
A Beschwerden durch Impffolgen, wenn *Thuja* nicht hilft und *Silicea* nicht angezeigt ist
A „Scheintod durch Ertrinken, durch Schleim in den Bronchien, durch drohende Lähmung der Lungen, durch Fremdkörper in Kehlkopf oder Luftröhre mit Schläfrigkeit oder Koma" [*Mathur*]

K Neugeborenenasphyxie
K VIEL SCHLEIMSEKRETION; grobes Rasseln, aber spärlicher Auswurf
K ERSTICKENDE Kurzatmigkeit, abwechselnd mit Husten; LOCKERER, GROBER, RASSELNDER HUSTEN: die Brust scheint VOLL zu sein, trotzdem KOMMT IMMER WENIGER HOCH; gefolgt von Erbrechen oder Schlaf.
K ÜBELKEIT; in Wellen, *& Schwäche und kaltem Schweiß, Ekel* oder Angst
K Gewaltsames Erbrechen, gefolgt von Erschöpfung und Schlaf [*Aeth.*]
K Zunge dick weiß-belegt mit roten Papillen und Rändern
K Erbrechen > Liegen auf rechter Seite

REPERTORIUM

GEMÜT: <u>Bewußtlosigkeit</u>, zwischen den Anfällen von Husten [2]
SCHWINDEL: abwechselnd mit <u>Schläfrigkeit</u> [2/1]
NASE: <u>Geweitete</u> Nasenlöcher [2]. <u>Spannung</u>, Nasenwurzel [2]
GESICHT: <u>Zucken</u>, beim Husten [3/1]
MUND: <u>Offen</u>, bleibt weit offen nach dem Gähnen [2/1]. <u>Geschmack</u> bitter, nachts [2]

Ant-t.

MAGEN: *Aufstoßen*, wie verdorbene Eier, nachts [2]. *Übelkeit*, nach Obst [2]. *Durst*, nach Schweiß [2]. *Erbrechen*, schwierig [3]
ABDOMEN: *Schmerz*, nach Erbrechen [2]. *Steine*, scheint voller Steine [2]
WEIBLICHES GENITAL: *Leukorrhoe*, im Sitzen [2]
KEHLKOPF: *Rasseln*, Kehlkopf [2]
ATMUNG: *Bauchatmung* [3]. *Asphyxie* [3], Kindern, Säuglingen, bei [3]. *Atemnot*, nach Mitternacht, 3.00 Uhr [3], Auswurf > [3], durch Schleim, in der Trachea [3], beim Sitzen > [2]
HUSTEN: *Nachts*, vor Mitternacht 22.00 – 1.00 Uhr [2], 23.00 Uhr [2]. Das Kind *springt* auf und klammert sich an die Umstehenden, ruft mit heiserer Stimme um Hilfe oder bewegt sich nach hinten und faßt sich an den Kehlkopf [2/1]. *Sonne* < [2]
BRUST: *Atelektase* [3]
RÜCKEN: *Schwere*, Steißbein, als ob ein schweres Gewicht daran zerren würde [2/1]
SCHLAF: *Schläfrigkeit* mit Husten [3]. *Gähnen* nach Husten [3]
SCHWEISS: An *erkrankten* Teilen [3]. *Atemnot*, mit [2]
ALLGEMEIN: *Konvulsionen*, wenn Hautausschläge nicht herauskommen [2]; wenn Pocken nicht herauskommen [3/1]

SPEISEN UND GETRÄNKE

ABNEIGUNG: Milch [2]; alkoholische Stimulanzien [1]; Äpfel [1]; kalte Getränke [1], kalte Speisen [1]; Obst [1]; saure Speisen, Säuren [1], Tabak [1]
VERLANGEN: Obst [2]; saftige Dinge [2]; Saures [2]; Alkohol [1], Äpfel [1]; Buttermilch [1]; kalte Getränke [1]; kalte Speisen [2]; saures Obst [1], saure Milch [1]
VERSCHLIMMERUNG: Heiße Speisen [2], Butter [1], Nahrungsaufnahme [1], Fett [1], Anblick von Speisen [1], Obst [1], Milch [1], Schweinefleisch [1], saure Speisen [1], warme Speisen [1]
BESSER: Kaltes Wasser [3], kalte Getränke [2]

KERN DES MITTELS

1. Lautes Rasseln und Völle der Brust [mit Schleim], aber spärlicher Auswurf. Asphyxie
2. Verlangen nach Saurem, nach Äpfeln. Weiß-belegte Zunge
3. Abneigung dagegen, angesehen zu werden, will in Ruhe gelassen werden.
4. < Hitze; warmes Zimmer
5. Schläfrigkeit, zunehmende Schwäche und Schwitzen

EIGENE NOTIZEN:

APIS

Honigbiene, Bienengift   *Apis*

REGION

ZELLGEWEBE [AUGEN; GESICHT; RACHEN; OVARIEN]. SERÖSE KÖRPERHÖHLEN. HAUT. NIEREN. BLASE. *Nerven*. *Atemtrakt*. Herz. Blut. * RECHTE SEITE. *Linke Seite*. Von rechts nach links

MODALITÄTEN

<u>VERSCHLIMMERUNG</u>: HITZE [ZIMMER, Wetter, *Getränke*, Feuer, Bett]. BERÜHRUNG. Nach Schlaf. Später Nachmittag [15.00 – 16.00 Uhr]. DRUCK. Unterdrückte Hautausschläge. Geschlossener Raum. Hinlegen
<u>BESSERUNG</u>: KÄLTE [LUFT, Baden, Entblößen, Anwendungen]. Leichter Auswurf. Bewegung. Lageänderung. Aufrechtes Sitzen

LEITSYMPTOME

G Beschwerden durch Zorn [2], Erwartungsspannung [1], schlechte Nachrichten [2], Schreck [2], Kummer [2], Eifersucht [2/7], Raserei [2], sexuellen Exzess [3], seelischen Schock [1]
G Reizbar, nervös [siehe Ruhelosigkeit], UNRUHIGE Personen, schwer zufriedenzustellen, fleißig [2], fruchtlos geschäftig [2], sinnlose Redseligkeit [2], unternimmt viele Dinge, bleibt nicht dabei [1]
G EIFERSÜCHTIGE Personen, Frauen, vor allem Witwen
G Ungeschicklichkeit, körperlich oder geistig: läßt Dinge fallen; Lachen über Unglück [1/1]; Lachen über Ernstes [1], albernes Lachen [1]
G „Kinder, Mädchen und Frauen, die, obwohl im allgemeinen vorsichtig, ungeschickt werden und Dinge, die sie handhaben, fallen lassen" [*Bov.*]
G Weinen ohne Grund [3]

A Warmblütige Personen; SCHLECHTER in WARMEN und GESCHLOSSENEN RÄUMEN
A ÖDEMATÖSE SCHWELLUNGEN, SERÖSE ERGÜSSE und URTIKARIA, plötzliches Auftreten. WASSERSUCHT innerlich und äußerlich
A Extreme Berührungsempfindlichkeit
A BRENNENDE, SCHIESSENDE, STECHENDE SCHMERZEN; besser durch KÄLTE, WASCHEN oder BEFEUCHTEN der Stelle mit kaltem Wasser
A Brennende und stechende Schmerzen in geschwollenen Teilen; die Haut ist sehr empfindlich gegen Berührung; Schwellung blaßrot, wächsern
A DURSTLOSIGKEIT bei fast allen Beschwerden
A RECHTS-seitige Erkrankungen [Lähmung, Erysipel, Eierstocksentzündung, Ovarialzyste]

Apis

A Üble Folgen von unvollständig entwickelten akuten Exanthemen oder unterdrückten Exanthemen; Masern, Scharlach, Urtikaria
A Plötzlich wandernde Schmerzen, von einem Teil zum anderen
A Varizen brennend [2], stechend [2], geschwollen [2]

K SACKARTIGE, AUFGEDUNSENE SCHWELLUNG unter den Augen
K Urtikaria bei asthmatischen Beschwerden; durch Wetterwechsel; während Fieber; bei Schweiß
K Glottisödem
K Ödeme, Hydrops, Anasarka, Aszites; > Kälte
K Erysipel, von rechts nach links, Gesicht
K Angioneurotisches Ödem [Quincke-Ödem]
K Diarrhoe, unwillkürlicher Stuhlgang < Bewegung, Gefühl, als sei der Anus weit offen
K Meningitis & Cri encephalique; Kopfrollen; Schlagen des Kopfes gegen Bett oder Wand, Beugen des Kopfes nach hinten, Zähneknirschen
K Albuminurie nach Scharlach
K Halsschmerzen [oder Tonsillitis] & Empfindung wie zusammengeschnürt, > Kälte, < Wärme, < Berührung des Halses
K Urtikaria nach heftiger Bewegung

REPERTORIUM

GEMÜT: *Zerbrechen*; Verlangen, Dinge zu [2]. *Geschäftig* [2]. *Kindisches* Benehmen [2]. *Delirium*, erklärt, er sei gesund [2]. *Furcht* vor Nadeln [1]. *Geisteskrankheit*, geschäftig [3], erotisch [3]. *Eifersucht* [2]. *Betäubung*, Fieberhitze, in der [2/10]
KOPF: *Schlägt*, Bett; mit dem Kopf gegen das [2/5]. *Bohrt* den Kopf in das Kissen [3]. *Blutandrang*, Freien im, > [3], Menses vor [3], Menses, unterdrückte, durch [2], im warmen Zimmer [3/10]. *Völlegefühl*, Menses, während [2/9], beim Gehen im Freien > [2/5], im warmen Zimmer [2/4]. *Hitze*, Wasser, kaltes, > [2/3]; Menses, während [2]; Diarrhoe, bei [2/9]. *Offene* Fontanellen, eingesunken [2/2]. *Schmerz*, Erhitzung, durch, Feuer oder einem Ofen, durch ein [2]; brennend, Freien, > im [2/5]; brennend, Bewegung < [2/5]; Bücken < [2/2]
AUGE: *Entzündung*, Hitze < [3/9], Bindehaut granulär, kalte Anwendungen > [2/7]. *Schmerz*, Kopfschmerzen bei [2]; Licht, trübes Licht < [2/4]; warmes Zimmer < [2/4]. *Lähmung*, Lider, der, Oberlid, rechts [2]. *Tränenfluß*, nachts [2/9]. *Schwellung*, Lider, unter den Lidern [3/7]; Lider, Oberlider [3]
OHR: *Absonderungen* nach Scharlach [2]
NASE: *Kälte*, Nasenspitze [3/15]. *Schnupfen*, warm, Luft [2/3]. *Ödem* [3/2]
GESICHT: *Gedunsen*, um die Augen [2/7]. *Farbe*, bläulich Herzbeschwerden, bei [2/3]. *Erysipel*, periodisch [3/2]; um das Auge [3]. *Hitze*, Lippen Oberlippe [2/5]. *Waschen*, Verlangen sich mit kaltem Wasser zu [2/5]. *Wächsern* glänzend [3]
MUND: *Trockenheit*, Zunge, Mitte, Seiten feucht [2/1]. *Gefühllosigkeit*, Taubheit, Zahnfleisch [2/3]. *Herausstrecken* der Zunge schwierig [1/9]; verfängt sich in den Zähnen [2/4]

Apis

INNERER HALS: *Würgen*, Kleidung < [2]. *Trockenheit*, Durst, ohne [2]. *Schmerz*, bei Kopfschmerzen [2]; Licht, trübes Licht < [2/4]; warmes Zimmer < [2/4]; Schmerz, Getränke, kalte > [2/10]; im warmen Zimmer [2/2]; wie von Splittern beim Schlucken [2/8]
MAGEN: *Erbrechen*, Urtikaria, während [2/2]
ABDOMEN: *Hautausschläge*, Exanthem vor den Menses, flüchtiges [2/2]
REKTUM: *Obstipation* in der Schwangerschaft [2]. *Offener* Anus, Gefühl wie offen [2/8]
HARNBLASE: *Harnverhaltung*, Prostata durch vergrößerte [2]; Neugeborenen, bei [2]. *Harndrang* anhaltend nachts [2/7]; Fieber, im [3]. *Urinieren*, häufig, Menses vor [2]
PROSTATA: *Schmerz*, Urinieren während [2/4]
URIN: *Spärlich*, Gehirnerkrankung mit [2/6]; Fieber, im [2]; Menses, vor [2/6]
WEIBLICHES GENITAL: *Abort*, Monat, in den ersten Monaten [2]. *Verlangen*, vermehrt, bei Witwen [3]. *Vergrößerung*, Ovarien, rechts [3]. *Schwellung*, Labien, minus pudendi [2]. *Schmerz*, Ovarien, nach Koitus [2], Enthaltsamkeit, durch [2], Menses, vor [2], beim Heben der Arme [2]; beim Gehen [2]; im warmen Bett < [2]; erstreckt sich die Glieder nach unten [2], erstreckt sich zu den Oberschenkeln [2]; brennend, Ovarien, bei Abort [3/1]; nach Koitus [3]
ATEMTRAKT: *Asthma*, asthmatische Atmung, Exanthem, nach Unterdrückung eines akuten [2/3]. *Atemnot*, Dyspnoe, erschwertes Atmen im Freien > [3]; bei von Hautausschlägen begleiteten Krankheiten [2/1]; mit Hitze [3]; bei Überhitzung [3/1]; Liegen, mit tiefliegendem Kopf [3]; Liegen auf der linken Seite [2]; will, daß Türen und Fenster offen sind [3]; beim Sitzen > [2]
EXTREMITÄTEN: *Ungeschicklichkeit*, läßt Dinge fallen [3]. *Nagelbetteiterung*, kalte Anwendung > [2/5]; juckend [3/1]; stechender Schmerz [3/4]. *Gefühllosigkeit*, Taubheit, beim Halten von etwas in den Händen [2/3]; Bewegung > [2/9]
SCHLAF: *Träume* vom Fliegen [2/11]
FROST: *Entblößen*, beim Entkleiden > [2/10]
ALLGEMEINES: *Baden*, heißes Baden < [3]. *Sexuellen Verlangens*, Unterdrückung des sexuellen [3]

SPEISEN UND GETRÄNKE

ABNEIGUNG: Getränke [2], Wasser [2]
VERLANGEN: Milch [2], saure Speisen [2], Austern [1], Essig [1]
VERSCHLIMMERT DURCH: Kalte Getränke [1], heiße Speisen [1]
BESSERUNG: Milch [2]; kalte Getränke während Hitze [1]

KERN DES MITTELS

1. Brennende/stechende Schmerzen, < Hitze, > Kälte
2. Blaßrote, wachsartig-transparente Schwellungen, extrem empfindlich gegen Berührung und Druck
3. Eifersüchtig, fruchtlos geschäftig, unruhig, ungeschickt
4. Rechtsseitige Beschwerden, oder von rechts nach links

Aran.

5. Warmblütige Menschen
6. Durstlos

EIGENE NOTIZEN:

ARANEA DIADEMA

Kreuzspinne   *Aran.*

REGION
Nerven. Blut. Knochen. Rechte Seite

MODALITÄTEN
<u>VERSCHLIMMERUNG</u>: GENAUE PERIODIZITÄT. FEUCHTIGKEIT [*Kälte*, bei Regen, *Baden*]
<u>BESSERUNG</u>: Rauchen. Im Freien. Druck

LEITSYMPTOME

G Verwirrung > RAUCHEN

A Kalt bis auf die Knochen [*Calc.*]; KANN NICHT WARM WERDEN.
A Gefühl, als seien die Knochen aus EIS
A Frösteln an jedem feuchten Tag
A Gefühl von ENORMER VERGRÖSSERUNG, oder **Gefühllosigkeit** von Körperteilen; beim Erwachen [nachts]
A Ausgeprägte Empfindlichkeit gegen Kälte und Feuchtigkeit [sykotisches Mittel]
A Nervenschmerzen mit GENAUER PERIODIZITÄT
A Schwäche nach Fieber [2]

K Kopfschmerz > RAUCHEN; bitterer Geschmack im Mund > Rauchen [1/1]; Zahnschmerz > Rauchen [1/8]. Flimmern [Sehen] vor Kopfschmerzen.

Aran.

REPERTORIUM

KOPF: _Schmerz_, periodisch, jeden Tag zur selben Stunde [1]; erstreckt sich zum Gesicht [1]
AUGEN: _Schmerz_, brennend, Kopfschmerzen, bei [1]
SEHEN: _Flimmern_, Kopfschmerzen, vor [1]; Lesen, beim [1]; Schreiben, beim [1]
GESICHT: _Hitze_, Kopfschmerzen, mit [1]. _Schwellung_, Gefühl von [2]
MUND: _Geschmack_, schlecht, nach Milch [1/1]; übelriechend, nach Milch [1/1]
MAGEN: _Durst_, während der Schmerzen [1]
REKTUM: _Schmerz_, Perineum, mit Harndrang [1]
EXTREMITÄTEN: _Kälte_, Fuß, Gehen, beim [2]. _Vergrößerungsgefühl_, Hände [1]. _Schwellung_, Hand, Gefühl von [2]
FROST: _Wetter_, bei kaltem, feuchtem Wetter [2]. _Kalt_, Sommertag, an einem kalten [1]. _Einwirkungen_, durch bestimmte, Regen, von [2]. _Schüttelfrost_, Hitze, ohne nachfolgende Hitze oder Schweiß [3]; langanhaltend, ohne Hitze oder Schweiß [3]
ALLGEMEINES: _Kälte_, Gefühl von Kälte, Knochen, in den [2]

SPEISEN UND GETRÄNKE
BESSERUNG: Rauchen von Tabak [1]

KERN DES MITTELS

1. Mangel an Lebenswärme, kann nicht warm werden; sykotisches Mittel [< kaltes, feuchtes Wetter]
2. Gefühl der Vergrößerung [Hände, Unterarme etc.]; erwacht nachts mit diesem Gefühl, oft & Rheumatismus
3. Genaue Periodizität der Beschwerden [vor allem bei Malaria und Kopfschmerzen beobachtet]
4. > Rauchen

EIGENE NOTIZEN:

Arg-m.

ARGENTUM METALLICUM
Silber   Arg-met.

REGION
NERVEN. *Knorpel* [Knochen; Gelenkhöcker; Gelenke]. Schleimhäute [KEHLKOPF; Genitalien; Harnwege]. * RECHTE SEITE. *Linke Seite*

MODALITÄTEN
<u>VERSCHLIMMERUNG</u>: GEBRAUCH DER STIMME [Sprechen, Singen, lautes Lesen]. *Geistige Anspannung.* Mittags. Feuchte Kälte. 3.00 bis 5.00 Uhr morgens. BERÜHRUNG. Druck. Liegen auf dem Rücken. Betreten eines warmen Raumes. Sonne
<u>BESSERUNG</u>: Bewegung. Kaffee. Einhüllen

LEITSYMPTOME

G ÄNGSTLICH bezüglich der GESUNDHEIT und NERVÖS, aber RESERVIERT in Ausdruck und Haltung. „Versuchen ihren Mangel an Selbstvertrauen mit guten Manieren zu kompensieren." „Machen den Eindruck, weich und nachgiebig zu sein, aber es liegt eine diktatorische Seite darunter [möchten ihre Fähigkeiten zeigen], welcher nur zu Hause Ausdruck gegeben wird." [*Scholten*]
G Ähnlich *Arg-n.*: Furcht an hochgelegenen Orten, Klaustrophobie, Furcht vor Menschenmengen, Erwartungsspannung, Verlangen nach Süßigkeiten. ABER: reservierter, weitaus weniger impulsiv, eine Art verhaltener Hochmut, und Mangel an Lebenswärme [*Scholten*]

A Nervös und zusammengebrochen; leiden am Verlust von Muskelkraft und an Zittern.
A Konstitutionelle Folgen von Onanie
A Schmerzen & Polyurie; Schmerzen nehmen langsam zu und verschwinden plötzlich.
A „ELEKTRISCHE" SCHLÄGE beim EINSCHLAFEN; während Schlaf [2]
A DICKE Absonderungen; VERDICKUNG von KNORPELN, Lidknorpel [Blepharitis] etc.
A Menschen mit einem MANGEL AN LEBENSWÄRME, dennoch < in der SONNE
A < MITTAGS
A Angespanntes, festes, steifes Gefühl
A KNORPEL [Entzündung; Schwellung; Empfindlichkeit; wunder Schmerz]
A < Herabsteigen [2]
A ZITTERN morgens [2], morgens beim Erwachen [2]
A Schwäche durch Schmerzen [2]

K HEISERKEIT von SÄNGERN, öffentlichen REDNERN; < Sprechen, Singen, lautes Lesen; totaler Verlust der Stimme; Wechsel in der Klangfarbe der Stimme

Arg-m.

K GRAUER [gallertartiger, stärkeartiger] oder zäher SCHLEIM; < Lachen [=> Husten => Auswurf]
K Rechtsseitige Kopfschmerzen, > festes Bandagieren
K Schmerzen im RECHTEN Hoden [wie gequetscht, wund und empfindlich]; Bezug zum RECHTEN Hoden
K Uterusprolaps & Schmerz im LINKEN Ovar; Ovarialzysten und Tumoren; Bezug zum LINKEN Ovar
K Polyurie & Schwellung der Fußknöchel

REPERTORIUM

GEMÜT: *Delirium* nach Epilepsie [2]. *Traurigkeit*, Menopause, in der [2]. *Auffahren*, Zusammenfahren, elektrisch, Schlaf, im [2]. *Sprechen*, Verlangen mit jemandem zu [2]
SCHWINDEL: *Überqueren* beim, fließendes Wasser, eines Fließgewässers [2]
KOPF: *Schmerz*, plötzliche Schmerzen [2]; Stirn in der, bei Geschäftsleuten [2/1]; Augen, über den Augen, Anwendungen, warme, > [2]
AUGE: *Verdickung*, Lider [3]
INNERER HALS: *Schleim*, auszuwerfen leicht [2], gallertartig [2], gräulich [3]. *Schmerz*, Gähnen, beim [2]; Roheit, Ausatmen, beim [2]. *Spannung*, Gähnen, beim [2/1]
MAGEN: *Übelkeit*, Lesen beim [2]. *Schmerz*, erscheint allmählich und verschwindet plötzlich [2/1]
MÄNNLICHES GENITAL: *Schmerz*, Hoden, rechts [3]; Kleiderdruck < [3/1]; Gehen, beim [3]
WEIBLICHES GENITAL: *Leukorrhoe*, grau [2]. *Schmerz*, wund schmerzend, Ovarien, links [2]
KEHLKOPF: *Schleim*, Kehlkopf, beim Lachen [2]; kommt beim Bücken herauf [2/1]. *Stimme*, veränderlich [2]
ATMUNG: *Atemnot*, überfüllten Zimmer, in einem mit Menschen [2/1]
BRUST: *Herzklopfen*, Liegen, Rücken auf dem [2]; Bewegung > [2]; Schwangerschaft, in der [2]; Singen > [3/1]
EXTREMITÄTEN: *Schläge*, Erschütterungen, beim Einschlafen [3]
SCHLAF: *Träume*: Wahr, erscheinen beim Erwachen wahr [2]. *Lage*, Arme, Kopf über dem [2]. *Schlaflosigkeit* durch Erschütterungen [3]
ALLGEMEINES: *Entzündung* der Knorpel [3/*Nat-m.*]. *Empfindlichkeit*, Knorpel, der [3/1]. *Schwellung*, Knorpel, der [3]. *Schwäche*, Schmerz, durch [2]

SPEISEN UND GETRÄNKE [aus einem Artikel über das Mittel von J.C. Scholten in *Similia Similibus Curentur* 21/3/1991]

ABNEIGUNG: Fett [2], Fleisch [2], wenig Durst [2], Rauchen [1]
VERLANGEN: Süßigkeiten [2], Erfrischendes [2], Schokolade [1], Kaffee [1], Obst [1], Saures [1], Wein [1]
VERSCHLIMMERT DURCH: Kohl [2], Gurken [2], Milch [2], Paprika [2], Rosenkohl [1]
BESSERUNG: Kaffee [1]

Arg-n.

KERN DES MITTELS

1. Schmerzen nehmen allmählich zu und verschwinden plötzlich.
2. Kehlkopfentzündung, Heiserkeit bei Sängern, Rednern; oder < Sprechen, Singen, lautes Lesen
3. Graue, dicke, gallertartige, zähe Absonderungen [leichter Auswurf]
4. Rechter Hoden und linkes Ovar. Bezug zu Knorpeln [Arthrose]
5. Mangel an Lebenswärme, ängstlich, nervös, dennoch reserviert und verschlossen

EIGENE NOTIZEN:

ARGENTUM NITRICUM
Silbernitrat   *Arg-n.*

REGION
GEMÜT. NERVEN [*zerebro-spinal*; ABDOMINAL]. SCHLEIMHÄUTE [MAGEN; *Darm*; *Augen*; Hals, Harnröhre]. Periost. Haut. * LINKE SEITE

MODALITÄTEN
<u>VERSCHLIMMERUNG</u>: GEFÜHLSBEWEGUNGEN [ANGST; Spannung]. *Warmes Zimmer. Zukker. Liegen auf der rechten Seite.* Trinken. Menschenmengen. Kalte Speisen. Speiseeis. Nach Essen und Trinken
<u>BESSERUNG</u>: KÄLTE [LUFT; im Freien; Waschen mit kaltem Wasser]. Harter Druck [feste Bandage um den Kopf]. Bewegung. Wind, der ins Gesicht bläst. Aufstoßen. Sitzen

LEITSYMPTOME

G NERVÖS, IMPULSIV und IN EILE
G ANGST durch ÜBERTRIEBENE PHANTASIEN
G Viele PHOBIEN [Furcht in einer Menschenmenge; Furcht auf der Straße; Furcht, wenn allein; Erwartungsspannung; Lampenfieber; Furcht, zu spät zu kommen; Klaustrophobie;

Arg-n.

Furcht an hochgelegenen Orten; Furcht in Ohnmacht zu fallen; Furcht, irgendetwas zu unternehmen, aus Angst zu versagen
G Verlangen nach Gesellschaft
G Beschwerden durch Erwartungsspannung [Diarrhoe; sonderbare Vorstellungen, impulsiv und eilig]

A WARMBLÜTIG; starkes Verlangen nach frischer Luft. „Personen, die warmblütig sind; die nach kalter, frischer Luft, kalten Getränke, kalten Speisen verlangen; die in warmer Kleidung, schlecht gelüfteten oder geschlossenen Räumen Erstickungsgefühle bekommen; die das Gefühl zu ersticken bekommen, wenn andere Menschen im Zimmer sind."
A > IM FREIEN; > Gehen im Freien [3]
A > schnelles Gehen [2]
A < Zimmer voller Menschen [2]
A Verlangen nach SALZ + SÜSSIGKEITEN; ZUCKER
A SPLITTERGEFÜHL: heftige Schmerzen, wie von tief steckenden Splittern
A DRÜCKENDE Schmerzen
A Beschwerden erscheinen allmählich und hören allmählich auf.
A Konvulsionen mit vorangehender großer Ruhelosigkeit; Aura; Gefühl der Ausdehnung des Körpers [2/1]. Konvulsionen: nachts [2], durch Schreck [2], während Menses [2], durch Nervosität [2]
A Besorgnis => Diarrhoe; Furcht, Angst => Epilepsie; Essen von Zucker => Diarrhoe; sexuelle Exzesse => Impotenz; nervöse Erregung => Stimmverlust; Tanzen => Kopfschmerzen; Überanstrengung der Augen => fehlerhafte Akkomodation; hohe Töne => Husten
A Geschwürsbildung an Schleimhäuten

K Diarrhoe nach Süßigkeiten
K Diarrhoe beim Warten auf eine Verabredung; emotional bedingte Diarrhoe
K FLATULENZ; herausplatzend; lautes, explosives Aufstoßen, entlädt sich nach oben und nach unten; geräuschvolle Diarrhoe
K Gastrische und nervöse Kopfschmerzen bei Personen mit sitzender Lebensweise; Vergrößerungsgefühl des Kopfes; pulsierende Schmerzen; > FESTES BANDAGIEREN
K Die meisten Magenbeschwerden sind von lautem Aufstoßen begleitet.
K Herzklopfen < Liegen auf der rechten Seite, bei nervöser Erregung; > Bewegung, Drücken mit der Hand; heftiges Herzklopfen durch eingeklemmte Blähungen
K Schwindel & Gliederschwäche, Zittern und Übelkeit. Schwindel & Tinnitus
K Kopfschmerzen mit Blutandrang, Gefühl der Völle und Schwere; endet mit Erbrechen von Galle; < geistige Anstrengung; > Druck oder festes Bandagieren
K Große Schwäche der unteren Extremitäten, & Zittern, kann nicht mit geschlossenen Augen gehen; lokomotorische Ataxie
K Chronische Laryngitis bei Sängern; hohe Töne verursachen Husten; muß sich häufig räuspern.
K Halsschmerzen; Splittergefühl im Hals beim Schlucken

Arg-n.

REPERTORIUM

GEMÜT: *Angst*, Erwartungsspannung, durch, Verabredung, vor einer [3/11]; Zeit festgesetzt ist, wenn eine [2/5]. Gehen, Freien, im [2/12]. *Wahnideen*, verachtet, er würde [3/4]; Krankheit, unheilbare Krankheit, er habe eine [2]; fehlschlagen, versagen, alles werde [2/6]; vernachlässigt, er habe seine Pflichten vernachlässig. *Phantasien*, Schlaf, verhindern [2/5]. *Furcht*, wenn fertig, um zur Kirche oder Oper zu gehen [3/2]; in einer Menschenmenge [2]; Tod, vor dem, sagt den Zeitpunkt des Todes voraus [2/2]; an hochgelegenen Orten [2]; zu spät zu kommen [3]; die Selbstkontrolle zu verlieren [2/4]. *Verlassen zu sein*, Gefühl der Isolation [2]; beim Erwachen [2/2]. *Hast*, Eile, Gehen, beim [3]. *Spontan*, impulsiv [3]. *Suizidneigung*, Neigung zum Selbstmord, stürzt sich, Tiefe, in die [2]. *Ruhelosigkeit*, ängstlich, Gehen, zwingt zu schnellem [2/6]; vor Konvulsionen [3/3]. *Sprechen*, Verlangen zu, jemandem, mit [2/9]
SCHWINDEL: *Dunkles* Zimmer, beim Eintritt in ein [2/5]. *Mittagessen* > [2/3]. *Blicken*, beim, nach oben, auf hohe Gebäude [2/1]
KOPF: *Vergrößerungsgefühl*, Bandagieren > [2/1]; Schwangerschaft, in der [3/1]
AUGE: *Schmerz*, Luft, kalt, > [2/2]; Luft, Freien, im, > [3/9]; warmes Zimmer < [3/4]. *Photophobie*, Überanstrengung der Augen, nach [3/1]; warmes Zimmer < [3/1]. *Pupillen*, erweitert, vor Epilepsie [3/2]. *Röte*, im Freien > [3/1]; beim Lesen [3/5]; beim Nähen [3/3]
NASE: *Niesen*, Kehlkopf, durch Reizung im [2/3]
GESICHT: *Farbe*, bläulich, Lippen, während Menses [2/2]. *Hitze*, während Herzklopfen [2]
MUND: *Speisen* kommen beim Kauen aus dem Mund [2/1]. *Schmerz*, Zungenspitze [3/7]
INNERER HALS: *Würgen*, Zusammenschnürungsgefühl beim Räuspern [3]. *Schmerz*, beim Gähnen [2]; splitterartiger Schmerz, beim Schlucken [2/8]
MAGEN: *Auftreibung*, Aufstoßen > [2/4]; bei Erregung [2]. *Aufstoßen*, schwierig [3/7]; Süßigkeiten, nach [2/4]; großer Mengen Windes [3/7]; heftig [3/3]. *Klumpens*, Gefühl eines, nach Mitternacht [2/1]. *Schmerz*, nach Eiscreme [2/4]. *Übelkeit*, Herzklopfen, verursacht [2/2]; durch Süßigkeiten [2/8]; Liegen, Seite, rechts [2/1]; bei geistiger Anstrengung [2/2]. *Würgen*, bei Diarrhoe [3/3]. *Erbrechen*, Schleim, bei Diarrhoe [3/1]
ABDOMEN: *Flatulenz*, morgens, beim Erwachen [2/4]
REKTUM: *Diarrhoe*, nach Erwartungsspannung, [3/4]; Wasser, Trinken von Wasser durch, sofort nach [2/4]; Aufstoßen > [2/5]; bei Erregung des Gemüts [3]; Einbildung; durch übermäßig erregte [2/1]; Liegen auf der linken Seite < [2/3]
HARNRÖHRE: *Enge*, Gefühl wie von [2/5]
KEHLKOPF: *Katarrh*, abwechselnd mit Uterusbeschwerden [2/1]. *Entzündung*, Kehlkopf, bei Sängern [3/4]. *Polypen*, Kehlkopf [2/9]
ATMUNG: *Atemnot*, beim Bedecken von Nase oder Mund [2/3]; beim Trinken [2/10]
BRUST: *Herzklopfen*, beim schnellen Gehen > [2/2]
RÜCKEN: *Schmerz*, Stehen > [2/5]
SCHLAF: *Träume*: Hunger [2/4]
ALLGEMEINES: *Konvulsionen*, epileptisch, Aura, Gefühl der Ausdehnung des Körpers [2/1]; Nervosität, durch [2/1]. *Schmerz*, ausstrahlend [2]. *Wind*, Fahren im kalten > [2/2]

SPEISEN UND GETRÄNKE

ABNEIGUNG: Süßigkeiten [3] [*Lodispoto*]; Käse [2]
VERLANGEN: Salz + Süßigkeiten [3], salzige Speisen [3], Zucker [3], kalte Getränke [2], Fett + Süßigkeiten [2], Weinbrand [1], Käse [1], kräftiger Käse [1], Schokolade [1], Kaffee [1], Fett [1], Fett + salzig [1], Eis [1], Eiscreme [1], Pflaumen [1], Soßen [1], Würstchen [1], saure Speisen [1], Säuren [1]
VERSCHLIMMERT DURCH: Süßigkeiten [3], kalte Speisen [2], saure Speisen [2], kalte Getränke [1], Nahrungsaufnahme [1], Fett [1], Gefrorenes [1], Gebäck [1], gehaltvolle Speisen [1], Wasser [1]
BESSERUNG: Süßigkeiten [2], warme Getränke [1]

KERN DES MITTELS

1. Warmblütige Menschen mit einem starken Verlangen nach frischer Luft
2. Angst, Hast/Eile und Impulsivität durch sonderbare Ideen und exaltierte Phantasien
3. Verlangen nach und Verschlechterung durch Zucker und Süßigkeiten
4. Zahlreiche Ängste und Phobien
5. Lautes Aufstoßen, Flatulenz; körperlich ist der Verdauungstrakt das Zentrum der Beschwerden.

EIGENE NOTIZEN:

ARISTOLOCHIA CLEMATITIS

[Aristo = besser, locheia = Entbindung]   Arist.
Osterluzei

REGION

WEIBLICHE ORGANE. HARNWEGE; Nieren. *Venöses System. Haut*

MODALITÄTEN

VERSCHLIMMERUNG: Vor und besonders nach Menses. Nach vorne Beugen. Kalte Speisen. Licht. Lesen. Unterdrückte Absonderungen
BESSERUNG: Kühle Luft; im Freien. Bewegung. *Menstruationsfluß*. Feuchte Kompressen; Kälte

Arist.

LEITSYMPTOME

G Ein Frauenmittel. „Das Mittel scheint wie eine verblüffende Mischung aus *Sepia*, *Pulsatilla* und *Arnica* zu sein, wenn es überhaupt gestattet ist, etwas Neues, Anderes und Unbekanntes in Form von etwas bereits Bekanntem auszudrücken. Die körperlichen Symptome haben eine auffallende Ähnlichkeit mit *Pulsatilla*. Die geistigen Symptome und der Typus scheinen näher bei *Sepia* zu liegen. Unter meinen eigenen Patientinnen ... beobachtete ich das Vorhandensein von auffallenden Stimmungsschwankungen ... entweder eine ausgeprägte Depression oder ziemlich nachdrückliche oder unmäßige Heiterkeit und Fröhlichkeit, sogar im Wechsel miteinander ... auch extreme Phasen von Extrovertiertheit und Introvertiertheit bei ein und demselben Menschen. ... Man kann sie nicht leicht trösten wie *Pulsatilla*, sondern sie sind eher untröstlich und schlecht gelaunt, wenn sie in der Depression sind, aber es geht ihnen nicht schlechter durch Trost wie *Sepia*. ... Die Modalitäten zeigen eine große Ähnlichkeit mit *Pulsatilla*. Routinemäßig sollte man *Aristolochia* als erstes Mittel vor allen anderen [außer ausdrücklich angezeigt] in allen Fällen von unterdrückter oder schwacher Menses [wenn man normalerweise an *Pulsatilla* denkt] in Erwägung ziehen, ebenso auch bei den üblichen Symptomen einer Zystitis. Als Wundheilmittel scheint es *Calendula* überlegen zu sein." [*Whitmont*]
G *Gemütsmäßig niedergeschlagen*; Gefühl der Einsamkeit, oder Furcht vor der Zukunft; lehnt Gesellschaft ab; > im Freien, > durch Menses

A Morgens 2.00 – 4.00 Uhr <; Kälte <; Speisen >, Milch >; Sauerkraut <; Hitze >; Fettleibigkeit. NIE MEHR GANZ GESUND SEIT DER PILLE
A Menses *bleibt aus, ist von kurzer Dauer, setzt spät ein. Schwarzes Blut mit Klumpen*. Seelischer und körperlicher Zustand < vor und nach Menses, deutlich > während Menses. Uterusbeschwerden nach einer Laryngitis. *Schmerzen und Härtegefühl in den Brüsten*. Schweregefühl in den Beinen vor Menses [deutlich > während der Menses]. *Finger und Beine vor Menses geschwollen*. Geschwollene und erweiterte Varizen vor Menses
A WEIBLICHE ORGANE: *Bräunlicher Ausfluß*, wäßrig. Ekzem an der Vulva. *Wollüstiges Jukken* [> Leukorrhoe]. Prämenstruelle Verschlechterung. Besser während Menses. Verschlechterung nach Menses

K Diffuse Kopfschmerzen, morgens beim Aufstehen; > im Freien, < Vorwärtsbeugen; > kalte Umschläge; > bei Beginn des Schnupfens; > nach Menses
K Augen: Tränenfluß < helles Licht, < Lesen. Brennender Schmerz < helles Licht, < Lesen
K Eingerissene Mundwinkel
K *Morgens Schnupfen*, > Aufstehen und > im Freien
K Durchfall durch Trinken von Milch
K *Nieren- und Blasenschmerzen* mit häufigem Harndrang
K Heiserkeit & Tonsillitis

INDIKATIONEN

Ω Harnwege [Reizung, Entzündung, Zystitis, Pyelitis, Polyurie]

Arn.

- Ω Weibliche Genitalien [Ovarien, Amenorrhoe, Oligomenorrhoe, zu schwache Menses, Arthritis in der Menopause, Sterilität, Schwangerschaft]
- Ω Männliches Genital [Prostatitis und Epididymitis. Ähnlich *Puls.*]
- Ω Verdauungstrakt [Kolitis, Diarrhoe mit Tenesmus und dem Gefühl, nicht fertiggeworden zu sein]; ähnlich *Merc.*
- Ω Wunden [infizierte Wunden, Blasen durch mechanische Ursachen – Rudern, Reiten etc.]
- Ω Haut [chronische und akute Ekzeme, Dermatitis, Infektionen und Geschwüre]
- Ω Venen [Varizen, Phlebitis]
- Ω Nase und Nebenhöhlen
- Ω Schmerzen in Gelenken > Bewegung
- Ω Psychosomatische Beschwerden mit Depressionsneigung, vor allem bei Frauen im Klimakterium [*Sep.*]
- Ω Prämenstruelle Schlaflosigkeit & Unruhe und Stauung im Unterleib
- Ω Bettnässen, vor allem bei alten Frauen
- Ω Akrozyanose bei jungen Mädchen

Quellen:
Julian: *Dictionary of Homoeopathic Materia Medica.* James Stephenson: *A Materia Medica and Repertory*

EIGENE NOTIZEN:

ARNICA
Bergwohlverleih   *Arn.*

REGION
BLUT. BLUTGEFÄSSE. *Nerven.* Muskeln. Verdauungsorgane. * *Rechte Seite. Linke Seite*

MODALITÄTEN
<u>VERSCHLIMMERUNG</u>: VERLETZUNGEN [PRELLUNGEN; Schlag; *Erschütterung; Wehen;* Überanstrengung; Verstauchungen]. BERÜHRUNG. Nach Schlaf. Bewegung. Fortgeschrittenes Lebensalter. Alkohol. Ruhe, langes Liegen auf einer Seite. Feuchtigkeit, Kälte. Schneuzen
<u>BESSERUNG</u>: Liegen [mit dem Kopf nach unten; ausgestreckt]. Im Freien, kaltes Baden. Entblößen. Lageänderung. Aufrechtes Sitzen

Arn.

LEITSYMPTOME

G AUFFAHREN AUS DEM SCHLAF, durch furchterregende Träume, nach einem Unfall oder einer Verletzung; erwacht mit großem Schreck; entsetzliche Angst vor dem unmittelbar bevorstehenden Tod. „Furchtsame Patienten, nächtliche Angstzustände nach einem Unfall [Angst hält Tag und Nacht an: *Op.*]." [*Mathur*]
G Patienten, die sich Sorgen machen und banale Symptome übertreiben
G Beschwerden nach Verletzungen, körperliche [vor allem der Weichteile] oder geistige [Traumata oder Kummer; Reue; plötzlicher finanzieller Verlust; Schreck, Wut]. Aufgrund von geistigem oder körperlichem SCHOCK
G Der ganze Köper ist ÜBEREMPFINDLICH; er möchte in Ruhe gelassen werden; sagt, daß mit ihm alles in Ordnung sei, schickt den Arzt weg.
G Alpträume nach einem Unfalll
G Furcht vor BERÜHRUNG

A < NACHTS
A < Erhitztung [2]; > kaltes Baden [2]
A Üble Folgen mechanischer Verletzungen, auch wenn sie schon vor langer Zeit entstanden sind
A WUNDES, GEPRELLTES GEFÜHL MIT GROSSER BERÜHRUNGSEMPFINDLICHKEIT im ganzen Körper oder in dem betroffenen Körperteil. Gefühl, als sei das Bett zu hart. Muß häufig die Lage wechseln.
A Extreme Empfindlichkeit des Körpers, ABNEIGUNG GEGEN und FURCHT VOR BERÜHRUNG
A ÜBELRIECHENDE Absonderungen [Atem, Geschmack, Aufstoßen, Erbrechen, Blähungen, Stuhl, Schweiß], Geruch nach verfaulten Eiern
A Schmerz wie zerschlagen
A HÄMORRHAGISCHE DIATHESE; bekommt leicht blaue Flecken. „Personen, die sogar geringste Verletzungsfolgen noch lange spüren" [*Mathur*]
A Gemütssymptome wechseln mit Beschwerden des Uterus ab.

K Ständiges Harntröpfeln nach den Wehen; oder Harnverhaltung
K Blutandrang zum Kopf & Hitze; kalte Nase und kalter Körper
K Heftiger Husten mit blutigem Auswurf [nach mechanischer Verletzung]; Wundheitsgefühl/Überempfindlichkeit in der Brust
K Heiserkeit oder Husten durch Überbeanspruchung des Kehlkopfs [Sänger, Geistliche, Soldaten]
K Muskelschmerzen [wund, wie geprellt und < Berührung] nach Überanstrengung [z.B. langes Gehen]
K Typhus & Benommenheit, Wundheitsgefühl, unwillkürlicher Stuhl – und Urinabgang, übelriechender Stuhl
K Sehr schmerzhafte Akne und kleine Furunkel
K Hohes Fieber mit rotem, heißem Kopf, kaltem Körper, kleinen Petechien und Abneigung gegen Berührung [*Bell.* hat glatte, rote Haut]

Arn.

K Linksseitige Lähmung & voller, kräftiger Puls, Seufzen, Murmeln und röchelnde Atmung; & Bewußtlosigkeit
K „Wird es unmittelbar nach der Entbindung gegeben, verhindert es postnatale Blutungen und Komplikationen im Wochenbett." [*Mathur*]
K Meningitis/Epilepsie durch traumatische Veletzungen
K Gicht oder Rheumatismus & große Angst vor Berührung

REPERTORIUM

GEMÜT: *Zorn*, wenn er antworten muß [2]. *Antworten*, Stupor stellt sich schnell nach dem Antworten wieder ein. [2]. *Delirium*, erklärt, sie sei gesund. [2]. *Furcht*, Näherkommen von anderen [3], berührt zu werden, aus Furcht [3/1] vor dem Tod, nachts [2], vor plötzlichem Tod [2], vor Berührung [2]. *Eigensinnig*, erklärt, es fehle ihm nichts [3]
SCHWINDEL: durch *Gehirnerschütterung* [2]
KOPF: *Rucken* des Kopfes, im Schlaf [2/1]. *Empfindlichkeit*, gegen Kämmen, Bürsten der Haare [3]. *Schmerz*, morgens, beim Erwachen, bis 10.00 Uhr [2/1], abwechselnd mit Analprolaps [2/1], Schlaf, wenn er aus dem Schlaf geweckt wird [2]. *Schmerz*, brennend, mit Kälte des Körpers [3/1]
AUGEN: *Ekchymose* durch Husten [2]. *Starren*, Erwachen, beim [2]
SEHEN: *Diplopie*, beim Blicken nach unten [2]. *Verlust des Sehvermögens* nach Augenverletzung [2/1]
HÖREN: *Schwerhörig* durch Gehirnerschütterung [3]
NASE: *Nasenbluten*, mit Husten, Keuchhusten [3], durch Anstrengung [2], beim Waschen des Gesichts [3]
GESICHT: *Hitze*, kalte Glieder [2]
MUND: *Bluten*, Zahnfleisch, Zahnextraktion, reichlich, nach [3]
MAGEN: *Aufstoßen*, Eier, wie verdorbene, morgens beim Aufstehen [3]. *Schmerz*, erstreckt sich über das Abdomen [3]
REKTUM: *Diarrhoe* nach Verletzungen [2/1]. *Flatus*, übelriechend, wie faule Eier [3]
HARNBLASE: *Blasensteine* nach Operation [2]. *Harnverhaltung* nach Anstrengung [3]. *Urinieren*, tröpfelnd, unwillkürlich, nach der Entbindung [2/1]; unwillkürlich beim Laufen [2]
NIEREN: *Harnsperre* durch Erschütterung des Rückenmarks [2]
WEIBLICHES GENITAL: *Schmerz*, Uterus, beim Stillen des Kindes [2]. *Prolapsus* des Uterus, geht gebeugt [2]
ATMUNG: *Asthma* durch fettige Degeneration des Herzens [3/1]
EXTREMITÄTEN: *Kälte*, Hände, bei Hitze des Körpers, innerlich [2/1]; bei Hitze des Gesichtes [3]; bei Hitze des Kopfes [3]
SCHLAF: *Einschlafen*, Antworten, beim [3]. *Träume*: Begraben zu werden, lebendig [2], Hunde [2], Hunde, schwarze [2/1], Gräber [2], Blitz [2]; wiederholen sich [2]; Gewitter [2]
HAUT: *Hautausschläge*, Furunkel, kleine [3]
ALLGEMEINES: *Verletzungen*, Extravasaten, mit [3], der Weichteile [3]. *Gefühllosigkeit* geprellter Teile [2/1]. *Schmerz*, wie wund und sehr empfindlich, der Teile, auf denen er liegt [3]

Ars.

SPEISEN UND GETRÄNKE
ABNEIGUNG: Speisen [2], Fleisch [2], Milch [2], Rauchen [2], Suppe [2], Weinbrand [2], kalte Getränke [1], Trinken [1], Tabak [1]
VERLANGEN: Saure Speisen [2], Whisky [2], Alkohol [1], Bier [1], kalte Getränke [1], Pickles [1], Essig [1].
VERSCHLIMMERUNG: Essen [1], Wein [1]

KERN DES MITTELS

1. Wundes, geprelltes Gefühl. Mechanische Verletzungen
2. Furcht vor Berührung und Annäherung
3. Übelriechende, faulige Absonderungen
4. Heißer Kopf, kalter Körper
5. Hochfahren aus dem Schlaf [nach Unfall, Schreck etc.]. < nachts

EIGENE NOTIZEN:

ARSENICUM ALBUM
Arsentrioxid   *Ars.*

REGION
SCHLEIMHÄUTE. GEMÜT. ATMUNG. Lungen; rechte Lungenspitze. *Blut. Herz. Nerven.* MILZ. *Lymphatisches System. Muskeln.* HAUT. *Seröse Höhlen.* Organe. * RECHTE SEITE. *Linke Seite*

MODALITÄTEN
VERSCHLIMMERUNG: KÄLTE [EISCREME; KALTE GETRÄNKE; KALTE SPEISEN; *kalte Luft*]. PERIODIZITÄT [MITTERNACHT, nach; NACH 2.00 UHR; alle 14 Tage; jedes Jahr. GEMÜSE. TRINKEN. ZECHEN. Infektionen. Verdorbenes Fleisch. *Hautausschläge* [nicht entwickelte, unterdrückte]. Chinin. Liegen auf dem betroffenen Körperteil. *Tabak.* ANSTRENGUNG

Ars.

BESSERUNG: WÄRME [WARME; TROCKENE ANWENDUNGEN; WARME SPEISEN; warme Getränke, warmes Einhüllen]. Bewegung. Herumgehen. ANHEBEN DES KOPFES; aufrechtes Sitzen. Gesellschaft. Kalte Anwendungen und kalte Luft [nur > der Kopfschmerzen]

LEITSYMPTOME

G Unsicherheit. Angst vor dem Alleinsein, ständiges Verlangen nach Gesellschaft
G Viele ÄNGSTE: Krankheit, Krebs, Räuber, Armut, Tod, Alleinsein. GEDANKEN AN DEN TOD NEHMEN IHN GANZ IN ANSPRUCH.
G WÄHLERISCH; kritisch. MUSTERGÜLTIGE ÄUSSERE ERSCHEINUNG. ZWANGHAFT BESESSEN von ORDNUNG UND SAUBERKEIT
G KLEINLICH [Habsucht und Geiz, kann großzügig sein, erwartet aber dafür eine Vergütung]. VORSICHTIG [Furcht vor Risiken]. Sammelt alle möglichen Dinge [wertvolle und alte, Antiquitäten], liebt den Komfort und des Geld [aufgrund des Sicherheitsbedürfnisses]. Besitzergreifend. Ökonomisch. SELBSTSÜCHTIG
G UNGEHEURE RUHELOSIGKEIT
G ANGST [Furcht vor dem Tod] < beim Alleinsein
G „Will nicht angesprochen werden, will aber auch nicht, daß jemand den Raum verläßt." [*Charette*]
G Angst, wenn etwas von ihm erwartet wird [2/1], ANGST UM DIE GESUNDHEIT [klammert sich an den Arzt, braucht Beruhigung [*Nit-ac.*], übertreibt seine Symptome, um Aufmerksamkeit zu bekommen]. ABHÄNGIG VON ANDEREN

A BRENNENDE SCHMERZEN [wie Feuer, Funken, wie heiße Nadeln oder Drähte] > WÄRME oder warme Anwendungen
A PLÖTZLICHE Schwäche. Schwäche durch die geringste Anstrengung [3]
A < KÖRPERLICHE ANSTRENGUNG, < schnelles Gehen [3]
A SCHARFE, dünnflüssige Absonderungen [in geringen Mengen]
A FAULIGER, kadaverartiger Geruch [der Absonderungen]
A Destruktive maligne Prozesse
A < NACHTS [nach Mitternacht, 1.00 – 3.00 Uhr]
A > HITZE, außer Kopfschmerz [> durch kalte Luft]
A Brennen, UNSTILLBARER DURST, Verlangen nach kaltem Wasser, aber Magen < durch kaltes Wasser
A Trinkt häufig und in kleinen Schlucken [kleine Schlucke, um Mund und Lippen zu befeuchten]
A Äußere Kälte & innerliches Brennen
A Gangränöse Erkrankungen [oder Neigung zu Geschwürsbildung], brennend wie Feuer, aber > durch Wärme
A Beschwerden & [plötzliche] Erschöpfung, Furcht und Ruhelosigkeit

K Akute Gastroenteritis, & Erbrechen mit gleichzeitiger Diarrhoe; brennender Durst, brennende Schmerzen und Erschöpfung

Ars.

K Magenschmerz bei Patienten mit Hautkrankheiten
K Asthma; < nach Mitternacht, < durch Gerüche; schaumiger Auswurf, wie geschlagenes Eiweiß, Furcht und Ruhelosigkeit; brennende Schmerzen in der Lunge; in Verbindung mit unterdrückten Hautausschlägen
K Schnupfen, Heuschnupfen; wässrige, wundmachende Absonderungen, Oberlippe ist wund mit Brennen
K Hautausschläge, trockene Haut mit ausgeprägtem Abblättern [kleine, weiße Schuppen] < Kälte
K Ekzeme, < Winter, > Sommer [*Petr., Psor.*]
K Kopfschmerz, Migräne, insbesondere über dem linken Auge, brennender Schmerz, LEITSYMPTOM: muß den Körper warm, den Kopf aber kühl halten.
K Urtikaria nach Fischgenuß
K Erbrechen und Durchfall & Furcht und Ruhelosigkeit, nach dem Genuß von Eiscreme
K Kopfschmerz [> Kälte] abwechselnd mit rheumatischen Beschwerden [> Wärme]

REPERTORIUM

GEMÜT: *Qualvolle Angst* [4], treibt ihn von einer Stelle zur anderen [3]; mit Herzklopfen [3/6]. *Angst*, nach Mitternacht [3]; nach 3.00 Uhr, Bett, treibt ihn aus dem [3]; erwartet wird, wenn etwas von ihm [2/1]. *Getragen werden*, Verlangen, schnell [3]. *Wahnideen*, Blicken, alle sehen sie an [3]; beobachtet, sie würde [3]. *Verlangen* nach mehr, als sie braucht [3]. *Furcht* allein zu sein, vor, aus Furcht, daß er stirbt [3]; Tod, vor dem, wenn allein [3]; verkrüppelt zu sein [3]. *Lachen* niemals [3/4]. *Ruhelosigkeit*, will aus einem Bett ins andere gehen [3]
AUGEN: *Wundheit*, Canthi [3]. *Photophobie* durch Schnee [3/4]
NASE: *Katarrh*, bei kaltem Wetter [2/1]. *Atemnot* in der Nase [2/6]. *Schnupfen* durch Unterkühlung bei Überhitzung [3]. *Verstopfung*, Gefühl von, mit wässriger Absonderung [3]; an der Nasenwurzel [3]. *Schmerz*, brennend beim Schnupfen [3]; Roheit beim Schnupfen [3]
GESICHT: *Schmerz*, brennend wie Nadeln [3]
MUND: *Aphthen*, bläulich [3/1]
MAGEN: *Angst* [3], nachts, beim Aufstehen [3/1]. *Klumpen*, Gefühl eines, nach kalten Getränken [2/2]. *Schmerz*, nach Eiscreme [3]; Hitze > [3]; Gähnen < [3]; brennend, Getränke, warme, > [2/1]. *Erbrechen* nach Eiscreme [3]
REKTUM: *Diarrhoe* nach Angst [2/5]; Wildbret, nach lange gelagertem [2]; nach Eiscreme [3]; Meer, beim Aufenthalt am [2]. *Schmerz*, brennend, Hitze > [2/1]
HARNBLASE: *Urinieren*, unwillkürlich, nach Entbindung [3]
WEIBLICHES GENITAL: *Schmerz*, Ovarien, Bewegung der Füße > [2/1]
ATMUNG: *Asthma* nach Mitternacht [3]; 2.00 Uhr [3]; Wetterwechsel [2]. *Atemnot*, Staub, wie durch [3]
EXTREMITÄTEN: *Ruhelosigkeit*, Beine, vor dem Einschlafen [3]
SCHLAF: *Schläfrigkeit* nach geistiger Anstrengung [3]. *Schlaflosigkeit* nach körperlicher Anstrengung [3]. *Träume* von körperlicher Anstrengung [2]
SCHWEISS: bei *Angst*, nachts [3]

Ars.

ALLGEMEINES: *Kollaps*, plötzlich [3/3]. *Krampfadern*, brennend, nachts [3/1]

SPEISEN UND GETRÄNKE

ABNEIGUNG: Speisen [3], kalte Getränke [2], Mehlspeisen [2], Fett und gehaltvolle Speisen [2], Geruch von Speisen [2], Fleisch [2], Wurst [2], Süßigkeiten [2], alkoholische Stimulantien [1], Butter [1], Getreide [1], Mehl [1], Obst [1], Haferschleim [1], gekochtes Fleisch [1], Pudding [1], Suppe [1]

VERLANGEN: Kalte Getränke [3], Oliven und Olivenöl [3], warme Getränke, während Schüttelfrost [3], warme Speisen [3], Brot [2], Roggenbrot [2], Kaffee [2], Fruchtsäure [2], Fleisch [2], Milch [2], erfrischende Dinge [2], Wein [2], Speck [1], Weinbrand [1], Bier [1], fette Speisen [1], fett + süß [1], Obst [1], heiße Speisen [1], Eis [1], Schweineschmalz [1], Zitronen [1], Senf [1], Pickles [1], scharf gewürzte Speisen [1], Wurst [1], saure Speisen [1], Süßigkeiten [1], Gemüse [1]

VERSCHLIMMERT DURCH: Kalte Speisen [3], Obst [3], verdorbenes Fleisch [3], verdorbene Wurst [3], Wein [3], Weinbrand [2], Butter [2], alter Käse [2], kalte Getränke [2], Fett [2], Geruch von Speisen [2], Gefrorenes [2], Eiscreme [2], Milch [2], saure Speisen [2], Essig [2], Erbsen und Bohnen [1], Kohl [1], Kaffee [1], verdorbener Fisch [1], blähende Speisen [1], heiße Speisen [1], frisches Fleisch [1], Geruch von gekochtem Fleisch [1], Gebäck [1], Pfeffer [1], Schweinefleisch [1], rohe Speisen [1], Salat [1], Salz [1], Sauerkraut [1], Süßigkeiten [1], Kalbfleisch [1], Gemüse [1], Wasser [1]

BESSERUNG DURCH: Heiße Speisen [3], warme Getränke [3], Kaffee [2], kalte Getränke [2], während Hitze [2], Milch [2], Wasser [1], Wein [1]

KERN DES MITTELS

1. Kalte Menschen mit einem Mangel an Lebenswärme, mit starkem Verlangen nach großer Wärme oder gar Hitze
2. Furcht [vor dem Tod] mit innerer und äußerer Ruhelosigkeit
3. Scharfe, wundmachende Absonderungen
4. Brennende Schmerzen > durch Hitze
5. Starkes Verlangen nach Gesellschaft [aus Angst; *Phos.* aufgrund von Mitgefühl für andere Menschen]
6. < nachts

EIGENE NOTIZEN:

Ars-j.

ARSENICUM JODATUM
Arsentrijodit   Ars-i.

REGION
SCHLEIMHÄUTE [NASE; *Verdauungstrakt*; Lunge]. *Herz*. Drüsen. Haut. Nerven. LINKE SEITE

MODALITÄTEN
VERSCHLIMMERUNG: *Trockenes, kaltes Wetter.* Windiges Wetter. Körperliche Anstrengung. Im Zimmer. Äpfel. Kaltes Baden. Liegen auf der schmerzhaften Seite. *Wärme, warmes Zimmer, warmes Einhüllen.* Schnelles Gehen, Steigen; während Menses. Nasses Wetter. Bei Hunger
BESSERUNG: Im Freien. Essen. Ruhe. Entblößen

LEITSYMPTOME

G „Wird vor allem bei HYPERAKTIVEN KINDERN eingesetzt – sie sind niemals still, sondern immer in Bewegung; zerreißen Dinge." [*Morrison*]

A < HITZE UND KÄLTE
A Typisches Arsen-Bild, aber HEISS und SEHR RUHELOS [kann aber auch einen Mangel an Lebenswärme haben]
A Tuberkulinische Veranlagung
A BRENNEN
A *Reichliche, scharfe Absonderungen* [Schnupfen, Leukorrhoe, Diarrhoe, Otorrhoe], dünnflüssig bei akuten und dickflüssig bei chronischen Beschwerden

K Heiße, grüne scharfe Absonderungen aus der Nase, abwechselnd mit oder vorausgegangener von dünner, wässriger, wundfressender Absonderung. Gerötete Oberlippe. Heuschnupfen
K Schnupfen & Atemnot. Grippe & katarrhalische Symptome von Augen, Ohren, Nase und Hals
K „Taubheit aufgrund von Hypertrophie der Eustachischen Röhre" [*Mathur*]
K Herzerkrankungen [aufgrund von chronischen Lungenerkrankungen] & chronischer Husten, Dyspnoe, degenerative Veränderungen und Kräfteverlust [*Clarke*]
K Psoriasis – große Schuppen hinterlassen eine nässende Oberfläche.

Ars-j.

REPERTORIUM

GEMÜT: *Angst*, Bett, durch Bettwärme [1/1]. *Töten*, plötzlicher Impuls zu töten [2]. *Ruhelosigkeit*, im warmem Bett < [2]. *Empfindlich*, gegen Sinneseindrücke [1]
KOPF: *Schmerz*, nüchtern, wenn [1], Wind, durch Fahren in kaltem Wind [2]
OHR: *Absonderungen*, wundfressend [2]. *Schmerz*, infolge Fahrens oder Reitens in kaltem Wind [1]
NASE: *Heuschnupfen*, mit asthmatischer Atmung [2]; Schnupfen, Absonderung im Freien > [1]. *Absonderung*, gelb, Honig, wie [3/1]. *Verstopfung*, im warmen Zimmer [2/1]
MUND: *Trockenheit*, nachts, beim Erwachen [1]
MAGEN: *Appetit*, Heißhunger [3], Marasmus, mit [1]
REKTUM: *Diarrhoe*, morgens, nach dem Aufstehen und Umhergehen [1]. *Stuhldrang* bei Bewegung [1]
ATMUNG: *Asthmatisch* [3]; nachts, Mitternacht, 23.00 – 2.00 Uhr [2/1]. *Atemnot*, Luft, im Freien > [1]; bei Herzklopfen [1]
BRUST: *Schmerz*, Herz, erstreckt sich zum Rücken [2]
HAUT: *Hautausschläge*, juckend, beim Entkleiden [2]; Psoriasis, syphilitisch [3]; schuppig, Ichthyosis [2]. *Rauh* [2]
ALLGEMEINES: *Wind*, warmer Südwind [2; *Ip.*]

SPEISEN UND GETRÄNKE

ABNEIGUNG: Essen [2]
VERLANGEN: Alkohol [2]

KERN DES MITTELS

1. Brennen
2. Scharfe Absonderungen: wässrig und dünnflüssig, wenn akut; dickflüssig, grün oder gelb wie Honig, wenn chronisch. Heuschnupfen
3. Hyperaktive Kinder, die niemals stillsitzen; destruktiv
4. Ein warmes *Arsenicum album*. Verschlechterung sowohl durch Hitze als auch durch Kälte
5. Tuberkulinische Veranlagung

EIGENE NOTIZEN:

Arum-t.

ARUM TRIPHYLLUM
Aronstab   Arum-t.

REGION
Schleimhäute [Mund; HALS; Kehlkopf]. Nieren. Gehirn. Blut. Haut

MODALITÄTEN
VERSCHLIMMERUNG: Überbeanspruchung der Stimme [SPRECHEN; Singen]. Kalte, nasse Winde. Hitze. LINKE SEITE

LEITSYMPTOME

G Außerordentlich verdrießliche und eigensinnige Kinder
A BRENNEN – innerlich und äußerlich
A SCHMERZHAFTE WUNDE, ROHE und BRENNENDE Körperteile, vor allem Nase, Oberlippe, Mundwinkel; & DAUERNDES ZUPFEN oder Bohren, bis es BLUTET
A SCHARFE Absonderungen; < LINKS. Röte um den Mund und die untere Gesichtshälfte
A „Typhöses Fieber und andere Beschwerden & ständiges Zupfen an Lippen und Nase, bis es blutet." Das Kind verweigert das Essen und Trinken aufgrund von Wundheit von Mund und Hals; ist schlaflos.

K Vollständiger Stimmverlust, nachdem er kaltem Wind ausgesetzt war, oder die STIMME ist VERÄNDERLICH [tief, hoch, versagend, heiser, piepsig, gebrochen, alles im Wechsel].
K Impetigo contagiosa
K Kehlkopfentzündung bei Geistlichen [= Laryngitis]; < Reden oder fortdauerndes Sprechen; Stimme heiser, unkontrollierbar, veränderlich. Bei Rednern, Schauspielern, Sängern. „Chronische Fälle von Heiserkeit."
K „Ekzeme der Kopfhaut bei Kindern, die an katarrhalischen Beschwerden von Augen, Nase und Hals leiden" [*Mathur*]
K „Meist bei akuten Erkältungen und Heuschnupfen" [*Morrison*]
K Juckende Finger und Zehen; beißt die Nägel, bis die Finger bluten.
K „Die Nase fühlt sich verstopft an, trotz wässriger Absonderung." Niesen < nachts. „Kann wegen Schleim in den Nasenlöchern kaum sprechen."
K HITZE von GESICHT und KOPF während SCHNUPFEN [< LINKS]

Arum-t.

REPERTORIUM

GEMÜT: *Beißt* an den Fingern [2]; sich selbst [1]; Nägel [2]. *Delirium*, mit Zupfen an der Nase oder Lippen [2/1]. *Gesten*, greifen, zupft am Bettzeug [1]. *Eigensinnige* Kinder [1]
KOPF: *Hitze*, bei Schnupfen [3]. *Schmerz*, durch Erhitzung, durch Feuer oder einen warmen Ofen [3]; Getränke, warme Getränke < [2]; warm, Speisen, warme < [2]
NASE: *Bohren* mit den Fingern in der Nase [3]. *Schnupfen*, links [3]; in heftigen Anfällen [3]. *Absonderung*, reichlich, verstopft, wie benommen im Kopf [2]; morgens [2/1]; Krusten, hoch oben in der Nase [1]; dick, tagsüber [2/1]; gelb, tagsüber [2/1]. *Verstopfung*, links [2]; Gefühl von Verstopfung mit wässriger Absonderung [1]. *Schmerz*, Roheitsgefühl in der Nase [3]; Roheit Nasenlöcher [2]; wund innen links [3]. *Niesen*, nachts [2]
GESICHT: *Bluten* der Lippen [3]. *Rissig*, Lippen [3]; Mundwinkel [3]. *Farbe*, rot, nach Essen [1]; Lippen [1]. *Hitze*, beim Schnupfen [3]
KEHLKOPF: *Entzündung* bei Rednern [3]. *Stimme*, veränderlich [3], tief [2], heiser, bei Überanstrengung der Stimme [3]; durch Singen [3]; durch Sprechen [3]; verloren, Wind, nach Nordostwind [2]

SPEISEN UND GETRÄNKE

ABNEIGUNG: Kalte Getränke, kaltes Wasser [1]
VERSCHLIMMERT DURCH: Kaffee, heiße Speisen [1]

KERN DES MITTELS

1. Bezug zur linken Seite [NASE]. Schnupfen [linksseitig] & Hitze von Kopf und Gesicht
2. Scharfe, rotmachende Absonderungen aus der Nase; die Stellen sind roh, wund und brennend & dauerndes Zupfen der Lippen und Bohren in der Nase [hervorgerufen durch Kribbeln] Akute Erkältungen und Heuschnupfen
3. Aphonie durch kalten Wind, Singen, ständiges Sprechen. Oder veränderliche Stimme
4. Beißt seine Fingernägel, bis die Finger bluten.

EIGENE NOTIZEN:

Asaf.

ASA FOETIDA
Stinkasant   Asaf.

REGION
NERVEN. GEMÜT. *Speiseröhre*. *Verdauungstrakt*. Periost [Ohren; Nase; Schienbein]. * LINKE SEITE

MODALITÄTEN
VERSCHLIMMERUNG: *Nachts* [2]. Im Zimmer. Ruhe. Nach dem Essen. Unterdrückung. Quecksilber. Lärm. *Im Sitzen* [2]. Warmes Einhüllen. BERÜHRUNG [3]. Husten
BESSERUNG: Bewegung *im Freien*. Druck

LEITSYMPTOME

G EXTREME NERVOSITÄT und ÜBEREMPFINDLICHKEIT
G „Übertreibt ihre Symptome" [*Boger*]. HEISCHT UM MITGEFÜHL.
G HYSTERISCHE PATIENTEN [3]; werden in geschlossenen Räumen leicht durch Aufregung ohnmächtig; Globus hystericus

A KNOCHEN + PERIOST [Schmerzen, Karies, Schwellung]
A DRÜCKENDE Schmerzen, von innen nach außen [3]
A < BERÜHRUNG [3] oder > [3]
A Inneres SPANNUNGSGEFÜHL
A AUFGETRIEBENE, venöse, dicke, schlaffe Patienten mit DUNKELROTEM Gesicht; dunkelrot bei Kälte und bei Aufregung [2]. „Sie werden nicht bemitleidet, wenn sie krank sind, da sie so gesund aussehen."
A UMGEKEHRTE PERISTALTIK, "Blähungen gehen nicht nach unten, sondern immer nach oben ab." „Alles drückt in Richtung Hals." [*Boger*] „Enorm viele Blähungen, die alle nach oben drücken" [*Mathur*]
A "Hysterische Frauen: Neigung zu Fehlgeburten, zu Blutungen; die Brüste sind voll von Milch, obgleich die Frauen nicht schwanger sind; Mangel an Milch einige Tage nach der Entbindung" [*Mathur*]
A Ohnmacht in geschlossenen Räumen [2] – bei Aufregung [2]
A Schmerz & Taubheitsgefühl

K Kinder mit Verdauungsbeschwerden [lautes Rumoren, explosives Aufstoßen, schwieriger Stuhlgang], die beständig KAUEN, als würden sie wiederkäuen
K Äußerst stinkende Durchfälle & Meteorismus und Wiederhochkommen der Speisen

Asaf.

REPERTORIUM

GEMÜT: *Hysterie*, Absonderungen, nach Unterdrückung von [3; *Lach.*]
KOPF: *Schmerz*, Pflock, Bolzen oder Keil, wie durch einen, in den Seiten [2], Schläfen [2] [Clavus hystericus]
AUGEN: *Gefühllosigkeit*, Taubheit um die Augen [3/1]. *Schmerz*, Luft, im Freien > [3], Druck > [2]. *Pulsieren*, in den Augen, nachts [3]
NASE: *Gefühllosigkeit*, Taubheit der Knochen [2]
GESICHT: *Hitze*, nach dem Essen [2], Hitze, mit kalten Füßen [2]. *Gefühllosigkeit* [2], Kinn [2]
INNERER HALS: *Umgekehrte* Peristaltik des Ösophagus [2/1]. *Schlucken*, ständige Neigung zum, abends [2/1]
MAGEN: *Leeregefühl*, vormittags, 11.00 Uhr [2], mit Pochen [2]. *Aufstoßen*, wie von Knoblauch [3]. *Pulsieren*, nach dem Essen [2]
ABDOMEN: *Schwere*, wie von einer Last, nach dem Trinken [2/1]. *Peristaltik* umgekehrt [2]
BRUST: *Milch*, bei nichtschwangeren Frauen [2]. *Herzklopfen* im Sitzen [3]
EXTREMITÄTEN: *Karies*, der Knochen [3]. *Kälte* der Füße bei heißem Gesicht [2]
ALLGEMEIN: *Konvulsionen*, unterdrückte Absonderungen [2]. *Schmerz*, wie abgekratzt, abgeschabt, Periost [2]

SPEISEN UND GETRÄNKE

ABNEIGUNG: Essen [2], Bier [1]
VERLANGEN: Kalte Getränke [1], Wein [1]
SCHLECHTER: Fett [2], Bier [1], Butter [1], Schweinefleisch [1]

KERN DES MITTELS

1. Aufgedunsenes, dunkelrotes Gesicht [als sei sie erhitzt]
2. Übertreibung und Verherrlichung von Symptomen; Verlangen nach Mitgefühl
3. Globus hystericus. Clavus hystericus. Überempfindlichkeit [Berührung]
4. Umgekehrte Peristaltik; explosives Aufstoßen
5. Linksseitige Beschwerden

EIGENE NOTIZEN:

Asar.

ASARUM
Haselwurz   *Asar.*

REGION
NERVEN. *Schleimhäute*. Weibliche Geschlechtsorgane. * LINKE SEITE

MODALITÄTEN
<u>VERSCHLIMMERUNG</u>: DURCHDRINGENDE TÖNE. *Trockenes, kaltes Wetter*; eisig kaltes oder klares schönes Wetter. Gemütsbewegungen
<u>BESSERUNG</u>: *Kaltes Baden*; des Gesichts; der Augen

LEITSYMPTOME

G ÜBERMÄSSIGE NERVÖSE EMPFINDLICHKEIT; das Kratzen auf Seide, Rascheln von Papier etc. ist unerträglich.
G Gewaltiger Erethismus [*Pschyrembel*: Form der Antriebsstörungen mit Bewegungsunruhe und gesteigerter Erregbarkeit]. NERVEN ÜBERREIZT. Überarbeitete Frauen. Geistiger Zusammenbruch durch Streß [geistige Dumpfheit]
G Abneigung gegen KOITUS [so stark wie bei *Sep.*], Küssen und Umarmung
G Ringt die Hände. Sehr empfindlich gegen Gewalt. Kalte Schauer durch jede Gemütsbewegung, Geräusche [*Morrison*]
G Geistige STUMPFHEIT und Trägkeit & ÜBERERREGBARKEIT der SINNE [Hören, Riechen, Sehen]
G Leichtigkeit, als ob sie schweben

A Menschen mit einem MANGEL AN LEBENSWÄRME, die sich in kaltem, trockenem Wetter schlechter fühlen und besser bei feucht-nassem Wetter [*Caust.*]; FRIEREN IMMER
A Unwiderstehliches VERLANGEN nach ALKOHOL
A Beschwerden & großes Ohnmachtsgefühl und ständiges Gähnen
A Gehört zu der Gruppe der sehr EMPFINDLICHEN Mittel, zusammen mit *Caust., Nat-c., Nat-m., Nat-p., Lil-t., Sil., Staph.* und *Coff.* [*Vithoulkas*]
A Schmerz: ZUSAMMENDRÜCKEND
A SCHMERZHAFTES EMPFINDLICHES GEHÖR. Schmerzen in den Zähnen oder SCHWINDEL durch Geräusche
K Asthmatische Atmung < Gerüche oder Kälte
K Schießender Schmerz in den Augen nach Operationen. Augenbeschwerden > Baden in KALTEM Wasser. „Beim Lesen Gefühl in den Augen, als ob sie auseinander- oder nach außen gedrückt würden, > Baden der Augen mit kaltem Wasser." [*Mathur*]. Sonnenschein, Licht und Wind sind unerträglich.

Asar.

REPERTORIUM

GEMÜT: *Wahnideen*, zu schweben, beim Gehen [1]. *Ideen*, Mangel an, Erbrechen > [1/1].
Empfindlich, gegen die geringsten Geräusche [3]. *Gedanken*, Vergehen, Schwinden der Gedanken bei geistiger Anstrengung [2]
KOPF: *Kälte*, Seiten [2]. *Kopflos* zu sein, Gefühl [1]. *Schmerz*, bei trocken, kaltem Wetter [2]; drückend, beim Schütteln des Kopfes [2]
AUGEN: *Kälte* > [2]. *Entzündung*, Kälte > [2]. *Schmerz*, Baden der Augen in kaltem Wasser > [2]; Licht, durch helles [2]
SEHEN: *Trübsichtigkeit*, trübes Sehen, im Freien, frische Luft > [2]; kaltes Baden > [3]; Sonnenlicht <
OHR: *Geräusche*, Rumoren, wie ein Wirbelsturm in der Entfernung [2/1]
HÖREN: *Überempfindliches* Gehör gegen Geräusche, Kratzen auf Leinen oder Seide [3/1]
GESICHT: *Waschen*; Verlangen, sich mit kaltem Wasser zu [2]
MAGEN: *Angst* beim Erwachen [3/2]; Angst, morgens, beim Erwachen, bei Trinkern [3/1]. *Übelkeit*, bei Druck auf das Abdomen [3/1]. *Pulsieren*, bei Magen- und Bauchbeschwerden [2/1]
ABDOMEN: *Völlegefühl*, bei Hunger [1/1]
REKTUM: *Diarrhoe*, Wetter, nasses Wetter > [1]; trockenes Wetter [1]
HARNBLASE: *Harndrang*, häufig, vor Menses [1]
HUSTEN: *Kummer* [1]
EXTREMITÄTEN: *Kälte*, Hände, bei heißestem Wetter [2/1]; Knie, bei heißestem Wetter [2/1]; Fuß, bei heißestem Wetter [2/1]. *Schmerz*, Oberarm, in der Gegend des Deltoids, während die Hand auf dem Tisch liegt [1/1]; Beine, Ischialgie, Kälte < [1]; Wetter, nasses Wetter > [1/1]. *Schwäche*, Arme, Herunterhängenlassen > [1/1]
SCHLAF: *Schlaflosigkeit*, durch geringes Geräusch [2]
ALLGEMEINES: *Baden*, des leidenden Teils > [3]; kaltes Baden > [2]; Gesichts, Waschen des Gesichts > [2]

SPEISEN UND GETRÄNKE

ABNEIGUNG: Rauchen [seiner gewohnten Zigarre] [1]
VERLANGEN: Alkohol [3], [Tabak [1], Bier [1], Milch [1], Nüsse [1]
VERSCHLIMMERT DURCH: Alkohol [3], heiße Speisen [2],
BESSERUNG: Kalte Getränke, während Hitze [2], kaltes Wasser [2], Essig [2], warme Speisen [1]

KERN DES MITTELS

1. Extreme nervöse Überempfindlichkeit; überarbeitet; geistige Stumpfheit & Übererregung spezieller Sinne
2. < durchdringende Geräusche
3. Abneigung gegen Koitus, Küssen, Umarmen

Aur.

4. > kaltes Wasser, kaltes Baden [Augen, Gesicht]
5. Menschen mit einem großen Mangel an Lebenswärme; Hände, Knie und Füße sind immer kalt.

EIGENE NOTIZEN:

AURUM
Gold   *Aur.*

REGION
GEMÜT. GEFÄSS-SYSTEM. Nerven. *Herz* [r.]. *Knochen* [NASE; Schädel; Patella; Gelenke]. *Drüsen.* Leber. Nieren. * RECHTE SEITE. *Linke Seite*

MODALITÄTEN
<u>VERSCHLIMMERUNG</u>: *Gemütsbewegungen* [bedrückende; Probleme in Liebesbeziehungen]. *Geistige Anstrengung. Kälte. Nachts* [von Sonnenuntergang bis Sonnenaufgang]. Treppensteigen. Menstruation. Rechte Seite
<u>BESSERUNG</u>: Kühle Luft, im Freien. *Kaltes Baden.* Warmwerden. Gehen. Wärme [bei den Schmerzen]. Ruhe

LEITSYMPTOME

- **G** DEPRESSIVE, MELANCHOLISCHE STIMMUNG [im Inneren ist alles schwarz]; neigt zu Selbstmord oder sucht [bewußt oder unbewußt] Risiken und Gefahren. SELBSTMORDNEIGUNG [besser beim Denken an Selbstmord – Gefühl der Freiheit – heiter, wenn er an den Tod denkt; plant den Selbstmord still für sich]. SELBSTMORDNEIGUNG aufgrund von SCHMERZEN [aus Verzweiflung] – stürzt sich aus der Höhe, aus einem Fenster.
- **G** ÜBEREMPFINDLICH GEGEN WIDERSPRUCH; führt zu heftigen Wutausbrüchen und Gewalt.
- **G** Allgemeine Überempfindlichkeit [Gerüche, Geschmack, Geräusche, Berührung, Musik]. Furcht vor dem geringsten Geräusch

Aur.

- **G** Beschwerden durch Angst, Zorn, Widerspruch, Verdruß, VERLETZTE EHRE, VERLUST VON BESITZ, UNGEWOHNTE PFLICHTEN
- **G** PFLICHTGEFÜHL. SCHULDGEFÜHLE, SCHULDGEFÜHL UND REUMÜTIGKEIT [Wahnidee, er habe seine PfLicht vernachlässigt [3]]. Betet in Zeiten tiefer Depression; religiöse Gemütsstörungen [2]
- **G** ARBEITSSÜCHTIG; FLEISSIG, ständig beschäftigt und an der Arbeit, wird nie fertig. Starkes Ehrgefühl; will der Beste sein; EHRGEIZ
- **G** VERZWEIFLUNG [durch Schmerzen]; HEFTIG [durch Schmerzen, Widerspruch oder Frustration]
- **G** Mangel an Selbstvertrauen [glaubt, er sei nicht erfolgreich], pessimistisch, Wahnidee zu versagen; Selbstanklage, Selbstherabsetzung und geringes Selbstwertgefühl. Überempfindlich gegenüber der Meinung anderer. VERLASSENHEITSGEFÜHL
- **G** Verschlossen und ernst; Lachen und Spaßhaben ist schwierig. Zurückhaltend und alleine; hat keine Freunde, oder aber nur einige wenige oberflächliche Bekannte.

- **A** < NACHTS. > ABENDS
- **A** Verlangen nach Aufenthalt IM FREIEN und > durch Aufenthalt im Freien, trotzdem < KALTE Luft und Kaltwerden [< Winter [3]]
- **A** Schmerzen > Wärme
- **A** HYPERÄMIE und Blutandrang in verschiedenen Organen: WALLUNGEN mit starkem Herzklopfen; BLUTWALLUNGEN zum Kopf mit deutlich sichtbaren Karotiden und Schläfenarterien; errötet leicht. HITZEGEFÜHL in den BLUTGEFÄSSEN
- **A** Blutwallungen nach Gemütsbewegungen [2]
- **A** ZITTERN durch Zorn [2], durch Schreck [2], durch Ärger [2]
- **A** > BEWEGUNG; > GEHEN; > LANGSAMES GEHEN
- **A** LEBERLEIDEN & HERZSYMPTOME

- **K** Hemianopsie; oberes Gesichtsfeld verloren
- **K** Foetor ex ore [„wie alter Käse"]
- **K** Anfallsartige Schmerzen hinter dem Sternum nachts [wie Angina pectoris] [laut *Charette* ist dies charakteristisch für *Aurum*]. Atemnot < Lachen. Beklemmung im Herzbereich; als würde es aufhören zu schlagen, dann macht es einen starken Schlag.
- **K** KNOCHENSCHMERZEN, vor allem NACHTS. Schmerzen, als wären die Knochen gebrochen
- **K** Viele Augenerkrankungen [Diplopie, Hemianopsie, Katarakt; vor allem durch Kongestion im Gehirn, oder syphilitischen Ursprungs]; Gefäßinjektion der Augen [charakteristisch]; Empfindlichkeit und Schmerzen um die Augenhöhlen herum
- **K** Kryptorchismus, meist RECHTSSEITIG. Chronische Hodenentzündung
- **K** Endokarditis nach Rheuma
- **K** Gelbsucht in der Schwangerschaft

Aur.

REPERTORIUM

GEMÜT: *Zorn*, abwesende Personen, beim Denken an [2], mit Zittern [2]. *Wahnidee*, Zuneigung der Freunde verloren, er habe die [2], Seelenheil verloren, sie habe das [2], Pflichten vernachlässigt, er habe seine [3], Tadel verdienen, er habe seine Pflichten vernachlässigt und würde [2/1], richtig, er macht nichts richtig [2]. *Verzweiflung* bei den Schmerzen [3]. *Erregung*, religiöse [2/1]. *Redseligkeit* nachts [2]. *Haß*, auf Menschen, die ihn beleidigt haben [2]. *Springen*, Impuls zu springen, aus einer Höhe [3]. *Musik* > [3]. *Lebensüberdruß* abends [3]
SCHWINDEL: *Aufstehen* > [2]
KOPF: *Luft oder Wind*, als würden Luft oder Wind durch den Kopf hindurch wehen [2/1]. *Blutandrang*, mit Angst [2]. *Schmerz*, Verwirrung, mit geistiger [2]
AUGEN: *Injiziert*, Hornhaut [3]. *Mondschein* > Augensymptome [2/1]. *Schmerz*, muß die Augen schließen [2]
SEHEN: *Trübsichtigkeit*, angestrengtes Blicken > [2]. *Anstrengung*, körperliche > [2/1]. *Hemianopsie*, untere Hälfte verloren [2], obere Hälfte verloren [3]. *Mondschein* > [2/1]
OHR: *Karies*, drohende [3]
HÖREN: *Überempfindliches* Gehör, Musik > [3]
NASE: *Knollige* Nasenspitze [2/1]. *Gerüche*, übelriechend, beim Schneuzen der Nase [2]
GESICHT: *Schwellung* unter den Augen [2]
ABDOMEN: *Hernie*, Leistenhernie bei Kindern [3]
HARNBLASE: *Harndrang*, vergeblich, bei Menses < [2/1]
ATMUNG: *Atemnot*, Bewegung > [2]. *Schluchzend*, im Schlaf [3]
BRUST: *Angst*, Herzgegend, Umhergehen > [2]. *Beklemmung*, Gehen, beim im Freien [2]. *Völlegefühl*, Herz, beim Treppensteigen [3]. *Schmerz*, Herz, Liegen < [2], wandernd von Gelenk zu Gelenk und setzt sich dann in der Brust fest [2/1]
EXTREMITÄTEN: *Bandagiert*, umwickelt, Gefühl wie, Knie [3]. *Blutandrang* zu Beinen [3]. *Kälte*, Hände, nachts [2]; Fußsohlen, abends im Bett [2]. *Völle* [2]. *Lähmung*, Gefühl von, Beine [3]. *Schmerz*, Gelenke, morgens [2]; Bewegung > [2]
ALLGEMEINES: *Schwäche* durch Lesen [2]

SPEISEN UND GETRÄNKE

ABNEIGUNG: Fleisch [2]
VERLANGEN: Alkohol [2], Brot [2], Kaffee [2], Leckerbissen, Delikatessen [2], Milch [2], reichhaltige Speisen [2], Brot, trockenes [1], kalte Getränke [1], Fleisch [1]

KERN DES MITTELS

1. Übertriebenes Pflichtgefühl [*Carc.*]. Selbstvorwürfe, Schuldgefühle, Gewissensbisse; Wahnidee zu versagen und seine Pflicht zu vernachlässigen. Suizidneigung [in aller Stille, ohne es anderen mitzuteilen]
2. Heftige, plötzliche Wut- und Gewaltausbrüche

3. Blühende, kräftige Gesichtsfarbe. Blutandrang, Hitzewallungen; rotes Gesicht
4. Überempfindlich gegen äußere Einflüsse
5. Herz- und Gefäßerkrankungen. Allgemeine Verschlimmerung nachts [nach Sonnenuntergang]

EIGENE NOTIZEN:

BARYTA CARBONICA
Bariumcarbonat   Bar-c.

REGION
ERNÄHRUNG. GEMÜT. DRÜSEN [TONSILLEN; Prostata]. HERZ. Nerven. *Blutgefäße*. Lungen

MODALITÄTEN
VERSCHLIMMERUNG: Gesellschaft. Denken an die Beschwerden. *Kälte [feuchte Kälte*; der Füße; des Kopfes; Veränderungen]. *Liegen auf [dem schmerzhaften Körperteil*; der linken Seite]. Gerüche. Nach den Mahlzeiten. Kaltes Waschen. Warme Speisen. Sonne [Kopfschmerzen]. In der Nähe eines warmen Ofens [Kopfschmerzen]. Gemütsbewegungen. DRUCK
BESSERUNG: Warmes Einhüllen. Wenn er nicht an seine Krankheit denkt. Gehen im Freien. Alleinsein. Kalte Speisen

LEITSYMPTOME

G Kinder und alte Menschen: Anfang und Ende des Lebens. Kinder: zurückgeblieben oder mangelhafte geistige oder körperliche Entwicklung [„zwergenhaft auf körperlicher und geistiger Ebene"; SPÄTES LAUFENLERNEN, SPRECHENLERNEN UND LESENLERNEN], vergrößerte Drüsen, skrofulöse Ophthalmie, chronische Tonsillitis und Drüsenwucherungen: die Kinder wollen nicht spielen; sie verstecken sich hinter der Mutter oder hinter einem Möbelstück, wenn Besuch anwesend ist. Alte Menschen verlieren ihr Gedächtnis – oft aufgrund von Apoplex – werden gedankenlos und albern in ihren Handlungen und bilden sich ein,

Bar-c.

daß man über sie redet, lacht, sie beobachtet oder sie verspottet. Die körperlichen und geistigen Funktionen sind eingeschränkt. LANGSAM, ALBERN UND ZURÜCKGEBLIEBEN
- **G** LANGSAMES Begriffsvermögen, langsam im Handeln, langsame Bewegungen. Einfältig
- **G** VERSCHÄMTE ÄNGSTLICHKEIT; Abneigung gegen und Verschlechterung durch die Anwesenheit von FREMDEN
- **G** „Eifersucht, bedingt durch Minderwertigkeitsgefühle, die mit häufigen Erkältungen, Bettnässen, Rückfall in der Sauberkeitserziehung oder vor allem mit nervösem Fingernägelbeißen somatisiert werden." [*Morrison*]
- **G** „Gefühl der Sicherheit im Haus". [Ältere *Bar-c.*-Kinder nehmen immer ihre Mutter oder eine andere Person ihres Vertrauens mit. Sie fühlen sich UNGESCHÜTZT und wollen zu Hause bleiben]. HEIMWEH
- **G** Großer MANGEL AN SELBSTVERTRAUEN und große UNENTSCHLOSSENHEIT [bei Kleinigkeiten, im Handeln]
- **G** Geistige Retardierung nach akuten Erkrankungen wie Masern, Typhus, Mumps, Scharlach etc.

- **A** Verzögerte Entwicklung von Organen; einzelne Organe entwickeln sich nicht voll [z.B. Genitalien sind zu klein].
- **A** Sehr EMPFINDLICH GEGEN KALTE LUFT und sehr erkältungsanfällig. Menschen mit großem Mangel an Lebenswärme. < KALTWERDEN der FÜSSE
- **A** HITZEGEFÜHL beim ERWACHEN
- **A** BLUTWALLUNGEN beim Liegen auf der LINKEN Seite [2/1]
- **A** DRÜSENVERGRÖSSERUNG, vor allem am äußeren Hals
- **A** Abneigung gegen Obst
- **A** SCHWÄCHE nach dem ESSEN
- **A** Taubheit der oberen Körperhälfte [2/1]

- **K** Chronisch vergrößerte Tonsillen mit häufiger Entzündung [durch die geringste Erkältung] und Eiterungsneigung, in Verbindung mit geschwollenen Oberkieferdrüsen, die sich leicht entzünden. Chronische Tonsillitis & Schwerhörigkeit
- **K** Gefühl von Spinnweben im Gesicht
- **K** Übelriechender FUSSCHWEISS [die Haut schält sich von den Zehen ab; zerstört die Schuhe.]
- **K** Halsbeschwerden nach unterdrücktem Fußschweiß

REPERTORIUM

GEMÜT: *Angst*, abends, im Bett, muß sich aus Unruhe und qualvoller Angst abdecken [2], Liegen, beim, Seite, links [2]. *Beißen*, Nägel [3]. *Sorgfältig* [2]. *Kindisches* Benehmen [3]. *Gesellschaft*, Abneigung gegen, > wenn allein [2]. *Konzentration*, schwierig, bei Kindern [2]. *Wahnidee*, kritisiert, sie würde [2], lachen und spotten, man würde über ihn [2/1], beobachtet, sie würde [2]. *Stumpfheit*, bei Kindern [3], bei alten Menschen [3]. *Furcht*, Menschen, bei Kindern [3], Eisenbahn zu fahren [3], vor Fremden [2]. *Verstecken*, Verlangen sich zu,

Bar-c.

Kinder, sie glauben, Besucher würden über sie lachen und sie verstecken sich hinter den Möbeln [2/1]. *Unentschlossenheit*, Handlungen, in den [3], in Projekten [3], bei Kleinigkeiten [3]. *Spielen*, Abneigung gegen Spielen bei Kindern [2]
SCHWINDEL: *Alten Menschen*, bei [2]
KOPF: *Kälte*, beginnt im Kopf [2]. *Haare*, Kahlköpfigkeit, bei jungen Menschen [2; *Sil*]. *Schmerz*, durch kalte Füße, [2], Erhitzung, durch Feuer oder Ofen [2]. *Schmerz*, Hinterkopf, bei nassem Wetter [2]. *Schmerz*, drückend, Scheitel, beim Stehen in der Sonne [2/1]
SEHEN: *Trübsichtigkeit*, bei alten Menschen [2/1]. *Funken*, in der Dunkelheit [2]. *Nebelig*, morgens [2], Essen, nach dem [2]
OHR: *Hautausschläge*, hinter den Ohren, mit Schorf [2]. *Geräusche*, Liegen, beim, > [2], Widerhall, beim Schneuzen der Nase [2]. *Pulsieren*, nachts, beim Liegen auf dem Ohr [2]. *Verstopfungsgefühl*, wie durch ein Ventil [2]
NASE: *Nasenbluten*, vor Menses [2]
GESICHT: *Spinnweben*, Gefühl von [2]. *Verhärtung*, Submaxillardrüse [3]. *Lähmung*, einseitig [2]. *Schweiß*, einseitig [2]. *Schwellung*, Parotis, rechts [3], nach Hautausschlag [2]
MUND: *Abszeß* des Zahnfleisches, häufig wiederkehrend [2]. *Lähmung*, Zunge, bei alten Menschen [2/1]. *Sprache*, Verlust der Sprache, nach Apoplexie [2]
INNERER HALS: *Speisen*, Ösophagus, Gefühl, als seien Speisen darin steckengeblieben [2]. *Verhärtung*, Tonsillen [3]. *Entzündung*, nach Erkältung [2], Tonsillen, wiederkehrend [2]. *Schmerz*, brennend, nachts [3], Schlucken, beim Leerschlucken [3], Rohsein, nachts [3]
MAGEN: *Abneigung*, gegen Speisen, plötzlich beim Essen [2]. *Übelkeit*, plötzlich, beim Essen [2]. *Schmerz*, Aufstoßen > [2]. *Steines*, Gefühl eines, nach dem Essen [2], Aufstoßen > [2]
ABDOMEN:*Auftreibung*, bei Kindern [3]. *Fallen*, Gefühl, als würden die Gedärme von einer Seite auf die andere fallen, beim Umdrehen in Bett [2]
REKTUM: *Hämorrhoiden*, Flatus, heraustretend, beim Abgang von [2], treten hervor während des Urinierens [3]
PROSTATA: *Vergrößerung* bei alten Menschen [3]
MÄNNLICHES GENITAL: *Erektionen*, beschwerliche, nur morgens [2]
ATMUNG: *Asthma*, bei alten Menschen [2]. *Rasselnd*, bei alten Menschen [2]
HUSTEN: *Warme Speisen*, durch [2]
BRUST: *Aneurysma*, Arterien, der großen [2]. *Katarrh*, abwechselnd mit Diarrhoe, bei alten Menschen [3]. *Herzklopfen*, Denken, beim, daran [2]. *Rauch* in der Brust, wie [2]
RÜCKEN: *Ruhelosigkeit*, Lumbalregion, Abgang von Flatus > [2/1]. *Tumoren*, Zervikalregion, Lipom [3]
SCHLAF: *Unterbrochen*, Hitzegefühl, durch [2/1]. *Schlaflosigkeit*, alten Menschen, bei [2/1]. *Erwachen*, Hitze, durch und bei [3]
SCHWITZEN: *Fremden*, in Gegenwart von [3]
ALLGEMEINES: *Kälte*, <, wenn ein Teil des Körpers wird kalt wird [2]. *Abmagerung*, bei alten Menschen [3]. *Hitze*, Gefühl von, beim Erwachen [3]. *Gefühllosigkeit*, Körperteile, auf denen man liegt [2]. *Altern*, vorzeitiges Altern [2]. *Schmerz*, Splittern, Gefühl von [2]. *Lähmung*, erstreckt sich, unten, nach [2], eine Seite, nach Apoplexie [2]

Bell.

SPEISEN UND GETRÄNKE
ABNEIGUNG: Bananen [1]; Speisen, plötzlich beim Essen [1]; Obst [1]; Pflaumen [1/1]; Süßigkeiten [1]
VERLANGEN: Süßigkeiten [1]
VERSCHLIMMERUNG: Alkohol [3]; Brot [2]; warme Speisen [2]; kalte Speisen [1]

KERN DES MITTELS

1. Schamhafte Ängstlichkeit; Entwicklungsverzögerung. Schüchtern und unentschlossen. Versteckt sich. < Fremde
2. Vergrößerte und verhärtete Tonsillen; Neigung zu Mandelentzündung nach jeder Erkältung
3. Sehr kälteempfindlich. < Kälte der Füße
4. Wahnidee, über ihn werde gelacht, gesprochen oder er werde beobachtet
5. Mangelhafte Entwicklung einzelner Organe [vor allem der Genitalien]; übelriechender, wundmachender Fußschweiß
6. Arteriosklerose

EIGENE NOTIZEN:

BELLADONNA
Tollkirsche   *Bell.*

REGION
Nervenzentren. Blutgefäße. Kapillaren. *Schleimhäute [Augen*; *Mund*; HALS]. *Haut.* Organe. *
RECHTE SEITE

MODALITÄTEN
<u>VERSCHLIMMERUNG</u>: *Hitze*; *Hitze der Sonne*; wenn erhitzt. Nachmittags [*15.00 Uhr*]. ZUGLUFT: *auf dem Kopf*; Haarschnitt. *Nach Kaltwerden.* UNTERDRÜCKTER SCHWEISS. LICHT. LÄRM. ERSCHÜTTERUNG. *Berührung. Bewegung. Herunterhängenlassen der Glieder.* Gesellschaft. Kalter Wind. Entblößen des Kopfes. Sommer. Liegen auf der schmerzhaften Seite. Blicken auf hellglänzende Gegenstände. Nach Mitternacht. Beugen des Kopfes nach vorne, Bücken.

Bell.

BESSERUNG: Leichte Bedeckung. *Beugen nach hinten*. Im Bett bleiben. Dunkles Zimmer. Aufrechtes Stehen oder Sitzen. Warmes Zimmer

LEITSYMPTOME

G Menschen, die sehr intensiv auf Ereignisse und Situationen reagieren. *Sie sind lebendig und unterhaltsam, wenn gesund, aber heftig bis gewalttätig und deliriös, wenn sie krank sind.*
MANCHMAL EIN ENGEL, MANCHMAL EIN TEUFEL
G HEFTIGE Gemütssymptome. Patient wirkt extrem stark und erschreckend.
G HALLUZINATIONEN, kommt sehr leicht ins Delirium und ins Halluzinieren, besonders im Fieber
G Verlangen zu SCHLAGEN, BEISSEN, TRETEN, an den Haaren zu Ziehen. Nach erschreckenden Halluzinationen versucht er wegzulaufen oder sich zu verstecken. Oder plötzlich, ohne ersichtlichen Grund.
G Beschwerden durch Erregung, Schreck, Furcht, Kummer, enttäuschte Liebe, Ärger & Schreck

A < ZUGLUFT, < KALTWERDEN des KOPFES
A < KALTwerden [3], < Erhitzung [2]
A > LIEGEN auf dem ABDOMEN
A Beschwerden & BLUTANDRANG zu KOPF und GESICHT
A HITZE, RÖTE und BRENNEN. ERWEITERTE, GLÄNZENDE PUPILLEN
A AKUT und HEFTIG, Symptome erscheinen und verschwinden PLÖTZLICH
A Überempfindlichkeit und Übererregung der Sinne. Deshalb < Lärm, Licht, Erschütterung, Sprechen, Berührung etc. Verlangen nach Ruhe, Stille und Dunkelheit
A TROCKENHEIT der Schleimhäute & heftiges Brennen, Röte und Schwellung
A Verlangen nach ZITRONEN, LIMONADE
A Betroffene Teile BEI BERÜHRUNG BRENNEND HEISS
A Beschwerden ziehen vom Kopf nach unten, besonders nach Kalt- oder Naßwerden des Kopfes [Haareschneiden].
A Kontraindiziert bei Typhus, Eiterungen, sich langsam entwickelnden Prozessen
A > HANDAUFLEGEN auf betroffene Stelle [2]
A Blutwallungen nach Gemütsbewegungen und durch Nervosität [2]

K KLOPFENDE, rechtsseitige Kopfschmerzen & rotes Gesicht, < Geräusche, < Licht, < Erschütterung, > Liegen in einem dunklen Raum, > Druck, > Bandagieren, > Einhüllen
K PULSIERENDE KAROTIDEN
K Scharlach, Sonnenerythem, Sonnenstich

Bell.

REPERTORIUM

GEMÜT: <u>Zorn</u>, Gesicht gerötet [3]. <u>Beißen</u>, Gegenstände [1]; Menschen [1]. <u>Delirium</u>, wild [3]. <u>Feuer</u>, möchte Dinge anzünden [4]. <u>Wahnideen</u>, Hunde, sieht [3]; Insekten, sieht [3]; Gesichter, beim Schließen der Augen [3]. <u>Furcht</u>, vor Tieren [3]; vor Hunden [4]; vor eingebildeten Dingen [3]. <u>Stößt</u>, tritt im Schlaf [3/6]. <u>Licht</u>, Verlangen nach [3/9]; <u>Raserei</u> bei Kopfschmerzen [3]; Körperkraft ist erhöht [3]
SCHWINDEL: <u>Drehen</u> im Bett [3]
KOPF: <u>Bohrt</u> den Kopf ins Kissen [3]. <u>Hitze</u> bei Diarrhoe [3]; Sprechen, beim schnellen Gehen oder Treppensteigen [3/1]. <u>Schlagen</u>, Wand, schlägt mit dem Kopf gegen die [3]. <u>Schmerz</u>, Abwärtsbewegung, bei [3]; im Sommer [3]
OHR: <u>Schmerz</u>, Gesicht, mit Schmerz im [3]; erstreckt sich zum Hals [3]
GESICHT: <u>Farbe</u>, rot, Schwindel bei [2]
NASE: <u>Schnupfen</u>, Haareschneiden, durch [2/5]
HALS: <u>Würgen</u>, beim Einschlafen [3]. <u>Engegefühl</u>, Schlucken, beim [3]. <u>Schmerz</u>, wund, Luft, durch kalte [3]
MAGEN: <u>Schmerz</u>, beim Gehen, Erschütterung [3], durch Erschütterung in einem Wagen [3/2]; erstreckt sich zum Rücken, zwischen den Schultern [3/1]
ABDOMEN: <u>Schmerz</u>, beginnt schnell, verschwindet schnell [3]; Liegen, Abdomen > [3]
HARNBLASE: <u>Schmerz</u> bei Erschüttterung [3]
WEIBLICHES GENITAL: <u>Menses</u> hellrot, gemischt mit dunklen Klumpen [3]. <u>Schmerz</u>, abwärtsdrängend, Uterus, morgens [3/4]
KEHLKOPF: <u>Trockenheit</u>, Getränke, Abneigung gegen [3/1]. <u>Stimme</u>, heiser, beim Weinen [3/1]; heiser, schmerzhaft [3]
BRUST: <u>Schmerz</u>, sehr berührungsempfindlich, wie geprellt, Mammae, Treppen, beim Herauf- und Herabsteigen [3]
SCHLAF: <u>Halbschlaf</u> [3]
ALLGEMEINES: <u>Nachmittags</u> 15.00 Uhr [3]. <u>Kälte</u>, Abkühlung Kopf [3]. <u>Naßwerden</u> des Kopfes [3]

SPEISEN UND GETRÄNKE

ABNEIGUNG: Kaffee [2], Getränke [2], saure Speisen [2], warme Speisen [2], Wasser [2], Alkohol [1], Bier [1], kaltes Wasser [1], fette und gehaltvolle Speisen [1], gekochte Speisen [1], Geruch von Speisen [1], Flüssigkeiten [1], Fleisch [1], Milch [1], Geruch von Milch [1], Suppe [1], Gemüse [1]
VERLANGEN: Limonade [3], Zitronen [3], Bier [2], kalte Getränke [2], Schnupftabak [2], Brot [1], Butterbrot [1], Unverdauliches, [1] flüssige Nahrung [1], saure Speisen [1], Tabak [1], warme Getränke [1]
VERSCHLIMMERT DURCH: Verdorbene Würste [3], kalte Getränke [2], warme Speisen [2], saure Speisen [2], Essig [2], heiße Speisen [2], Bier [1], Butter [1], Weinbrand [1], Kaffee [1], Fett [1], Alkohol [1], Schweinefleisch [1], Salz [1], Wein [1]
BESSERUNG: Heiße Speisen [1], Wein [1]

Bell-p.

KERN DES MITTELS

1. Plötzlicher und heftiger Beginn. Klopfende und pulsierende Schmerzen. Sichtbares Pulsieren. Erweiterte, glänzende Pupillen
2. Röte, Brennen und Hitze. Beschwerden & Blutandrang zu Kopf und Gesicht. Bei Berührung heiß. Erweiterte, glänzende Pupillen
3. Heftige Gemütssymptome: Schlagen, Beißen, Spucken, Treten, Haareziehen. Schreckliche Halluzinationen. Erweiterte, glänzende Pupillen
4. Extreme Empfindlichkeit gegen Berührung, Erschütterung, Licht, Geräusche
5. „Ein Engel, wenn er gesund ist, ein Teufel, wenn er krank ist"
6. < Kälte des Kopfes

EIGENE NOTIZEN:

BELLIS PERENNIS
Gänseblümchen   *Bell-p.*

REGION
Blutgefäße. *Nerven. Milz.* Gelenke. * *Linke Seite*

MODALITÄTEN
<u>*VERSCHLIMMERUNG*</u>: VERLETZUNG. *Verstauchen.* BERÜHRUNG. *Kalte Bäder* oder Getränke. Abkühlung wenn erhitzt. Warmes Bett
<u>*BESSERUNG*</u>: Fortgesetzte Bewegung

LEITSYMPTOME

A Prellung/Quetschung; manchmal > Bewegung, > Reiben
A Tiefes Trauma oder septische Wunden, vor allem Bauch, Becken etc.
A Verletzung, wenn nach einer Behandlung mit *Arn.* noch eine Schwellung zurückbleibt.

Bell-p.

A „Eisenbahner-Rückgrat". Seit kurzer Zeit bestehende und auch weiter zurückliegende Auswirkungen von Schlägen, Stürzen, Unfällen und Überanstrengung des Rückens
A Menschen, die körperlich hart gearbeitet haben und viel gereist sind

K *Sturz auf das Steißbein*
K Unfähigkeit in der Schwangerschaft zu gehen [durch Überdehnung der Bauchmuskeln, oder innere Quetschung des Uterus durch Strampeln oder heftige Bewegungen des Fötus, oder mechanischen Druck auf die Leiste aufgrund der Schwere des Fötus]
K Abwärtsdrängen mit wehenartigen Schmerzen nach der Entbindung
K Verdauungsbeschwerden, Magenbeschwerden nach plötzlicher Abkühlung des Magens bei Hitze, z.B. Eisessen an einem heißen Tag
K Verhärtung der Mammae nach Quetschung/Prellung
K Magen: *„Gefühl von Schwere, Erbrechen, Sodbrennen. Kann das Gewicht der Kleidung auf dem Magen nicht ertragen. Schmerz > Essen und Druck. Verlangen nach Pickles."* [*Julian*]

REPERTORIUM

MAGEN: *Schmerz* im Liegen [1]
MÄNNLICHES GENITAL: *Masturbation*, Neigung zur [2]
WEIBLICHES GENITAL: *Schmerz*, wie wund schmerzend, empfindlich, Uterus, Schwangerschaft, in [2]
BRUST: *Krebs*, Mammae, Quetschung, durch [2; *Con.*]. *Verhärtung*, Mammae, Quetschung nach [2; *Con.*]. *Knoten*, Mammae, in den [2]

SPEISEN UND GETRÄNKE [nach *Stephenson*]

VERLANGEN: Fleisch [1], Zwiebeln [1], Pickles [1], Essig [1]
VERSCHLIMMERT DURCH: Äpfel [1] [Erbrechen]; kalte Speisen oder Getränke wenn überhitzt [1]; Fett [1] [Druck im Epigastrium]

KERN DES MITTELS

1. Ähnlich wie *Arn.*; wund-geprelltes, zerschlagenes Gefühl > Bewegung, > Reiben
2. Schwellung bleibt nach Verletzung [und trotz *Arn.*] zurück.
3. Mechanisch bedingte Uterusbeschwerden in der Schwangerschaft
4. Beschwerden der weiblichen Geschlechtsorgane, vor allem der Brüste
5. Beschwerden durch Abkühlung, wenn [über]erhitzt

EIGENE NOTIZEN:

BERBERIS
Berberitze   *Berb*.

REGION
Harn- und Verdauungstrakt [NIEREN; *Leber*; Blase; Harnleiter]. *Lumbalregion* [Hüften]. Gelenke. Uterus. Samenstränge. * *Linke Seite*

MODALITÄTEN
VERSCHLIMMERUNG: Bewegung [*Erschütterung; hartes Auftreten*; Aufstehen vom Sitzen]. Müdigkeit. Urinieren

LEITSYMPTOME

A Viele sich schnell verändernde und miteinander abwechselnde Symptome; nach außen schießend, z.b. in Harnröhre, Zehen etc., rundherum oder AUSSTRAHLEND von einem Punkt; untere Wirbelsäule etc.
A TROCKENE Schleimhäute; Mund; Vagina etc.
A GLUCKERN
A SCHMUTZIG-GRAUE Gesichtsfarbe, Zahnfleisch, Fäkalien etc. [„Die Innenseite der Oberlippe zeigt eine bläulich-graue Verfärbung, zusammen mit bläulichen oder roten Flecken in den Mundwinkeln." *Charette*]
A AUSSTRAHLENDE SCHMERZEN
A Schmerzen halten einen Augenblick lang an und vergehen wieder [kneifende Schmerzen].
A GEFÜHLLOSIGKEIT äußerlich

K Verschiedene schmerzhafte Empfindungen in der NIEREN- und LENDENGEGEND: „blubberndes", kochendes Wasser, brennende und schmerzhafte Empfindlichkeit. Schmerzen < geringste Bewegung, hartes Auftreten, Springen, Erschütterung etc.; & Gefühllosigkeit, Steifheit, Schwäche und Empfindlichkeit bei Druck auf Nieren und Lenden
K Lumbago mit BIS IN DIE BEINE AUSSTRAHLENDEN SCHMERZEN und rotem Sediment im Urin. Das Aufstehen vom Sitzen ist fast unmöglich, muß mit den Händen den Rücken unterstützen.
K Heftiger Harndrang & brennender Schmerz [bei den letzten Tropfen] und WEIT AUSSTRAHLENDE SCHMERZEN bis zum Rücken, zur Hüfte und in die Beine
K Analfisteln abwechselnd mit Brustsymptomen; oder Brustsymptome nach Operation der Analfisteln
K Nierenkolik [< LINKS], erstreckt sich die Harnleiter hinunter zur Blase und von dort durch die Harnröhre und bis in die Oberschenkel, mit Brennen in der Blase und in der Harnröhre, < bei der geringsten Bewegung.
K Kolikartiger Schmerz in der Leber, oder Gallenkolik, < Bewegung und Druck. Gallensteine. Gefolgt von Gelbsucht, lehmfarbene Stühlen

Berb.

K Dysmenorrhoe: Schmerzen, die in alle Richtungen und die Oberschenkel hinunter ausstrahlen; spärliche Menses
K Schmerzen in den Fußballen beim Auftreten und Stehen; keine Schmerzen, wenn das meiste Gewicht auf den Fersen liegt
K Schmerzen im Kreuz, ausstrahlend über die Hüften in die Oberschenkel [hinterer Teil] & Steifheit und Lahmheit; Probleme mit dem Aufstehen aus sitzender Position

REPERTORIUM

GEMÜT: *Angst*, Aufstehen Sitzen, vom [2]. *Dunkelheit*, < [2] [sieht Gespenster]
KOPF: *Kälte*, Schläfen [2]. *Kappe*, Gefühl einer über den Schädel gezogenen [2]
NASE: *Schnupfen*, chronisch, lang anhaltend; linke Seite [2/1]
MUND: *Speichel*, Watte, wie [2/3]. *Klebrig*, morgens [2]
ABDOMEN: *Schmerz*, drückend, Hypochondrien, Druck <[2]; stechend, Hypochondrien, erstreckt sich zu, Rücken [2]; Druck < [3]; stechend, Leber, beim Atmen [2]
HARNBLASE: *Schmerz*, bei Bewegung [3/1]. *Harndrang*, häufig, die geringste Bewegung < [2/1]
NIEREN: *Blubberndes* Gefühl in der Nierengegend [2/3]. *Gefühllosigkeit*, Taubheit in der Nierengegend [3/1]. *Schmerz*, Erschütterung, durch [2/6]; Menses, zu Beginn der Menses [2/3]; Bewegung < [2]; ausstrahlend [2/2]; im Sitzen [2]; beim Bücken [2]; Nierengegend, erstreckt sich zu den Waden [2/1]; erstreckt sich zu den Oberschenkeln [3]
HARNRÖHRE: *Schmerz*, Urinieren, wenn er nicht uriniert [2]; brennend, Ejakulation, während [2]; brennend, im Klimakterium [2/1]
MÄNNLICHES GENITAL: *Schwellung*, Samenstränge, Gehen < [2/1]
WEIBLICHES GENITAL: *Koitus*, Genuß fehlt [2]. *Trockenheit*, Vagina [2]. *Vaginismus* [2]. *Empfindungslosigkeit* der Vagina [2]. *Schmerz*, Vagina, Koitus, beim [2]
ATMUNG: *Atemnot*, beim Heben der Arme [3/4]
RÜCKEN: *Gefühllosigkeit*, Lumbalregion [2]. *Schmerz*, beim Aufstehen, langes Sitzen ist fast unmöglich [2]; Aufstehen, Bücken, vom [2]; Lumbalregion, erstreckt sich zum Abdomen [2]; erstreckt sich zu, um das Abdomen herum [3/1]; erstreckt sich zu den Oberschenkeln [2]; erstreckt sich zu den Unterschenkeln; Becken, hinterer Teil des Beckens und der Oberschenkel [3/1]; zerquetscht, wie, Lumbalregion [3/3]; wie wund, Menses vor, < nachts [2/1]. *Steifheit*, beim Bücken [2/4]. *Spannung*, Sakrum, beim Liegen [2/1]; beim Sitzen [2/1]
EXTREMITÄTEN: *Schwäche*, Knie, Aufstehen vom Sitzen [2/1]. *Steifheit*, Beine, Gehen im Freien [3/4]

SPEISEN UND GETRÄNKE
ABNEIGUNG: Trinken [1]

KERN DES MITTELS

1. Ausstrahlende Schmerzen
2. Schmerzen, Steifheit und Lahmheit/Schwäche im Kreuz, das Aufstehen vom Sitzen ist fast unmöglich; er muß mit den Händen nachhelfen.
3. Gurgelnde, blubbernde, kochende Empfindungen
4. Trockenheit der Schleimhäute. Klebrig-zäher Speichel
5. Empfindlichkeit in der Nierengegend

EIGENE NOTIZEN:

BORAX
Natrium boracicum   *Bor.*

REGION
Hinterkopf. ERNÄHRUNG [NERVEN; SCHLEIMHÄUTE]. MUND. *Haut.* Nieren. Blase. * RECHTE SEITE

MODALITÄTEN
<u>VERSCHLIMMERUNG</u>: ABWÄRTSBEWEGUNG. Plötzliche Geräusche. Kälte; Nässe. Säuglinge. Kinder. Obst. Rauchen. Vor dem Urinieren. Salzige oder saure Speisen. Berührung
<u>BESSERUNG</u>: 23.00 Uhr. Druck. Halten der schmerzhaften Seite mit der Hand

LEITSYMPTOME

G FURCHT vor und VERSCHLECHTERUNG durch ABWÄRTSBEWEGUNG [FLugzeug, Rolltreppe, Treppe]
G AUFFAHREN durch LEICHTE GERÄUSCHE [„ungewöhnlich scharfe Geräusche, Husten, Niesen, Weinen, Anzünden eines Streichholzes etc." – *Mathur*]. Auffahren im Schlaf, mit Weinen, erschrocken, Klammern, ohne Grund, oder AUFSCHREIEN IM SCHLAF. Klammert sich an, als hätte er sich erschrocken.
G Nervös, ängstlich, zappelig

Bor.

A Verlangen nach Aufenthalt im Freien und frischer Luft [2], aber kalte Luft < [2]
A < NACH MENSES
A < während Schlaf [3]
A < FAHREN im Wagen [3]
A APHTHEN, katarrhalische Neigung. Schleimige Stühle
A Klare, dicke, heiße, beißende Absonderungen
A Kleinkinder mit blassem Gesicht lehnen es ab zu essen oder haben wenig Appetit und nehmen wenig an Gewicht zu; nach Geburtstrauma
A Junge Frauen mit glänzend roter Nase
A Die geringste Verletzung eitert; TROCKENE HAUT, leicht schwärend, heilt nicht.
A > am Meer [2]
A < Liegen auf der rechten Seite [2]
K Schwindel beim Hinuntergehen von Treppen
K Schmerz in der ANDEREN BRUST, AN DER GERADE NICHT GESAUGT WIRD, während des Stillens
K Allergisch gegen Rauchen, kann Durchfall erzeugen [*Mathur*].
K Die Haare verwirren sich leicht; man kann sie nicht glattkämmen.
K Verstopfte Nase, erst rechts, dann links – mit ständigem Naseputzen
K Stomatitis aphthosa, Zahnfleischaphthen; weiße Flecken mit kleinem rotem Hof [hindert das Kind am Saugen]; während der Zahnung [& übermäßiger Speichelfluß]; heißer Mund, heißer Urin läßt das Kind beim Urinieren weinen.
K Blepharitis: mit stark entzündeten Lidrändern; Verklebungen der Lider nach dem Schlaf
K Leukorrhoe: reichlich, eiweißhaltig, stärkehaltig, mit dem Gefühl, als würde warmes Wasser nach unten fließen; zwei Wochen lang vor der Menses, scharf, eiweißartig
K Wunder Mund durch künstliches Gebiß; < nach dem Essen von salzigen oder sauren Speisen
K Gelegentliche Blutungen alle paar Tage zwischen den Menses [Zwischenblutungen] [*Bov.*]

REPERTORIUM

GEMÜT: *Angst*, bei Kindern [2]; Furcht vor Abwärtsbewegung [3]; Angst, beim Fahren oder Reiten [2]; Furcht, beim Fahren im Wagen [2]; Angst, Fahren abwärts [3]; Angst, Stuhlgang vor [2]; Furcht, fallen zu [2]; Geräusche, plötzlichen Geräuschen, vor [2]. *Fröhlich*, Stuhlgang, nach [2]; Urinieren nach [2]. *Erschreckt*, Niesen, beim [2/1]. *Auffahren*, wenn sich andere räuspern [3/1]; wenn andere niesen [3/1]
SCHWINDEL: beim *Herabsteigen* von Treppen [3]
KOPF: *Völlegefühl*, bei Abwärtsbewegung [3/1]; Gehen, Freien >, beim [2]. *Haar*, klebt zusammen, Spitzen, an den [2/1]; verwirrt, verheddert sich leicht [2]. *Schmerz*, nach Nasenbluten [2/1]
SEHEN: *Flimmern*, Flackern, beim Schreiben [2]
OHR: *Geräusche* im Ohr, Menses, vor [2]; während [2]
NASE: *Trockenheit*, innen, nachts, Schlaf, verhindert den [2/1]. *Verstopfung*, rechts, dann links [2]. *Schmerz*, Liegen < [2/1]. *Geschwüre*, Nasenspitze [2/3]

Bor.

GESICHT: *Hautausschläge*, Bläschen, Mund, um den [2]
MUND: *Aphthen*, blutend, leicht [3/2]; weiß [2/3]; auf der Zunge, bluten [3/1]
MAGEN: *Aufstoßen*, Drücken, schmerzhafte Körperteile, beim Drücken auf [2/1]. *Übelkeit*, geistige Anstrengung, durch [2/5]. *Schmerz*, Heben, nach [2/3]; stechend, erstreckt sich zum Rücken [3]
ABDOMEN: *Schmerz*, [starker dumpfer Schmerz] Leistengegend, während Menses [2]; Menses, nach [1]; Leistengegend, beim Gähnen [2/1]
REKTUM: *Diarrhoe*, Geräusche, durch plötzliche Geräusche [2/2]
HARNBLASE: *Urinieren*, Dysurie, Kinder weinen, bevor der Urin zu fließen beginnt [3]; nachts häufig, selten tagsüber [2/2]
WEIBLICHES GENITAL: *Schmerz*, Wehen, erstrecken sich nach oben [2]
ATMUNG: *Behindert*, gehemmt, bei Abwärtsbewegung [3/1]
BRUST: *Aphthen* der Brustwarzen, blutend [2/1]. *Leeregefühl*, Mammae, Stillen, nach dem [2/1]. *Milch*, schlecht [2]; käsig [2/3]; Kind verweigert die Muttermilch [2]. *Schmerz*, Mammae, sobald sie leer sind [2/1]; Mammae, in der anderen Mamma, wenn das Kind gesäugt wird [2/1]
SCHLAF: *Lage*, Seite, auf der rechten Seite unmöglich [2]. *Schlaflosigkeit*, Mitternacht, nach, 3.00 – 5.00 Uhr, durch Fieberhitze [3/1]
ALLGEMEINES: *Luft*, Seeluft, Luft am Meer > [2]. *Zittern*, äußerlich, durch geistige Anstrengung [2]

SPEISEN UND GETRÄNKE

ABNEIGUNG: Rauchen [2], Fleisch [1]
VERLANGEN: Saure Speisen [2], kaltes Wasser [1], Fleisch [1], Milch [1]
VERSCHLIMMERT DURCH: Obst [2], kalte Getränke [1], heiße Speisen [1], Birnen [1], saure Speisen [1], Essig [1], warme Speisen [1]
BESSERUNG: Kalte Getränke, während Fieberhitze [1]

KERN DES MITTELS

1. < Abwärtsbewegung
2. Auffahren durch leichte Geräusche. Erwacht aus dem Schlaf, voller Entsetzen und weint.
3. Aphthen; durchsichtige und dicke schleimige Absonderungen
4. < vor Stuhlgang oder Urinieren; > nachher
5. Beschwerden von stillenden Müttern und gestillten Säuglingen
6. < Liegen auf der rechten Seite

EIGENE NOTIZEN:

Bov.

BOVISTA
Bovist   *Bov.*

REGION
KREISLAUF [HERZ; *Uterus*; Nieren]. HAUT. Nervensystem. * *Rechte Seite*. Linke Seite

MODALITÄTEN
<u>VERSCHLIMMERUNG</u>: *Menses*. Vollmond. *Erwärmung*. Frühmorgens. Beim Erwachen. Kalte Speisen. Heißes Wetter. Kaffee. Wein
<u>BESSERUNG</u>: Zusammenkrümmen. Nahrungsaufnahme. Heiße Speisen

LEITSYMPTOME

G UNGESCHICKLICHKEIT: *im Sprechen und in den Bewegungen; läßt Dinge fallen*, stottert etc.

A ALLGEMEIN AUFGEDUNSENER ZUSTAND; eindrückbare Ödeme [„Die Haut hinterläßt nach Druck eine Delle."]. Kann um die Taille herum keine Kleidung ertragen.
A Vergrößerungsgefühl; Kopf; Herz; etc.
A Menschen mit Mangel an Lebenswärme, empfindlich gegen Kälte; frieren bei den Schmerzen.
A Zähe, fadenziehende und klebrige Absonderungen aus der Nase und aus allen Schleimhäuten [*Kali-bi.*]
A < WÄHREND und NACH MENSES
A < nach Koitus
A > Schweiß [2]
A DRÜCKENDE Schmerzen, tief innen

K DIARRHOE VOR und während MENSES
K Menstruationsstörungen. Menses zu früh; fließt nachts mehr; *weniger bei Bewegung*; Zwischenblutungen [„gelegentliches Auftreten alle paar Tage zwischen den Monatsblutungen; mit schmerzhaftem Abwärtsdrängen"]
K Urtikaria & Diarrhoe, Herzklopfen, rheumatischer Lähmigkeit oder Menorrhagie; < Baden, Erregung. Chronisch
K Unerträgliches Jucken am Steißbeinende; „Muß kratzen, bis er roh und wund ist."
K Schweiß in den Achseln riecht nach KNOBLAUCH [oder Zwiebeln].
K Reichliches Bluten nach Zahnextraktion
K AKNE AUFGRUND VON KOSMETIKA
K Übermäßige Blutungen im Klimakterium

Bov.

K Kolik, muß sich krümmen, > Essen

REPERTORIUM

GEMÜT: [*Synthetisches Repertorium*] *Abneigung* allem gegenüber [2]. *Froh*, Gesellschaft, in [1/1]. *Verwirrung*, nach Frühstück >. [1; Mag-c.], im Stehen [1], beim Bücken [1]. *Wahnidee*, vergrößert, Kopf sei [2], Herz, groß, zu [1; Lach.], geschwollen, er sei [2]. *Stumpfheit*, Stehen < [1]. *Furcht* vor Nadeln [1]. *Kämpfen*, möchte [1/6]. *Gleichgültigkeit* in Gesellschaft [1/8], Gesellschaft > [1/1]. *Indiskretion* [1]. *Spaßen*, Abneigung gegen [1]. *Reizbarkeit*, nimmt alles übel, sieht alles von der schlechten Seite [1/6]. *Redseligkeit*, offenherzig [1; Anh]. *Traurigkeit*, Gesellschaft > [1/1]. *Sprache* ruckartig [1/3]. *Wahrheit*, sagt [rücksichtslos] die reine [1]
KOPF: *Jucken*, Kopfhaut, bei Warmwerden des Kopfes [2]
AUGEN: *Blaufärbung* der Ränder der Augen [2]
OHR: *Jucken*, Bohren mit dem Finger > [2]
NASE: *Absonderung*, Krusten, schwierig abzulösen, hinterlassen eine rohe und wunde Stelle [2]. *Nasenbluten*, durch Schneuzen der Nase [2]. *Schmerz*, Roheit, Nasenlöcher [3]
GESICHT: *Hautausschläge*, Krusten, mit Schorfen in und auf der Nase [3]
MUND: *Bluten*, Zahnfleisch, beim Saugen daran [2]
MAGEN: *Aufstoßen*, vor Frühstück [2]; leer vor dem Frühstück [2]
ABDOMEN: *Wundheit* in der Leistengegend [2]. *Schmerz*, krampfartig, nach Essen > [2]
REKTUM: *Diarrhoe*, vor Menses [3]
WEIBLICHES GENITAL: *Leukorrhoe*, klumpig [2], Gehen < [3]. *Menses*, nur morgens [2], nur nachts [3], reichlich, morgens [2], Anstrengung ruft den Eintritt der Menses hervor [2], spärlich tagsüber [2]
ATMUNG: *Atemnot*, bei körperlicher Arbeit [2]
BRUST: *Schweiß*, Achselhöhle, wie Knoblauch [2]
SCHLAF: *Einschlafen* schwierig nach Koitus [1/1]
SCHWEISS: *Geruch*, kräftig riechend [2]
HAUT: *Farbe*, gelb [= Gelbsucht, etc.], bei Neugeborenen [2]. *Eingedellt*, leicht durch Druck [3]

SPEISEN UND GETRÄNKE

ABNEIGUNG: Gekochte Speisen [1], Tabak [1]
VERLANGEN: Kalte Getränke [2], Alkohol [1], Brot [1], Brot, nur [1], Weinbrand [1], Milch [1], Wein [1]
VERSCHLIMMERUNG: Kalte Speisen [2], Kaffee [1], trockene Speisen [1], Likör [1], Wein [1]
BESSER: Heiße Speisen [1]

Brom.

KERN DES MITTELS

1. Ungeschicklichkeit
2. Allgemeine Aufgedunsenheit; die Haut wird durch Druck leicht eingedellt.
3. < vor und während Menses [Diarrhoe]. Menstruationsstörungen; Mensesfluß < nachts, weniger oder überhaupt nicht tagsüber, bei Bewegung
4. Akne nach dem Gebrauch von Kosmetika
5. Achselschweiß riecht nach Knoblauch.

EIGENE NOTIZEN:

BROMUM
Brom   *Brom.*

REGION
KEHLKOPF. ATMUNGSTRAKT. Herz. Kreislauf. *Drüsen.* [*Parotis*; Schilddrüse; Ovarien; Mammae]. * *Linke Seite*

MODALITÄTEN
<u>VERSCHLIMMERUNG</u>: WÄRME [FEUCHTIGKEIT; *Überhitzung*; Zimmer; Sonnenhitze]. Abkühlen, wenn erhitzt. Baden im Meer. Staub. Zugluft. Abends bis Mitternacht. Nach dem Essen, nach säurehaltigen Speisen. Tabakrauch. Kalte Luft. Betreten eines warmen Zimmers [=> Husten]
<u>BESSERUNG</u>: Nasenbluten [> Schwindel, Kopf, Brust]. Am Meer. Bewegung. Rasieren. Reiten

LEITSYMPTOME

G Wahnideen: Jemand sei hinter ihm [1], eine andere Person sei im Zimmer [1], Fremde blicken über seine Schulter [1]

A WARMBLÜTIGE Personen; Beschwerden nach Überhitzung

Brom.

A > AM MEER
A < STAUB [2]
A STEINHARTE DRÜSEN; Verhärtung
A Schwach und leicht ÜBERHITZT, dann verschwitzt und empfindlich gegen Zugluft. Erkältungen im Sommer
A Die eingeatmete Luft fühlt sich rauchig, staubig, kalt oder rauh an.
A ERKÄLTUNGEN beginnen im Kehlkopf [Bronchien oder Luftröhre], STEIGEN NACH OBEN [*Merc.*, *Sep.*] und nach unten.
A STAUBALLERGIE; „Heuschnupfen durch Staub, durch Anfassen alter Bücher aus dem Regal" [*Mathur*]. Staub => Reizung von Nase und Kehlkopf, Niesen, Schnupfen, Heiserkeit
A LINKSSEITIGE Beschwerden von Hals, Kehlkopf, Drüsen, Hoden und Eierstöcken
A Blonde Personen mit hellblauen Augen, hellem dünnem Haar, roten Wangen und zarter rosiger Haut; junge Menschen

K Heiserkeit und Stimmlosigkeit durch Überhitzung
K Krampfartiger, trockener kruppartiger Husten, < abends bis Mitternacht, erstickend, plötzlich, ohne Auswurf [entgegengesetzt zu *Ipec.*] < tiefes Einatmen [„als würde man durch einen Schwamm atmen"], Betreten eines warmen Zimmers; nachdem man tagsüber überhitzt war.
K Atemnot & Schwitzen
K Durchfall durch Austern; Kopfschmerz < Trinken von Milch

REPERTORIUM

GEMÜT: *Hysterie* durch Unterdrückung der sexuellen Erregung [2]. *Arbeit*, geistige, Verlangen nach [2]
SCHWINDEL: *Gehen*, beim, über fließendes Wasser [2]
KOPF: *Schweregefühl*, Stirn, in der Sonnenhitze [2]; Hinterkopf, in der Sonnenhitze [2/1]. *Schmerz*, Seiten, nach Milch [2/1]
NASE: *Schnupfen*, hartnäckig, mit Wundheit unterhalb der Nase und am Rand der Nasenlöcher [3]
GESICHT: *Schwellung*, Parotis, nach Hautausschlag [3]
INNERER HALS: *Schwefeldämpfe*, < Husten, durch ein Gefühl von Schwefeldämpfen [2]
REKTUM: *Diarrhoe* nach Säuren [2], nach Austern [2]
WEIBLICHES GENITAL: *Blähung*, Abgang von, aus der Vagina [3]. *Härte*, Ovarien, links [2]
KEHLKOPF UND TRACHEA: *Kältegefühl*, beim Atmen [3], Rasieren > [2/1]. *Krupp* durch Erhitzung [3/1]. *Schleim*, Luftwege, Kehlkopf, durch Überhitzung [2/1]. *Rauch*, Gefühl von, im Kehlkopf [2]. *Stimme*, Heiserkeit, durch Überhitzung [2]
ATMUNG: *Atemnot* wie durch Staub [2], wie durch Rauch [2]
HUSTEN: *Anstrengung*, bei heftiger [2]. *Erhitzung*, bei [2]

Bry.

SPEISEN UND GETRÄNKE
ABNEIGUNG: Rauchen [2]; kaltes Wasser [1], Zwiebeln [1], Süßigkeiten [1], Tabak [1]; Wasser [1]
VERLANGEN: saure Speisen [2], Zwiebeln [1], Austern [1]
VERSCHLIMMERUNG: Austern [2], kalte Speisen [1], Milch [1], saure Speisen
BESSER: Kaffee [1], Wein [1]

KERN DES MITTELS

1. Warmblütige, blonde Menschen mit heller Haut und hellem Haar
2. Beschwerden nach Überhitzung [= Schwitzen und Erkältungen]. Erkältungen im Sommer
3. Linksseitige Beschwerden
4. Drüsenverhärtungen. Bezug zur Schilddrüse
5. > am Meer. Empfindlich gegen und Verschlechterung durch Staub und Rauch
6. Wahnidee, jemand sei hinter ihr

EIGENE NOTIZEN:

BRYONIA
Weiße und rote Zaunrübe   Bry.

REGION
KREISLAUF. *Leber*. SERÖSE HÄUTE [KOPF – Meningen; BRUST – Pleura, Perikard; GELENKE; ABDOMEN]. *Motorisches System* [Nerven und *Muskeln*]. Blut. Lymphatisches System. Zellgewebe. Synovialmembran. * RECHTE SEITE. *Linke Seite*

MODALITÄTEN
<u>VERSCHLIMMERUNG</u>: BEWEGUNG [AUFSTEHEN – vom Liegen; BÜCKEN; ANSTRENGUNG; HUSTEN; TIEFES EINATMEN; Erschütterung; Niesen, Schlucken; Bewegung der Augen]. HEISS [SICH ERHITZEN; ZIMMER; *Wetter*; Sommer]. Trinken, wenn überhitzt. ESSEN. Gemüse. Säuren. Kalomel. ÄRGER/VERDRUSS. *Berührung*. Unterdrückungen [Hautausschläge]. Erkältung. Liegen auf der schmerzlosen Seite. Hinaufsteigen. Morgens. Beim Schlafen. Schließen der Augen. KÄLTE [Abkühlung; kaltes trockenes Wetter]

Bry.

BESSERUNG: DRUCK [LIEGEN AUF DEM SCHMERZHAFTEN KÖRPERTEIL; Bandage etc]. KALTE LUFT. IN RUHE. Bewölkte, feuchte Tage. *Beine zum Leib hochziehen*. Hitze auf entzündete Körperteile. Dunkles Zimmer. Kaltes Wasser. Kalte Speisen. Aufstoßen

LEITSYMPTOME

G Die *Bryonia*-Menschen sind fest in der materiellen Welt verwurzelt, sachlich und geschäftsorientiert, nicht sehr von Gemütsbewegungen, sentimentalen Gefühlen oder regen Phantasien bewegt. Nichtsdestoweniger haben sie ein starkes Verlangen nach Sicherheit und Unterstütztwerden, welches sie durch Geld und Besitz befriedigen wollen. Die typischen *Bryonia*-Patienten finden sich nicht unter Künstlern, Dichtern und Philosophen – Menschen, denen die materielle Basis des Lebens weniger wichtig ist –, sondern vielmehr unter Börsenmaklern, Geschäftsleuten, Versicherungsagenten u.ä. Sie sind nüchtern, ordnungsliebend, methodisch, kritisch, zuverlässig, sparsam und trocken. Für sie sind die wichtigsten Dinge im Leben Sicherheit, Stabilität und Zuverlässigkeit. Fehlt dieser sichere Boden, werden sie reizbar, ängstlich und traurig.
G FURCHT VOR ARMUT; SPRICHT STÄNDIG VON SEINEN GESCHÄFTEN. Ständige Sorge ums Geld
G Reizbar, wenn er gestört wird, will alleine gelassen werden.

A WARMBLÜTIG; < Wärme, < Sommer, > kühle Luft im Freien, > kalte Getränke
A Beschwerden durch Abkühlung, wenn er überhitzt ist, wenn es nach kalten Tagen warm wird; nach kalten Getränken oder Eis bei heißem Wetter
A Verdauungsstörung nach Erbsen, Bohnen, Kohl, Brot, blähenden Speisen, Obst
A < BEWEGUNG, > Ausruhen und in der Stille . < BEWEGUNG der BETROFFENEN TEILE
A > DRUCK; Liegen auf der SCHMERZHAFTEN Seite
A AUSSERGEWÖHNLICHE TROCKENHEIT DER SCHLEIMHÄUTE [trockene, ausgedörrte, rissige Lippen; der Stuhl ist hart, groß und trocken, wie verbrannt; Gefühl eines Steines im Magen]
A DURST AUF GROSSE MENGEN KALTEN WASSERS
A STECHENDE SCHMERZEN, < Bewegung, > Ruhe
A < HITZE, außer bei Kopfschmerzen und Magenschmerzen
A < MORGENS BEIM AUSTEHEN [Schwindel, Kopfschmerz etc]
A > SCHWITZEN
A > NASSES Wetter
A Langsamer Beginn akuter Beschwerden

K Berstende, zerreißende oder vernichtende Kopfschmerzen, Stirn-Hinterkopf, < Bewegung der Augen, < Husten, < Anstrengen zum Stuhlgang, < Auftreten, < Bücken usw; beginnen morgens beim Erwachen, verschlimmern sich allmählich tagsüber. Kopfschmerzen durch Verstopfung
K Trockener, sehr schmerzhafter Husten, < Essen oder Trinken
K Muß beim Husten den Kopf oder die Brust halten

Bry.

K Mastitis, bei stillenden Frauen, steinharte Brust, blaßrot [**nicht** feuerrot], heiß, < Bewegung [„Muß die Brust festhalten, wenn sie die Treppen hoch- oder hinuntergeht"]
K Lumbago, kann sich nicht im Bett umdrehen, muß sich erst aufsetzen und drehen, bevor er sich wieder hinlegt.

REPERTORIUM

GEMÜT: _Delirium_, Geschäften, spricht von [3]. _Wahnideen_, Geschäfte machen, er würde [2]; beschäftigt mit Geschäften [2/2]; Hause, zu, meint er wäre weg von [3]; und müsse dahin gelangen [2]. _Störungen_, Abneigung gegen [2]. _Furcht_ vor Armut [3], zu verhungern [2/4]. _Still_, will sein [3]; im Fieberfrost [3]. _Weinen_, Husten, vor [3]
SCHWINDEL: _Liegen_, beim, als wenn er durch das Bett oder mit diesem nach unten sinken würde [3]
KOPF: _Blutandrang_ nach Zorn [2/3]; während Stuhlgang [2/4]. _Völlegefühl_ in der Stirn, abends [2/4], Schließen der Augen > [2/1]. _Hände_, hält den Kopf mit den Händen während Husten [3]. _Schmerz_, morgens im Bett, während der ersten Bewegung [3/1]; Öffnen der Augen, beim ersten [2/4]; abends > [2]; nach Widerspruch [2]; Menses, unterdrückt [2]; Stirn, Schließen der Augen > [2]; Bewegung, bei Bewegung der Lider [2]
SEHEN: _Farben_ vor den Augen, blauer Schleier [2/1], Regenbogen in allen Farben [2]
NASE: _Nasenbluten_ morgens, Aufstehen, nach dem [3]; beim Erwachen [2]; Menses, anstelle der [2]; Menses, unterdrückte [3]
GESICHT: _Zupfen_ an den Lippen [3]
MAGEN: _Verlangen_, unbestimmtes, weiß nicht worauf [3], heiße Milch [1/1]. _Verdauungsstörung_ nach Erkältung [2]; nach Aufregung [2]; nach Sauerkraut [2/1]. _Übelkeit_, Trinken > [3]; Heben des Kopfes vom Kissen [2/5]; Aufsitzen im Bett [2]. _Schmerz_, Anziehen der Beine > [2]; > während Hitze [1], nach Brot [3]. _Durst_, große Mengen [3], in langen Abständen [3/1]; oft [3]
REKTUM: _Diarrhoe_, morgens, nach dem Aufstehen und Umhergehen [3]; Liegen > [2/4]; Liegen auf dem Rücken, > [2/1]; Liegen auf der Seite < [2/2], Sitzen, aufrechtes < [2/1]
STUHL: _Geruch_, Käse, wie verdorbener [3/4]
HARNBLASE: _Urinieren_, unwillkürlich, während Anstrengung [2]; Bewegung im Bett, während [2]; beim Laufen [2/3]
WEIBLICHES GENITAL: _Menses_ unterdrückt nach Überhitzung [2/2]
ATMUNG: _Atemnot_, beim Lachen [2]; im warmen Zimmer, wenn er von draußen hereinkommt [2/2]
HUSTEN: _Beugen_ des Kopfes nach hinten < [2]. _Trocken_, während Menses [2/8]; Magen, als ginge er vom Magen aus [3]. _Halten_, muß die Brust beim Husten mit beiden Händen halten [3]
RÜCKEN: _Schmerz_ Dorsalregion, beim Drehen des Kopfes [2]; Lumbalregion, Stehen, aufrechtes, unmöglich [2/5]; Umdrehen im Bett fast unmöglich [3]; beim Umdrehen [3]
EXTREMITÄTEN: _Schmerz_ bei Influenza [3]; Schwitzen > [2/5]
SCHLAF: _Schläfrigkeit_ wenn allein [2/2]
SCHWITZEN: _Schließen_, der Augen, beim [2]

Bry.

HAUT: *Hautausschläge*, Exanthem, flüchtiges, zurücktretend bei akutem exanthematösem Fieber [3/1]; entwickeln sich langsam bei exanthematösem Fieber [3/1]
ALLGEMEINES: *Wetterwechsel*, kalt zu warm [3]. *Ohnmacht*, morgens beim Aufstehen [3]. *Schwitzen* > [3]

SPEISEN UND GETRÄNKE

ABNEIGUNG: Kaffee [2], fette und reichhaltige Speisen, [2] Speisen, [2] Fleisch [2], Milch [2] Bier [1], Kohl [1], kaltes Wasser [1], Rauchen [1], Tabak, [1] warme Getränke [1], Wasser [1]
VERLANGEN: Kalte Getränke [3], warme Getränke [3], Bier [2], Kaffee [2], Fleisch [2], Milch, warme [2], Austern [2], saure Speisen [2], merkwürdige Dinge [2], Süßigkeiten [2], Wein [2], Alkohol, [1] Weinbrand [1], Kohl [1], kalte Speisen [1], Unverdauliches [1], flüssige Nahrung [1], Milch [1], Suppe, warme [1]
VERSCHLIMMERT DURCH: Erbsen und Bohnen [3], Brot [3], Kohl [3], blähende Speisen [3], Gefrorenes [3], Obst [3], Sauerkraut [3], Bier [2], Käse, alter [2], kalte Getränke bei heißem Wetter [2], kalte Speisen [2], heiße Speisen [2]. Milch [2], heiße Milch [2], Pfannkuchen [2], reichhaltige Speisen [2], Würste, verdorbene [2], Rüben [2], Gemüse [2], Wein [2], Schwarzbrot [1], Kaffee [1], Fett [1], Gefrorenes [1], schwere Speisen [1], Öl [1], rohe Speisen [1], Salat [1], Wasser [1]
BESSERUNG: Kalte Getränke [3], warme Getränke [2], kalte Speisen [1], heiße Speisen [1], Essig [1], Wein [1]

KERN DES MITTELS

1. Trockenheit der Schleimhäute. Durst auf große Mengen kalten Wassers
2. < Bewegung, < morgens beim Aufstehen, > Ruhe, > Druck
3. Stechende Schmerzen
4. Furcht vor Armut, spricht ständig über seine Geschäfte.
5. Warmblütige Personen; < Hitze, > Kälte

EIGENE NOTIZEN:

BUFO

Kröte, Gift aus den Hautdrüsen   *Bufo*

REGION
Herz [Blut; Kreislauf]. *Nieren. Sexualorgane. Ovarien.* Leisten. *Haut*

MODALITÄTEN
VERSCHLIMMERUNG: Im warmen Zimmer. Sexuelle Erregung [Onanie]. Während Schlaf. Geringste Bewegung [Lumbago]. Verletzungen
BESSERUNG: Bluten. Kühle Luft. Baden; Füße in heißem Wasser

LEITSYMPTOME

- **G** EINFACHER Typus, muß nicht unbedingt geistig zurückgeblieben sein, kommt dem aber in seinem Verhalten nahe; manchmal auch tatsächlich geistigbehindert.
- **G** KINDISCHES BENEHMEN; manchmal Verdorbenheit, vor allem auf der sexuellen Ebene; etwas dummer, törichter Ausdruck, dicke Lippen, offener Mund, STÄNDIGES LECKEN DER LIPPEN, SCHLECKEN oder SPIELEN mit der ZUNGE
- **G** Musik ist unerträglich, ebenso glänzende Gegenstände .
- **G** Stottern, unzusammenhängendes Sprechen; VERÄRGERT, WENN ER NICHT VERSTANDEN WIRD.
- **G** „Kindisches Verhalten, albernes Verhalten, gestikuliert, kichert, Trägheit, grundloses Lachen."
- **G** Anwesenheit von Fremden verschlechtert; Abneigung gegen Fremde „Angst vor Tieren und Fremden." [*Boger*]
- **G** Nägelbeißen, Panaritium
- **G** Hyperkinetisch, autistisch [Es ist schwer, mit ihm in Kontakt zu kommen.]

- **A** MANGEL AN LEBENSWÄRME
- **A** Starker Sexualtrieb, führt meist nicht zu sexuellen Beziehungen, sondern treibt zu Masturbation [„Verlangen, allein zu sein, um zu masturbieren"]
- **A** Epileptische KONVULSIONEN < nachts, < im Schlaf; gefolgt von heftigen Kopfschmerzen. < Menses
- **A** *Kent*: Zusammenbruch mit 40 Jahren oder KINDER, die vorzeitig altern
- **A** *Boger*: Fettleibigkeit. Lasterhaftigkeit und schlechte Erbanlagen. Niedrige und primitive Krankheitsformen. Heraussickern von Blut: aus den Brustwarzen, blutiger Speichel etc.
- **A** Hautprobleme & neurologische Störungen

Bufo

K Lymphangiitis nach Verletzung [Fuß]; Blutvergiftung; Schmerz zieht aufwärts wie an einer Linie entlang; rote Streifen; > Fuß in heißem Wasser
K Das Herz scheint in Wasser oder Luft zu schweben oder zu schlagen.
K Heftiger Schmerz in den Mammae < nachts

REPERTORIUM

GEMÜT: *Zorn*, Konvulsionen vor [2/1]; wenn mißverstanden [2/2]. *Kreischen*, Konvulsionen vor [2]. *Raserei*/Wut, wenn allein [1/1]. *Bewußtlosigkeit*, nach epileptischem Anfall [3]
KOPF: *Hitze*, von, bei Kälte des Körpers [2]
AUGEN: *Bewegung*, Augapfel, rollend [2]; nach oben rollend [2]; verdreht nach links [1/4]. *Pupillen*, erweitern, Epilepsie vor [2/2]. *Verdreht*, nach oben [2]
GESICHT: *Konvulsionen*, beginnend im Gesicht [2]. *Ausdruck* töricht [2]; verwirrt [2]; dümmlich [3]; berauscht [2]; albern [3]. *Schwitzen*, Konvulsionen, während [2, *Cocc.*]
MUND: *Beißen*, Zunge [3]; im Krampf [2]. *Schaum*, Konvulsionen, während [2]. *Bewegung*, Zunge, lecken [2/1]. *Offen*, weit, vor epileptischem Anfall [2/1]
ZÄHNE: *Zähneknirschen*, Epilepsie [2]
MÄNNLICHES GENITAL: *Masturbation*, Neigung zu, sucht die Einsamkeit [2/2]; bei Epilepsie [1/5]
WEIBLICHES GENITAL: *Schmerz*, Ovarien, erstreckt sich zur Leiste [2]. *Schmerz*, Uterus, nach langem Sitzen [2/1]. *Tumore*, Ovarien, Zysten [2]
BRUST: *Krebs*, Mamma [3]; Epitheliom [3]. *Knoten*, Mamma in [2]. *Schläge*, Herzgegend [2]. *Schwimmen* würde, im Wasser, als ob das Herz [2/4]
EXTREMITÄTEN: *Einschlagen* der Daumen zur Faust, bei Epilepsie [2]. *Entzündung*, Lymphe des Arms [3/1]. *Steifheit*, Arme, Epilepsie, vor [2/1]; Beine, Epilepsie vor [2/1]
SCHLAF: *Komatös*; Konvulsionen zwischen [2]; nach [2]. *Tief*, nach Konvulsionen [2]; zwischen Konvulsionen [2/5]
SCHWITZEN: *Konvulsionen* während [3]
ALLGEMEINES: *Konvulsionen* nachts [1]; beginnen im Abdomen [2/2]; im Gesicht [2]; Koitus, während [2/2]; vor Menses [2]; infolge unterdrückter Menses [2]; durch Masturbation [2]; infolge sexueller Ekstase [2]; bei Eiterung [2]. *Sexuelle* Erregung < [2]. *Kraft*, Gefühl von [2]

SPEISEN UND GETRÄNKE
ABNEIGUNG: Getränke [1], Speisen [1]
VERLANGEN: Alkohol [1], Branntwein [1], Leckerbissen [1], Gebäck [1], gehaltvolle Speisen [1], Süßigkeiten [1]

Cact.

KERN DES MITTELS

1. Einfacher Charakertyp, dümmlicher, törichter Ausdruck, offener Mund. LECKEN DER LIPPEN
2. Undeutliche Sprache; ärgerlich, wenn er nicht verstanden wird.
3. Masturbation
4. < fremde Personen und Tiere
5. Epileptische Konvulsionen, & Hautprobleme

EIGENE NOTIZEN:

CACTUS GRANDIFLORUS
Bei Nacht blühender Cereus   Cact

REGION
HERZ [Muskel]. KREISLAUF. Kopf; rechte Seite. *Brust. Ringmuskeln*

MODALITÄTEN
<u>VERSCHLIMMERUNG</u>: *Im Liegen* [1] [auf der linken Seite [2], auf dem Hinterkopf]. *Periodisch* [2]. Anstrengung [2]; Gehen [2]. 10.00 – 11.00 Uhr vormittags oder 23.00 Uhr nachts. Enttäuschte Liebe [1]. Sonne [1]. Feuchtigkeit [2]. Leichte Berührung . Treppensteigen [2] Nach dem Essen. Fasten
<u>BESSERUNG</u>: Im Freien [2]. Druck auf dem Scheitel. Sitzen. Ruhe

LEITSYMPTOME

G Träume vom FALLEN [2]; erwacht verwirrt und erschrocken [1]

A „Hier heiß, dort kalt" [*Mathur*]

Cact.

A ZUSAMMENSCHNÜRUNGSGEFÜHL [2] [*Herz*, Brust, Hals, der Körper fühlt sich wie eng und angespannt an, Blase, Rektum, Vagina, Uterus; oft „schon durch die geringste Berührung ausgelöst."], ZUSAMMENZIEHEN [1], und BLUTANDRANG [3]
A Zusammenschnürungsgefühl wie von einem BAND [3], wie von einem Gurt [2], wie in Drähten gefangen [3]
A < zu Beginn der Menses [2]
A < 23.00 Uhr [2]
A > bei FORTGESETZTER BEWEGUNG [2]
A Folgen von HUNGER [2]

K Heftiges Herzklopfen [1], < Liegen auf der linken Seite [3], < kurz vor der Menses [2]
K Schwellung der LINKEN Hand [2] [*Dig*.: Schwellung der RECHTEN Hand]
K Das Herz fühlt sich wie ABWECHSELND GEPACKT und WIEDER LOSGELASSEN durch eine EISERNE Hand; oder Gefühl von Ausdehnung und Zusammenziehung; Gefühl, als ob sich das Herz herumdrehen würde [2]
K Blutandrang zum Kopf [3] & heftiger Kopfschmerz, wie durch ein schweres Gewicht auf dem Scheitel [1], < bei jedem Schritt [vor allem in der Menopause]
K Erstickungsgefühl [Gefühl eines Klumpens [1], kann keinen engen Kragen um den Hals vertragen [*Lach*.] [2]
K Blutende Hämorrhoiden und Verstopfung & Herzsymptome
K Schwindel durch Blutandrang zum Kopf [1]
K Menses nur tagsüber [1], hören im Liegen auf [2]
K Rechtsseitiger Gesichtsschmerz [2]; zusammenschnürende Schmerzen, täglich zur gleichen Stunde wiederkehrend
K Pulsierende Schmerzen [kongestiv] in den Schläfen, < RECHTS und nachts, oder Hitze im Kopf durch geistige Überanstrengung [3], speziell nach KAFFEE-Trinken [1]

REPERTORIUM

GEMÜT: *Langsamkeit*, immer zu spät [2/1]. *Weinen* vor Menses [2]
SCHWINDEL: *Atmen*, tiefes, < [2]. Bei *Anstrengung* [2]. *Umdrehen*, beim, im Bett [2]
KOPF: *Blutandrang*, durch Kaffee [2], durch geistige Anstrengung [3], durch Aufenthalt in der Sonne [2]. *Hitze*, mit Kälte der Extremitäten [2]. *Schweregefühl*, Druck > [3]. *Pulsieren*, in den Schläfen nachts [2]. *Schmerz*, 23.00 Uhr [3], beim Beugen des Kopfes nach hinten [2]; beim tiefen Einatmen [2/1]; Scheitel, durch Geräusche [2]; Druck > [2]
NASE: *Nasenbluten*, bei Amenorrhoe [2]
GESICHT: *Farbe*, bläulich, bei Herzbeschwerden [2; *Apis*]; rot, bei Schwindel [2]. *Schmerz*, bei Anstrengung [2], vom Fasten [2/1], Licht < [2], beim Liegen > [2], durch Musik [2], Wein < [2]
INNERER HALS: *Erstickungsgefühl*, Kleidung < [2]. *Schlucken* erschwert, muß trinken, um die Speisen hinunterzuspülen [2]

Cact.

WEIBLICHES GENITAL: *Zusammenschnürungsgefühl* der Vagina beim Koitus [3/1], bei Berührung [3/1]. *Zusammenziehung* des Uterus bei Menses [3]. *Menses*, hören im Liegen auf [2]; pechartig [2]. *Schmerz*, im Uterus, 23.00 Uhr, [2/1]; krampfartig, Uterus, sie muß sich zusammenkrümmen [2]; erstreckt sich zum Magen [2/1]. *Vaginismus* verhindert Koitus [3; Plat.]
ATMUNG: *Atemnot*, beim Liegen, auf dem Rücken > [3], beim Liegen auf dem Rücken mit hochgelagerten Schultern > [3/1], durch Schleim in der Trachea [2]. *Rasselnd*, Tag und Nacht [3/1], beim Liegen < [3]
BRUST: *Zusammenschnürung*, verhindert Sprechen [2/1]; Herz, greifendes Gefühl [3]. *Entzündung* der Lungen, muß auf dem Rücken liegen [2]. *Schmerz*, Herz, Liegen auf dem Rücken > [2; *Psor.*], vor Menses [2], während Menses [2], Bewegung < [2]. *Herzklopfen*, nach plötzlicher Erregung [2], beim Liegen auf dem Rücken [2], Sitzen, Aufsitzen > [2], durch unerwiderte Leidenschaften [2; *Ign.*; **Nat-m.**; *Ph-ac.*]
EXTREMITÄTEN: *Schwellung*, Hand, links, bei Herzsymptomen [2/1]

SPEISEN UND GETRÄNKE
VERLANGEN: Fleisch [2], Wein [1]
VERSCHLIMMERUNG: Kaffee [2], Wein [1]

KERN DES MITTELS

1. Einengungsgefühl, Zusammenschnürung und Kongestion
2. Gefühl, als würde das Herz abwechselnd gepackt und wieder losgelassen durch eine eiserne Hand
3. Hämorrhoiden oder Verdauungsprobleme & Herzsymptome
4. Träume vom Fallen
5. Schwellung der linken Hand, oder Kribbeln und Ameisenlaufen
6. < 23.00 Uhr

EIGENE NOTIZEN:

Calc-ar.

CALCAREA ARSENICOSA
Kalziumarsenit   Calc-ar.

REGION
KREISLAUF [HERZ; Blut; Blutgefäße]. NERVEN. Leber. Milz. Gemüt. Nieren. * Linke Seite

MODALITÄTEN
VERSCHLIMMERUNG: Geringste Anstrengung. Während des Klimakteriums. Draußen. Kaltes Wetter
BESSERUNG: Ruhe. Im Freien

LEITSYMPTOME

G Gefühl zu SCHWEBEN, durch die Luft zu gleiten

A MANGEL AN LEBENSWÄRME. < KALTE LUFT
A Verlangen nach ALKOHOL; Beschwerden von Alkoholikern nach Abstinenz
A Verlangen nach SUPPE
A Beleibte Frauen, die, wenn sie in die MENOPAUSE kommen, Beschwerden durch Herzklopfen haben; Verlangen nach Gesellschaft
A Epilepsie durch Herzklappenfehler; dem Anfall geht BLUTANDRANG zum Kopf voraus, die AURA wird in der HERZGEGEND gespürt, Gefühl zu fliegen; Herzklopfen & Schwitzen
A EPILEPSIE & KREISLAUFSTÖRUNGEN; Epilepsieanfälle, denen VORAUSGEHEN: Blutandrang zum Kopf, Ängstlichkeit in der Herzregion, Hitze in der linken Brust und im Kopf, Schmerzen in der linken Hand
A Kombination von *Calcarea carbonica*- und *Arsenicum*-Elementen

K HERZKLOPFEN durch die geringste ANSTRENGUNG
K Renale Ödeme
K Schwindel & heftiger Blutandrang zum Kopf
K Dyspnoe & Herzschwäche
K Dyspepsie: Auftreibung des Bauches, Aufstoßen mit Speichelfluß und Herzklopfen

REPERTORIUM

GEMÜT: *Delirium*, Dunkelheit, in [2]. *Bewußlosigkeit*, Anstrengung, nach [1]
SCHWINDEL: *Epilepsie*, vor [2]. *Schweben*, als würde er [2]

Calc-ar.

KOPF: _Luft oder Wind_, empfindlich gegen Luftzug [2]. _Blutandrang_ vor epileptischem Anfall [1/1]. _Schmerz_, periodisch, jede Woche [1]; Seiten, abwechselnd [1]; die Seite, auf der er nicht liegt [1]
NASE: _Schnupfen_ mit Schlaflosigkeit [2]
GESICHT: _Hitze_, Herzklopfen, während der [2]
MUND: _Geschmack_ wie Knoblauch [1]
INNERER HALS: _Schmerz_, brennend, Ösophagus, durch Aufstoßen [1]
ABDOMEN: _Vergrößerung_ der Leber bei Kindern [1, *Nux-m.*]
REKTUM: _Diarrhoe_, nach kalten Getränken [1]; nach Süßkartoffeln [2/1]
NIEREN: _Entzündung_ bei Herz- und Lebererkrankungen [2, *Aur.*]
MÄNNLICHES GENITAL: _Schmerz_, Samenstränge nach Anstrengung [1]; nach Wein [1/1]
WEIBLICHES GENITAL: _Prolapsus_, Vagina, in der Schwangerschaft [1]
KEHLKOPF: _Stimme_, verloren, vor epileptischem Anfall [1/1]
BRUST: _Zusammenschnürung_ Herz [2]; mit Stuhldrang [1/1]. _Herzklopfen_ vor epileptischem Anfall [2]
EXTREMITÄTEN: _Schwellung_, Hand, Handrücken, linke Hand [2]. _Schmerz_, Hand, epileptischem Anfall [links], vor einem [1/1]
ALLGEMEINES: _Konvulsionen_, epileptisch, Aura vom Herzen her [2]

SPEISEN UND GETRÄNKE

ABNEIGUNG: Kalte Getränke [2], Alkohol [1]
VERLANGEN: Alkohol [2], kalte Getränke [2], flüssige Speisen [2], Suppe [2], warme Suppe [2], Wein [1]
VERSCHLIMMERT DURCH: Kalte Getränke [1], Maismehl, [1] Rüben [1], Wasser [1]

KERN DES MITTELS

1. Beschwerden durch Alkoholabstinenz
2. Gefühl des Schwebens, als hätten die Füße keinen Bodenkontakt
3. < Menopause, Herzklopfen durch die geringste Anstrengung oder Aufregung
4. Epilepsie & Kreislaufstörungen
5. Verlangen nach Suppe, flüssiger Nahrung

EIGENE NOTIZEN:

CALCAREA CARBONICA
Austernschalenkalk *Calc.*

Calc.

Kalziumkarbonat „scheint für die Formgebung fester Strukturen im Organismus aus flüssigen Strukturen zuständig zu sein."

Das Hauptthema ist der *Schutz der individuellen physischen und mentalen Struktur vor inneren und äußeren Einflüssen, welche Krankheiten hervorrufen können.*
Das Mittel wird aus den mittleren Schichten des inneren schneeweißen Teils der Austernschale hergestellt.
Die Auster ist ein Symbol für das Mittelbild: Sie beinhaltet zwei Welten; einerseits hat sie eine harte Schale zur Außenwelt hin, andererseits ist sie im Inneren weich.
Die grundlegende Natur des Mittels könnte man beschreiben als
a. Bewahren [vor äußeren Einflüssen] – SCHUTZFUNKTION
b. Stabilität [gegenüber Einflüssen aus dem Inneren] – ORGANISATION
Auf der einen Seite gibt es die wenig organisierten inneren Bereiche – die schwache Auster ohne Struktur – und auf der anderen Seite die Bedrohung durch die auflösende Umgebung [der äußeren Welt]. Die „Aufgabe von Kalzium ist es, aus dem noch unorganisiertem Inneren ein stabiles Gleichgewicht aufzubauen und gleichzeitig einen Schutz gegen die enorm starken äußeren Einflüsse zu bieten, ohne diese ganz auszugrenzen."
Dies stellt die Urgrundlage eines jeden menschlichen Organismus dar und führt, wenn die Entwicklung ungestört verläuft, zu Unabhängigkeit, Selbstverwirklichung und Selbständigkeit. Wenn es zu Störungen kommt, ist das Ergebnis: Abhängigkeit, Rückzug und Verlust von sozialen Beziehungen.

So wie es zwischen „innerer und äußerer Welt" steht, gibt *Calcarea* dem Einzelnen **Halt** und **Zivilcourage**.

Die Bedeutung dieser aufbauenden Wirkung zeigt sich darin, daß das *Calcarea*-Bild hauptsächlich bei jungen Menschen, speziell bei Kleinkindern, anzutreffen ist. *Calcarea* kann aber auch in der Pubertät, bei Erwachsenen und im Alter wichtig sein.
Im Alter zwischen 6 oder 7 Jahren vollzieht das Individuum seine ersten Schritte in die Unabhängigkeit, es verliert die Milchzähne und bekommt die eigenen Zähne. [Daher die Schwierigkeiten von *Calcarea* während der ZAHNUNG.]
Eine zweite „Aufgabe" wird in der PUBERTÄT vollzogen: die Schritte in die Welt des Erwachsenwerdens.
Die letzte Aufgabe stellt sich im ALTER, wo der Mensch langsam losläßt, sich allmählich aus dem materiellen Leben zurückzieht und mehr in spirituelle Bereiche des Daseins eintritt.
„*Calcarea* ist eines der meistgebrauchten Mittel. Es ist ein lange und tief wirkendes, hauptsächlich antipsorisches Mittel und ist vom Säugling bis ins hohe Alter hin angezeigt." [*Mathur*]

Calcarea carbonica zeigt die Schwierigkeiten auf, welche in diesem fundamentalen Lebensstadium auftreten können:
„*Die meisten der Probleme rühren von ihrer Passivität her. Sie sind vielleicht zu offen gegenüber Umwelteinflüssen, zu leicht in Mitleidenschaft gezogen, überempfindlich oder zu stark gepanzert und isoliert, als daß sie in der Lage wären, ihre Unzulänglichkeit zu kompensieren, Anforderungen mit Entschlußkraft zu begegnen – deshalb werden sie dickköpfig, widerspenstig und starrsinnig. Die gleiche Abwehrschwäche und mangelnde Anpassungsfähigkeit bestehenden Anforderungen gegenüber zeigt sich auf der kör-*

Calc.

perlichen Ebene als Überempfindlichkeit gegenüber rauhem Wetter, Kälte, Feuchtigkeit sowie in mangelhaftem Steh- und Durchhaltevermögen." [Whitmont]

Mangel an Initiative, schreckhaft, weinerlich, nach Halt suchend, ängstlich besorgt.

In positivem Sinn jedoch:
„*Langsame, gewissenhafte Arbeiter, die stetig voranschreiten. Sie sind zuverlässige Partner. Es befriedigt sie, bei ihrer Arbeit geduldig „Stein für Stein" aufeinanderzusetzen."* „HARTE Arbeiter, wollen ihr Werk beenden, systematische Arbeiter."
Arbeit ist für sie sehr wichtig, aber OHNE Konkurrenzdenken, ohne Ehrgeiz. Abneigung dagegen, abhängig zu sein. Furcht, die Kontrolle zu verlieren [*Kali-c.*]. Überstarkes Verantwortungsgefühl [*Aur.*, *Nat-s.*] Harte Arbeiter, langsam, aber zuverlässig. Praktisch und wirtschaftlich.

REGION

ERNÄHRUNG [DRÜSEN – Hals, Mesenterial; KNOCHEN; HAUT]. BLUT. BRUST; rechte Lunge. HERZ. KINDER. * RECHTE SEITE. *Linke Seite*

MODALITÄTEN

VERSCHLIMMERUNG: KÄLTE [RAUHE LUFT; Nässe, BADEN; Abkühlung, Wetterwechsel] ANSTRENGUNG [geistig, *physisch*, *Hinaufsteigen*, Überlastung der Augen]. ZAHNUNG. Pubertät. DRUCK DER KLEIDUNG. MILCH. Erwachen, morgens. Ängste. Vor dem Einschlafen. Nach dem Essen. Anheben schwerer Gegenstände. Verstauchungen verschiedener Körperteile. Herunterhängenlassen der Glieder. Trockenobst. Sexuelle Exzesse. Strecken des betroffenen Körperteils. Stillen. Fasten. Vollmond
BESSERUNG: *Trockenes Wetter*. Liegen auf der schmerzhaften Seite. Morgens; nach dem Aufstehen, nach dem Frühstück. Blähungsabgang. Reiben. Hochziehen der Beine zum Leib. Liegen auf dem Rücken. Dunkles Zimmer [bei Kopfschmerzen]

LEITSYMPTOME

G Viele FURCHTSITUATIONEN [57 Rubriken im *Synthetischen Repertorium*] und viele ÄNGSTE [46 Rubriken im *Synthethischen Repertorium*]
Kinder: ANGST beim Schließen der Augen; Visionen, welche verschwinden, sobald sie die Augen wieder öffnen; Alpträume, sehr schreckhaft; führt zu Mangel an Initiative [Verlust des Willens]; Furcht vor Dunkelheit
Erwachsene: Furcht vor GEISTESKRANKHEIT; Furcht, BEOBACHTET zu werden; Furcht, daß andere Personen ihre Verwirrung bemerken, Angst um die GESUNDHEIT; leicht zu erschrecken; kann es nicht ertragen, GRAUSAMKEITEN zu sehen; schreckliche Dinge ergreifen sie tief; Angst vor ARMUT; Angst vor dem, was ihn nach dem Tod erwartet

Calc.

G Erwachsene, für welche Arbeit sehr wichtig ist, fühlen sich überverantwortlich, tragen die Bürde der ganzen Welt. Furcht, die Kontrolle zu verlieren. Beschäftigung bessert. Langsam aber zuverlässig.
G Angst vor TIEREN, Hunden, kleinen Tieren, besonders INSEKTEN und SPINNEN
G Verlangen, MAGNETISIERT zu werden

A FETTE und SCHLAFFE Personen [oder Tendenz zum Fettwerden], besonders KINDER, SPÄTES Laufen- und Sprechenlernen, SPÄTER Schluß der Fontanellen, SCHWIERIGE und VERSPÄTETE ZAHNUNG, Probleme mit Lernen und Rechnen [„40 Prozent aller Kinder brauchen *Calc.* während der ersten Jahre" – *Ghegas*]. Kinder mit GROSSEM KOPF, GROSSEM, HARTEM BAUCH und VERGRÖSSERTEN DRÜSEN
A Menschen mit einem SEHR GROSSEN MANGEL AN LEBENSWÄRME, < Kälte, < kaltes feuchtes Wetter. Große Erkältungsanfälligkeit. Häufige Erkältungen im Winter. Schnupfen bei Wetterwechsel. Lokale Kältegefühle, kalte Füße, Gefühl von Kälte in inneren Teilen
A < KÖRPERLICHE ANSTRENGUNG, Abneigung gegen Bewegung [3]
A > LIEGEN auf dem RÜCKEN, < Liegen auf der SEITE
A < VOR DER MENSES
A < NASS WERDEN
A > Nach dem FRÜHSTÜCK [2]
A < LANGER SCHLAF [2]
A MILCH [Abneigung und/oder <]
A STARKES VERLANGEN nach SÜSSIGKEITEN, Salz und weichgekochten EIERN
A LOKALE SCHWEISSE, besonders an Kopf und Nacken, SAUER und REICHLICH. Schwitzt leicht bei der geringsten Anstrengung.
A Generell SAUER, besonders im Bereich des Verdauungssystems: saure Durchfälle, saures Erbrechen, saurer Schweiß, saurer Körpergeruch, saurer Speichel etc.
A Lokale KÄLTEEMPFINDUNGEN, Kälte an kleinen Stellen, KALTE FEUCHTE FÜSSE
A Fette, träge Frauen mit zu früher und zu reichlicher Menses
A Zu schnelles Wachstum oder Zwergwuchs
A Beschwerden durch ANSTRENGUNG; Anstrengung => Bauchschmerzen, Kopfschmerzen, Schmerzen in den Hüften, den Extremitäten, Herzklopfen.

K Neigt zu hartnäckiger VERSTOPFUNG [Untätigkeit des Rektums].
K Weiße, kreideartige Stühle

REPERTORIUM

GEMÜT: *Beschwerden,* durch Geldverlust [2/8]; durch Grobheit anderer [2]. *Furcht,* Grausamkeiten; durch Schilderung von [1/1]. *Angst,* Grausamkeiten; nach dem Hören von [2/1]. *Wahnideen,* geisteskrank, Menschen würden sie oder ihn für verrückt halten [3/1]. *Phantasien,* übertrieben, abends im Bett [2]; beim Schließen der Augen im Bett [2/8]; schrecklich [3/9]; Phantasien, Schlaf, beim Einschlafen [2/8]. *Furcht,* Verwirrung bemerken würden, daß Menschen ihre [2/1]; ständige Furcht vor allem [2/8]; vor Infektion [3/6]. *Kleptomanie,*

Calc.

stiehlt Geld [1/1]. *Magnetisiert*, Verlangen, magnetisiert zu werden [3/5]. *Erzählen* der Symptome < [3/6]. *Eigensinnig*, starrköpfig, dickköpfig, Kinder mit Neigung zum Dickwerden [3/1]. *Religiös*, Gemütstörungen, religiöse, Bibel lesen, möchte den ganzen Tag [2]; bei Kindern [2/5]; in der Pubertät [2/4]. *Langsamkeit*, Bewegung, bei der [2/6]. *Sprechen* über unangenehmen Dingen < [2/5]. *Weinen*, wenn ihm Vorhaltungen gemacht werden [2/8]
KOPF: *Kälte*, innerlich [3]. *Blutandrang*, durch geistige Anstrengung [2/9]. *Hautausschläge*, Milchschorf [1]. *Schwitzen* der Kopfhaut während des Schlaf [3]
AUGE: *Entzündung* wiederkehrend [3/4]; Nässe, Naßwerden < [2/3]. *Verdreht*, nach innen [2]
NASE: *Verstopfung*, chronisch [3/8]; mit Eiter [2/9]
ZÄHNE: *Zahnung*, langsam [3]
INNERER HALS: *Schmerz*, Wetter, Wetterwechsel, bei [3/1]; nassem Wetter, bei [3/5]
MAGEN: *Milch*, Abneigung, Kind verweigert die Muttermilch [2]. *Verlangen* Süßigkeiten bei Kopfschmerzen [3/1]. *Übelkeit* durch Milch [2]
ABDOMEN: *Auftreibung* bei Kindern [3]
REKTUM: *Diarrhoe*, Wetter durch kaltes Wetter [2]; nach körperlicher Anstrengung [2/7]; Naßwerden, nach [2/3]. *Prolapsus*, bei Diarrhoe [2/7]
STUHL: wie *Lehm* [3/8]. *Kalkbrocken*, wie [3/10]
WEIBLICHES GENITAL: *Leukorrhoe*, dick, beim Urinieren [3/1]. *Menses*, kehren wieder durch Erregung [2/1]; Anstrengung ruft den Eintritt der Menses hervor [2/4]. *Schmerz*, Wehen, laufen nach oben [3/5]. *Krampfadern* [2]. *Prolapsus*, Uterus, durch Heben [3/6]; durch Hinaufreichen nach oben [2/4]
ATMUNG: *Atemnot*, beim Gehen gegen den Wind [2]
HUSTEN: *Gelöst* tagsüber, trocken nachts [2/5]
BRUST: *Herzklopfen*, Schlaf, beim Einschlafen [2/8]. *Schwellung*, Mammae vor Menses [2/8]
RÜCKEN: *Verletzungen* des Rückgrats durch Heben einer Last [3/2]
EXTREMITÄTEN: *Rissige Haut*, Hände, im Winter [3/10]. *Krämpfe*, Wade, Strecken, beim Ausstrecken im Bett [3]; der Unterschenkel [3/9]. *Schwäche*, Beine, spätes Gehenlernen bei Kindern [3/1]
SCHLAF: *Schlaflosigkeit*, Sorgen, durch tägliche gewöhnliche [2/5]; Anstrengung, nach geistiger [1]; Gedanken, derselbe Gedanke erscheint immer wieder [2/8]. *Erwachen*, schwierig, morgens [2]
ALLGEMEINES: *Steigen*, hoch hinauf < [3]. *Blutwallungen*, Menses, während [2/2; *Merl*.]. *Konvulsionen*, Ausstrecken, beim, der Glieder vor den Konvulsionen [2/1]

SPEISEN UND GETRÄNKE

ABNEIGUNG: Kaffee [3], Fleisch [3], Tabak [3], Milch [2], Schleimiges [2], Rauchen [2], warme Speisen [2], Alkohol, [1] Bier [1], Brot [1], gekochte Speisen [1], Fett [1], fette und gehaltvolle Speisen [1], Haferschleim [1]

VERLANGEN: Gekochte Eier [3], Kreide [2], Holzkohle [2], Lehm [2], Kohle [2], kalte Getränke [2], Eier [2], weichgekochte Eier [2], Mehlspeisen [2], Mehl [2], Eiscreme [2], unverdauliche Dinge [2], Zitronen [2], Milch [2], Austern [2], Gebäck [2], Erfrischendes [2], Salziges + Süßes [2], Salziges [2], Schieferstifte [2], saure Speisen [2], Sauer + süß [2], merkwürdige

Calc-fl.

Dinge [2], Zucker [2], Süßigkeiten [2], Wein [2], Alkohol [1], Bier [1], Weinbrand [1], Käse [1], Schokolade [1], Leckerbissen [1], Fett [1], Obst saures [1], Limonade [1], Milch heiße [1], Oliven [1], Kartoffeln rohe [1], Saures [1], Stärke [1], Whisky [1]
VERSCHLIMMERT DURCH: Trockene Speisen [3], Milch [3], Erbsen und Bohnen [2], Salat [2], Sauerkraut [2], Geräuchertes, [2], Kalbfleisch [2], Wein [2], Weinbrand [1], Mohrrüben [1], Kaffee [1], kalte Getränke [1], Speisen kalte [1], Wasser kaltes [1], reichhaltige Speisen [1], Salz [1], Süßigkeiten [1], warme Speisen [1], Wasser [1], blähende Speisen [1], Obst [1], schwere Speisen [1], Kartoffeln [1]
BESSERUNG: Kalte Getränke [1]

KERN DES MITTELS

1. Verzögerte und langsame Entwicklung. Fett und schlaff oder Tendenz, fett zu werden
2. Viele Ängste und Befürchtungen
3. Extremer Mangel an Lebenswärme; Erkältungsneigung; Kälte an einzelnen Stellen
4. Reichliche, saure Schweiße; Schwitzen bei Anstrengung und im Schlaf
5. Verlangen nach Süßigkeiten, weichgekochten Eiern, Salz. Abneigung gegen und Verschlimmerung durch Milch
6. < Höhe

EIGENE NOTIZEN:

CALCAREA FLUORATA
Kalziumfluorid   *Calc-fl.*

REGION
Elastische Fasern [Venen; Drüsen]. Periost. * Linke Seite

MODALITÄTEN
VERSCHLIMMERUNG: Beginn der Bewegung. Kälte; feuchte Kälte. Zugluft. Wetterwechsel. Verstauchung
BESSERUNG: Fortgesetzte Bewegung. Hitze; warme Anwendungen. Reiben. Kalte Kompressen

Calc-fl.

LEITSYMPTOME

G FURCHT VOR ARMUT
G „Begreift schnell und fängt schnell an zu arbeiten, ist aber nicht zielbewußt und effektiv; kommt dabei immer in Schwierigkeiten; am Ende ist die Arbeit ungeordnet und chaotisch; er beherrscht seine eigenen Reaktionen nicht; aufgrund seiner Instabilität verläßt er sich gerne auf andere; braucht Führung und Unterstützung. Der geborene Akrobat, Schauspieler; entscheidet sich plötzlich, ohne zuerst nachzudenken; indiskret, redselig; intelligent, macht aber aufgrund seiner Gedankenlosigkeit viele Fehler."
G Extreme Beweglichkeit, körperlich und geistig; Mangel an Koordination; große Schwäche der Bänder und Muskeln. „Geht schnell und ruckartig, hält plötzlich und ruckartig an; es schaut aus, als ob er nach vorne fallen würde – zuerst bewegt sich der Körper und dann die Beine; übertriebene Bewegungen, nicht im Verhältnis zur Stimmung; sinnlose und ungeschickte Bewegungen."

A Beschwerden bei Turnern, Tänzern, Ballettänzern und Sportlern, bedingt durch ÜBERBEANSPRUCHUNG und ÜBERDEHNUNG der Bänder, Muskeln und Gelenke
A MANGEL AN LEBENSWÄRME, kann aber auch warm sein
A Allgemein < durch KÄLTE
A VERHÄRTUNGEN; steinhart; *Drüsen*, Tonsillen, Nacken/äußerer Hals, Hämorrhoiden, Tumore, Geschwürsränder, Knoten in der Brust
A Verhärtungen der Muskeln [2]
A Geschwollene und harte Knoten in den Bändern [Bindegewebe], Muskeln und Sehnen
A Muttermale, Gefäßtumore, Krampfadern, variköse Geschwüre
A VERZÖGERTE Entwicklung der Knochen; verspätetes Laufenlernen

K Chronische Eiterung des Mittelohres; dicke, gelblich-grüne Absonderung
K ADENOIDE WUCHERUNGEN und dicke, gelblich-grüne Absonderungen aus der Nase
K LUMBAGO, oder Schmerzen im Kreuz, > durch Hitze und FORTGESETZTE BEWEGUNG, < BEGINN DER BEWEGUNG und in Ruhe; *wenn Rhus-t. nicht geholfen hat.*
K *Schwellung der Schilddrüse*; muß den Kragen lockern; Gefühl von Zusammenschnürung im Bereich der Schilddrüse & Pulsieren; Morbus Basedow; *Dysfunktion der Schilddrüse*, Über- oder Unterfunktion. Verdauungsprobleme & Hyperthyreoidismus *[Julian]*
K ZAHNSCHMELZDEFEKT; vorzeitige Karies
K Katarakt [*Charette* zufolge eines der besten Mittel]
K Vermindertes Hörvermögen durch Kalkablagerungen auf dem Trommelfell
K *Wadenkrämpfe* nachts, > durch Abdecken und Strecken

REPERTORIUM

GEMÜT: <u>Geiz</u> [1]. <u>Wahnideen</u>, arm, glaubt er ist [1]. <u>Furcht</u>, vor Armut [2]. <u>Ruhelosigkeit</u>, bei müdem Drücken im Rücken [1/1]
AUGEN: <u>Schmerz</u>, beim Schreiben [2]

Calc-fl.

SEHEN: <u>Verschwommen</u>, Schließen der Augen > [1/1]; Druck > [1/1]; Schreiben, beim [1/1].
<u>Trübsichtigkeit</u>, beim Schreiben [1]
OHREN: <u>Kalkablagerungen</u> auf dem Trommelfell [2, *Syph*.]. <u>Karies</u>, drohende [2]
GESICHT: <u>Hautausschläge</u>, Herpes, unter dem Mundwinkel [2]
ZÄHNE: <u>Karies</u>, vorzeitig bei Kindern [2]. <u>Zahnschmelz</u>, zu wenig [2; *Sil*.]
INNERER HALS: <u>Schmerz</u>, warme Getränke > [1]; brennend, nachts, durch kalte Getränke [1/1]; brennend, nach kalten Getränken [1]. <u>Erstickungsgefühl</u>, bei kalten Getränken [1/1]; warme Getränke > [1/1]
ABDOMEN: <u>Schmerz</u>, Leber, Beugen nach vorne > [1/3]; Liegen auf der schmerzhaften Seite [1/3]; Liegen auf der schmerzlosen Seite > [1/1]; im Sitzen [1/1]
KEHLKOPF: <u>Stimme</u>, Heiserkeit, beim Lachen [1/1], Lesen, beim lauten [2]
RÜCKEN: <u>Schmerz</u>, sanfte Bewegung > [2]; warme Anwendungen > [1]; Lumbalregion, Wärme > [2]
SCHLAF: <u>Träume</u>, Tod von Verwandten [2]

SPEISEN UND GETRÄNKE

[laut Julian – *Wörterbuch der Homöopathischen Materia Medica*]

ABNEIGUNG: Eier
VERLANGEN: Salz; Salziges, Süßigkeiten
VERSCHLIMMERT DURCH: Kalte Getränke [1], kalte Speisen [1], Alkohol [=> Übelkeit und Kopfschmerzen] [1], fette Speisen [=> Diarrhoe] [1], Süßigkeiten [1]
BESSERUNG: Warme Getränke [1]

KERN DES MITTELS

1. Modalitäten von *Rhus-t*.: < zu Beginn der Bewegung, < Kälte und Feuchtigkeit. > fortgesetzte Bewegung, Hitze, warme Anwendungen
2. Furcht vor Armut; Geiz
3. Überanstrengung und Überdehnung von Muskeln und Gelenken, der geborene Akrobat; „Schlangenmensch"
4. Zahnschmelzdefekt; vorzeitige Karies. Verhärtungen, adenoide Wucherungen
5. Schnell, aber uneffektiv, ungeordnet und chaotisch [das Gegenteil von *Calcarea carbonica*]

EIGENE NOTIZEN:

Calc-p.

CALCAREA PHOSPHORICA
Kalziumhydrogenphosphat   Calc-p.

REGION
ERNÄHRUNG [KNOCHEN; NÄHTE; PERIOST; Knorpel, DRÜSEN, Nerven], ABDOMEN. Scheitel. Brust

MODALITÄTEN
VERSCHLIMMERUNG: Nach [Wetterwechsel, Zugluft, Kälte, Nässe, Schneeschmelze, Ostwind].
ZAHNUNG. Geistige Anstrengung, Flüssigkeitsverlust, Pubertät. Obst. Apfelwein. Denken an die Beschwerden. Druck durch den Hut
BESSERUNG: Sommer. Warmes, trockenes Wetter. Liegen. Nach dem Abendessen. Abgang von Flatus

LEITSYMPTOME

G UNZUFRIEDENHEIT; Verlangen nach VERÄNDERUNG, Verlangen zu REISEN
G SEUFZEN. Seufzen & rheumatische Beschwerden = Calc-.p [Ghegas]
G MOTIVATIONSVERLUST aufgrund verminderter Energie [nach akuten Krankheiten, Verletzungen, Antibiotika, zu schnellem Wachstum, enttäuschter Liebe, unglücklicher Liebe, Kummer]
G Abnahme der MENTALEN Fähigkeiten [wirkt GLEICHGÜLTIG]. Macht Fehler aufgrund der geistigen Erschöpfung. FÜRCHTET SICH DAVOR, schlechte Nachrichten zu hören [2/7].
G > Stimulation; bringt Motivation und Interesse kurzzeitig zurück.
G Reizbarkeit < Kaffee
G Dumpfheit > durch kaltes Abwaschen [des Gesichts]

A < KALTE LUFT; < KALTES FEUCHTES Wetter, leicht erkältet [3], Abneigung gegen ZUGLUFT [3]
A < SCHNEELUFT, < Frühling [2]
A < VOR und bei BEGINN der MENSES
A Kinder, die zu schnell wachsen; Wachstumsschmerzen; Energiemangel
A MILCHUNVERTRÄGLICHKEIT, sogar Unverträglichkeit von Muttermilch [Erbrechen, Kolik, Diarrhoe]
A Späte Entwicklung der Knochen, langsames Laufenlernen, langsame Knochenheilung [bei gebrochenen Knochen] [„Calc-p. fördert die Kallusbildung nach Frakturen."]. „Zähne kommen spät oder zerfallen früh."
A Dünne und hagere Personen, nicht fett [Calcarea carbonica]
A Verlangen nach GERÄUCHERTEM Fleisch, Salz, Schinken, Speck
A Unverträglichkeit von Eiscreme und Obst, können Diarrhoe verursachen.

Calc-p.

A Rheumatische Beschwerden < durch Zugluft, < kaltes Wetter, < feuchtes Wetter, < Schneeschmelze; > Sommer
A Konvulsionen der linken Körperseite [2]

K KOPFSCHMERZEN bei SCHULMÄDCHEN, STUDENTEN [= < geistige Anstrengung]
K Schmerz im Nacken, oder STEIFHEIT, durch ZUGLUFT
K Akne bei anämischen Mädchen in der Pubertät
K Stuhl faulig, heiß, unverdaut, herausspritzend und wässrig, < Obst
K Skoliose, besonders Linksverbiegungen

REPERTORIUM

GEMÜT: *Stumpfheit* bei Kindern [3]. *Furcht*, schlechte Nachrichten; vor dem Hören [2]; Furcht vor Gewitter [3]. *Erschöpfung* geistige, durch Sprechen [2/1]. *Wandern*, Verlangen zu [2]
SCHWINDEL: *Wetter*, bei windigem [2/1]
KOPF: *Hitze*, absteigend zu den Zehen [2/1]. *Groß* [2]. *Offene* Fontanellen [3]; Fontanellen schließen und öffnen sich [1/1]. *Schmerz*, Hinterkopf, bei nassem Wetter [2]; drückend, Hut, durch Druck des [2]
OHR: *Geräusche*, Summen nach Stuhlgang [2/1]
NASE: *Schnupfen*, kalte Luft < [2]
GESICHT: *Hitze*, mit kalten Gliedern [2]
MUND: *Geschmack* bitter, Menses, zu Beginn [2; *Caul.*]
ZÄHNE: *Zahnung*, langsame [3]; Zahnung, schwierig [3]. *Karies*, schnell [2], vorzeitig, bei Kindern [2]
MAGEN: *Abneigung*, Kind verweigert die Muttermilch [3/1]. *Verdorben*, durch Eiscreme [2]. *Übelkeit* nach Kaffee [2]; *Erbrechen*, nach Eiscreme [2]
ABDOMEN: *Absonderungen* aus dem Nabel, blutige [2]. *Gefühllosigkeit* [Taubheit] [2]. *Schmerz*, Essen, beim [2]; krampfartig, nach Eiscreme [2]
REKTUM: *Diarrhoe*, nach Cidre [Apfelwein] [2]; Kinder, bei Schulmädchen [2]
NIEREN: *Schmerzen*, beim Schneuzen der Nasen [2/1]; beim Heben [2/1]
WEIBLICHES GENITAL: *Sexuelles Verlangen*, vermehrt, Menses vor [2]. *Menses*, Milchfluß während der [2]. *Prolapsus uteri*, Stuhlgang, während [2]; Urinieren, während [2/1]. *Schmerz*, Uterus, bei kaltem nassem Wetter [2/1]; Vagina, konzentriert sich von anderen Stellen her, in der [2/1]
BRUST: *Milchproduktion*, Menses, während [2]. *Knoten*, Mammae, links [2]. *Schmerz*, brennend, Mammae, in der Schwangerschaft [2/1]; wund schmerzend und sehr empfindlich, Mammae, in der Schwangerschaft [2/1]
RÜCKEN: *Schmerz*, Beugen nach hinten < [2]; Wetterwechsel, zum Kalten; bei [3]; Zervikalregion, bei Zugluft [3]; Zervikalregion, erstreckt sich zum Kehlkopf, sehr schmerzhaft bei Berührung [3]; Zervikalregion, bei windigem Wetter [2/1] Lumbalregion, beim Heben einer Last [2]; Lumbalregion, als ob die Menses einsetzen würde [2]. *Steifheit*, Zervikalregion, Zugluft bei [3]

Calc-p.

EXTREMITÄTEN: _Schweregefühl_ in der Schwangerschaft [2/1]. _Gefühllosigkeit_, Beine, beim Sitzen [2]; Gesäß, im Sitzen [2]. _Schmerz_, Gelenke, Kälte, nach Einwirkung von [3]; Gelenke, durch Erkälten [2]; bei kaltem Wetter [3]; Schulter, links, erstreckt sich nach rechts [2]
SCHLAF: _Tief_, morgens [3]. _Erwachen_, schwierig, morgens [3]
ALLGEMEINES: _Müdigkeit_ nach Sprechen [2]

SPEISEN UND GETRÄNKE

ABNEIGUNG: Muttermilch, Kind verweigert die [3], Rauchen [seiner gewohnten Zigarette] [1], Süßigkeiten [1]
VERLANGEN: Speck [2], Schinken [2], fetter Schinken [1], Unverdauliches [2] Erfrischendes [2] Salami [2], Salzige Dinge [2], geräuchertes Fleisch [2], merkwürdige Dinge [2], Kaffee [1], Eier [1], Mehlspeisen [1], Fett [1], Leberwurst [1], Salz + Süßigkeiten [1], Geräuchertes [1], Süßigkeiten [1]
VERSCHLIMMERT DURCH: Kaffee, [2] kalte Speisen [2], Gefrorenes [2], Obst [2], Milch [2], Cidre [1], kalte Getränke [1], Eiscreme [1]

KERN DES MITTELS

1. Unzufriedenheit. Verlangen nach Veränderung, Verlangen zu wandern, zu reisen. Seufzen
2. Zu schnelles Wachstum, oder aber Zwergwuchs, Schwäche und Energieverlust
3. Kopfschmerzen durch geistige Anstrengung
4. Milchunverträglichkeit. Verlangen nach geräuchertem Fleisch, Speck, salzigen Speisen
5. Probleme mit Knochen und Zähnen. Nacken = Problemzone [wie ein Flaschenhals]

EIGENE NOTIZEN:

CALCAREA SULPHURICA
Kalziumsulphat   Calc-s.

REGION
BINDEGEWEBE. *Drüsen. Schleimhäute.* Knochen. Haut

MODALITÄTEN
VERSCHLIMMERUNG: *Zugluft.* Berührung. Kälte, nasse. WÄRME [warmes Zimmer; warmes Einhüllen; Überhitzung.] Nach Stimulantien. Abends. Nachts. Gehen. Während des Schlafs. Nach dem Abendessen. Während Menses. Aufstehen vom Sitzen
BESSERUNG: *Im Freien. Baden*; nach dem Waschen. Essen. Hitze [lokal]. Entblößen. Morgens. Zusammenkrümmen. Nach Kratzen

LEITSYMPTOME

G Angst vor Vögeln

A TENDENZ ZU EITERUNGEN, Abszessen etc.
A *Ständige Absonderung von dickem gelben Eiter.* „Wenn der Abszess aufgebrochen ist oder mit einer Lanzette geöffnet wurde und Eiterabsonderung stattfindet, kommt *Calc-s.* zum Einsatz; das Vorhandensein von Eiter mit einer Öffnung nach außen ist die typische Indikation für *Calc-s.*" [*Dewey*]. „Eiter mit einer Öffnung: bei Geschwüren, bei Abszessen, bei Wunden, bei Fisteln, bei Sinusitis, bei Tonsillitis, bei Otitis media, bei eitriger Diarrhoe, bei Eiterungen im Nierentrakt, bei Empyem, bei Bubonen, bei Karbunkel, bei Gonorrhoe, bei Pneumonie, bei Drüsenschwellung, bei Ulzera." [*Mathur*]. „Bei allen Eiterungen, wenn die Absonderung zu lange andauert." [*Mathur*]
A WARMBLÜTIGE Personen; schlechter durch Überhitzung, warmes Einhüllen, warmes Zimmer; möchten sich entblößen; besser im Freien
A > kalt Baden [2]; > Gesicht waschen [2]
A Empfindlich SOWOHL gegen HITZE als auch gegen KÄLTE [*Kent*]
A < NASSWERDEN [2]
A HITZEWALLUNGEN während des ESSENS [2/4]
A < KÖRPERLICHE ANSTRENGUNG
A Die Haut heilt nicht.
A „Wirkt tiefer als *Hep.* und entfaltet seine Wirkung, nachdem dieses Mittel aufgehört hat zu wirken; *Sil.* kommt vorher zum Einsatz, um die Eiterung zu fördern oder zu verhindern." [*Lippe*].

K „Um Geschwüre zu kupieren oder die Eiterung zu kontrollieren." [*Mathur*]

Calc-s.

K Schwindel & Übelkeit
K Gelber Belag auf der Zungenbasis [Nat-p.]
K Ekzem: der Ausschlag besteht aus gelblichen Schuppen und vielen Pusteln und Eiterpickeln [Kali-s.]
K Kalter, fauliger Fußschweiß [*Boger*], aber *brennende Fußsohlen* [*Kent*]

REPERTORIUM

GEMÜT: *Gedanken*, versunken in, stellt sich ein Unglück vor [1/1]. *Brütet*, grübelt [1]. *Verwirrung*, geistige, im Freien > [1]; durch geistige Anstrengung [2]. *Wahnideen*, sieht schreckliche Bilder, Phantome, nachts, beim Versuch zu schlafen [1/1]. *Furcht*, Vögel vor [1; Ign.]. *Eifersucht* [2]. *Jammern*, weil er nicht anerkannt, geschätzt wird [1/1]
KOPF: *Blutandrang* nachts [2]. *Hitze*, warmen Zimmer, im [2]. *Waschen* des Kopfes < [2]. *Schmerz*, durch Schläge [2]
AUGE: *Rötung*, Canthi [2]
OHR: *Karies*, drohende [2]
NASE: *Schnupfen*, rechts [2]; Luft, im Freien > [2]. *Nasenbluten*, beim Waschen des Gesichtes [2]. *Hautausschläge*, Krusten, Nase, am Rand der Nase [2]
ÄUSSERER HALS: *Zusammenschnürung*, Schilddrüse [2]
MAGEN: *Aufstoßen* nach Stuhlgang [2]. *Schmerz*, > nach kalten Getränken [2]
HUSTEN: *Baden* < [2]. *Kruppartig*, Erwachen, nur nach dem [3/1]. *Naßwerden*, beim [2]
HAUT: *Risse*, Waschen, nach [2]; im Winter [2]
SCHLAF: *Unerfrischt*, nach dem Mittagschlaf [1/2]
ALLGEMEINES: *Baden*, kaltes Baden > [2]; Gesichtes, Waschen des, > [2]. *Hitze*, Hitzewallungen, Essen [2]. *Schwäche*, Traum, nach einem [2]

SPEISEN UND GETRÄNKE

ABNEIGUNG: Fleisch [3], Milch [2], Kaffee [1]
VERLANGEN: Kalte Getränke [2], Sauer + Salzig [2] Süßigkeiten [2], Alkohol [1], Obst [1], Obst saures [1], Obst grünes [1], Erfrischendes [1] Salziges + Süßes [1], saure Speisen [1], Tee [1], Gemüse [1], Wein [1], Rotwein [1]
VERSCHLIMMERT DURCH: Milch [3]

KERN DES MITTELS

1. Warmblütige Personen; < warmes Zimmer, < warmes Einhüllen etc. Empfindlich sowohl gegen Hitze als auch gegen Kälte
2. Eiterungstendenz
3. Ständiges Fließen von dickem gelben Eiter. „Eiter mit einer Abflußmöglichkeit nach außen"
4. Gelbe Verfärbung
5. Verlangen nach saurem Obst, grünem Obst. < Milch

Calen.

EIGENE NOTIZEN:

CALENDULA
Ringelblume   *Calen.*

REGION
WEICHTEILE. *Wirbelsäule*. Leber

MODALITÄTEN
<u>VERSCHLIMMERUNG</u>: Feuchtes Wetter; bewölktes Wetter. Beim Schüttelfrost. Abends
<u>BESSERUNG</u>: Wärme. Umhergehen oder vollkommen ruhiges Liegen

LEITSYMPTOME
A *Außerordentlich schmerzhafte*, offene, *aufgerissene, ausgefranste* oder *eiternde* WUNDEN, Schnitt-, Rißwunden
A *Verhindert Eiterung. Schlechte Wundheilung nach chirurgischen Eingriffen.* Offene Wunden mit drohender Infektion. Reichliche Eiterabsonderung nach Zangengeburt
A Empfindlich gegen feuchte oder frische Luft
A ERSCHÖPFUNG durch Blutverlust und übermäßige Schmerzen
A Große Erkältungsneigung, besonders bei feuchtem Wetter
A „Besonders nützlich beim Versorgen von Riß- oder Schnittwunden, indem man die betroffenen Teile ständig mit einer schwachen *Calendula*-Lösung feucht hält. Für die Begleitsymptome *Calendula* innerlich anwenden." [*Lippe*]
A Oberflächliche Verbrennungen und Verbrühungen

K GESCHWÜRE: empfindlich; entzündet; verschorft; varikös; schmerzhaft, wie zerschlagen; übermäßige EITERABSONDERUNG
K Blutungen von Kopfhautwunden oder nach Zahnextraktionen
K „Gelbsucht: flockige Stühle, wie geprellt und sehr empfindlich am rechten Schulterblattwinkel; gelbliches Aussehen." [*Lippe*]
K Wundliegen [Dekubitus]
K Verhindert Narbengewebe und Keloidbildung; fördert die gesunde Granulationsbildung.

Cann-i.

K Sodbrennen & Gänsehaut am ganzen Körper

REPERTORIUM

GEMÜT: *Furcht,* etwas Schreckliches werde geschehen [2; **Lyss**.]
HÖREN: *Schwerhörig*, Wetter, nasses < [1]
MAGEN: *Übelkeit* in der Brust [2]
HARNBLASE: *Blasensteine*, Operation aufgrund von, Beschwerden der Harnblase [2]
MÄNNLICHES GENITAL: *Verletzungen* [2]
WEIBLICHES GENITAL: *Kondylome*, Uterus [2]
EXTREMITÄTEN: *Aufgesprungene* Hände [3]. *Gangrän*, Fuß [1]
FIEBER: *Wasser*, Trinken ruft Schauder hervor [1]

EIGENE NOTIZEN:

CANNABIS INDICA
Haschisch   Cann-i.

REGION
GEFÜHLE. GEMÜT. *Nerven.* UROGENITALTRAKT

MODALITÄTEN
VERSCHLIMMERUNG: DUNKELHEIT. *Anstrengung.* Kaffee. Tabak. Alkohol. Ruhiges Liegen. Während der Menses [Rückenschmerz]. Liegen auf der rechten Seite. Morgens. Musik
BESSERUNG: IM FREIEN [Gemütssymptome]. Kaltes Wasser. Ruhe. Tiefe Atmung [> Stiche im Herz mit Beklemmung. Umhergehen im Freien [Gemütssymptome]

LEITSYMPTOME

G FURCHT vor DUNKELHEIT; außerkörperliche Erfahrungen; große Furcht, den Körper zu verlassen, besonders im Dunkeln. Wahnidee, er sei von Wesen umgeben, < Dunkelheit
G FURCHT vor GEISTESKRANKHEIT

Cann-i.

G VERZÜCKTE VORSTELLUNGEN und WAHRNEHMUNGEN & GEISTIGE ERREGUNG. Schnelle, wandernde Gedanken, können ihren eigenen Gedanken nicht folgen. Falsche Vorstellungen von Zeit und Raum. [DIE ZEIT VERGEHT ZU LANGSAM.]
G Wundervolle und merkwürdige Halluzinationen
G Überschüttet den Homöopathen mit Informationen und sehr voneinander abweichenden Geschichten und ERKLÄRUNGEN [ÜBERMÄSSIGE GESCHWÄTZIGKEIT, UNZUSAMMENHÄNGENDES REDEN]. Versucht, alles RATIONAL zu ERKLÄREN. THEORETISIEREN. FURCHT, die SELBSTKONTROLLE zu VERLIEREN
G ÜBERMÄSSIGES LACHEN über KLEINIGKEITEN
G FEHLER BEIM SCHREIBEN, aufgrund der Schnelligkeit seiner Gedanken
G GEISTESVERWIRRUNG; VERGISST, was er sagen will, vergißt die letzten Worte und Gedanken; erkennt ihm wohlbekannte Straßen nicht wieder. „Unfähigkeit, sich irgendwelche Gedanken oder Ereignisse ins Gedächtnis zurückzurufen, wegen anderer Gedanken, die seinen Geist bedrängen." [*Allen*] Kopfloses Gefühl, der Kopf scheint vom Körper getrennt.
G HELLSICHTIGKEIT; prophetische Träume
G Gefühl des Schwebens, der Levitation
A > IM FREIEN
A SCHWÄCHE durch GEHEN
A > Lockern der Kleidung [2]
A Gefühl eines BALLES, innerlich [2]
A Gesteigertes sexuelles Verlangen und Hysterie während der Menses

K Erstes Stadium von Gonorrhoe & häufiges Urinieren mit brennenden Schmerzen [geht tröpfchenweise ab, dabei steigt der Schmerz rückwärts die Harnröhre hinauf], heftige und schmerzhafte Erektionen
K Gefühl, als würde sich der Scheitel öffnen und schließen
K Geräusche hören sich an wie ein Krachen oder eine Explosion im Kopf
K Gefühl einer Schwellung im Perineum oder in der Nähe des Anus, als würde er auf einem Ball sitzen [*Sep.*]
K Krampfhafte KONTRAKTION des BLASENSPHINKTERS beim URINIEREN

REPERTORIUM

GEMÜT: *Qualvolle Angst*, im Freien > [3/2]. *Angst*, im Freien > [3]. *Grausamkeit*, unangemessene Beurteilung von [2; *Stram.*]; wird übertrieben [2; Glon.]. *Wahnidee*, Gefühl zu fliegen [2]; Musik, glaubt, Musik zu hören [3]; Stimmen, die eigene Stimme klingt fremd und und scheint wie Donner zu hallen [2/1]; Zeit, länger, die Zeit erscheint [3] [Im *Synthetischen Repertorium* findet sich *Cann-i.* in über 200 Wahnidee-Rubriken.]. *Furcht*, Dunkelheit, vor der [3]. *Vergeßlich*, vergißt Worte beim Sprechen [3]. *Lachen*, anhaltend [3; Verat.]; Kleinigkeiten, über [2]. *Gedächtnis*, Gedächtnisschwäche für das, was er gerade sagen will [2]; schreiben will, für das was er gerade [3]. *Theoretisieren* [3]. *Gedanken*, drängen sich auf und schwirren durcheinander [2]; Vergehen, Schwinden der Gedanken, beim Lesen [2]; beim Sprechen [2]; beim Schreiben [2]

Cann-i.

SCHWINDEL: _Kaffee_, nach, > [1/1]. _Hochgehoben_, wie [1]. _Ruhe_ > [1]
KOPF: _Schmerz_, berstend, Schädeldecke abgehoben würde, als wenn die [3/1]; geöffnet und geschlossen, als würde der Kopf [3]. _Schmerz_, Kaffee > [1]
GESICHT: _Farbe_, bläulich, beim Lachen [3/1]; blaß beim Gehen in frischer Luft [1]. _Ausdruck_, dumm, einfältig [3]
MAGEN: _Aufstoßen_, bei Bewegung [1]. _Erbrechen_, Schleim, nach Kaffee [1]
NIEREN: _Schmerz_, beim Lachen [2/1]
ATMUNG: _Tiefe_ Atmung> [2]
RÜCKEN: _Schmerz_, Lachen < [3]; beim Aufrichten des Rückens [2]; Gehen, muß gebeugt gehen [2]
EXTREMITÄTEN: _Schmerz_, Fußsohle, Spitzen treten, als würde er auf scharfe [2/1]
ALLGEMEINES: _Kleidung_, Lockern der, > [2]. _Ohnmacht_, Musik, beim Hören von [1; Sumb.]

SPEISEN UND GETRÄNKE

ABNEIGUNG: Wasser [1]
VERLANGEN: Süßes [3], kalte Getränke [1]
VERSCHLIMMERUNG: Alkohol [2], Kaffee [Erbrechen von Schleim] [1]; während des Essens [1], Tabak [1]
BESSERUNG: Kaffee [Kopfschmerz und Schwindel] [2]

KERN DES MITTELS

1. Schnell, wandernde Gedanken; verliert den Faden der Erzählung. Fehler. Geistesverwirrung. Die Zeit vergeht zu langsam.
2. Erklärungen und Theoretisieren, um die Ängste [vor Geistesgestörtheit, Gesundheit] unter Kontrolle zu halten. Furcht, die Selbstkontrolle zu verlieren. Furcht vor der Dunkelheit, vor Geistern. Übermäße Geschwätzigkeit, maßloses Lachen
3. Probleme beim Urinieren, ähnlich wie _Canth_.
4. Gesteigertes sexuelles Verlangen, kann zu Masturbation führen.
5. Rückenschmerz < Lachen
6. > im Freien

EIGENE NOTIZEN:

CANNABIS SATIVA
Hanf   *Cann-s.*

REGION
Urogenitaltrakt. Augen. Atmung. * Linke Seite

MODALITÄTEN
<u>VERSCHLIMMERUNG</u>: Hinlegen. Treppensteigen. Vormittags. Beim Urinieren. Nach Bewegung. Sprechen. Stehen. Nach dem Abendessen
<u>BESSERUNG</u>: Stehen [Dyspnoe]. Auswurf. In Ruhe bleiben

LEITSYMPTOME

G Unentschlossenheit und Unsicherheit, als Folge zu reger Phantasien; wie in einem Traum

A Gefühl von HITZE
A Innerliches Zucken [2/5]
A < NACH BEWEGUNG
A Gefühl, als würden TROPFEN KALTEN WASSERS auf den Kopf, aus dem After, aus dem Herzen FALLEN [charakteristisch]
A Impotenz durch sexuelle Exzesse. Drohende Fehlgeburt durch zu häufigen Geschlechtsverkehr. „Sexuelle Übererregtheit bei beiden Geschlechtern" [*Guernsey*]
A Gemüts- und Kopfsymptome sind weniger ausgeprägt als bei *Cann-i.*, dafür **größere** Betonung auf Symptomen von Augen und Urogenitaltrakt.

K Urethritis und ZYSTITIS mit brennendem Schmerz, krampfartiger VERSCHLUSS des Blasensphinkters und ZUSAMMENSCHNÜRUNG des Rektums am ENDE DES URINIERENS
K Brennender Schmerz, in die Blase ausstrahlend [Schmerz strahlt nach hinten aus], beim Urinieren
K Entleerung der Blase ist sehr schmerzhaft, nur tröpfchenweise, blutig und brennend; Schmerz in den Nieren bei Harndrang
K ERSTES Stadium der Gonorrhoe & eitriger Ausfluß, Phimose und brennendes Urinieren. Die Damm-Region ist so empfindlich, daß der Patient nur mit WEIT GESPREIZTEN BEINEN GEHEN kann.
K Harnverhaltung aufgrund hartnäckiger Verstopfung
K Asthma oder Atemnot, wenn der Patient nur im Stehen atmen kann; möchte Fenster und Türen offen haben.
K „Es ist das Heilmittel par excellence, um die Behandlung einer Gonorrhoe zu beginnen." [*Nash*]

Cann-s.

K Verrenkung der Patella beim Treppensteigen
K Gonorrhoische Augenentzündung
K Leukorrhoe bei kleinen Mädchen
K Asthma & Blasenprobleme

REPERTORIUM

GEMÜT: *Furcht*, Magen, aufsteigend vom [2]. *Merkwürdig*, sonderbar, Stimmen erscheinen [3/1]. *Fehler*, Schreibem beim, läßt Worte aus [2]; wiederholt Worte [2]. *Sprache*, verworren, unzusammenhängend [2]. *Spucken*, Verlangen zu [2]
KOPF: *Wasser*, Gefühl von kaltem W., das auf den Kopf tropft [1/2]. *Schmerz*, als würde sich der Kopf öffnen und schließen [2]
ÄUSSERER HALS: *Torticollis*, Kinn wird zum Brustbein herabgezogen [2/1]
REKTUM: *Zusammenschnürung*, Urinieren, zum Ende des Urinierens [2/1]. *Stuhldrang*, Verlangen nach Stuhlgang, plötzliches, nach Stuhlgang [2/1]; Urinieren, nach [2/1]
HARNBLASE: *Schmerz*, Blasenhals, am Ende des Urinierens [2]. *Urinieren*, Dysurie, so schmerzhaft, daß er vor Qual im Zimmer herumspringt [2]; Dysurie, spasmodischer Verschluß des Sphinkters am Ende des Urinierens [2/1]. *Urinieren*, gabelter Strahl [2]
HARNRÖHRE: *Schmerz*, Meatus, erstreckt sich die Harnröhre hinauf nach hinten [3]; brennend, Urinieren, zum Ende des Urinierens [2]; reißend, in Zickzacklinien [2]; stechend [2]
MÄNNLICHES GENITAL: *Sexuelles Verlangen* vermehrt, wie Priapismus [3]
WEIBLICHES GENITAL: *Leukorrhoe*, bei kleinen Mädchen [2]
KEHLKOPF: *Schleim*, Trachea, morgens [2]; Auszuwerfen ist schwierig [2; *Caust.*]
ATMUNG: *Atemnot*, will, daß Türen und Fenster offen sind [2]; muß am offenen [2; *Chel.*]
AUSWURF: *Fest*, zäh, morgens [2]
BRUST: *Herzklopfen*, Bewegung, Bücken [2]

SPEISEN UND GETRÄNKE

ABNEIGUNG: Fleisch [2]

KERN DES MITTELS

1. Urethritis und Zystitis mit Wundheitsgefühl von Harnröhre oder Dammregion, veranlaßt den Patienten, mit weit gespreizten Beinen zu gehen.
2. Verschluß des Blasensphinkters oder Zusammenschnürung des Rektums am Ende des Urinierens
3. Starkes sexuelles Verlangen
4. Gefühl von kalten Wassertropfen, die auf verschiedene Körperteile oder von diesen herabfallen
5. Dyspnoe > Stehen; möchte Türen und Fenster geöffnet haben.

EIGENE NOTIZEN:

Canth.

CANTHARIS VESICATORIA
Spanische Fliege   *Canth.*

REGION
Schleimhäute und SERÖSE HÄUTE [HARNORGANE; *Harnblase*, Rachen; Gehirn; Pleura; *unterer Darmabschnitt*]. Podum adami [Adamsapfel]. Haut. * RECHTE SEITE

MODALITÄTEN
VERSCHLIMMERUNG: URINIEREN; vor, während und nach. *Trinken*; kaltes. *Glänzende Gegenstände. Geräusch von Wasser.* Kehlkopf. Kaffee. Der Anblick fließenden Wassers. Annäherung. Hitze. Nachts
BESSERUNG: Wärme. Ruhe. REIBEN. Kälte oder kalte Anwendungen. Ruhiges Liegen auf dem Rücken

LEITSYMPTOME

G Die leichteste Berührung oder Annäherung < die geistigen Symptome [Raserei, Unbehagen, Ruhelosigkeit, Kummer, Unzufriedenheit, Schimpfen, Verlangen zu beißen, Fluchen]
G „Der Knabe zupft häufig an den Genitalien." [*Farrington*]

A > REIBEN
A BRENNEN [Mund, Hals, Magen, Kehlkopf, Brust, Abdomen, Ovarien]
A Übermäßiges SEXUELLES VERLANGEN; gesteigertes sexuelles Verlangen [Nymphomanie oder lästige Erektionen] WÄHREND ZYSTITIS. „Die Gedanken gehen oft zu Dingen, auf die die entzündeten Teile hindeuten. Die Blase und die Geschlechtsteile sind entzündet und die Reizung und der Blutandrang in diesen Teilen erwecken oft den Geschlechtstrieb, so daß es

Canth.

zu sexuellen Gedanken und sexueller Raserei kommt." *[Kent]*. Satyriasis [= extrem gesteigertes heterosexuelles Verlangen beim Mann], das Verlangen stört den Schlaf.
A < während Koitus [2]
A Allgemeine Hyperästhesie [z.B. Brennen der Haut bei Berührung]
A Brandwunden und Verbrühungen mit heftigem Brennen und schneller Bläschenbildung
A Schnell fortschreitende und ZERSTÖRENDE Entzündungen. „Es ruft einen Zustand von Schmerz und Erregung hervor, wie wir ihn bei keinem anderen Mittel finden." *[Kent]*. Gangränöse Entzündungen
A Wässrige Absonderungen, die die Haut so stark wundmachen und verätzen, daß sie wie verbrüht aussieht.
A Beschwerden von Magen, Leber, Abdomen und Blase < Trinken von KAFFEE
A Brennender Durst, aber Abneigung GEGEN GETRÄNKE
A „Fördert die Fruchtbarkeit und die Austreibung von Molen, der Plazenta, von abgestorbenen Feten und Fremdkörpern aus dem Uterus." *[Mathur]*
A Schwäche > alkoholische Getränke [2]

K HEFTIGER BRENNENDER SCHMERZ in Blase, Blasenhals und Harnröhre & ständiger unerträglicher DRANG; vor, während und nach der Miktion]. Schmerz in der Blase < Trinken, sogar einer kleinen Menge Wassers, oder durch Kaffeetrinken. „Der brennende Schmerz und der unerträgliche Harndrang sind der Leitfaden von *Canth.* bei **allen** entzündlichen Prozessen." *[Allen]*
K Miktion TROPFENWEISE [Harnzwang, der Urin wird Tropfen für Tropfen hinausgepreßt] mit heftigen BRENNENDEN und SCHNEIDENDEN Schmerzen
K Erythem durch Aufenthalt in der Sonne [brennende Schmerzen und vor der Blasenbildung]
K Heftige Krämpfe durch Berührung des Kehlkopfes, beim Anblick von glänzenden Gegenständen und von Wasser [Hydrophobie]

REPERTORIUM

GEMÜT: *Delirium*, Schreien, Hilfe um [2/1]. *Furcht*, Spiegeln im Zimmer, vor [2]. *Unverschämtheit* [2]. *Unzüchtig* [2]. *Spricht*, Toten, mit [1]
KOPF: *Haarausfall*, Entbindung, nach [2]. *Schmerz*, brennend, Gehirn in Flammen stehen, brennen; als würde das [2]
OHR: *Hitze*, ausströmender Hitze, Gefühl von [2]
GESICHT: *Farbe*, rot, Bücken, beim [2, *Bell.*]. *Ausdruck* erschreckt [2]
MUND: *Farbe*, Zunge, rot, feuerrot [2]
REKTUM: *Schmerz*, brennend, Diarrhoe, nach [2]. *Stuhldrang*, Urinieren, während [2]
HARNBLASE: *Schmerz*, Trinken < [2/1]; erstreckt sich zur Niere [2]; wund, empfindlich, Bewegung < [2]. *Lähmung*, gewaltsames Zurückhalten des Urins scheint die Blase zu lähmen [2]. *Harndrang*, häufig, bei unterdrückten Menses [2]; vergeblich, beim Schwitzen [2]; Stuhldrang, mit [2]. *Urinieren*, tröpfelnd, unwillkürlich, Menses, während [2, *Cact.*]; unwillkürlich, Erbrechen, beim [2]

Canth.

NIEREN: *Schmerz*, Harndrang, bei [2]
HARNRÖHRE: *Schmerz*, brennend, Koitus nach [2]; Koitus während [2]; Erektionen, während [2]
URIN: *Brennend*, Menses, vor [2]
WEIBLICHES GENITAL: *Leukorrhoe*, Masturbation, durch [2]; sexuelle Erregung, durch [2]
BRUST: *Völlegefühl*, nach Kaffee [2/1]
SCHWEISS: *Geruch* nach Urin [3]
HAUT: *Brennen*, Berührung, bei [2]. *Geschwüriger* Schmerz bei Berührung [2/1]
ALLGEMEINES: *Schwäche*, alkoholische Getränke > [2]

SPEISEN UND GETRÄNKE

ABNEIGUNG: Getränke [2], Speisen [2], Tabak [2], Wasser [2], kaltes Wasser [1]
VERLANGEN: Fleisch [1]
VERSCHLIMMERT DURCH: Kaffee [3], kalte Getränke [3], kalte Speisen [1], warme Speisen [1], Wasser [1]
BESSERUNG: Kaffee [1], Alkohol [1]

KERN DES MITTELS

1. Brennende und/oder schneidende Schmerzen: vor, während und nach dem Urinieren. Miktion tropfenweise
2. Blasensymptome & übermäßiges sexuelles Verlangen
3. < Kaffee; < Wasser; < glänzende Gegenstände
4. Schnelle und zerstörende Entzündungen
5. Heftiges Brennen und heftiges Verhalten

EIGENE NOTIZEN:

Caps.

CAPSICUM
Cayenne-Pfeffer *Caps.*

REGION
SCHLEIMHÄUTE. INNERER HALS. *Nieren.* Knochen. Mastoid. Blut. * LINKE SEITE

MODALITÄTEN
<u>VERSCHLIMMERUNG</u>: GERINGSTER LUFTZUG. KÄLTE [LUFT; Wasser]. Abdecken, Feuchtigkeit. Baden. Leerschlucken. *Trinken.* Nach dem Essen. Trinker. Abends. Bei Beginn der Bewegung. Im Freien. *Linke Seite*
<u>BESSERUNG</u>: Fortgesetzte Bewegung. Hitze. Beim Essen

LEITSYMPTOME

G Abneigung gegen eine ÄNDERUNG DER TÄGLICHEN ROUTINE; HEIMWEH. Beschwerden durch Heimweh, Umzug, Umzug in ein anderes Land etc. Schlaflosigkeit durch Heimweh „Nostalgie; lebt vollkommen in der Vergangenheit, sehnt sich nach der Vergangenheit." [*Morrison*]
G Überempfindlich; leicht beleidigt. „Menschen, die zu Heiterkeit neigen und sich trotzdem wegen Kleinigkeiten erzürnen." [*Allen*]
G FURCHT vor dem leichtesten LUFTZUG

A MANGEL AN LEBENSWÄRME, PLUMP, TRÄGE, FETT [Tendenz zu Fettleibigkeit]. Menschen mit roten Wangen
A < KÄLTE im allgemeinen
A < Beginn der Bewegung [3]; > fortgesetzte Bewegung [3]; > Bewegung der betroffenen Teile [3]; beim Beginn des Gehens [3]; > Gehen [3]
A ERSCHLAFFUNG der Muskulatur
A BRENNENDE SCHMERZEN: Zungenspitze, innerer Hals, Magen, Stuhl, Hämorrhoiden, Prostata; **nicht** > Hitze; Brennen wie von Pfeffer
A Verlangen nach SCHARFEN Dingen und nach Kaffee, aber Kaffee <.
A Beschwerden & Brennen der Schleimhäute
A Schwer zu stimulierender Organismus; Reaktionsmangel
A *Schüttelfrost bei den Schmerzen*
A Bei HUSTEN SCHMERZ AN ENTFERNTEN STELLEN [Blase, Oberschenkel, Hüften, Knie, Beine, Ohren, Rücken, Nacken]

Caps.

K Gesicht und Nase rot, bei Berührung aber kalt [falsche Plethora] „Rotbäckige Kinder von Biertrinkern und Pfefferessern." [*Kent*]. „Das Gesicht ist von einem feinen Kapillarsystem durchzogen." [*Mathur*]
K Schaudern beim Trinken von kaltem Wasser
K Übler Mundgeruch beim Husten
K Chronische Halsentzündung bei Rauchern und Trinkern
K Kälte zwischen den Schulterblättern
K Chronische Eiterung des Mittelohrs; Beteiligung des Mastoids. Mastoid ist sehr empfindlich gegen Berührung.

REPERTORIUM

GEMÜT: *Eleganz*, Mangel an [3]. *Langeweile*, Heimweh mit [2; Alum.]. *Furcht*, Tadel vor [1;1]. *Heimweh*, roten Wangen, mit [2/1]. *Eigensinnig*, Kinder, frostig, widerspenstig und ungeschickt [2/1]
KOPF: *Luft oder Wind*, empfindlich gegen Luftzug [2]. *Schmerz*, Baden, bei kaltem Baden [2]; *berstend*, beim Husten [3]
AUGEN: *Tränenfluß*, Husten, bei Keuchhusten [2]
OHR: *Karies*, drohende, Processus mastoideus [3]. *Schmerz* beim Husten [2]
HÖREN: *Überempfindliches* Gehör, bei Schüttelfrost [3], in der Hitze [3], Geräusche, gegen, beim Schwitzen [3/1]
NASE: *Absonderung*, zäh, Choanen aus den [3]
GESICHT: *Farbe*, rot, ohne Fieber [3; **Ferr.**]. *Schmerz*, Schlaf, Einschlafen, beim [2]
INNERER HALS: *Schmerz*, Schlucken, wenn er nicht schluckt [3]
MAGEN: *Kälte*, eisige [3]. *Sodbrennen*, Schwangerschaft, in der [2]. *Übelkeit*, Kaffee nach [2]
REKTUM: *Diarrhoe*, durch kalten Luftstrom auf den Bauch [3]. *Hämorrhoiden*, Schwangerschaft, in der [2]. *Schmerz*, brennend, in der Schwangerschaft [2/1]
HARNBLASE: *Harnverhaltung*, Anstrengung, nach [3]
RÜCKEN: *Schmerz*, Zervikalregion, Husten, beim [2; *Bell.*]
EXTREMITÄTEN: *Kälte*, Finger, Fingerspitzen [2]

SPEISEN UND GETRÄNKE

VERLANGEN: Alkohol [3], Pfeffer [3], Kaffee [2], kalte Getränke [2], Stimulanzien [2], stark gewürzte Speisen [1], flüssige Speisen [1], pikante, scharfe Dinge [1]
VERSCHLIMMERUNG DURCH: Kaffee [2] [Übelkeit]; Alkohol [1], kalte Getränke [1], heiße Speisen [1]

KERN DES MITTELS

1. Mangel an Lebenswärme, schwerfällig, unsauber und träge
2. < kalte Luft. < Luftzug

Carb-an.

3. Heimweh; => Schlaflosigkeit, Melancholie, Langeweile. Abneigung dagegen, die tägliche Routine zu verändern [vergleiche: Furcht, getadelt zu werden]. Beschwerden nach Umzug, Ortswechsel etc.
4. Schmerz an entfernten Stellen beim Husten
5. Brennende Schmerzen, nicht > durch Hitze
6. < Beginn der Bewegung; > fortgesetzte Bewegung

EIGENE NOTIZEN:

CARBO ANIMALIS
Tierkohle *Carb-an.*

REGION
ERNÄHRUNG. *Drüsen.* KLEINE BLUTGEFÄSSE

MODALITÄTEN
<u>VERSCHLIMMERUNG</u>: Geringe Ursachen [geringes Entblößen; Verstauchungen; Heben; Erkälten]. BEIM ESSEN. *Trockene, kalte Luft.* Rasieren. Bei alten Menschen. Nach Menses; während Menses. Geringste Berührung. Liegen auf der rechten Seite. Fette Speisen. Milch
<u>BESSERUNG</u>: Legen der Hand auf das betroffene Körperteil. Reiben der Augen. Warmes Zimmer

LEITSYMPTOME

G Alte Menschen mit einer starken SEHNSUCHT nach der VERGANGENHEIT; sie genießen das moderne Leben nicht. „Früher war alles besser." „Als ich jung war..." Heimweh. Verlassenheitsgefühl. Alles ist merkwürdig. Jammern. Verdrießliche Stimmung [*Whitmont*].

A Kraftlose Menschen mit einem Mangel an Lebenswärme
A Langsame und schmerzhafte Prozesse & Verhärtung und Brennen wie Feuer; oder drohende Malignität. Krebserkrankungen [Drüsenverhärtungen: Hals, Achseln, Leisten, Brüste; bren

Carb-an.

nende, schneidende, lanzinierende Schmerzen]. „In erster Linie einsetzbar in hoffnungslosen Situationen und bei malignen Zuständen." [*Morrison*]

A Uterusbeschwerden, sehr ähnlich *Sepia* [beide Mittel haben einen gelblich-braunen Sattel quer über der Nase, Schwäche, abwärtsdrängende Schmerzen im Uterus und ein Leeregefühl, ein Gefühl der Hinfälligkeit im Magen, das **nicht** besser durch Essen wird], aber mit MALIGNITÄT. „Bei allen Frauenleiden ist die Patientin extrem erschöpft; sie kann kaum aufstehen." [*Lippe*]

A FAULIGE, scharfe Absonderungen. Faulige, erschöpfende Schweiße nachts, färben die Wäsche gelb.

A „Reaktionsmangel – sie reagieren nicht auf homöopathische Mittel." [*Mathur*]

A „Alte Menschen, mit erweiterten Venen und trägem Kreislauf, die an Zyanose und großer Schwäche leiden." [*Mathur*]

A Schwäche aufgrund von Blutverlust [*Chin.*] oder durch Schwitzen; schlimme Folgen einer erschöpfenden Krankheit. Schwäche bei STILLENDEN FRAUEN [2]

A Überheben [durch die geringste Last]; Schwäche und leichtes Verrenken von Gelenken

A Extreme Schwäche während und nach Menses, kann kaum sprechen.

A Schmerzen wie WUND, wie GEPRELLT [besonders der Drüsen]

A STRECKEN während Menses [2/1]

K Die KNÖCHEL drehen sich beim Gehen nach innen.

K Extreme AUFTREIBUNG des Abdomens, mit großer Gasansammlung [< Hinlegen], nach BAUCHOPERATIONEN. [Nach *Tyler* das beste Mittel für diese Indikation]

K Leeres, flaues Gefühl im Magen [**nicht** gebessert durch Essen] während und nach dem Stillen

K Große Verdauungsschwäche [ein sehr wertvolles Mittel für eine große Anzahl von Verdauungsbeschwerden] [*Lippe*]

K Akne rosacea mit unansehnlichen Narben

REPERTORIUM

GEMÜT: *Zorn*, Verdruß, über früheren [2]. *Furcht*, Schließen der Augen, beim [2]
SCHWINDEL: *Rasieren*, nach dem [2/1]
KOPF: *Hautausschläge*, kupferfarben [2]. *Schmerz*, Scheitel, Wetter, bei nassem [2/1]; drükkend, Nasenbluten, vor [2/1]
AUGEN: *Katarakt*, senil, Altersstar [2; Sec.]. *Lose*, locker, Gefühl wie [2/1]
SEHEN: *Netz* vor den Augen [2], schwimmt vor den Augen [2/1]
OHR: *Geräusche*, Schneuzen der Nase, beim [2]; Klingeln, Schneuzen der Nase, beim [2]
HÖREN: *Halluzinationen*, Welt, als käme der Ton aus einer anderen [3/1]. *Schwerhörig*, verwechselt Geräusche [3]; Richtung der Ton kommt, kann nicht sagen, aus welcher [2/1]
NASE: *Farbe*, Röte, schmerzhaft bei Berührung [2]. *Spannung*, Nasenspitze [2/1]
GESICHT: *Hautausschläge*, kupferfarben [3]; Stirn [2]; Nase [2/1]. *Sattel* quer über der Nase [2]

Carb-an.

MAGEN: *Kälte*, Essen, nach [2]. *Leeregefühl*, Stillen, nach dem [22]. *Übelkeit*, Fleisch, nach [2]
WEIBLICHES GENITAL: *Verhärtung*, Ovarien, rechts [2]; Uterus, Os uteri [2]. *Leukorrhoe*, gelb, färbt die Wäsche [2]
HUSTEN: *Liegen*, Seite, auf der, rechten, auf der, nachts [2/1]
BRUST: *Verhärtung*, Achseldrüsen [3]. *Knoten*, empfindliche [3]
RÜCKEN: *Verletzungen* des Rückgrats, Steißbein [2]. *Schmerz*, Lumbalregion, Auftreten, beim [2]; Steißbein, Liegen, beim [2/1]; brennend, Steißbein, Berührung, bei [2]; empfindlich und wie wund, Steißbein, Verletzung, durch [22]
EXTREMITÄTEN: *Lahmheit*, Oberschenkel, Menses, während [2/1]. *Gefühllosigkeit*, Beine, Übereinanderlegen der Beine, beim [2], liegt, auf denen er [2]. *Steifheit*, Gelenke, Aufstehen, beim [2]
SCHLAF: *Gestört*, Visionen, Phantasiebilder, durch, schreckliche [2]
SCHWEISS: *Mitternacht*, nach, 4.00 Uhr, Schlaf, im [2]
HAUT: *Narben*, schmerzhaft, brennend [2]; stechend, fein [2]
ALLGEMEINES: *Krebsleiden*, Drüsen, der [3; *Aur-m.*; **Con.**]. *Schwäche*, Heben einer Last, durch [3/1], Menses, während, sprechen, kann kaum [2], stillenden Frauen, bei [2]

SPEISEN UND GETRÄNKE

ABNEIGUNG: Fette und reichhaltige Speisen [2], Tabak [2], Getränke [1], Rauchen [1]
VERLANGEN: Whisky [2], Alkohol [1], Erfrischendes [1], Sauerkraut [1], Rauchen [1], saure Speisen [1], Stärkungsmittel [1], Gemüse [1]
VERSCHLIMMERUNG: Rauchen [2], Brot [1], Butterbrot [1], Butter [1], kalte Getränke [1], Fett [1], Fisch [1], Fleisch [1], Milch [1], reichhaltige Speisen [1], Wein [1]

KERN DES MITTELS

1. Sehnsucht nach der Vergangenheit [bei alten Menschen]. Kommt mit dem modernen Leben nicht zurecht [„alles ist sonderbar"]. Heimweh. Verlassenheitsgefühl
2. Krebsleiden, besonders von Drüsen und Gebärmutterhals, entwickeln sich langsam.
3. Faulige, erschöpfende Absonderungen; Schwitzen < nachts
4. Schwäche und Kraftlosigkeit
5. Große Verdauungsschwäche

EIGENE NOTIZEN:

Carb-v.

CARBO VEGETABILIS
Holzkohle   Carb-v.

REGION
SCHLEIMHÄUTE [VERDAUUNGSTRAKT, MAGEN], HERZ [VENÖSER KREISLAUF, Blut], Hinterkopf, * Linke Seite

MODALITÄTEN
VERSCHLIMMERUNG: WÄRME, ENTLEERUNGEN [Flüssigkeitsverlust]. *Abkühlung.* ERSCHÖPFENDE KRANKHEITEN. Im Alter. AUSSCHWEIFUNGEN. *Reichhaltige Speisen.* SCHWELGEREI. Überheben. Druck der Kleidung. Wetter [extreme Temperaturen, kalte Nachtluft, frostiges Wetter; warmes, feuchtes Wetter]. Kalte Luft. Wind am Kopf. Unterdrückung [von Ausscheidungen]. Flatus. Butter, Schweinefleisch, fette Speisen. Mißbrauch von Chinin. Weinbrand, Quecksilber. Lautes Singen und Lesen. Nach der Menses. Hinlegen. Morgens. Nachts. Vor dem Einschlafen. Aufstehen vom Bett. Gehen im Freien
BESSERUNG: AUFSTOSSEN. Kühle Luft. Hochlegen der Füße. Abgehende Winde. *Zufächeln von Luft.* Kleidung um die Taille lockern. Hinlegen

LEITSYMPTOME

G „Auf der mentalen und emotionalen Ebene zeigt sich die asthenische Veranlagung auf unterschiedliche Weise. Der Patient ist lustlos, gleichgültig, träge, faul, viel zu schwerfällig, um an irgend etwas Interesse zu haben, kann aber auch reizbar und leicht erregt sein, mit wechselnder Stimmung. Letzteres Stadium zeigt sich hauptsächlich am Abend oder nach dem Abendessen. Abneigung gegen Dunkelheit. Die Angst im Dunkeln kann so stark sein, daß der Patient es nicht wagt, sich hinzulegen und die Augen zu schließen. Ein auffallendes Charakteristikum ist die Furcht vor Geistern." [Gibson]
G TRÄGHEIT, Unentschlossenheit
G Angst im DUNKELN

A < VOR DEM SCHLAF
A WENIG Vitalität, Erschöpfung mit kalter und feucht-klammer Haut; Kollaps. Personen, die sich nie ganz von einer erschöpfenden Krankheit, Blutverlusten, Verletzungen erholt haben
A Verlangen nach FRISCHER LUFT
A Möchte Luft ZUGEFÄCHELT bekommen; Verlangen nach frischer Luft. Dem chronischen *Carb-v.*-Patient mangelt es an Lebenswärme.
A < WARMES FEUCHTES WETTER. < Sommer [2], < in der Sonne [2]
A EISIGE KÄLTE des ganzen Körpers, besonders von Nase, Händen, Füßen und Knien. Kalte Haut, kalter Atem

Carb-v.

A Kann keine ENGE KLEIDUNG um die Taille und das Abdomen ertragen.
A Gefühl, als würde das Blut STAGNIEREN [2]
A KRAMPFADERN – blau [2, *Lycps.*], wie ein Netz unter der Haut [2]
A „Onanieren im Schlaf" [*Guernsey*]
A Beschwerden & VERDAUUNGSSTÖRUNGEN [Magenverstimmung, Übelkeit, Aufstoßen, Flatulenz, Magenschmerzen, Völlegefühl]. Die Verdauung wird leicht gestört. „Personen, die auf jede Unregelmäßigkeit in ihrer Diät empfindlich reagieren" [*Mathur*]

K EXTREME FLATULENZ, besonders im oberen Abdomen und Magen. Eines der am meisten aufgeblähten Mittel. AUFSTOSSEN bessert vorübergehend.
K Inneres Brennen & äußere Kälte
K FETT- und MILCHUNVERTRÄGLICHKEIT
K Allgemeine SCHWERFÄLLIGKEIT, träge Verdauung, träger Kreislauf
K ZYANOSE, Asthma & blaue Haut
K LEICHTE Sättigung, Völlegefühl nach kleinen Mahlzeiten
K Akute Beschwerden nach erschöpfenden Krankheiten
K „Üble Folgen von übermäßigem Weingenuß am Vortag" [MORGENDLICHER ALKOHOL-„KATER"] [*Lippe*]
K Lebensmittelvergiftung
K „SCHOCK nach Operationen, kalter Körper, blasses Gesicht, kalter Atem, reichlich feuchtkalter Schweiß und Verlangen, Luft zugefächelt zu bekommen" [*Mathur*]
K Gefühl von VÖLLE [in Magen und Abdomen], stört beim Atmen.
K Heiserkeit abends
K Berstendes Gefühl im Magen nach Essen oder Trinken
K Haarausfall nach der Entbindung
K „Asthma nach Masern oder Keuchhusten in der Kindheit" [*Mathur*]
K Chronische Heiserkeit nach akuten Infektionen der Luftwege [Schnupfen, Bronchitis]
K Metastasen von Mumps in Mammae oder Hoden
K „Otorrhoe als Folge von Masern oder Scharlach" [*Kent*]
K Asthma oder Dyspnoe & Gallenblasenprobleme; Asthma oder Dyspnoe & Zwerchfellhernie; Asthma oder Dyspnoe in den letzten Schwangerschaftsmonaten [als Folge von vermehrtem Druck im Abdomen durch den wachsenden Fötus] [*Ghegas*]
K Asthma & blaue Haut. Asthma < Liegen, möchte Türen und Fenster offen haben, > Aufstoßen

REPERTORIUM

GEMÜT: <u>Angst</u>, Schließen der Augen beim [3; *Mag-m*]; Essen, beim [2]; nach [2]; Fremden, in Gegenwart von [2]. <u>Stumpfheit</u>, feuchte Luft, von [2]. <u>Furcht</u> vor Unfällen [2]. <u>Schüchternheit</u> bei öffentlichen Auftritten [2]
KOPF: <u>Kälte</u>, durch Erhitzung [3]. <u>Kalte</u> Luft, Kopf empfindlich beim Gehen in [3/1]. <u>Zusammenschnürung</u>, Druck des Hutes < [3/1], bei Erhitzung [3/1], Entblößen des Kopfes >

[2/1], im warmen Zimmer [2/5]. *Schmerz*, Dunkelheit < [2/6]; durch fette Speisen [2]; nach Masern [2]; Menses, nach Aussetzen der [2/7]; Hinterkopf, beim Treppensteigen [2/7]; Beugen des Kopfes nach hinten [2]; Luft zufächeln > [2]; Ofenhitze < [2], durch Erhitzung [3]
AUGEN: *Entzündung* nach Masern [2/5]
HÖREN: *Schwerhörig* nach Masern [2/8]
NASE: *Schnupfen* durch Überhitzung [2]. *Nasenbluten*, morgens im Bett [2/6]; bei Trinkern [2/5]; Erschütterung, durch [2], alten Menschen, bei [2]; Stuhlgang, nach Pressen, beim [2/1]. *Schmerz*, erstreckt sich zu den Choanen, beim Husten [2/1], Schlucken [2/1], Schneuzen der Nase [2/1]. *Krampfadern* [2]
GESICHT: *Kälte* bei Kopfschmerzen [2/4]; mit Schmerz im Hinterkopf [2/1]. *Farbe*, rot, Wein, das blasse Gesicht wird rot nach [2, *Ferr.*]. *Hitze* bei Angst [3/2]
MUND: *Bluten*, Zahnfleisch, beim Saugen daran [3/7]
MAGEN: *Auftreibung*, Aufstoßen > [3]. *Aufstoßen* nach Butter [3]; nach gehaltvollen Speisen [3]. *Verdauungsstörungen* nach Eiscreme [2/4]. *Übelkeit* durch Suppe [2/4]; in der Sonnenhitze [2/1]. *Schmerz*, nach blähenden Speisen [2/1]; durch Milchfluß [2/2]; brennend erstreckt sich zum Rücken [2/1]
ABDOMEN: *Auftreibung*, Aufstoßen > [2/4]; nach dem Trinken [2]; nach Stuhlgang [2]. *Leeregefühl*, Aufstoßen > [2/4]. *Flatulenz*, hier und da [2, **Lyc**.]
REKTUM: *Diarrhoe* nach kalten Getränken im Sommer [2/4]; nach Eiscreme [2]; nach Masern [2/4]. *Flatus*, morgens beim Erwachen [2/3]
WEIBLICHES GENITAL: *Menses*, übelriechend, kräftig [3/4]; scharf [2/1]
KEHLKOPF: *Katarrh* nach Masern [2/1]. *Stimme*, Heiserkeit nach Krupp [2]; Wetter, bei nassem [2/6]; bei naßkaltem [2/6]; nach Masern [2/4]
ATMUNG: *Asthma*, kalte Luft > [2/5]; nach Masern [2/2]; Wetter, warmem, nassem bei [2/3]; Asthmaanfälle im Winter [2/3]. *Atemnot*, Schließen der Augen, beim [2]; Aufstoßen > [3/4], durch Blähungen [3]
EXTREMITÄTEN: *Völle*, der Unterschenkel, beim Herunterhängenlassen [3/1]
SCHLAF: *Erwachen*, durch Kälte der Glieder [3/1]
SCHWEISS: *Angst*, bei, nachts [2/4]; *Essen*, nach dem Frühstück [2/2]

SPEISEN UND GETRÄNKE

ABNEIGUNG: Gehaltvolle und fette Speisen [2], Fleisch [2], fettes Fleisch [2], Milch [2], Salziges [2], Butter [1], Kaffee [1]
VERLANGEN: Salziges [3], Kaffee [2], saure Speisen [2], Süßigkeiten [2], Salz + Süßigkeiten [1], Tabak [1], warme Getränke [1]
VERSCHLIMMERT DURCH: Butter [3], Fett [3], Schweinefleisch [3], gehaltvolle Speisen [3], kalte Getränke [2], kalte Speisen [2], verdorbener Fisch [2], Gefrorenes [2], Obst [2], verdorbenes Fleisch [2], Milch [2], Salz [2], warme Speisen [2], Bier [1], Erbsen und Bohnen [1], Kaffee [1], Fisch [1], blähende Speisen [1], heiße Speisen [1], Eiscreme [1], Zwiebeln [1], Gebäck [1], Salat [1], Sauerkraut [1], Suppe [1]

Carc.

KERN DES MITTELS

1. Geringe Vitalität, Schwerfälligkeit, Trägheit, Kälte. Mangelhafte Oxydation. Trägheit & Unentschlossenheit
2. Verlangen nach frischer Luft [will zugefächelt bekommen]. < feuchtwarmes Wetter [schwüles Wetter]
3. Eisige Kälte der Extremitäten, blaue Verfärbung. Gefühl, als würde das Blut stagnieren
4. Extreme Flatulenz, Völlegefühl, vorübergehend besser durch Aufstoßen
5. Kann keine enge Kleidung um die Taille herum ertragen.
6. Nie wieder ganz erholt nach einer erschöpfenden Krankheit, Blutverlust, langem Stillen etc.

EIGENE NOTIZEN:

CARCINOSINUM
Krebsnosode   *Carc.*

REGION
In 95 % der Fälle wird *Carc.* auf Grund von Gemüts- und Allgemeinsymptomen verordnet.

MODALITÄTEN
VERSCHLIMMERUNG: Am Meer. Kurzer Schlaf. Während Sturm, Gewitter. Impfung. Gewölbe, Keller. Beim Herannahen eines Sturmes. Körperliche Anstrengung. Neumond. Baden im Meer. Entkleiden
BESSERUNG: ABENDS. *Am Meer. Im Freien. Beschäftigung.* Körperliche Anstrengung. Liegen in Knie-Ellenbogen-Lage. Beim Herannahen eines Sturmes. In der Natur. Heiße Getränke. Vollmond. Neumond. Ruhe

Carc.

LEITSYMPTOME

G „SEHR EMPFINDSAME, gefühlvolle Menschen, sie reagieren empfindslich auf Musik, auf die Umgebung, sind empfänglich für Naturerscheinungen – wie z.b. Gewitter. ROMANTISCHE Menschen, die sanftes, gedämpftes Licht, Abendessen bei Kerzenschein lieben."
[Kokelenberg & Dockx]
G HEIKEL, PINGELIG, sehr PERFEKTIONISTISCH. „Man kann es ihm nie recht machen. Dies hat etwas mit ihrer Erziehung zu tun, die gewöhnlich sehr streng war. Bei Carc.-Patienten wird man in der Regel hören, daß sie in der Vergangenheit dominiert wurden, von fordernden Eltern, fordernden Partnern, oder sie mußten zu viel Verantwortung in jungen Jahren tragen." Bei Patienten mit sehr starker Selbstkontrolle
G MITFÜHLEND; Angst um andere. Herzlich, liebevoll
G Empfindlich gegenüber Tadel, Ermahnung verschlimmert. Weinen durch Ermahnung
G ERWARTUNGSSPANNUNG; Beschwerden durch Erwartungsspannung
G LIEBT es zu TANZEN.
G LIEBE zu TIEREN
G Fröhlich während Gewitter
G Verlangen zu REISEN
G Widerspruch verschlimmert; Eigensinn; zurückgebliebene Kinder, Problemkinder, geistig gestört
G Wahnideen von Märtyrertum: „Sündenbock"
G STARKES PFLICHTGEFÜHL; zu stark; führt zu unangemessenen SCHULDGEFÜHLEN [Gewissensbissen].
G RUHELOSE KINDER mit einem Drang, Dinge zu zerstören, mit DESTRUKTIVEN AUSBRÜCHEN. Ungehorsam; Verweigerung der elterlichen Kontrolle. Tics; Nägelbeißen. WEIGERT SICH, AUTORITÄT zu akzeptieren.
A Im allgemeinen WARMBLÜTIGE Personen
A AM MEER < oder >
A Starkes Verlangen nach BUTTER und Fett [„Nimmt große Mengen Butter, ißt Butter löffelweise." Candegabe]
A Liegen in Knie-Ellenbogen-Lage, welche bessert
A Blaue Skleren und bräunlicher Café-au-lait-Teint, zahlreiche Leberflecke [Foubister]
A Chronische oder lang anhaltende SCHLAFLOSIGKEIT, sogar in der Kindheit
A Familiengeschichte zeigt Krebs, Diabetes, Tuberkulose, oder in der eigenen Vorgeschichte wird eine übertriebene elterliche Kontrolle in der Kindheit, lang anhaltende Furcht oder Unglücklichsein deutlich [in der Kindheit Gefühle von Vernachlässigtwerden, Verzweiflung, Ungeliebt -/Ungewolltsein].
A Nie wieder ganz erholt seit MONONUKLEOSE
A Die Symptome werden teilweise von zwei oder mehreren Polychresten abgedeckt.

Carc.

REPERTORIUM

GEMÜT: *Angst*, andere, um [1]. *Beißen*, Verlangen zu, Nägel [3]. *Fleißig*, arbeitsam, Arbeitswut [1]. *Musik* < [2]; Musik > [1]. *Lesen*, Verlangen [1]. *Empfindlich*, Musik, gegen [1]. *Mitgefühl*, Mitleid [3]; Tieren, mit [1]. *Reisen*, Verlangen nach [2]
KOPF: *Verletzungen* des Kopfes, nach [1]
AUGEN: *Zucken*, Lider [1]; links [1]
NASE: *Schnupfen*, häufig, Tendenz zu [2]; *Absonderung*, wundfressend [1]
GESICHT: *Hautausschläge*, Akne [1]. *Hitze*, Hitzewallungen, Klimakterium, im [1]
INNERER HALS: *Entzündung*, Tonsillen, wiederkehrend [1]
MAGEN: *Erbrechen*, abwechselnd mit Diarrhoe [1]; Erwartungsspannung, durch [1]
MÄNNLICHES GENITAL: *Masturbation*, Neigung zu, Kindern, bei [2]
WEIBLICHES GENITAL: *Masturbation*, Neigung zu [2]
SCHLAF: *Lage*, Bauch, auf dem [1]; genupektoral [2]; Knie, Gesicht ins Kissen gepreßt, und [2]. *Schlaf*, kurzer Schlaf > [1]. *Schlaflosigkeit*, Kindern, bei [3]; gewiegt werden, Kind muß [2]
FIEBER: *Mononukleose*, nach
ALLGEMEINES: *Pneumonie*, in der Vergangenheit [2]. *Tuberkulose* in der Familienanamnese [2]

SPEISEN UND GETRÄNKE

ABNEIGUNG: Fette und gehaltvolle Speisen [2], Obst [2], Milch [2], Salz [2], Eier [1], Süßigkeiten [1]

VERLANGEN: Butter [3], Schokolade [3], Eier [2] [3], Fett [2], fetter Schinken [2], Obst [2], stark gewürzte Speisen [2], Milch [2], Salziges [2], Gewürze [2], Käse [1], kalte Getränke [1], Mehlspeisen [1], Eiscreme [1], Pfeffer [1], rohe Kartoffeln [1], Geräuchertes [1], Zucker [1], Süßigkeiten [1], Essig [1]

KERN DES MITTELS

1. Warmblütig
2. Peinlich genau in Kleinigkeiten, überverantwortlich, übertriebenes Pflichtgefühl
3. Mitfühlend, überempfindlich, sentimental, romantisch. Liebe zu Tieren, Liebe zur Natur
4. Verlangen zu reisen
5. Am Meer > oder <
6. Verlangen nach Butter, Schokolade

EIGENE NOTIZEN:

CAULOPHYLLUM
Blauer Cohosch *Caul.*

REGION
WEIBLICHE ORGANE. NERVEN. *Muskeln. Nacken.* Beine. Kleine Gelenke

MODALITÄTEN
VERSCHLIMMERUNG: *Schwangerschaft*. Unterdrückte Menses. Im Freien. Abends. Kaffee. Bewegung
BESSERUNG: Wärme

LEITSYMPTOME

A Mangel an Lebenswärme
A WANDERNDE SCHMERZEN; ziehend, krampfartig, schießend
A Beschwerden in der Schwangerschaft, bei der Geburt, beim Stillen
A Nervöse und reizbare Frauen; Schwäche, herabhängende Oberlider, kann sie nicht offen halten, muß sie mit den Fingern hochheben [*Gels.*].
A „Spasmodische Beschwerden, Hysterie und Epilepsie, die in der Pubertät, bei Eintritt der Menstruation entstanden sind." [*Mathur*]. Starke Dysmenorrhoe [wandernde, schießende, krampfartige, anfallsweise Schmerzen mit Übelkeit, Erbrechen und Schmerz in der Lumbalregion vor Menses]
A Konvulsionen während Menses [2]
A Rheumatische Beschwerden & gynäkologische Leiden

K RHEUMATISMUS der KLEINEN GELENKE [Hände und Füße]. „Das Schließen der Hände bereitet starke Schmerzen."
K ENTBINDUNG, DIE NICHT VORANKOMMT; die Wehenschmerzen wandern umher [zu den Brüsten], sind schwach oder unregelmäßig; falsche Wehenschmerzen [„Kann bei falschen Wehen in den letzten Schwangerschaftsmonaten angezeigt sein." – *Dewey*]. Verzögerte Wehen aufgrund von Starrheit des Muttermundes. UNERTRÄGLICHE NACHWEHEN [quer über das untere Abdomen, erstrecken sich in die Leisten]. „Sollte während der Wehen eingesetzt werden, wenn die Schmerzen intermittierend, stechend und krampfartig sind und in der Leistengegend, der Blase und den Beinen auftreten; sie sind spasmodisch und fliegen von einer Stelle zur anderen." [*Dewey*]
K Habitueller Abort
K Unvollständige Rückbildung der Gebärmutter nach Abort oder Wochenbett
K Leukorrhoe & braune Flecken an der Stirn [2]

Caul.

REPERTORIUM

SCHWINDEL: *Menses* vor [2], während [1]
KOPF: *Prickelnde* Empfindung, wie Nadeln [1]
GESICHT: *Farbe*, braune, Stirn, Flecken [2]
MUND: *Entzündung*, bei stillenden Frauen [1]. *Geruch*, übelriechend, vor Menses [1]. *Geschmack*, bitter, zu Beginn der Menses [2]
MAGEN: *Übelkeit*, Entbindung, bei der [1]. *Menses*, vor [1]. *Erbrechen*, Menses, vor [1]; bitter, vor Menses [2/1]
HARNBLASE: *Schmerz*, anfallsweise [2]
URIN: *Reichlich*, Amenorrhoe bei [1]
WEIBLICHES GENITAL: *Abort*, Trägheit des Uterus [2], Abort, Schwäche aus [2/1]. *Blutandrang*, Uterus, während Menses [1]. *Zusammenziehen*, Kontraktion, Muttermund, krampfhaft bei der Entbindung [3]; Uterus, vor Menses [1]. *Verlagerung* des Uterus [2]. *Schweregefühl*, Uterus [2]. *Metrorrhagie*, Geburt, während und nach [1], passiv [1], reichlich [1], Plazenta retinierte, durch [1]. *Schmerz*, Uterus, vor Menses [3], anfallsweise [2], krampfartig [3]; Wehen hören auf [2], quälend [2], falsche Wehen [3], unterbrochen [2], unregelmäßig [2], kurz [2], spasmodisch [3], unterdrückt und ungenügend [1], schwach [2]. *Rigidität*, Os uteri, während der Entbindung [3]. *Subinvolutio* [2]
RÜCKEN: *Schmerz*, Lumbalregion, vor Menses [2]
EXTREMITÄTEN: *Knacken*, in den Gelenken, beim Drehen [1/1], beim Gehen [1]. *Schmerz*, Gelenke, kleine Gelenke, Menses >, nach den [2/1]; Finger, rheumatisch [2]; Beine, Menses, vor [2], wandernd [2]. *Schwellung*, Fingergelenke [2]

SPEISEN UND GETRÄNKE
VERSCHLIMMERUNG: Kaffee [1]

KERN DES MITTELS

1. Beschwerden in der Schwangerschaft, bei der Geburt und beim Milcheinschuß/Stillen
2. Extrem schmerzhafte, unwirksame oder falsche Wehen; wandernd, hin- und herspringend
3. Abortneigung. Unerträgliche Nachwehen
4. Spasmodische Beschwerden seit der Menarche. Starke Dysmenorrhoe. Ausfluß
5. Rheumatismus der kleinen Gelenke; kann mit der Menstruation in Zusammenhang stehen.

EIGENE NOTIZEN:

CAUSTICUM
Ätzstoff, Hahnemann-Tinktur   *Caust.*

REGION
NERVEN [*motorische, sensorische*]. MUSKELN [BLASE; KEHLKOPF; Glieder]. Atmung. Haut. Rechte Seite; Gesicht. * Linke Seite

MODALITÄTEN
VERSCHLIMMERUNG: Luft [TROCKEN, KALT; rauh; WIND; *Zugluft*]. Extreme Temperaturen *Bücken*. Unterdrückungen. Kaffee. 3.00 – 4.00 Uhr morgens oder ABENDS. Anstrengung. Klares Wetter. Fahren im Wagen. Beim Schwitzen. Neumond. Naßwerden. Betreten eines warmen Zimmers von draußen
BESSERUNG: KALTE GETRÄNKE. Waschen. *Wärme. Bettwärme*. Sanfte Bewegung. Warme Luft. Feuchtes oder nasses Wetter

LEITSYMPTOME

G ALLMÄHLICHE LÄHMUNG auf drei Ebenen: der EMOTIONALEN, der GEISTIGEN, der KÖRPERLICHEN
EMOTIONALE Ebene: Beschwerden durch KUMMER [großer oder langanhaltender]. Inneres Leid, wird zurückgehalten. Leidet unter den Ungerechtigkeiten in der Gesellschaft. Reaktion: 1. religiöser Fanatismus 2. Anarchistische Auflehnung gegen den „Big Brother" 3. Idealistischer Kampf für eine „bessere Welt", kämpft für eine Sache. Diese Menschen helfen den Unterdrückten und den Armen tatsächlich und reden nicht nur davon.
GEISTIGE Ebene: Starre Ansichten, Gleichgültigkeit gegen die Stimme des Gewissens. Angst, daß etwas passieren wird. Gedächtnisschwäche mit dem typischen Gefühl, als ob er etwas vergessen hätte [geht zurück, um sich zu vergewissern].
KÖRPERLICHE Ebene: Lähmung, Gesichtslähmung [hauptsächlich RECHTSSEITIG]. Blasenlähmung. Lähmung der Stimmbänder, Herabhängen des oberen Augenlids
G WEINT AUS MITGEFÜHL MIT ANDEREN. Leidet mit anderen.
G KANN KEINE UNGERECHTIGKEIT ERTRAGEN: empfindlich gegen Autorität
G Beängstigende VORAHNUNGEN [werden im Kopf gefühlt] < Dämmerung
G Furcht vor DUNKELHEIT
G STOTTERN [aufgrund von Aufregung oder Ärger]

A MANGEL AN LEBENSWÄRME. < kalte Luft [3], < kaltes trockenes Wetter [3]
A > NASSES Wetter [3]. > Baden [2]. > Baden der betroffenen Teile [2]
A < HITZE und KÄLTE [2]

Caust.

A Menses fließt nur während des Tages und hört nachts auf. Bei Leukorrhoe umgekeht – fließt nachts und hört tagsüber auf.
A Konstitutionelle Folgen von Verbrennungen [körperlich **und** emotional]
A Örtliche LÄHMUNGSERSCHEINUNGEN, entwickeln sich allmählich nach einem Anfangsstadium mit Reizbarkeit und Übererregbarkeit, insbesondere rechtsseitig.
A BRENNENDE Schmerzen, wie „rohes Fleisch", „wie von einer offenen Wunde". Empfindung wie von ROHEIT oder WUNDHEIT von Kopfhaut, Hals, Atemtrakt, Rektum, Anus, Harnröhre, Vagina etc. BRENNENDER Schmerz in Körperteilen, die mit der Hand ergriffen werden [3/1].
A KLEINE SCHLUCKE KALTEN WASSERS bessern auch die Gesichtszuckungen und die hysterischen oder epileptischen Konvulsionen.
A Gefühl, als ob MUSKELN und SEHNEN ZU KURZ wären

K UNWILLKÜRLICHER URINABGANG beim NIESEN, HUSTEN, GEHEN und NASEPUTZEN; im ERSTEN SCHLAF, durch KALTWERDEN; > Sitzen. Oder LÄHMUNG der BLASE nach gewaltsamer Urinretention oder nach Überdehnung der Blase
K Trockener, tiefer Husten, ER KANN NICHT TIEF GENUG HUSTEN, um den Schleim herauszubringen; der Schleim schlüpft wieder zurück; < Bettwärme, < Bücken, < kalte Luft, > kleine Schlucke kalten Wassers
K HEISERKEIT morgens, oder nach ÜBERANSTRENGUNG der STIMME
K Verstopfung, Stuhlabgang nur im Stehen
K Ptosis der oberen Augenlider
K WARZEN um die Nägel, auf den Augenlidern, im Gesicht, auf der Nasenspitze
K Abneigung gegen Süßigkeiten; Verlangen nach Geräuchertem; Kaffee <
K Ruhelose Beine abends und nachts, im Bett

REPERTORIUM

GEMÜT: *Beschwerden*, Kummer, Sorgen, durch [2]; Tod der Eltern oder Freunde, durch [3]. *Anarchist* [2; Merc.]. *Sorgen*, Verwandte, um [2]. *Exzentrizität*, politisch [2; Lach.]. *Phantasien*, übertrieben, Dämmerung in der [2/1]. *Furcht*, geschehen, etwas werde, Bettwärme > [2]. *Idealistisch* [2; *Ign.*; *Plat.*]. *Eifersucht,* Weinen mit [1]. *Weinen*, Betrunkenheit, weint oder ist sentimental bei [2; *Lach.*]; Mitgefühl mit anderen, aus [1/2]
KOPF: *Bewegung* des Kopfes, Nicken mit dem Kopf, beim Schreiben [2]
AUGEN: *Schmerz*, brennend, Sand wie durch [3]. *Lähmung*, Oberlid, Kälte durch [3]
SEHEN: *Diplopie*, Blicken beim, oben nach [2/1]
OHREN: *Geräusche*, Widerhall, jedes Geräusch hallt, bei Schwerhörigkeit [3]
HÖREN: *Überempfindlichkeit*, Gehör, Stimme, eigene, scheint sehr laut [2/1]
NASE: *Geschwüre*, Nasenspitze [3]
GESICHT: *Hautausschläge*, Akne, Erhitzen < [2/1]; Akne rosacea, in Gruppen [3/1]; an der Nase [3]. *Lähmung*, Kälte durch [3]; eine Seite [3]; nach Naßwerden [3/1]. *Spannung*, Unterkiefer [3]
MUND: *Sprache*, stotternd, Verdruß, durch [2]

Caust.

INNERER HALS: *Schleim*, muß geschluckt werden [3]
MAGEN: *Verlangen*, Geräuchertes [3]. *Aufstoßen*, sauer, Zucker nach [2; Sulph.]. *Völlegefühl*, Brot nach [3]. *Kalk gelöscht* würde, Gefühl als ob [2]
REKTUM: *Obstipation*, Stuhl geht im Stehen besser ab [3]. *Diarrhoe*, durch kalte Luft auf den Bauch [2]; Fleisch, durch [2]. *Exkoriation*, Rima ani, durch Gehen [3]
HARNBLASE: *Lähmung*, gewaltsames Zurückhalten des Urins scheint die Blase zu lähmen [3]; Überdehnung, nach [3]. *Harnverhaltung*, kalter Luft, durch Einwirkung [2/1]. *Harndrang*, vergeblich, mit Krämpfen im Rektum [2/1]
WEIBLICHES GENITAL: *Koitus*, Abneigung, Leukorrhoe, bei [2/1]. *Menses* reichlich, tagsüber [2]. *Schmerz*, Uterus, Essen, nach dem [2/1]
HUSTEN: *Tief genug* husten, um den Schleim abzulösen, Gefühl, er könne nicht [3]
BRUST: *Hautausschläge*, Brustwarzen, Herpes [3/1]
EXTREMITÄTEN: *Kontraktion*, Handgelenk, Verkürzung der Sehnen [2]. *Knacken*, Knie, Treppen, beim Hinabsteigen [3]; Gehen, beim [3]. *Bewegung*, Schlaf, im [2/1]. *Lähmung* erscheint allmählich [3/1]. *Ruhelosigkeit*, Unterschenkel, nachts [3]; Schlaf, während [3]. *Warzen*, Finger, Fingerspitzen, [4]; Fingernägeln, nahe den [4]
FIEBER: *Wasser*, Trinken, kaltem Wasser von, > [3]
ALLGEMEINES: *Chorea*, Wetter, trockenes [2/1]; Schwangerschaft, in der [2]; Denken, daran, beim [2/1]. *Konvulsionen*, kalt, Wasser, > [2; Lyc.]. *Lähmung* erscheint allmählich [3/1]. *Schlaf*, Schlafmangel durch [2]. *Schwäche*, Kummer, durch [2/4]. *Krampfadern*, Netzwerk von Venen in der Haut [2]

SPEISEN UND GETRÄNKE

ABNEIGUNG: Süßigkeiten [2], kaltes Wasser [1], Fleisch [1], Gemüse [1], Wasser [1]
VERLANGEN: Geräuchertes [3], Fleisch geräuchertes [3], Bier [2], kalte Getränke [2], Erfrischendes [2], Salziges [2], Käse [1], Eier [1], Fisch [1], stark gewürzte Speisen [1], saure Speisen [1], Stärkungsmittel [1]
VERSCHLIMMERT DURCH: Kaffee [3], Brot [2], Butterbrot [2], Butter [2], Mehlspeisen [2], Fett [2], schwere Speisen [2], frisches Fleisch [2], Kalbfleisch [2], kalte Speisen [1], Fleisch [1], Schweinefleisch [1], saure Speisen [1], Zucker [1], Süßigkeiten [1], Essig [1], warme Speisen [1]
BESSERUNG: Kalte Getränke [3]

KERN DES MITTELS

1. Kann keine Ungerechtigkeit ertragen. Probleme mit Autoritäten. Idealistische oder revolutionäre Menschen
2. Allmähliche Lähmungen; auf allen drei Ebenen
4. > kleine Schlucke kalten Wassers
5. Verlangen nach geräucherten Dingen, geräuchertem Fleisch
6. Brennende Schmerzen, Gefühl wie roh, wund oder offen

Cham.

CHAMOMILLA
Echte Kamille   *Cham.*

REGION
GEMÜT. NERVEN. GEMÜTSBEWEGUNGEN. *Schleimhäute* [VERDAUUNGSTRAKT]. Leber. *Frauen* und KINDER. Sexualorgane. * Linke Seite

MODALITÄTEN
VERSCHLIMMERUNG: ZORN. NACHTS. ZAHNUNG. Kälte [Luft, Feuchtigkeit]. Wind. *Erkältung.* KAFFEE. *Narkotika.* Opium. *Hitze.* Abends; abends vor Mitternacht. Zugluft. Aufstoßen. Nach dem Frühstück. Unterdrückter Schweiß. Warmwerden im Bett. *Trockenes Wetter. Bewölktes Wetter*
BESSERUNG: GETRAGEN WERDEN. Mildes Wetter. Hitze. *Schwitzen.* Kalte Anwendungen. Fasten. Feuchtwarmes Wetter

LEITSYMPTOME

G AUSSERORDENTLICHE REIZBARKEIT. „Sie sind zu gräßlich, als daß man es mit ihnen aushalten könnte." Häßlich, verdrießlich, unhöflich und streitsüchtig, ärgerlich wegen jeder Kleinigkeit. Kinder, oder Frauen vor der Menses
G ÜBEREMPFINDLICH GEGEN SCHMERZEN und ÄUSSERE EINFLÜSSE
G Das KIND WILL GETRAGEN WERDEN, es ist nur ruhig, wenn es getragen oder geschaukelt wird.
G Abneigung, ANGESPROCHEN ODER BERÜHRT ZU WERDEN
G Schreien oder Weinen im Schlaf, ohne aufzuwachen, auch bei Erwachsenen
G EMOTIONEN WERDEN IM MAGEN GESPÜRT: Calc., Cham., Coloc., Kali-c., Mez., Nux-v., Phos. [*Vithoulkas*]

A Hauptmittel für KINDER und NERVÖSE FRAUEN
A < nach KALTWERDEN [3], Abneigung gegen AUFENTHALT IM FREIEN [3], jedoch < WARMES BETT [3]
A < zu Beginn [2] und während MENSES [3]
A < Bewegung der BETROFFENEN TEILE [3]
A Schmerzen mit TAUBHEIT der betroffenen Teile. Betäubende Schmerzen
A Überempfindlichkeit der Sinnesorgane gegen frische Luft und Wind
A Konvulsionen bei Kindern, nach einem Wutanfall der Mutter
A BESCHWERDEN durch ZORN, KAFFEE und Narkotika [„Bei Fällen, die durch den Genuß von Opium oder Morphium verdorben sind"]

Cham.

A Heiß und durstig oder HEISSER SCHWEISS während der Schmerzen. Warmer Kopfschweiß, der das Haar durchnäßt
A Schwellung oder RÖTE EINER WANGE, Blässe der anderen

K Stuhl *heiß*, SAUER, GRASGRÜN, SCHLEIMIG, WIE GEHACKT, gelblich-grün oder UNVERDAUT, riecht nach faulen Eiern.
K Schwitzen im Gesicht nach Essen und Trinken
K Brennende Fußsohlen nachts, entblößt sie.
K Zuckungen, Konvulsionen, Diarrhoe WÄHREND DER ZAHNUNG
K Dysmenorrhoe mit extremen Schmerzen [Verzweiflung durch die Schmerzen], Kälteschauern, Erbrechen, Diarrhoe und Ohnmacht/Schwäche

* *Beschwerden nach Zorn, Ärger und Verdruß:*

GEMÜT: Zorn durch Unterbrechung [2]. Reizbarkeit bei Schmerzen [2]
KOPF: Kopfschmerz durch Ärger und Verdruß [2], durch Zorn [2]
GESICHT: Hitze nach Ärger und Verdruß [2]
ZÄHNE: Schmerz nach Verdruß [2]
INNERER HALS: Spasmen nach Zorn [2/1]
MAGEN: Verdauungsstörung nach Ärger, Verdruß [3]. Verdorben, Ärger, Verdruß, nach [3]. Übelkeit nach Ärger, Verdruß [1]; Erbrechen nach Ärger [2], Erbrechen nach Zorn [3]
ABDOMEN: Entzündung, Leber, nach Ärger, Verdruß [2/1]
REKTUM: Diarrhoe nach Ärger [1]. Brennende Schmerzen nach Ärger, Verdruß [2/2]
WEIBLICHES GENITAL: Entzündung, Uterus, nach Zorn [2/1]; Metrorrhagie nach Zorn [3/4], Schmerz, Uterus nach Zorn [3/1]. Krampfartige Schmerzen nach Zorn [3/1]
ATMUNG: Asthma nach Zorn [3/4]. Atemnot nach Zorn [3/6]
HUSTEN: durch Zorn [2]
BRUST: Milch durch Zorn [2/1]
SCHÜTTELFROST: nach Zorn [2/6]
FIEBER: Ärger, Verdruß, hervorgerufen durch [2]
SCHWITZEN: Zorn, durch [2], Ärger, Verdruß, nach [2]
ALLGEMEINES: Konvulsionen nach Zorn [3], nach Bestrafung [2/5]

* *Beschwerden durch Kaffee:*

GEMÜT: Empfindlich nach Kaffee [3/1] !!!
SCHWINDEL: nach Kaffee [2/6]
KOPF: Schmerz nach Kaffee [2]; Schwäche nach Kaffee [2/1]
ZÄHNE: Schmerzen nach Kaffee [3]

Cham.

MAGEN: Verdauungsstörung nach Kaffee [2/4]. Übelkeit nach Kaffee [2]. Schmerz nach Kaffee [3/5]. Krampfartige Schmerzen bei Kaffeetrinkern [2, *Nux-v.*]. Drückender Schmerz nach Kaffee [2/1]. Würgen nach Kaffee [1/2]. Erbrechen nach Kaffee [2/5]; bitter, nach Kaffee [2]; Schleim, morgens nach Kaffee [2/1]
ABDOMEN: Schmerz nach Kaffee [2], Schmerz, in den Seiten, nach Kaffee [2/1]; krampfartige Schmerzen [2]
ATMUNG: Atemnot nach Kaffee [2/3]. Behindert, gehemmt nach Kaffee [2/1]
RÜCKEN: Schmerz, Kaffee < [2/1]
FROST: Frösteln nach Kaffeemißbrauch [2, *Nux-v.*]

REPERTORIUM

GEMÜT: *Wahnideen*, Stimmen, hört nachts [2/1]. *Furcht* vor Wind [2]. *Verweilt*, vergangenen unangenehmen Ereignissen, bei [2]; kann nicht aufhören, von alten Ärgernissen zu sprechen [1/1 [*Hahnemann*]]. *Erregung* beim Schwitzen [3]. *Reizbarkeit* Menses, vor [2], während Schmerzen [2]; schickt den Arzt nach Hause [3/3]; die Krankenschwester aus dem Zimmer [3/1]; wenn angesprochen [3]. *Stößt*, wird steif und stößt und tritt, wenn es getragen wird [2]. *Schlagen* bei Kindern [3]. *Streitsüchtig*, während der Entbindung [3/1]. *Eigensinnig*, Menses, beim Erscheinen der [2/1]. *Ruhig*, still, nur wenn es getragen wird [3/1]. *Unerträgliche* Schmerzen [3]
KOPF: *Bewegungen* des Kopfes, wackeln mit dem Kopf [1/2]. *Schweiß* der Kopfhaut, heiß [2/5]; während des Schlafes [2]; sauer [2]. *Schmerz*, Schwangerschaft, in der [2]; Wetter, bewölktes [2]
AUGEN: *Hitze*, ausströmender Hitze, Gefühl von [3/4]
SEHEN: *Flimmern*, Flackern, beim Liegen [2/1]
OHR: *Farbe*, Röte, Gehörgang [2/5]. *Schmerz*, Bewegung, bei, > [2; *Psor.*]; Wärme und Einhüllen > [2]
HÖREN: Überempfindliches Gehör beim Schwitzen [3]
GESICHT: *Hitze*, Trinken, nach [3]; Essen nach [3]. *Schmerz*, Gefühllosigkeit, mit [3/5]
MUND: *Farbe*, Zunge weiß, Seiten [2/4]. *Finger*, Kinder stecken in den Mund [2]
ZÄHNE: *Zahnung* schwierig [3]
INNERER HALS: *Entzündung* nach Erkältung [2]. *Schmerz*, warme Getränke > [2]; Wärme allgemein > [2/5]
MAGEN: *Aufstoßen* < [3]; schmerzhaft [3]. *Durst*, während der Schmerzen [3/4]. *Erbrechen* nach Opium [3/1]
URIN: *Farblos*, Menses während [2/3]
WEIBLICHES GENITAL: *Menses*, dünn mit Klumpen [2/5], erscheinen vor dem normalen Alter [2]. *Metrorrhagie*, Liegen auf dem Rücken < [2]. *Schmerz*, krampfartig, Uterus, Menses vor [3], Wehen, exzessiv [3]; Nachwehen, Stillen, beim [2]; wehenartig, Menses vor [2]; erstrecken sich in die Oberschenkel [2]
ATMUNG: *Asthma*, kalte Luft > [2/5]; Blähungen durch [2]; Speisen, warmen, bei [2, *Lob.*]
HUSTEN: *Trocken*, während des Schlafs [3/6]

Chel.

RÜCKEN: *Schmerz*, krampfartig, Lumbalregion, Stillen beim [2]; wehenartig, Kreuz, Menses während [2]
EXTREMITÄTEN: *Gefühllosigkeit*, Hand, Greifen von etwas, beim [2/3]. *Schmerz*, nachts, treibt aus dem Bett [3]; Bewegung, fortgesetzte > [3]. *Ruhelosigkeit*, Unterschenkel, nachts [2]; Füße nachts [2]
SCHLAF: *Lage*, Beine, angezogen [2], gespreizt [2]. *Schlaflosigkeit* im Liegen [2/4]
ALLGEMEINES: *Veränderung*, Wechsel, Lage, der, > [2]. *Wetter*, bewölktes < [2]. *Konvulsionen* nach Bestrafung [2/5]. *Trockenes* Wetter < [2]. *Ohnmacht*, Schmerzen durch [2]. *Liegen*, Seite, schmerzhaften auf der, > [2]. *Nasses* Wetter > [2]

SPEISEN UND GETRÄNKE

ABNEIGUNG: Bier [2], Kaffee [2], warme Getränke [2], heiße Getränke [1], Fleisch [1], Suppe [1]
VERLANGEN: Kalte Getränke [3], Brot [2], saure Speisen [2], Gemüse [1], Kaffee [1], Sauerkraut [1]
VERSCHLIMMERT DURCH: Kaffee [3], Milch [2], Süßigkeiten [2], warme Speisen [2], kalte Speisen [1]
BESSERUNG: Kaffee [3], kalte Getränke [1]

KERN DES MITTELS

1. Extreme Reizbarkeit; Abneigung dagegen, angesprochen oder berührt zu werden
2. Überempfindlichkeit gegen Schmerzen und Verzweiflung durch Schmerzen
3. Schmerz & Hitze, heißer Schweiß, Gefühllosigkeit, Durst
4. < Kaffee, < Zorn
5. Zahnung <; Diarrhoe, grasgrün, heiß, unverdaut, saurer Stuhl, Geruch nach faulen Eiern
6. < zu Beginn und während Menses

EIGENE NOTIZEN:

Chel.

CHELIDONIUM
Schöllkraut   *Chel.*

REGION

LEBER. *Rechte Seite [Pfortader; Abdomen;* Lunge – Unterlappen; Eierstock; Backenknochen; Hüfte und Unterschenkel; Fuß]. *Schleimhäute.* Darm [rechts]. Hinterkopf. Nieren. Knie. *
RECHTE SEITE. *Linke Seite*

MODALITÄTEN

VERSCHLIMMERUNG: 4.00 Uhr morgens oder 16.00 Uhr. *Bewegung.* Husten. Berührung. *Wetterwechsel;* Nord-Ost-Winde. Hitze. Heiße Anwendungen. Warmes Zimmer. Liegen auf der rechten Seite. *Frühmorgens*
BESSERUNG: *Heiße Speisen.* ESSEN; Abendessen. Milch, heiße Milch. Druck. Heißes Bad. Rückwärtsbeugen. *Heiße Getränke*

LEITSYMPTOME

G Weniger intellektuell [„Abneigung gegen geistige Gespräche, geistige Anstrengung"] als *Lyc.* PRAKTISCHER
G Nüchtern/sachlich, bodenständig, rational, realistisch, willensstark, SKEPTISCH, ist nur durch meß- und wägbare Beweise zu überzeugen [glaubt nur an die Besserung, wenn die Röntgenbilder diese unmißverständlich zeigen].
G Dominant, noch stärker als *Lyc.*, NICHT durch AUTORITÄT zu BEEINDRUCKEN. [*Lyc.* ist feiger; ist nur zu Hause dominant und diktatorisch; *Chel.* ist auch außerhalb des Hauses dominant.]
G Ausgeprägter Sinn für das, was richtig und was falsch ist; willensstark. „Vergeudet keine Zeit mit dem Analysieren von Gefühlen." Sie werden nicht von ihren Gefühlen übermannt. Möchten sich ihrer Gesundheit sicher sein [interessante Wahnidee: Wahnidee, er habe sich die Gesundheit ruiniert [1/1]]
A RECHTSSEITIGE Beschwerden
A > ESSEN [> Schmerz in der Stirn, Magenschmerzen, krampfende Magenschmerzen, Schmerzen im rechten Hypochondrium, Leberschmerzen]
A > heiße Getränke [vor allem heiße Milch] [> Magenschmerz, Bauchschmerz, Diarrhoe, Übelkeit, Erbrechen]. „Verlangen nach sehr heißen Getränken; der Magen kann sie nicht bei sich behalten, wenn sie nicht fast kochend heiß sind." [*Allen*]
A < 4.00 Uhr morgens oder 16.00 Uhr. [Vergleiche *Lyc.*; die Verschlechterungszeit von *Chel.* ist meistens etwas früher: 2.00 oder 3.00 Uhr morgens oder 14.00 oder 15.00 Uhr.]
A > MITTAGS, nach dem ESSEN
A < Bewegung [3]; < Lagewechsel [2]

Chel.

A > Liegen auf dem ABDOMEN [2]
A Die Schmerzen schießen *nach hinten* oder in alle Richtungen.
A GELBE Verfärbungen [Haut, Augen, Stuhl, Zunge, Gesicht, Urin, Nase]
A KÄSE [Abneigung oder Verlangen]
A ÜBELKEIT und SCHWITZEN bei den [oder durch die] Schmerzen

K LEBERSCHMERZEN GEHEN NACH HINTEN, oder sie sind AM RECHTEN SCHULTERBLATTWINKEL LOKALISIERT.
K Kälte des rechten Fußes
K Gallensteine & Schmerz unter dem rechten Schulterblatt
K Pneumonie der rechten Lunge & Leberbeschwerden
K Periodische Supraorbital-Neuralgie oder Migräne [rechte Seite] & übermäßiger Tränenfluß; < Wärme und Bewegung; > Galleerbrechen
K KALTE FINGERSPITZEN

REPERTORIUM

GEMÜT: *Verwirrung*, geistige, nachts, Erwachen, beim [2]. *Wahnideen*, glaubt, er würde gleich sterben [2]; glaubt, er würde geisteskrank werden [2]
KOPF: *Schweregefühl*, Hinterkopf, nachts, hochheben können, als würde man ihn nicht vom Kissen [2/1]. *Schmerz*, nachmittags, 14.00 Uhr [2/8]; Schneuzen der Nase < [2]; periodisch, alle zwei Wochen [2]; Stirn in der, Augen, über den Augen, abends, beim Lesen [2/2]; drükkend, Stirn, Band, wie durch ein [3]; drückend, Stirn, Band, Schließen der Augen > [2/1]; drückend, Stirn, Schließen der Augen > [2/2]; drückend, Stirn, erstreckt sich zu Augen [2]
AUGE: *Schließen* der Augen, Verlangen sie zu [2]; muß sie schließen [2]. *Entzündung*, Nässe, Füße, Naßwerden der [2/2]. *Schmerz*, Schließen der Augen > [2]; Blicken, beim, oben nach [2]
SEHEN: *Funken*, Kopfschmerz, während [2]
GESICHT: *Hitze*, nachmittags, 14.00 Uhr [2]. *Gefühllosigkeit*, Taubheit, rechts [2]. *Schwitzen*, Hitze, in der [2]
MAGEN: *Übelkeit*, Angst, nach [2]; Schmerzen, bei den [2]; Schmerz, Beugen nach hinten > [2]; Hitze > [2]; Liegen, Seite, Beinen, > mit angezogenen [2]; Stuhlgang, nach > [2/2]; Milch, > warme Milch [2; *Graph.*]; erstreckt sich quer über den Magen [3]; geht zum Rücken [1]. *Erbrechen*, Galle, Kopfschmerzen mit [3]
ABDOMEN: *Kälte*, nach kalten Getränken [2]; Essen, nach dem [2]. *Zusammenschnürung* [4], Schnur, wie mit einer [3]. *Fett* [3]. *Schmerz*, Essen > [2]; Getränke, warme > [2]; Milch, > warme [2]; erstreckt sich quer über das Abdomen [3]; Hypochondrien, rechts, Essen > [2/1]; Hypochondrien, rechts, erstreckt sich zum Rücken [3]
REKTUM: *Zusammenschnürung*, abwechselnd mit, Jucken [2/1]. *Diarrhoe*, Essen > [2]
URIN: *Farbe*, braun wie Bier [3]; gelb, dunkel [3]
BRUST: *Schmerz*, Niesen, beim [2]
RÜCKEN: *Schmerz*, Zervikalregion, Atmen, beim tiefen [2/1]
EXTREMITÄTEN: *Kälte*, Fuß, rechts [2]; Erwachen, beim [2]. *Schmerz*, Berührung < [3]

Chin.

SCHLAF: *Träume*: Beerdigungen [2]. *Schläfrigkeit*, Sprechen, beim [2]
ALLGEMEINES: *Mittags*, Essen, nach dem, > [3/2]

SPEISEN UND GETRÄNKE

ABNEIGUNG: Käse [2], Spinat [2/1], Kaffee [1], kalte Speisen [1], kaltes Wasser [1], gekochte Speisen [1], Linsen [1], gekochtes Fleisch [1]
VERLANGEN: Käse [2], Milch [2], merkwürdige Dinge [2], merkwürdige Dinge in der Schwangerschaft [2], warme Getränke [2], warme Speisen [2], Bier [1], Kaffee [1], kalte Getränke [1], heiße Speisen [1], Kalk [1], heiße Milch [1], saure Speisen [1], Essig, [1], Wein [1]
VERSCHLIMMERT DURCH: Milch [2], Bier [1], kalte Getränke [1], kalte Speisen [1], kaltes Wasser [1], Suppe [1], Tabak [1]
BESSERUNG: Heißes Wasser [2], heiße Getränke [2], warme Milch [2], kaltes Wasser [1], heiße Speisen [1]

KERN DES MITTELS

1. Praktische, skeptische, willensstarke, dominante Menschen
2. Rechtsseitige Beschwerden
3. > heiße Getränke, > Essen. Muß mittags essen.
4. < 4.00 Uhr morgens oder 16.00 Uhr nachmittags [oft einige Stunden früher – vergleiche *Lyc.*]
5. Beschwerden & Schmerzen auf oder unter dem rechten Schulterblattwinkel
6. Schmerz & Übelkeit und Schwitzen

EIGENE NOTIZEN:

CHINA

Chinarinde/Chinconcha officinalis   *Chin.*

REGION

BLUT. KREISLAUF. SEKRETIONEN [*Verdauung; Organe; Leber*]. *Milz*. Nerven. Schleimhäute. *
Linke Seite. Rechte Seite

Chin.

MODALITÄTEN

<u>VERSCHLIMMERUNG</u>: SÄFTEVERLUST. BERÜHRUNG. *Erschütterung*. *Lärm*. PERIODISCH [*jeden 2. Tag*]. *Kälte*; *Zugluft*; *Wind*. Im Freien. Essen. *Obst*. Milch. Geistige Anstrengung. Nachts. Bewegung. Gehen
<u>BESSERUNG</u>: *Harter Druck*. Lockern der Kleidung. Zusammenkrümmen. Hinlegen. Fasten

LEITSYMPTOME

G Zum Teil ähnlich wie *Nux-v.*, *Lyc.*, *Chel.* und *Nat-m*. Bei nur vorübergehender oder teilweiser Besserung nach diesen Mitteln denke man an *Chin*.
Künstlerische Menschen – sie lieben schöne Farben, „spüren die Farben", schreiben Verse, sind Maler, besitzen einen starken SCHÖNHEITSSINN. Sie sind von zurückhaltender Art; sie drücken sich im Schreiben von Gedichten, im Malen aus; sie finden es schwierig oder unmöglich, ihre Gefühle in gewöhnlichen Worten auszudrücken [Gemüt: Fehler – Sprechen, beim – Worte]; sie sprechen über sich nur mit Menschen ihres Vertrauens, mit guten Freunden. Abneigung gegen oberflächliche Kontakte [< „leichte Berührung"], möchten nur tiefe Beziehungen und Freundschaften [> „harter, fester Druck"]. Wollen die BESTEN DINGE haben [Gemüt – wertlos, Dinge erscheinen [2/1]; reizlos, Dinge erscheinen [2/1]]. Starke Vorstellungskraft, abends im Bett [vergleiche *Nat-m.*] oder Tagträumerei. *Chin.* denkt über alle möglichen *positiven* und wunderbaren Dingen nach, wie z.B. fliegen zu können, sich an einem warmen Tag am Meer zu entspannen, der reichste Mensch der Welt zu sein etc. Danach fühlen sie sich glücklich und zufrieden und schlafen ein. In das gleiche Muster können sie tagsüber fallen, wenn sie verwirrt oder verlegen sind. *Nat-m.* dagegen verweilt bei vergangenen, *unangenehmen* Begebenheiten, d.h. *Nat-m*. denkt über alle möglichen *negativen* Dinge nach.
Jeder Eindruck von außen hinterläßt tiefe Spuren. Die Intensität des Innenlebens von *Chin.* kann zu Erschöpfung führen [„Verlust von geistigen Säften" – *Ghegas*], mit dem Resultat, daß sie reizbar und sogar gewalttätig, verletzend und beleidigend werden. In diesem Stadium wird die Welt als feindlich empfunden, sie fühlen sich unglücklich, möchten nicht mehr leben, aber haben nicht den Mut, Selbstmord zu begehen.
Es ist schwierig, mit *Chin.*-Patienten Kontakt aufzunehmen, weil sie keine oberflächlichen Kontakte mögen und beim Beantworten von Fragen beleidigend, unhöflich und unlogisch werden können. Sie öffnen sich nur, wenn sie wirkliches Interesse und Sympathie spüren. [*Ghegas*]
G Voller PLÄNE und IDEEN, besonders abends und nachts. KLARHEIT des GEISTES abends und nachts. Schlaflosigkeit durch geistige Aktivität
G Wahnideen, er habe KEIN GLÜCK IM LEBEN, die Welt sei FEINDLICH [Wahnideen, er würde ständig von Feinden belästigt]
G Apathie, Gleichgültigkeit und Traurigkeit nach schweren Krankheiten

A MANGEL AN LEBENSWÄRME, < KÄLTE im allgemeinen
A > HARTER DRUCK. < BERÜHRUNG, sogar nur leichte Berührung

Chin.

A Beschwerden nach SÄFTEVERLUST [reichliche, erschöpfende Absonderungen, Hämorrhagien, übermäßig starker Milchfluß, Diarrhoe, Eiterungen, Schwitzen, Erbrechen, exzessives Masturbieren]
A Periodische und intermittierende Beschwerden
A Nervosität und Überempfindlichkeit der SINNE: **a.** Leichteste Berührung <, während harter Druck >. **b.** Äußerst anfällig durch kalte Luft und Wind. **c.** Geringste Geräusche werden als schmerzhaft empfunden. Tinnitus aureum. **d.** Überempfindlich gegen Gerüche: Essensgerüche und Tabak
A HEISSHUNGER, vor allem NACHTS
A Schlimme Folgen von TEE-ABUSUS

K Übermäßiges AUFBLÄHEN des Abdomens infolge GASANSAMMLUNG, mit häufigem AUFSTOSSEN, welches **nicht** >. Der Meteorismus kann von kolikartigen Schmerzen, Erbrechen und Diarrhoe begleitet sein.
K Kreislaufstörungen: Hämorrhagie, Anämie, ödematöse Schwellungen und Hydrops
K Gallenkolik, jeden Tag zur GLEICHEN ZEIT, < nachts und nach dem Essen, > Zusammenkrümmen.
K KOPFSCHMERZ, berstende Schmerzen, rotes Gesicht; Pochen in Kopf und Karotiden; < Sitzen oder Liegen, muß aufrecht stehen oder gehen. Lang anhaltende kongestive Kopfschmerzen, verbunden mit Taubheit und Ohrgeräuschen
K Schwitzen tagsüber und nachts, im Schlaf [wenn zugedeckt], oder sogar beim Augenschließen [*Con.*]
K Ein Fuß kalt, der andere heiß; eine Hand kalt, die andere heiß
K Diarrhoe nach Birnen, nach Milch, nach Austern
K Zahnschmerz während des Stillens

REPERTORIUM

GEMÜT: *Sorgen*, voller [2]. *Verächtlich* allem gegenüber [2]. *Ideen*, Reichtum, abends [3]. *Wahnidee*, Menschen, sieht, Schließen der Augen, bei [3]. *Theoretisieren*, abends [2/1]. *Erregung*, Hören von Schrecklichem, nach [3]. *Furcht*, Hunden, vor [3]. *Pläne*, macht viele, abends [2]. *Empfindlich* gegen Geräusche, Entbindung, bei der [2]
SCHWINDEL: *Nachts*, Erwachen, beim [2]. *Säfteverlust*, bei [2]
KOPF: *Erweiterung*, Blutgefäße [3]. *Fallen* des Kopfes nach hinten, Gehen, beim [2]. *Schmerz*, Bewegung, bei, Kopfes, des, > [2]; periodisch, morgens, jeden [2]: Druck äußerlich >, harter Druck > [3]; Hinterkopf, Stehen, beim, >; [2] erstreckt sich zu Kopf [3]. *Schmerz* berstend, Schließen der Augen, beim [2/1]; Öffnen der Augen > [2/1]
AUGEN: *Photophobie*, Koitus, nach [2]
SEHEN: *Flimmern*, Kopfschmerzen während [3]
NASE: *Nasenbluten*, morgens, Aufstehen, nach dem [3]. *Schweiß*, kalter Schweiß um die Nase [2]
GESICHT: *Hitze*, Zimmer im, Eintritt ins Zimmer, aus dem Freien, beim [3/1]. *Schweiß*, kalt, Mund, um den [3]

Chin.

MAGEN: *Appetit*, vermindert, Essenzeit, zur [2]; vermehrt, kommt nur beim Essen zurück, Hunger [3]; Heißhunger, nachts [3]; fehlend, Wetter, bei, nebligem [3/1]; fehlend, Völlegefühl, durch [2]; kommt wieder nach dem Verzehr eines Happens [3]. *Abneigung*, Butter [3]; Speisen, heiße Speisen [3]. *Verlangen*, stark gewürzte Speisen [3]. *Auftreibung*, Aufstoßen, nicht > durch [3]. *Gären*, Obst, nach [3]. *Sodbrennen*, Milch, nach [2]
ABDOMEN: *Kälte*, Trinken, nach [2]. *Auftreibung*, Trinken, nach dem [3]. *Gären*, Obst, nach [3]. *Flatulenz*, Obst, durch [3/1]; Tee, durch [2/1]. *Völlegefühl*, Essen, bei [2]
REKTUM: *Diarrhoe*, Abführmitteln, nach [2]; Stillen, nach dem, Frauen, bei stillenden [2]; schmerzlos, nachts, nur nach Essen am Tag [3/1]; Abstillen, nach dem [3]
STUHL: *Unverdaut*, nachts [3]; Obst, nach [3]
SCHLAF: *Schlaflosigkeit*, Hunger, durch [2]. *Träume*, Fortsetzung, Träumen von, Erwachen, nach [2]
HAUT: *Gänsehaut*, Trinken, nach dem [2]
ALLGEMEINES: *Zittern*, äußerlich, Menses, nach [2/1]. *Anämie*, Blutung, nach [3]

SPEISEN UND GETRÄNKE

ABNEIGUNG: Bier [3], Brot [3], Butter [3], fette und gehaltvolle Speisen [3], heiße Speisen [3], Obst [3], Fleisch [3], Kaffee [2], warme Speisen [2], Milch [2], kaltes Wasser [1], Getränke [1], Wasser [1]

VERLANGEN: Kalte Getränke [3], Leckerbissen [3], stark gewürzte Speisen [3], Süßigkeiten [3], Kaffee [2], Erfrischendes [2], Salz [2], Tee [2], [1]; Alkohol [1], Bier [1], Weinbrand [1], Kirschen [1], Kaffee, gebrannter [1], Obst [1], saures Obst [1], Gebäck [1], scharf gewürzte Speisen [1], saure Speisen [1], Whisky [1], Wein [1]

VERSCHLIMMERT DURCH: Obst [3], Milch [3], Butterbrot [2], Kohl [2], blähende Speisen [2], saures Obst [2], Sauerkraut [2], Tee [2], Bohnen und Erbsen [1], Bier [1], Brot [1], trockene Speisen [1], Fett [1], verdorbener Fisch [1], heiße Speisen [1], verdorbenes Fleisch [1], saure Milch [1], saure Speisen [1], Kalbfleisch [1], warme Speisen [1]

KERN DES MITTELS

1. Beschwerden nach Säfteverlust: => Erschöpfung, Schwäche, Kopfschmerzen, Verdauungsbeschwerden, Anämie
2. Übermäßige Aufblähung des Abdomens [Gas], Aufstoßen bessert **nicht**.
3. < leichte Berührung, > harter Druck
4. Klarheit des Geistes & Ideenreichtum und Pläne abends und nachts
5. Überempfindlichkeit der Sinne

EIGENE NOTIZEN:

Cic.

CICUTA
Wasserschierling   *Cic.*

REGION
GEHIRN. NERVEN. *Haut*. Gastrointestinaltrakt. * *Linke Seite*

MODALITÄTEN
VERSCHLIMMERUNG: VERLETZUNGEN; AM KOPF. Erschütterung. Lärm. BERÜHRUNG. Kälte. Zahnung. Unterdrückte Hautausschläge. Tabakrauch. Zugluft. Würmer. Drehung des Kopfes
BESSERUNG: *Hitze*. Abgang von Flatus

LEITSYMPTOME

G Über die Wesenszüge von *Cicuta* ist wenig bekannt. Im allgemeinen hat das Mittel hauptsächlich Bezug zu Epilepsie und zu Krämpfen. In der homöopathischen Literatur kann man kein zusammenhängendes geistiges Bild finden. Dennoch weisen die geistigen Symptome anscheinend auf eine ENTFREMDUNG von der GESELLSCHAFT hin und auf einen Wunsch, in einen früheren, glücklicheren Zustand ZURÜCKZUKEHREN, z.B. in die Kindheit, wie sich aus den folgenden Rubriken schließen läßt [aus dem *Synthetischen Repertorium*]:
Abneigung gegen Gesellschaft, vor allem während Menses; meidet den Anblick von Menschen [3]; Abneigung gegen die Anwesenheit von Fremden [3]. Verächtlich [3]. Meidet die Torheit der Menschen [1/1]; Abscheu vor ihren Torheiten; Verlust des Vertrauens in die Menschen [1/1]. Schreckliches und traurige Geschichten greifen sie stark an [3]; Traurigkeit durch traurige Geschichten [3/1]; Sprechen von unangenehmen Dingen < [2]; macht sich Gedanken über die Fehler anderer [1/1]; Wahnidee, er würde nicht in normalen Verhältnissen leben [1/1]. Vertraute Orte scheinen fremd [1/2]. Furcht beim Öffnen der Tür [1; Con.; Lyc.]. Furcht durch Geräusche an der Tür [1]; Argwöhnisch [3]; Verlangen nach Einsamkeit [1/2] [wegen des Mißtrauens]. Haß [4], Haß und Rachsucht [1]. KEIN VERTRAUEN IN MENSCHEN. Möglicherweise stand *Cic.* in der Vergangenheit zu stark in der Pflicht [Mitgefühl [2]].
Glaubt, er sei ein Kind und benimmt sich auch wie ein Kind [2/1]. Impulsiv [2]. Gesten, lächerlich oder albern [2]. Verlangen, mit Kinderspielzeug zu spielen [3/1]. Verwechselt die Gegenwart mit der Vergangenheit [2]. Verwechselt Zukunft mit der Vergangenheit [1/4].
Verwirrung in bezug auf die eigene Identität [1].
All dies scheint darauf hinzudeuten, daß das Vertrauen von *Cic.* in die Menschen stark erschüttert worden ist [traumatische Erfahrungen, geistige und emotionale VERLETZUNGEN] oder daß sein Verhalten und seine Lebenseinstellung sich nach einer Kopfverletzung völlig verändert haben [geistige Veränderungen nach Kopfverletzung – vergleiche *Nat-s.*]
„Konvulsionen durch Schreck" scheint dies zu bestätigen.

Cic.

G KINDISCHES BENEHMEN; Wahnidee, er sei wieder ein Kind [3]; benimmt sich wie ein Kind [3]. „*Verwirrung bezüglich Gegenwart und Vergangenheit*; hat das Gefühl, ein Kind zu sein." [*Julian*]
G Traurig durch traurige Geschichten. < Sprechen von unangenehmen Dingen

A KONVULSIONEN – vor allem, wenn sie nach einem kürzlichen oder auch lange zurückliegenden TRAUMA entstanden sind [KOPF oder WIRBELSÄULE].
A SCHOCKS wie elektrische Schläge durch GEHIRNERSCHÜTTERUNG [3/1]
A AURA vom SOLARPLEXUS aus – oder Anfälle, die MIT einem SCHOCK im MAGEN BEGINNEN
A Grand mal; heftige Konvulsionen, schreckliche Verzerrungen der Glieder und des ganzen Körpers, schreckliche Verzerrungen des Gesichts, Zucken und Starrheit der Augen, Opisthotonus; Bewußtseinsverlust; bläuliche Verfärbung des Gesichts; Schaum vor dem Mund; Zähneknirschen; Zungenbiß; *erneut hervorgerufen* oder *verschlimmert* durch die GERINGSTE BERÜHRUNG, das geringste Geräusch oder die geringste Erschütterung; gefolgt von ERSCHÖPFUNG oder Schluckauf. Anschließend stunden- oder tagelang ohne Gedächtnis
A Konvulsionen durch SCHRECK [*Op., Ign., Acon.*]
A Krämpfe bei zahnenden Kindern oder Krämpfe aufgrund von Würmern
A > LIEGEN im Bett [3].
A Mangel an Lebenswärme; Verlangen nach Hitze
A „Kiefersperre und Wundstarrkrampf durch Einziehen von Splittern ins Fleisch [*Hyper.*]" [*Allen*]

K „Dreht bei den Krämpfen die Füße nach innen oder die großen Zehen nach oben." [*Boger*]
K Impetigo oder andere pustulöse Hautausschläge; konfluierend; dicke, gelbe [locker sitzende] Krusten; < Kopf und Gesicht
K BORKIGE EKZEME AM KOPF + EPILEPSIE ist fast 100%ig ein *Cicuta*-Fall [*Morrison*]
K Blutandrang zum Kopf & Erbrechen und Diarrhoe
K „Von größter Wichtigkeit bei vielen Fällen von zerebrospinaler Meningitis" [*Lippe*]
K Konvergierender STRABISMUS, nach einem Trauma
K Kopfschmerzen > Abgang von Blähungen [*Aeth.*]. Kopfschmerzen > Denken an die Schmerzen
K Schmerz im Steißbein [ziehend [2], zuckend [2], reißend [2] bei Menses. [Mögliche Folgen eines Sturzes auf das Steißbein?]

REPERTORIUM

GEMÜT: *Beschwerden* durch Streit [1/7]. *Traurigkeit*, durch Verletzungen des Kopfes [2]. *Antwortet*, kurz angebunden [2], wenn angesprochen, erkennt jedoch niemanden [2/1]. *Klammert* sich an, Konvulsionen, vor [3/1]. *Gesellschaft*, Abneigung gegen, bei Anwesenheit von Fremden [3]. *Erregung*, nach Hören von Schrecklichem [3]. *Mitfühlend* [2]

Cic.

KOPF: *Gehirnerschütterung* [3]. *Verletzungen* des Kopfes, nach [2]. *Rucken* des Kopfes, Liegen auf dem Rücken, beim [2; *Hyper.*], Sprechen, beim [2/1]. *Schweiß*, Kopfhaut, Schlaf, während [2]. *Schläge*, plötzliche [2]. *Schmerz*, Aufsetzen oder aufrechtes Sitzen > [2], Denken an den Schmerz > [2]
AUGEN: *Strabismus*, Gemütsbewegungen oder Furcht < [2]
SEHEN: *Näherzukommen* und dann zurückzuweichen, Gegenstände scheinen [2/1]. *Verlust* des Sehvermögens, Ohnmacht, wie durch [2]
OHR: *Geräusche*, Summen, Schwindel, mit [2]; Widerhall beim Schlucken [2/1]
GESICHT: *Hautausschläge*, Ekzem, Honig, wie getrockneter [3]; Pusteln, zusammenfließend [2/1]
MUND: *Beißt* sich auf die Zunge, nachts im Schlaf [2]. *Sprache*, verschluckt Worte [2; Staph.]
MAGEN: *Auftreibung*, Konvulsionen, während den [2/1]
HARNBLASE: *Harndrang*, Stuhlgang, nach [2]
EXTREMITÄTEN: *Kälte*, Konvulsionen, bei [2]
FIEBER: *Intensive* Hitze, Konvulsionen, bei [2]
ALLGEMEINES: *Konvulsionen*, kalte Luft < [2], breiten sich nach unten aus [2], Diätfehler, durch [2/1], Schwangerschaft, in der [2], Schlaf, während [2], Berührung, bei [3]. *Liegen* auf dem Rücken, unfähig, sich aus der Rückenlage umzudrehen [2]. *Schlag*, Schock, Verletzung, durch [2], elektrischer Schlag, wie ein, Gehirnerschütterung, durch [3/1]. *Wunden*, Splitter, durch [3]

SPEISEN UND GETRÄNKE

VERLANGEN: Kohl [3], Holzkohle [2], Wein [2], Alkohol [1], Bier [1], Weinbrand [1], Kohle [1], Kalk [1], Gewürze, vor allem Senf [1] [*Julian*], Stärke [1]
VERSCHLIMMERUNG: Milch [2]

KERN DES MITTELS

1. Konvulsionen, Krämpfe, Epilepsie; Aura geht vom Magen aus.
2. < Berührung
3. Beschwerden nach Verletzungen von Kopf oder Wirbelsäule
4. Borkige Ekzeme oder Hautausschläge; konfluierend, gelbe Krusten
5. Kindisches Benehmen; Entfremdung; Mangel an Vertrauen in die Menschheit

EIGENE NOTIZEN:

Cimic.

CIMICIFUGA
Wanzenkraut *Cimic.*

REGION
Gemüt. Hinterkopf. Scheitel. NERVEN und MUSKELN [*zerebrospinale*; Augäpfel; Ovarien und Uterus; Herz]. WEIBLICHE GESCHLECHTSORGANE. Gelenke. *Linke Seite* [Ovarien; Brust, etc.]. *Nacken.* Vorderseite der Oberschenkel. * *Linke Seite.* Rechte Seite

MODALITÄTEN
VERSCHLIMMERUNG: *Menstruation*; unterdrückte. Während der Wehen. Gemütsbewegungen. Alkohol. Feuchtes, kaltes Wetter. Wind. *Zugluft*. Wetterwechsel. Sitzen. Erkältungen. Bewegung. Erregung. Morgens. Nachmittags. Abends. *Klimakterium.* Alkohol
BESSERUNG: *Warmes Einhüllen.* Im Freien. Druck. Sanfte, fortgesetzte Bewegung. Essen. Greifen der Oberschenkel. Ruhe

LEITSYMPTOME

G SEUFZEN, vor allem IN DER MENOPAUSE, während MENSES, oder & GYNÄKOLOGISCHEN Problemen
G GESCHWÄTZIGKEIT, springt von einem Thema zum anderen; über gewöhnliche Dinge; ist *weitaus weniger* scharfzüngig und geistreich als *Lach*. [,das voll Ergötzen mit Worten spielt].
G TRAURIG und düster, wie in eine SCHWARZE WOLKE eingehüllt. „Fängt an, nach einer ihr bekannten Person zu rufen, läuft in den Wald, um sich auszuweinen." [*Julian*]
G FURCHT vor GEISTESKRANKHEIT, vor allem IN DER MENOPAUSE
G Beschwerden NACH DER GEBURT: „Wahnidee, sie sei in Drähten gefangen" – fühlt sich gefangen aufgrund der Tatsache, daß sie für ein Baby zu sorgen hat.
G Furcht und Wahnideen von Mäusen, Ratten, Insekten
G Wechsel zwischen geistigen und körperlichen Beschwerden

A MANGEL AN LEBENSWÄRME. < KALTE Luft
A RUCKEN auf der Seite, auf der er liegt [2/1]
A Schwäche durch KRANKENPFLEGE [2]
A Beschwerden im Zusammenhang mit MENSTRUATIONSSTÖRUNGEN oder mit dem KLIMAKTERIUM
A JE REICHLICHER der Regelfluß, UMSO GRÖSSER die Beschwerden [entgegengesetzt zu *Lach.*]
A Man bezeichnet es als das „kalte *Lachesis*".
A Beschwerden & Probleme mit dem Nacken [Steifheit, Schmerzen]; Übelkeit und Erbrechen durch Druck auf das Rückgrat und die Zervikalregion

Cimic.

A Menses:
<u>Vor Menses</u>: Verwirrung [1; Sep.], Hysterie [2], Schmerz in den Hüften [2], Schweregefühl im Kopf [1], Schmerzen in der Schilddrüse [1]
<u>Während Menses</u>: Angst [1], Verwirrung [1/6], Erregung [1], Hysterie [1], Reizbarkeit [1], geistige Symptome < [2], Traurigkeit [1], Seufzen [1/6], drückende Kopfschmerzen [2], krampfartige Schmerzen im Uterus [2] [muß sich krümmen], anfallsartige Schmerzen im Uterus [3] [> Krümmen, < Bewegung], Prolaps des Uterus [2], Schweregefühl in der Lumbalregion [2], wehenartige Schmerzen im Kreuz [2], wunder Schmerz, empfindlich wie zerschlagen in der Lumbalregion [2], Schmerzen in den Extremitäten [2], Konvulsionen [2], Schmerz über den Augen [2], – all dies sind nur einige unter vielen anderen Symptomen.
A Abortneigung [dritter Monat]
A Wunder Schmerz, wie zerschlagen in den Muskeln nach Anstrengung. Schlaflosigkeit durch Schmerzhaftigkeit der Rückenmuskeln; kann nicht auf dem Rücken liegen.
A Rheumatische Erkrankungen in der MENOPAUSE
A Beschwerden in der SCHWANGERSCHAFT [Übelkeit, Erbrechen, Schlaflosigkeit, schießende Schmerzen, Traurigkeit, Nervosität]

K Der NACKEN ist sehr ZUGLUFTEMPFINDLICH.
K Schmerz im unteren Abdomen, WECHSELT DIE SEITEN [Ovarien].
K Schmerz um die Augen oder hinter den Augen; will den Finger unter den oberen Rand der Augenhöhle drücken.
K „Kann während Menses die Augen nicht öffnen." [2/1]
K Starke Dysmenorrhoe; die Schmerzen erstrecken sich zur Vorderseite der Oberschenkel. Überempfindlichkeit < während der Schmerzen. Stechende lanzinierende Schmerzen, wie Stromstöße
K Langwierige Entbindung aufgrund von Rigidität des Muttermundes; falsche Wehen; überempfindlich gegen Geräusche

REPERTORIUM

GEMÜT: <u>Wahnidee</u>, Arme, gebunden, die Arme seien an ihren Körper [1/1]; Wolken, schwarze Wolken würden sie einhüllen [2/1]; Drähten gefangen, er sei in [2/1]; er würde geisteskrank werden [3]; Mäuse, sieht [2]. <u>Furcht</u>, Schwangerschaft, in der [2]. <u>Hysterie</u>, Menses, während [2]. <u>Redseligkeit</u>, wechselt schnell von einem Thema zum anderen [2]. <u>Liebe</u>, Beschwerden durch enttäuschte [2]. <u>Reisen</u>, Verlangen nach [1] [möglicherweise nach der Entbindung?]
SCHWINDEL: <u>Völlegefühl</u> und Drücken im Scheitel, mit [3/1]
KOPF: <u>Öffnen</u>, Gefühl wie geöffnet und als würde kalte Luft eindringen können [2/1]. <u>Schmerz</u>, Hinterkopf, Freien, im > [2], geistiger Arbeit, bei [2], Zimmer, im warmen [2], erstreckt sich zum Scheitel [3]; wund schmerzend, wie zerschlagen, Hinterkopf, bei Bewegung [3]

Cimic.

AUGEN: *Öffnen*, unfähig, sie zu öffnen, Menses, während den [2/1]. *Schmerz*, stechend, Schließen der Augen, beim [2], erstreckt sich nach innen [2]. *Röte*, Kopfschmerz, während [2]
GESICHT: *Farbe*, blaß, plötzlich [2]
MAGEN: *Flaues* Gefühl beim Treffen eines Freundes [2/1]
ABDOMEN: *Schmerz*, Leistengegend, Entbindung, bei der [2/1]
WEIBLICHES GENITAL: *Zusammenziehung*, Kontraktionen, Os uteri, Entbindung, krampfhafte Zusammenziehung, bei der [3]. *Uterusverlagerung* [2]. *Menses*, unterdrückt, Gemütsbewegungen, durch [2/1]. *Schmerz*, Uterus, Zusammenkrümmen > [2]; Wehen, Ohnmacht, verursachen [2]
BRUST: *Schmerz*, Mammae, unter [2], Klimakterium, im [2/1], Schwangerschaft, in der [2/1]
RÜCKEN: *Schmerz*, erstreckt sich zu den Oberschenkeln nach unten [2]; Zervikalregion, erstreckt sich zum Scheitel [2]; Dorsalregion, beim Beugen nach vorne [3/1]; Lumbalregion, erstreckt sich um den Körper herum [2]; Sakralregion, erstreckt sich zu Hüfte und Oberschenkel [2], Entbindung, bei der [2/1]; Schmerz, ziehend, Dorsalregion, Schulterblätter, zwischen, beim Beugen nach vorne [3/1]. *Steifheit*, Zervikalregion, Zugluft, bei [2]
ALLGEMEINES: *Schwäche*, Krankenpflege, durch [2]

SPEISEN UND GETRÄNKE

ABNEIGUNG: Speisen [1], Tabak [1]
VERLANGEN: Kalte Getränke [1]

KERN DES MITTELS

1. Beschwerden in Zusammenhang mit Menstruationsstörungen, Klimakterium, Wochenbett
2. Seufzen und Traurigkeit
3. Mangel an Lebenswärme [obwohl > im Freien], extrovertierte Menschen; sehr redselig [sanft, **nicht** scharfzüngig]
4. Schmerzhaftigkeit der Muskeln nach Anstrengung, verursacht Schlaflosigkeit.
5. Probleme mit dem Nacken [Spannung, Steifheit, Schmerzen]
6. Je reichlicher der Regelfluß, umso größer sind die Schmerzen.

EIGENE NOTIZEN:

CINA

Wurmsamen   *Cina*

REGION

NERVEN [*zerebrospinal*; ABDOMEN]. *Verdauungstrakt. Augen.* Schleimhäute. Kinder * LINKE SEITE

MODALITÄTEN

<u>VERSCHLIMMERUNG</u>: BERÜHRUNG. Würmer. Ärger. *Angesehen werden.* IM SCHLAF. *Vollmond.* Starren. Gähnen. Fremde. Im Freien; kalte Luft. Liebkosungen. Kaltes Wasser. Äußerer Druck. Sonne. Sommer
<u>BESSERUNG</u>: *Liegen auf dem Bauch.* Augenwischen. Bewegung. Getragenwerden; über der Schulter der Mutter

LEITSYMPTOME

G EMPFINDLICH, garstig [noch mehr als *Chamomilla*] „Abneigung sogar gegen das Lieblingsspielzeug." „Es gibt kein verabscheuungswürdigeres Kind als das *Cina*-Kind, es ist leicht erregt, schwach, schreit, schlägt und beißt, ist böse und eigensinnig." [*Lippe*] „Ungefähr das schlimmste Kind, das man sich vorstellen kann – außer vielleicht *Stramonium*." [*Morrison*]
G Das Kind ist ständig schlecht gelaunt; will NICHT BERÜHRT werden [besonders am KOPF, z.B. beim Haarekämmen], nicht LIEBKOST und ANGESEHEN werden.
G Schreien nachts, Zähneknirschen, das Kind kann nur auf dem BAUCH liegen, wacht in jeder anderen Lage auf. Möchte über der Schulter getragen werden [=> Druck auf dem Bauch], aber das Getragenwerden bringt keine Erleichterung. Kaut und schluckt im Schlaf.
G Verweigert die Dinge, nach denen es gefragt hat; wirft sie weg und versucht, andere damit zu treffen [anders als *Cham.*, welches ziellos wirft].

A > LIEGEN AUF DEM BAUCH [2]
A > fortgesetzte Bewegung [2]
A < DRUCK
A WÜRMER
A HEISSHUNGER, kurz nach dem Essen oder nach Erbrechen
A Beschwerden von Stillkindern [verweigern die Muttermilch]. Milchallergie
A Epileptiforme Krämpfe: Das Kind wacht plötzlich auf [als ob es sich erschreckt hätte], schreit ohne erkennbaren Grund, setzt sich auf, blickt starr und wird steif. Schläft wieder ein oder möchte gewiegt werden. „Das Kind wacht auf mit Schreck, schreit, zittert, kann nicht beruhigt werden; es weist jede Liebkosung zurück." [*Dewey*]
A Das Kind wird STEIF vor einem Hustenanfall, aus Wut, wenn man es ansieht, während Konvulsionen.

Cina

A Beschwerden & Gähnen
A Verlangen nach Süßigkeiten und verschiedenen Dingen

K Das Kind reibt, bohrt und zupft die ganze Zeit in der Nase und klagt über Bauchweh.
K Blasses Gesicht, dunkle Augenringe, auffallende bläuliche Blässe um Nase und Mund
K STUHL meist farblos [Im Gegensatz zu den grünen, heißen, unverdauten Stühlen von *Cham*.]
K Eine Wange rot, die andere blaß
K Augen müde, > durch Reiben

REPERTORIUM

GEMÜT: *Liebkost*, Abneigung, liebkost zu werden [1]. *Getragen*, Verlangen, über der Schulter getragen zu werden [1]. *Furcht*, Näherkommen, Kinder können es nicht ertragen, daß ihnen jemand nahe kommt [2]. *Erschreckt* leicht, beim Erwachen [2]. *Gleichgültigkeit* gegen Liebkosungen [3/1]. *Jammern* im Schlaf [2]. *Spielen*, Abneigung gegen Spielen bei Kindern [2]. *Beruhigt* werden, kann nicht [3/1]. *Schlagen* bei Kindern [3, **Cham**.]
KOPF: *Bewegungen* des Kopfes, vor und zurück [2]. *Schmerz*, Bücken > [2], Berührung > [2]
AUGEN: *Schmerz*, Blicken, beim angestrengt [2]; nach Masturbation [2/1], beim Lesen bei Kerzenlicht [2]; beim Nähen [2]
SEHEN: *Farben* gelb [3]. *Trübsichtigkeit,* Reiben > [1]
NASE: *Jucken*, reibt sich die Nase [3]. *Zupfen* an der Nase [3]; bis sie blutet [3]; bei Gehirnerkrankungen [3]
GESICHT: *Farbe* bläulich um den Mund [3]; blaß um den Mund [3]; rot beim Erwachen [3]
INNERER HALS: *Gluckern*, im Oesophagus, nach dem Husten [3]; während Konvulsionen [3]; beim Trinken [2]. *Glucksendes* Geräusch im Oesophagus [2/1]. *Schlucken* im Schlaf [1]; unwillkürlich [2]
MAGEN: *Schmerz* erstreckt sich quer über den Magen [2]
ABDOMEN: *Auftreibung* bei Kindern [2]
REKTUM: *Würmer* bei Kindern [3]
STUHL: *Schleimig*, weiß, wie kleine Stücke Popcorn [3/1]. *Weiß*, Körner oder Teilchen [2]
URIN: *Milchig* beim Stehenlassen [2]. *Dick* beim Stehenlassen [2]
WEIBLICHES GENITAL: *Metrorrhagie* bei kleinen Mädchen [2/1]
HUSTEN: *Trocken* und Niesen [2/1]. *Erstickend* morgens, nach dem Aufstehen [3/1]
ATMUNG: *Angehalten* bei den Konvulsionen [2]
SCHLAF: *Lage*, Kopf nach hinten gebogen [2]
ALLGEMEINES: *Konvulsionen* bei der Zahnung [2]; in der Fieberhitze [2]; durch Würmer [3]. *Schaudern* beim Gähnen [2]

SPEISEN UND GETRÄNKE

ABNEIGUNG: Milch [2], Muttermilch [2]
VERLANGEN: Kalte Getränke, [3] viele Dinge [3], Brot [2], Süßigkeiten [2]
VERSCHLIMMERT DURCH: Milch [2] [=> Erbrechen], Pfeffer [2]

Cist.

KERN DES MITTELS

1. Empfindlich und garstig [vornehmlich Kinder]. Starke Abneigung dagegen, berührt, liebkost und angesehen zu werden. *Chamomilla*-ähnliches Benehmen, aber noch schlimmer
2. Beschwerden durch Würmer
3. Verlangen, auf dem Bauch zu liegen
4. Weißliche Stühle. Riesenhunger
5. Nasenbohren oder Reiben der Nase
6. Beschwerden & Gähnen, & Steifwerden des Körpers

* „Die Prüfungen und Schriften von *Hahnemann* zeigen die außergewöhnliche Tatsache auf, daß *Cina* im gesunden Körper fast, wenn nicht gänzlich, all die Symptome produziert, die normalerweise auf das Vorhandensein von Würmern im Körper hinweisen." [*Hughes*]

EIGENE NOTIZEN:

CISTUS CANADENSIS
Ziströschen   *Cist.*

REGION
DRÜSEN [*Nasen-Rachenraum*; *Halsregion*; Mammae – links]. *Innerer Hals.* Lungen. Haut

MODALITÄTEN
<u>VERSCHLIMMERUNG</u>: KÄLTE [LUFT; *eingeatmete Luft*; *Erkältungen*; *kalter Luftzug*; kaltes Wasser]. Geistig [*Anstrengung*; Aufregung]. Berührung. *Winter*

LEITSYMPTOME
A Bemerkenswerte Ähnlichkeit mit *Calc.*, jedoch in erster Linie nur auf der körperlichen Ebene; ein geistiges Bild ist nicht bekannt.

Cist.

A Ähnlich *Calc.*, *Hep*. [Eiterung, Erkältungsanfälligkeit] und *Heloderma* [das kälteste Mittel der Materia Medica]
A Extrem EMPFINDLICH gegen KÄLTE und erkältungsanfällig
A KÄLTEGEFÜHL in verschiedenen Teilen [Mund, Hals, Nase, Atem, Zunge, Nasen-Rachenraum, Magen, Abdomen, Speichel, Aufstoßen, Stirn, Brust, Schweiß]
A Schlaflosigkeit durch Kälte
A Verlangen nach KÄSE, saurem Obst, Hering, pikanten Dingen [STÄRKUNGSMITTELN]
A VERGRÖSSERTE und verhärtete DRÜSEN, *perlschnurartig* [2]

K Diarrhoe nach Kaffee, Obst
K Brennen in der Nase nach Entfernen der Absonderung
K DICKER, GELBER, ÜBELRIECHENDER SCHLEIM, hinterläßt ein schmerzhaftes Rohheitsgefühl.
K Aufspringen und Bluten der Finger im Winter; durch Waschen in kaltem Wasser
K Stinkende Otorrhoe & Vergrößerung von Parotis und Halsdrüsen, mit Rissen, Fissuren und Bluten [Ekzeme um die Ohren herum]
K Erkältung ziehen den INNEREN HALS und die CHOANEN in Mitleidenschaft.
K Eitriger Ausfluß aus der Zahnalveole

REPERTORIUM

GEMÜT: *Froh*, beim Essen [1]. *Beschwerden*, Erregung der Gefühle, durch [2]
KOPF: *Kälte*, Stirn, äußerlich [1], Zimmer, im warmen [1]. *Schmerz*, nüchtern, wenn [2], nüchtern, wenn der Hunger nicht sofort gestillt wird [1]; Stirn, Essen > [2]
OHR: *Hautausschlag*, um die Ohren [2]. *Schwellung*, unter dem Ohr, der Drüsen [2]
NASE: *Kälte*, innen, Einatmen, beim [2], nach Schneuzen der Nase [2/1]. *Schmerz*, brennend, Schneuzen der Nase, beim, nach Ausschneuzen dicken Schleims [1]; Roheit, Choanen [2]
GESICHT: *Hautausschläge*, Ekzem, Nase [2]
INNERER HALS: *Trockenheit*, Essen, nach > [2/1], Schlucken, beim Schlucken von Speichel > [2/1]. *Räuspern*, morgens [2]. *Schwammiges* Gefühl [2/1]. *Schmerz*, Luft, kalte [1], Schlucken, nach, > [1]; stechend, geistiger Erregung, nach [2/1]. *Kratzen*, scharfes, Sand, wie durch [2/1]
ÄUSSERER HALS: *Verhärtung* der Drüsen, perlschnurartig [2]. *Schwellung*, Halsdrüsen, eitrige [2]
MAGEN: *Kälte*, Frösteln in der Magengrube [1], Essen, vor [2/1], Essen, nach [2]
REKTUM: *Diarrhoe*, nachts, Mitternacht, nach [1], Mitternacht, bis 12.00 Uhr mittags [1; *Ars*.], Säuren, nach [1], Kaffee, nach [2], nasses Wetter [1], Obst, saurem, nach [2], Gemüse, nach [1]
KEHLKOPF UND TRACHEA: *Kältegefühl*, Atmen, beim [2]. *Jucken*, Kehlkopf, nachts [2/1]. *Jucken*, Trachea [2]
ATMUNG: *Atemnot*, offen, will, daß Türen und Fenster offen sind [1]
HUSTEN: *Geistiger Anstrengung*, bei [1]
BRUST: *Abszeß*, Mammae [2]

Clem.

RÜCKEN: *Schmerz*, brennend, Steißbein, im Sitzen [1], bei Berührung [1]
EXTREMITÄTEN: *Rissige* Haut, Hände, der, durch Naßwerden [2], im Winter [2], Handflächen [2]. *Empfindlichkeit*, Kälte gegen, Finger, Fingerspitzen [1/1]
HAUT: *Jucken*, Hautausschläge, ohne [1]

SPEISEN UND GETRÄNKE

VERLANGEN: Käse [2], saures Obst [2], scharf gewürzte Speisen [2], erfrischende Dinge [2], Obst [1], Hering [1]

KERN DES MITTELS

1. Auf der körperlichen Ebene ähnliche Symptome wie *Calc*.
2. Menschen mit einem außerordentlichen Mangel an Lebenswärme; erkälten sich leicht. Erkältungen setzen sich im Hals und in den Choanen fest.
3. Lokales Kältegefühl
4. Dicker, gelber, übelriechender Schleim
5. Verlangen nach Käse; pikanten und anregenden Dingen
6. Vergrößerte, verhärtete und eiternde Drüsen

EIGENE NOTIZEN:

CLEMATIS
Aufrechte Waldrebe   *Clem.*

REGION
SCHLEIMHÄUTE [AUGEN; HARNRÖHRE]. DRÜSEN [HODEN; Nebenhoden; Mammae; Eierstöcke]. Haut. Kopfhaut. Hinterkopf. * LINKE SEITE. *Rechte Seite*

MODALITÄTEN
VERSCHLIMMERUNG: GONORRHOE. *Bettwärme.* NACHTS. *Waschen in kaltem Wasser.* Bei Mond [zunehmend] < und >. Quecksilber. Bewegen des Kopfes. Tabakrauchen. Nachts

Clem.

BESSERUNG: Schwitzen. Kratzen. Kaltes Wasser im Mund halten. Im Freien

LEITSYMPTOME

A < BADEN. Furcht vor Baden [3]
A SEHR HARTE, SCHMERZHAFT GESCHWOLLENE DRÜSEN; HODEN [rechts]
A Brennende, juckende, stechende, kribbelnde Schmerzen
A Abneigung gegen Koitus
A Beschwerden nach UNTERDRÜCKTER GONORRHOE [schmerzhafte, harte Schwellung von Samenstrang und/oder Hoden, normalerweise auf der rechten Seite, oder arthritische Schmerzen]
A Neuralgische Schmerzen in verschiedenen Körperteilen > Schwitzen
A Schläge wie elektrische SCHOCKS beim LIEGEN [2/1]

K Harntröpfeln nach Wasserlassen. Muß lange Zeit warten, bevor der Urin tatsächlich abgeht; kann nicht den gesamten Urin entleeren. ZUSAMMENZIEHEN der HARNRÖHRE
K SCHWELLUNG von Leistenlymphdrüsen und Samenstrang; & schneidender Schmerz, wie wund
K Chronische Konjunktivitis
K Zahnschmerzen < nachts, < Tabak, > Halten von kaltem Wasser im Mund, > Einziehen von kalter Luft [= meist *Clem.*] [*Morrison*]
K Hautsymptome < Bettwärme und Waschen in kaltem Wasser. Blasen, Pusteln und Absonderung von gelblicher, ätzender Jauche
K Organbezug zu Hoden und Samenstrang, hauptsächlich auf der rechten Seite

REPERTORIUM

GEMÜT: *Beschwerden*, Heimweh, durch [2]. *Gesellschaft*, Abneigung gegen, doch Furcht, allein zu sein [2]
KOPF: *Hautausschlag*, Krusten, Hinterkopf [2]; juckend, Zimmer, warm < [2]; feucht, gelb [2]; feucht, Hinterkopf [2]; sich ausbreitend [2]
AUGEN: *Absonderung*, von Schleim oder Eiter, scharf, Wasser [3/1]. *Hitze*, ausströmendes Gefühl von [2]. *Schmerz*, kalte Luft < [2], Sonnenlicht < [2]; brennend, Schließen der Lider, beim [2]. *Photophobie*, beim Gehen im Freien [2]. *Geschwüre*, Lid, Lidränder [3]
GESICHT: *Verhärtung*, Parotis [2]. *Entzündung*, Parotis, metastasiert zu den Hoden [2]
ZÄHNE: *Schmerz*, eingezogene Luft > [2], Saugen an den Zähnen > [2]
MAGEN: *Übelkeit*, Rauchen, nach [2]
ABDOMEN: *Schwellung*, Leistengegend [2], rechts [3]. *Spannung*, Leistengegend, beim Gehen [2]
HARNBLASE: *Schmerz*, Urinieren, zu Beginn des Urinierens [3]. *Urinieren*, unwillkürlich, nach dem Urinieren [3]

Clem.

MÄNNLICHES GENITAL: *Verhärtung*, Hoden, rechts [2], Gonorrhoe, nach [2]. *Entzündung*, Hoden, rechts [3], Bettwärme < [3/1]. *Schmerz*, Samenstränge, rechts [2]; Hoden, morgens; zwickend, Skrotum [3]; zwickend, Hoden [2]; empfindlich und wie geprellt, Samenstränge [3]; empfindlich und wie geprellt, Hoden, beim Gehen. *Schwellung*, Samenstränge, rechts [3]; Hoden, rechts [3]
RÜCKEN: *Hautausschläge*, Zervikalregion, feucht [2]
HAUT: *Hautausschläge*, Krusten, sich ausbreitend [2], absondernd, wundfressend [2], Herpes [2], juckend, nachts [2], juckend, Wärme < [2], juckend, Waschen in kaltem Wasser < [2/1], Blasenausschlag, geschwürig [2], Waschen < [3]

SPEISEN UND GETRÄNKE

ABNEIGUNG: Bier [2], Rauchen [1]
VERLANGEN: Kalte Getränke [1]
VERSCHLIMMERUNG: Rauchen [2] [=> Übelkeit, Erbrechen], Brot [1], kalte Getränke [1], heiße Speisen [1], warme Speisen [1]
BESSERUNG: Kalte Getränke [2]

KERN DES MITTELS

1. Rechtsseitige Beschwerden, besonders der männlichen Genitalien
2. Drüsen sehr hart und schmerzhaft geschwollen
3. Üble Folgen von unterdrückter Gonorrhoe
4. Neuralgische Schmerzen > Schwitzen
5. Unterbrochener Urinstrahl; wiederholtes Fließen und Innehalten

EIGENE NOTIZEN:

COCA

Im wesentlichen identisch mit Kokain   Coca

REGION
NERVEN [GEHIRN, *Atmung*, Herz] Muskeln

MODALITÄTEN
<u>VERSCHLIMMERUNG</u>: Hinaufsteigen. *Große Höhen*. Kälte. Geistige Anstrengung
<u>BESSERUNG</u>: *Schnelle Bewegung im Freien*. Nach Sonnenuntergang. Wein. Fahren. Nach den Mahlzeiten

LEITSYMPTOME

G Extreme SCHAMHAFTE SCHÜCHTERNHEIT; Rückzug von der Gesellschaft; „Genießt die Einsamkeit und das Verborgene." [*Lippe*]. „Fühlt sich in Gesellschaft unwohl."
G Furcht vor dem Fliegen mit dem Flugzeug
G Furcht, Dinge fallen zu lassen; beim Gehen besteht die Furcht zu fallen.
G Gefühl von Isolation
G Geistige Erschöpfung, abwechselnd mit großer Klarheit

A < HOCH HINAUFSTEIGEN [3]
A „Das Mittel für BERGSTEIGER. Nützlich bei verschiedenen Beschwerden, die mit Bergsteigen in Zusammenhang stehen, wie Herzklopfen, Atemnot, Angst und Schlaflosigkeit." [*Lippe*] Üble Folgen von Bergsteigen oder Ballonfahren
A „HÖHENKRANKHEIT, fast ein Spezifikum für diese Beschwerde – vor allem, wenn die Atmungskapazität vermindert ist." [*Morrison*]
A „Gut geeignet für Personen, die sich infolge körperlichem und geistigem Stress aufgrund eines vielbeschäftigten Lebens verausgaben, und die an nervlicher und geistiger Erschöpfung leiden. [*Fl-ac.*; *Kali-p.*; *Nux-v.*]" [*Allen*]
A Erwacht mit Schock im Hirn.
A Beschwerden ALTER LEUTE
A Entzündung der Nerven [2]

K Taubheit mit Kribbeln im Arm; als wäre ein Wurm unter der Haut [*Calc.*], verschwindet bei Berührung.
K „Kurzatmigkeit bei Leistungssportlern" [*Allen*]

Coca

REPERTORIUM

GEMÜT: *Verwirrung*, Kaffee > [1], Waschen des Gesichts > [1]. *Wahnideen*, schön [1]; Raum, getragen, er würde [beim Liegen] in den Weltraum [1; *Lach*.]. *Phantasien*, angenehme [1]. *Gesten*, unwillkürliche Bewegungen der Hände [1]. *Hast*, bei den Bewegungen [1]. *Still* sein, möchte seine Ruhe haben [1]. *Lesen*, Abneigung gegen [1]. *Schüchternheit*, schamhaft [3]. *Waschen*, Hände, wäscht sich ständig die [1]. *Arbeit*, geistige, Verlangen nach [1]
SCHWINDEL: *Steigen*, beim Treppensteigen [1]. *Liegen*, Gesicht, auf dem, > [2/1]
KOPF: *Schmerz*, an hochgelegenen Orten [2/1]; Blicken, beim, nach oben [1]; Heben, beim, des Kopfes [1]; Wein > [1/3]
SEHEN: *Diplopie*, beim Schreiben [1; *Graph*.]. *Funken*, Kopfschmerz, vor [1]. *Verlust*, des Sehvermögens, beim Treppensteigen [1/1]
HÖREN: *Entfernt*, Geräusche scheinen weit [1], Stimmen erscheinen [1]
WEIBLICHES GENITAL: *Menses*, nachts [2], reichlich, nachts [2]; Schlaf, im, Schwall, in einem [2/1]
HUSTEN: *Sonne* < [1; *Ant-t*.]
EXTREMITÄTEN: *Krämpfe*, Wade, Abwärtsbewegung, bei [1/1]
SCHLAF: *Träume*: Beschäftigt sein, sehr [1], unzusammenhängend [1], Eile [1; *Merc-c*.]

SPEISEN UND GETRÄNKE

*VERLANGEN:*Alkohol [2]; Weinbrand [1], Süßigkeiten [1]; Tabak [1]
VERSCHLIMMERUNG: Stimulanzien, Alkohol und Tabak
BESSERUNG: Kaffee [> Verwirrung]; Wein [> Schwindel, > Kopfschmerzen]

KERN DES MITTELS

1. < große Höhen [Bergsteigen, Ballonfahren, Fliegen im Flugzeug]
2. Extreme schamhafte Schüchternheit
3. Atemnot bei Sportlern, bei alten Leuten
4. Gefühl der Isolation; Rückzug von der Gesellschaft; versteigt sich in angenehme Phantasien und Träumereien.
5. Gefühl eines Wurmes unter der Haut

EIGENE NOTIZEN:

COCCULUS
Indische Kockelshörner   *Cocc.*

REGION
SINNESORGANE. *Zerebrospinale Achse* [HINTERKOPF; *Lumbalbereich*; Muskeln]. Weibliche Sexualorgane. *Eine Seite.* * *Rechte Seite.* Linke Seite.

MODALITÄTEN
<u>VERSCHLIMMERUNG</u>: *Bewegung* [BOOT oder SCHIFF; AUTO; *Kutsche*]. *Geringfügige Ursachen* [Anstrengung; Schmerz: Lärm; Berührung; Gefühle] SCHLAFMANGEL; Nachtwachen. *Angst. Kälte.* Im Freien. *Essen.* Bei Menses. *Gedanken an und Geruch von Speisen.* Liegen auf dem Hinterkopf. Trinken; Kaffeetrinken. Reden. Schwangerschaft. Rauchen. Lachen. Weinen
<u>BESSERUNG</u>: Ruhiges Liegen. Warmes Zimmer

LEITSYMPTOME

G Nachdenken und Antworten DAUERT LANGE; daher: Abneigung dagegen, GESTÖRT zu werden [2] und ZORN durch UNTERBRECHUNG [2] [verliert den gedanklichen Faden]. „Der Patient braucht viel Zeit, um seinen Kopf oder seine Gedanken in Gang zubringen oder irgend etwas zu tun." [*Mathur*]

A Folgen des Zusammentreffes von KÖRPERLICHEM mit EMOTIONALEM STRESS; KRANKENPFLEGE; d. h. SCHLAFMANGEL [3] + Sorgen um die Gesundheit des Kranken

A Folgen von KÜMMERNISSEN, SORGEN und körperlicher ANSTRENGUNG [3]

A Aufgrund der Schwäche GEHT ALLES LANGSAMER. Die Zeit vergeht zu SCHNELL [3].

A < SICH BEWEGENDE UMGEBUNG [d.h. Schauen nach draußen, wenn man in einem Auto fährt]. Langsame Akkomodation [2]

A MANGEL AN LEBENSWÄRME. Abneigung gegen Aufenthalt im Freien [3]; < im Freien [3]

A < Hitze und Kälte

A > LIEGEN im Bett [3]. > LIEGEN auf einer SEITE [3]

A < BERÜHRUNG [3]

A „Von nachweislicher Wirkung bei Seekrankheit." ÜBELKEIT DURCH FAHREN IN EINEM AUTO

A Übersensibilität der Sinne: < Geräusche [2], Gerüche, Erregung [2], Kälte [2]

A Abneigung gegen ESSEN [3]; Übelkeit beim Anblick oder Geruch von Essen [2]

A Leeres, HOHLES Gefühl [3] in den Organen [Kopf [2], Brust [2], Abdomen [3]]

A Lähmungsartige Schwäche [3] & Taubheit und Zittern

A Verlangen nach BIER [2] [oder kalten Getränken [2]], besonders bei KOPFSCHMERZEN

Cocc.

A Außerordentliche Schwäche [besonders der Beine], während und nach Menses [2]; kann kaum sprechen oder stehen. Erschöpfende Menses, < Stehen auf Zehenspitzen
A „Unverheiratete Frauen; kinderlose Frauen; romantische Mädchen; empfindsame Mädchen; Bücherwürmer; Lebemänner." [*Mathur*]

K Schwindel [3] & Schwäche im Nacken; der Nacken scheint zu schwach, den schweren Kopf zu halten.
K Reichlicher SPEICHELFLUSS & DURST
K Taubheit der Hände beim Greifen von Dingen; Taubheit wechselt die Seiten.
K Schwindel mit Übelkeit [3]. „Erbrechen bei Schwangerschaft & Schwindel."
K Geräusche => Übelkeit und Erbrechen; z. B. bei Kopfschmerzen

REPERTORIUM

GEMÜT: *Zorn*, durch Unterbrechung [2]. *Antwortet* langsam [2]. *Angst*, vor Menses [2], durch Schlafmangel [2]. *Furcht*, durch plötzliche Geräusche [2; *Bor.*]. *Auffahren*, bei Berührung [2]. *Empfindsam*, gegen alle äußeren Eindrücke [2]. *Sitzt* versunken und nichts wahrnehmend, wie in tiefen, traurigen Gedanken [2]
SCHWINDEL: Durch *Nachtwachen* und Schlafmangel [3; **Nux-v.**]
KOPF: *Schweregefühl*, beim Biegen des Kopfes nach hinten > [2]. *Schmerz*, als würde etwas die Augen verschließen, zuziehen [2], erstreckt sich die Wirbelsäule nach unten [2], sich öffnend und schließend [2]; Hinterkopf, sich öffnend und schließend [2; Sep.]. *Getrennt*, als sei der Kopf vom Körper getrennt [3]
AUGEN: *Öffnen*, der Lider schwierig, morgens, beim Erwachen [2], nachts [2]. *Offen*, im Schlaf [2]
SEHEN: *Akkomodation*, langsam [2]
HÖREN: *Überempfindliches* Gehör, gegen Geräusche, verursacht Übelkeit [2; *Ther.*]
GESICHT: *Schmerz*, erstreckt sich zu anderen Teilen [2]
MAGEN: *Übelkeit*, wenn ihm kalt ist [3]; mit Obstipation[3], nach dem Trinken [3], durch Trockenheit im Rachen [3/1], durch den Geruch von Speisen [2], bei Gedanken an Speisen [3], bei der Entbindung [2], im Mund [2], durch Geräusch [2], durch Fahren im Wagen [2], beim Aufstehen [2], beim Aufrichten im Bett [3], Seekrankheit [3], beim Aufsetzen im Bett [3], durch Schaukeln [2]
ABDOMEN: *Gefühl* eines Steines, Nabelgegend [2/1]
REKTUM: *Zusammenschnürung*, während Menses [2]
WEIBLICHES GENITAL: *Menses*, reichlich, Stehen < [3], Gehen < [3], fließt nur bei Abwesenheit der Schmerzen [2], Schmerz, krampfartig, Uterus durch Bewegung [3/1]; krampfartig, Uterus, zum Zeitpunkt, an dem die Menses einsetzen sollte, was aber nicht geschieht [2; *Kali-c.*]
EXTREMITÄTEN: *Gefühllosigkeit*, Hand, abwechselnde Seiten [3/1]; Fuß, abwechselnd mit Gefühllosigkeit der Hände [3/1]. *Gefühllosigkeit* wandernd [2/1]. *Zittern*, Hände, beim Essen [3], beim Halten von Gegenständen [2], beim Strecken in die Höhe [3]

Cocc.

ALLGEMEIN: <u>Ohnmacht</u>, durch Schmerzen im Abdomen [2]. <u>Schlaf,</u> durch Schlafmangel [3]. <u>Zittern</u>, äußerlich, nach Erregung des Gemütes [3; **Staph**.], bei geringer Anstrengung [2], durch Geräusche [2], mit Schmerzen [2], durch unerwartete Berührung [2/1]. <u>Schwäche</u>, durch Krankenpflege und Krankenwache [3], durch Schlafmangel [3/1]

SPEISEN UND GETRÄNKE

ABNEIGUNG: Essen [3]; Essen mit Hunger [3]; Geruch von Essen [3]; saure Speisen, Säuren [2], Bier [2]; Käse [2]; Getränke [1]; Tabak [1]
VERLANGEN: Bier [2]; kalte Getränke [2]; Senf [2], Erfrischendes [2]; Stärkungsmittel [2]; Salz [1]; warme Speisen [2]
VERSCHLIMMERUNG: Kaffee [2]; kalte Getränke [2]; kalte Speisen [2]; Eier [2]; Geruch von Essen [3]

KERN DES MITTELS

1. Beschwerden durch körperlichen + emotionalen Stress
2. << Schlafmangel
3. Verlangsamung der Reaktionen und des Geistes; die Zeit vergeht zu schnell.
4. Übelkeit durch den Anblick oder den Geruch von Essen
5. < passive Bewegung. Schwäche, Taubheit, Zittern; leeres, hohles Gefühl
6. Abneigung gegen Aufenthalt im Freien

EIGENE NOTIZEN:

Coff.

COFFEA

ungeröstete Kaffeebohnen   *Coff*

REGION

NERVEN. KREISLAUF. *Sexualorgane. Gemüt.* Frauen. * *Rechte Seite*

MODALITÄTEN

<u>VERSCHLIMMERUNG</u>: GERÄUSCHE. BERÜHRUNG. Gerüche. Luft [*im Freien, kalt,* windiges Wetter]. *Geistig* [*Gefühle*; *Anstrengung*]. Überessen. Alkohol; Wein. Nachts. Plötzliche Gemütsbewegungen; übertriebene Begeisterung. *Übermäßige Freude.* Narkotika. Warmes Wasser im Mund. Erkälten
<u>BESSERUNG</u>: Liegen. Ruhe. Eiswasser im Mund

LEITSYMPTOME

G Beschwerden durch Zorn [2], Erregung [3], Schreck [2], übermäßige Freude [2], übertriebenes Lachen [2/1], enttäuschte Liebe [2], angenehme Überraschungen [3]
G Rasche, WANDERNDE GEDANKEN; Gedankenandrang, abrupte, zusammenhanglose Antworten
G GEISTIGE ÜBERAKTIVITÄT: Pläne, Phantasien, Theoretisieren, Ideenüberfluß abends, verursacht Schlaflosigkeit.
G HANDELT SCHNELL; GEISTREICH [*Lach.*]
G Auffahren bei Berührung
G ÜBEREMPFINDLICH gegen Schmerzen, VERZWEIFLUNG durch Schmerzen [„weint, jammert, wirft sich umher"]
G Ähnlich *Nux-v.*, aber weniger gereizt, ehrgeizig und boshaft. Güte und Mildherzigkeit [2/1] und Reue [3]. [„Können großzügig werden, um ihr Schuldgefühl loszuwerden. Manchmal ist dies so stark, daß sie aufgrund von Reue bei ihrem Partner bleiben, um es wiedergutzumachen." – *Ghegas*]
G Abneigung gegen AUFENTHALT IM FREIEN [3], dennoch Empfindung von HITZE [3]
G Alle SINNE sind GESCHÄRFT: Sehen, Hören, Riechen, Schmecken, Tasten; vor allem gegen Geräusche. „Erwacht durch ein Geräusch oder hört jedes Geräusch."
G < BERÜHRUNG
G Sehr viel Ähnlichkeit mit *Bell.*: Kopf rot und heiß, Pupillen erweitert und glänzend; deutliche Röte der Wangen; aber *Coff.* hat Hitze & Geschwätzigkeit, ein gutes Gedächtnis und außerordentliche Erregung, wogegen *Bell.* Delirium und schreckliche Wahnvorstellungen besitzt.

A Abneigung gegen Aufenthalt im Freien, Furcht vor frischer Luft [2, *Caps.*]; empfindlich gegen KALTE Luft.

Coff.

A Beschwerden in der MENOPAUSE [Hitzewallungen, Ohnmacht, Übererregung, Schlaflosigkeit, Herzklopfen]
A FREUDE => Weinen, Schlaflosigkeit, Blutandrang zum Kopf, Entzündung des Uterus, asthmatische Atmung, Herzklopfen
A Schlaflosigkeit nach der Entbindung. Schlaflosigkeit durch Krankenpflege [*Coff.* aus Übererregung, *Cocc.* aus Angst; bei *Coff.* ist alles ÜBERSTEIGERT, bei *Cocc.* ist alles VERLANGSAMT.]

K Kopfschmerz, wie durch einen NAGEL in der Seite des Kopfes, hauptsächlich durch übermäßige geistige Anstrengung [viel Sprechen, erregte und tiefe Gespräche am spätem Abend => Schlaflosigkeit => Kopfschmerz] < im Freien
K Schmerzen im Gesicht & Zahnprobleme
K Zahnschmerzen > durch Halten von kaltem Wasser im Mund; Schmerz erstreckt sich bis zu den Fingerspitzen; während Menses
K Dysmenorrhoe; heftige kolikartige Schmerzen & Verzweiflung, Weinen, Jammern
K Andauernder Husten mit oder nach Masern
K Nervöses Herzklopfen < Sonnenhitze

REPERTORIUM

GEMÜT: *Lebhaftigkeit* < [2]. *Angst* durch Flatus [2, *Nux-v.*]. *Verwirrung* bei Schmerzanfällen [2]. *Furcht* vor Tod durch Schmerz [3/1]. *Hast* beim Trinken [2], beim Essen [2]. *Jammern* über Kleinigkeiten [2/1]. *Gedächtnis* gut, aktiv abends bis Mitternacht [3/1]. *Macht* viele Pläne [2]. *Theoretisieren* [2]. *Weinen* mit Kopfschmerz [2]
KOPF: *Knisterndes*, knackendes Gefühl am Scheitel [2]. *Schmerz* nach Widerspruch [2]; Auftreten, beim [3]; nach Schreck [2]; von übermäßiger Freude [2]; durch Bewegung der Lider [2]; durch Musik [3]; durch kräftige Gerüche [2]
AUGEN: *Schmerz*, brennend, bei Kopfschmerz [2]
GESICHT: *Farbe*, rot, bei Erregung [2]; bei Zahnschmerzen [2]. *Hitze*, Entbindung bei der [2/6]. *Schmerz* bei Erregung [2]; Geräusche < [2]; erstreckt sich zu Finger [2]
MUND: *Speichelfluß*, während Schwangerschaft [2]
ZÄHNE: *Schmerz*, durch heiße Speisen [3]; Geräusche < [2]
MAGEN: *Durst*, nachts, beim Erwachen [2]
REKTUM: *Diarrhoe*, nach Mißbrauch von Kamille [2]; durch häusliche Sorgen [2/1]; durch plötzliche Freude [2, **Op.**]
ATMUNG: *Asthmatische* Atmung nach Gemütsbewegungen [2]
BRUST: *Abmagerung*, Mammae [3]
RÜCKEN: *Kälte*, abends, nach dem Hinlegen [2]
EXTREMITÄTEN: *Gefühl* von Leichtigkeit [2]. *Zucken*, während Menses [2]
SCHLAF: *Dösen*, nachts, nach 3.00 Uhr [2/1]. *Träume* lange Zeit [2]. *Schlaf leicht*, hört jedes Geräusch [2]. *Schlaflosigkeit* im Wochenbett [2]; Menopause [2]; nach Kaffeemißbrauch [3]; bei Neugeborenen [1]; während Schwangerschaft [2]; durch Wadenkrämpfe [1]; immerselbe Gedanken [2]

Colch.

SCHWITZEN: _Kalt_, während Menses [1/6]
ALLGEMEINES: _Konvulsionen_, durch Lachen [2, *Cupr.*]; mit Lachen [1; Graph.]. _Dunkelheit_ > [2]. _Hitze_, Gefühl von Hitze [3]. _Ohnmacht_ während Menopause [2]; Wehen, während [1]. _Verletzungen_, traumatisches Fieber [2]. _Medikamentenmißbrauch_ [1]; Medikamente, überempfindlich gegen [1]. _Schlafmittel_ < [3]

SPEISEN UND GETRÄNKE

ABNEIGUNG: Kaffee [2], Getränke, [1] Rauchen [1] Wein [1]
VERLANGEN: Alkohol [2], Tabak [2]
VERSCHLIMMERUNG: Wein [3], Alkohol [2], Tabak [2], Brot [1], Kaffee [1], heiße Speisen [1], Tee [1]
BESSERUNG: Kalte Getränke [1]

KERN DES MITTELS

1. Übersteigertes Verhalten und geistige Überaktivität. Beschwerden durch Übererregung
2. Überempfindlichkeit der Sinne; gegen Schmerzen
3. Abneigung gegen und < durch Aufenthalt im Freien
4. Menopause
5. Zahnschmerzen > eiskaltes Wasser im Mund

EIGENE NOTIZEN:

COLCHICUM

Herbstzeitlose   *Colch.*

REGION

VERDAUUNGSTRAKT. HERZ; *Perikard. Kreislauf.* Nieren. Gewebe [MUSKELN; *Bänder*; Fasern; *seröse Häute*, GELENKE; kleine Gelenke]. * *Linke Seite. Rechte Seite.Von links nach rechts*

Colch.

MODALITÄTEN

<u>VERSCHLIMMERUNG</u>: BEWEGUNG. *Berührung. Nachts.* Mit den Zehen anstoßen. Vibration, geringfügige Erschütterung. WETTER [*kalt; feucht; kalte Zimmer; Wetterwechsel, Herbst*]. Leichte Anstrengung. *Unterdrückter Schweiß*. Strecken. Sonnenuntergang bis Sonnenaufgang. Extreme Sommerhitze. STARKE GERÜCHE. Essen. Schlafmangel
<u>BESSERUNG</u>: *Wärme*; Einhüllen. Ruhe; ruhiges Liegen. Zusammenkrümmen. Sitzen. Nach Stuhlgang. Im Freien

LEITSYMPTOME

G Empfindliche Personen, die äußeren Eindrücken gegenüber mehr oder weniger schutzlos sind [im Volksmund heißt *Colchicum* „Nackte Damen"], sowohl auf der geistigen als auch auf der körperlichen Ebene: körperlich, vor allem gegen Gerüche; geistig: Beschwerden durch GROBHEIT ANDERER; Wildheit aufgrund des Vergehens anderer [2/1]. Empfindlich gegen alle äußeren Eindrücke [2], [meist aufgrund von Schmerzen; „gichtige Personen mit extrem reizbarem Gemüt"]
G Wildheit durch helles Licht, starke Gerüche, Berührung [2/1]
G Furcht vor Mäusen; Wahnideen; => Schlaflosigkeit

A Extreme ABNEIGUNG gegen BEWEGUNG [wie *Bry.*], aber schwach, ruhelos und mit großem Mangel an Lebenswärme. [Kombination von *Ars.* und *Bry.*]
A < BEWEGUNG ERKRANKTER Teile [3].< GEHEN [3]. > während Sitzen [3]
A BERÜHRUNG => wie elektrische Schockwellen durch den Körper. < LEICHTESTE Berührung
A > beim ERWACHEN [2]
A Empfindlichkeit, Anfälligkeit und < durch: KÄLTE, FEUCHTE KÄLTE [*Herbst; Herbst*zeitlose]
A Überempfindlich gegen GERÜCHE, speziell gegen Gerüche von Eiern, gebratenem Fisch, Fleisch, Fett, Fleischbrühe. Übelkeit, Erbrechen und Ohnmacht durch Gerüche
A Schwäche, innere Kälte und Ohnmachtsneigung
A LEBER- oder VERDAUUNGSBESCHWERDEN & Vergeßlichkeit [3], Stumpfheit [2], Gedächtnisschwäche [3]
A LEBERLEIDEN & GICHT; oder LEBERLEIDEN & RHEUMATISCHE Beschwerden. [„Die Gelenkschwellungen wandern von einer Stelle zur anderen."]
A Schmerzen gehen von links nach rechts, ausgenommen die Kopfschmerzen, die von rechts nach links gehen.
A „Prickeln in vielen Körperteilen, wie erfroren, immer, wenn sich das Wetter ändert" [*Lippe*]

K Tympanitische Auftreibung des Abdomens durch Flatulenz; kann die Beine nicht ausstrekken.
K Wassersucht; Nierenerkrankungen mit schwarzem Urinsediment [wie TINTE]
K Gicht in der GROSSEN ZEHE, < Bewegung; Berührung oder Anstoßen des Zehes [„Der Patient schreit vor Schmerzen."]
K Kolitis mukosa; nach Dysenterie

Colch.

K Übelkeit und Erbrechen > ruhiges Liegen; < jede Bewegung
K Diarrhoe im HERBST

REPERTORIUM

GEMÜT: *Geistesabwesend* [2]. *Beschwerden* durch Grobheit anderer [2]. *Delirium*, Kopfschmerz, während [2]. *Wahnidee*, Bett, unter dem Bett, jemand sei [1], Mäuse, sieht [1], Ratten, sieht [1]. *Unzufrieden*, mit allem [1]. *Entmutigt*, Schmerzen, durch [1]. *Stumpfheit*, unterbrochen wird, wenn er [1/1]. *Furcht*, Mäuse, Erwachen, beim [1/1]. *Geisteskrankheit*, Schmerz, durch unerträglichen [2/4] [*Vergleiche*: Wildheit, Vergehen anderer, wegen [2/1], helles Licht, starke Gerüche, Berührung, durch [2/1]]. *Ruhelosigkeit*, Schwangerschaft, in der [2/5]. *Berührt* zu werden, Abneigung [1]
KOPF: *Schmerz*, durch Nässe, Naßwerden, beim Schwitzen [2]; drückend, Hinterkopf, Bükken, beim [2]
AUGEN: *Katarakt*, weich, Linsenerweichung [2]. *Schmerz*, drückend, Canthi, in den [2]; stechend, Kerzenlicht durch [2]
GESICHT: *Schmerz*, wandernd [2]
MAGEN: *Appetit*, vermehrt, Erbrechen, nach [2]. *Kälte*, Eis, mit Schmerz, wie [2]. *Erbrechen*, Aufsetzen beim, Bett, im [2], Speisen, dann Galle [2]
REKTUM: *Diarrhoe*, Herbst, im [3]
NIEREN: *Entzündung*, mit blutigem, eiweißhaltigem, tintenartigem Urin [3/1]
URIN: *Farbe*, schwarz, Tinte, wie [3/1]
BRUST: *Angst*, Beugen nach vorne > [2/1]. *Beklemmung*, Beugen, beim, vorne nach > [2/1]. *Herzklopfen*, Liegen, beim, > [2], Aufsetzen < [2]
EXTREMITÄTEN: *Ungeschicklichkeit*, Beine, stößt an Gegenstände an [2]. *Kälte*, bei Hitze des Körpers [2]. *Zusammenstoßen*, Knie, der [2]. *Lahmheit*, Beine, Schweiß, unterdrückter [2; *Rhus-t.*]. *Schmerz*, rheumatisch, im Frühling [2/1], Wetter, warmem Wetter, bei [3]; Gelenke, Wetter, naßkaltem Wetter, bei [3], gichtig, erstreckt sich von links nach rechts [2/1]
SCHLAF: *Gestört*, Wahnideen durch [1], Furcht, Mäusen vor [1/1]. *Schlaflosigkeit*, Liegen, Seite auf der linken, aufgrund Unfähigkeit auf der linken Seite zu liegen [2/1]
ALLGEMEIN: *Morgens*, Sonnenaufgang, nach > [1/2]. *Kollaps*, plötzlich [2; **Ars.**]. *Wassersucht*, Herzerkrankung, durch [2], Nierenerkrankung, durch [3], Schwangerschaft, in der [1]. *Ohnmacht*, Diarrhoe, nach [1/4], Gerüche durch, Kochen von Speisen, Küchengeruch, beim [3]. *Liegen*, Ausstrecken im Liegen < [1/8]. *Schweiß*, unterdrückten Schweiß, Beschwerden durch [3]. *Ruhe* > [3]. *Jahreszeiten*, Herbst, im < [2], Frühling, im < [2]. *Schlag*, elektrischer Schlag, wie ein, Bewegung bei [1/2], Berührung bei [1/1]. *Schlaf*, Schlafmangel, durch [2]. *Strecken*, leidender Teile < [2]. *Berührung* < [3], leichte Berührung < [2]. *Schwäche*, Schlaf, Schlafmangel, durch [1], Ruhelosigkeit mit [2]

Coloc.

SPEISEN UND GETRÄNKE
ABNEIGUNG: Geruch von Speisen [3]; Eier, Geruch von [2]; Fett [2] und gehaltvolle Speisen; Fisch [2]; Anblick von Speisen [2]; Schweinefleisch [2]
VERLANGEN: Kohlensäurehaltiges Wasser [1]; Kaffee [1]; kalte Getränke [1]; Eier [1]; Senf [1]; Wein [1]
VERSCHLIMMERUNG DURCH: Fleischbrühe, Geruch von [3]; Geruch von Speisen [3]; Anblick von Speisen [3]; Eier, Geruch von [2/1]; Fett [2]; Fisch, Geruch von, empfindlich gegen den [2]; Fleisch [2]; Schweinefleisch [2]; Geruch von Schweinefleisch [2]; Geruch und Gedanken an Suppe [2]; Alkohol [1]; Butter [1]; Kaffee [1]; Eier [1]; Obst [1]; Fleisch, Geruch des Kochens von [1]

KERN DES MITTELS

1. Überempfindlich gegen alle äußeren Eindrücke, vor allem gegen Gerüche
2. < Bewegung und Berührung
3. < Kälte, feuchte Kälte, Herbst. Sehr ruhelose [aber schwache] Menschen mit großem Mangel an Lebenswärme
4. Rheumatische oder gichtige Beschwerden, vor allem in den kleinen Gelenken; mit wandernden Schmerzen, Schwellungen und Entzündungen
5. Störungen von Leber und Verdauungstrakt; & Vergeßlichkeit oder rheumatische Beschwerden

EIGENE NOTIZEN:

COLOCYNTHIS
Koloquinte *Coloc.*

REGION
NERVEN [TRIGEMINUS-; ABDOMINELLE; *Spinal-*; ISCHIAS-]. VERDAUUNGSTRAKT. DARM. Ovarien. Nieren. * RECHTE SEITE. *Linke Seite*

MODALITÄTEN
VERSCHLIMMERUNG DURCH: GEMÜTSBEWEGUNGEN. VERDRUSS. *Kränkung. Zorn. Liegen auf der schmerzlosen Seite. Nachts, im Bett.* Zugluft. Erkälten. Kränkung durch Beleidigung. Käse [Kolik]. Abends. Nach dem Essen. Ausruhen. Bewegung

Coloc.

BESSERUNG: ZUSAMMENKRÜMMEN; HARTER DRUCK. Kaffee. *Hitze.* Ruhe. *Sanfte Bewegung.* Nach Stuhlgang oder Blähungsabgang. Liegen auf dem Abdomen. *Berührung*

LEITSYMPTOME

G Angestaute Emotionen, vor allem Wut [Zorn mit stillem Kummer [2]], führt zu KÖRPERLI-CHEN Beschwerden, vor allem zu KRÄMPFEN.
G Unruhe bei den Schmerzen. „Versucht, die Unruhe zu verbergen, die eine gewisse Starrheit an sich hat, er wirft sich typischerweise nicht umher. Will nicht, daß andere wissen, daß sie so viel leiden." [*Morrison*]. „Will nicht sprechen, nicht antworten oder Freunde oder irgend jemanden sehen." [*Lippe*]
G Bei den Schmerzen werden Emotionen geäußert: ZORN bei den SCHMERZEN; schreit vor Schmerzen. Verzerrtes Gesicht. „Reizbar; schleudert Dinge von sich." [*Allen*]

A In erster Linie ein Akutmittel
A < 16.00 – 17.00 Uhr [2]
A > ZUSAMMENKRÜMMEN, HARTER DRUCK; Hitze. „Die Glieder sind an den Leib hernagezogen wie bei einem Igel."
A > LIEGEN auf dem ABDOMEN [2]; Liegen auf der schmerzhaften Seite [2]
A Plötzliche, heftige KRAMPFHAFTE Schmerzen; lassen ihn sich vor Schmerzen WINDEN, drehen oder aufschreien.
A Schmerzen & Übelkeit oder Wasserlassen
A Schneidende, kneifende, klammernde, nagende, packende, greifende oder bohrende Schmerzen [NEURALGISCH, IN WELLEN, anfallsartig], gefolgt von GEFÜHLLOSIGKEIT
A Bauchkolik durch Zorn, Käse, Verdauungsschwäche; abwechselnd mit SCHWINDEL; & Wadenkrämpfe, Diarrhoe. „Die Koliken sind so qualvoll, daß sie Erleichterung suchen, indem sie Tischkanten oder den obersten Teil des Bettpfostens gegen das Abdomen drücken." [*Hering*]

K Anhaltender bitterer Geschmack im Mund
K Prosopalgie [= Gesichtsschmerzen] [rechts] & schmerzhafte Zuckungen, > Druck und Hitze. [Im chronischeren Stadium < Druck]
K Ischialgie [rechtsseitig], schießend oder bandförmig [gefolgt von Gefühllosigkeit], < geringste Bewegung, Drehung und nachts, > Liegen auf der schmerzhaften Seite
K Diarrhoe & Schmerzen im unteren Abdomen oder um den Nabel herum, als würde der Darm zwischen Steinen zerquetscht
K Akute Verdauungsbeschwerden nach dem Essen von unreifem oder verdorbenem Obst; oder Trinken von schlechtem Wasser; z.B. Trinken von ungekochtem Wasser in einem [sub]tropischen Land
K Schwindel durch schnelles Drehen des Kopfes auf die linke Seite
K Dysmenorrhoe, heftige Menstruationskrämpfe, muß sich krümmen; mit den obengenannten Modalitäten und Begleitsymptomen

Coloc.

REPERTORIUM

GEMÜT: *Beschwerden*, Zorn, Entrüstung, mit [3], Zorn, stillem Kummer, mit [2]. *Verwirrung*, Bier, durch [2]. *Schreien*, Schmerzen, bei den [2]. *Verachtung* [2]
SCHWINDEL: *Drehen*, Kopfes, beim schnellen Drehen oder Bewegen des Kopfes [2]
KOPF: *Schmerz*, aufschreien, Schmerzen lassen ihn [2]
AUGEN: *Tränenfluß*, durch Schmerzen im Auge, bei Schmerzen in anderen Körperteilen [2]. *Schmerz*, Beugen nach vorne < [2/1], Menses, während [2], Ruhe < [2], Gehen, warmes Zimmer > [2/1]
GESICHT: *Schmerz*, Bewegung < [2], anfallsweise [2], Druck < [2], Gehen, Freien, im, > [2], erstreckt sich zum Hals [2]
ÄUSSERER HALS: *Schmerz*, drückend, Seiten, Drehen des Kopfes, beim [2/1]
MAGEN: *Entzündung*, Erkälten, nach [2]. *Übelkeit*, Abdomen, Schmerzen, bei den, im Abdomen [3]. *Schmerz*, Erregung, nach [3], Kartoffeln, nach [2], krampfartig, Beugen nach vorne > [3]
ABDOMEN: *Schmerz*, wie zerquetscht zwischen zwei gegeneinanderreibenden Steinen [2/1], Kaffee > [3/1], Trinken, nach dem, überhitzt, wenn [3], Beugen der Beine > [3], Obst, nach [3], Schwangerschaft, in der [2], erstreckt sich zum Anus [2], erstreckt sich zum Kreuz [2], erstreckt sich zur Schamgegend [3]; krampfartig, nach Trinken von Wasser [3], Flatus, Abgang von > [2], Obst, nach [2], Druck > [3]
REKTUM: *Obstipation*, Arzneimittelmißbrauch, nach [3]. *Diarrhoe*, Kaffee > [2], nach Rhabarber [2]. *Unwillkürlicher* Stuhl, im Stehen [2]. *Unbemerkter* Abgang von Stuhl, harter Stuhl [2]
HARNRÖHRE: *Schmerz*, brennend, Stuhlgang, während [2/1]
URIN: *Reichlich*, getrunken hat, mehr als er [2]
WEIBLICHES GENITAL: *Schmerz*, Ovarien, Zusammenkrümmen > [2], Beugen des Oberschenkels > [2]; Uterus, Menses, während, aufschreien, läßt sie [2]
ATMUNG: *Atemnot*, Menses, während [2] [wegen der Schmerzen!]
RÜCKEN: *Schmerz*, erstreckt sich nach oben, mit Zusammenschnürung des Anus [2/1]. *Steifheit*, Zervikalregion, beim Drehen des Kopfes [2]
EXTREMITÄTEN: *Schmerz*, Beine, Ischialgie, rechts [2], Beugen des Beines, beim, zum Abdomen > [2/1], Liegen schmerzhaften Seite, auf der > [2], Gefühllosigkeit, mit [2], Druck < [2], Berührung < [2], Bettwärme < [2]. *Steifheit*, Knie, Hocken, Kauern, verhindert das [2]
SCHLAF: *Schlaflosigkeit*, Kränkung, nach [2/1]

SPEISEN UND GETRÄNKE

ABNEIGUNG: Speisen [2], Wasser [1]
VERLANGEN: Bier [2], Brot [2], kalte Speisen, ohne Durst [2]
VERSCHLIMMERUNG DURCH: Obst [3], Erbsen und Bohnen [2], Kartoffeln [2], Bier [1], Käse, alter [1], kalte Getränke [1], kalte Speisen [1], Mehlspeisen [1], Rharbarber [1]
GEBESSERT DURCH: Kaffee [2]

Con.

KERN DES MITTELS

1. Angestaute Emotionen, vor allem Ärger und Verdruß, was zu körperlichen Symptomen, vor allem zu kolikartigen und neuralgischen Schmerzen führt
2. Bei den Schmerzen wird Wut geäußert, & Schreien, Weinen, Verzerren des Gesichtes, Tränen.
3. Schmerzen gefolgt von Gefühllosigkeit
4. Schmerzen & Diarrhoe, Übelkeit, Erbrechen oder Wasserlassen
5. Neuralgische, anfallsartige Schmerzen, > Zusammenkrümmen, harter Druck, Hitze
6. Rechte Seite

EIGENE NOTIZEN:

CONIUM
Schierling   *Con.*

REGION
NERVEN. MUSKELN. DRÜSEN [MAMMAE; Ovarien]. *Sexualorgane.* Atmung. * RECHTE SEITE. Linke Seite

MODALITÄTEN
<u>VERSCHLIMMERUNG:</u> ANBLICK VON SICH BEWEGENDEN GEGENSTÄNDEN. ALKOHOL. Heben der Arme. Nach Anstrengung. Verletzung. Nachts. Sexuelle Exzesse; Masturbation. Kälte; Erkälten. Enthaltsamkeit; Zölibat. Alter. Liegen; mit dem Kopf tief. *Umdrehen im Bett. Verdrehen der Augen.* Licht. Beim Essen. Milch. Schneeluft; *frostige Luft.* Stehen. BEWEGUNG
<u>BESSERUNG:</u> Herabhängenlassen des Körperteils nach unten. Bewegung des betroffenen Körperteils. DRUCK. Fasten. Dunkelheit. Gehen. Hinsetzen. FORTGESETZTE BEWEGUNG

LEITSYMPTOME

* Allmähliche Lähmung und Schwäche mit Verhärtungen:
— Geistig: allmähliche Gedächtnisschwäche; mangelnde Schärfe aller Sinne.
— Emotional: Gleichgültigkeit und Härte; Materialist mit starker Bindung an die materielle Welt. Aufgrund dieses Materialismus leidet *Con.* später unter dem Verlust eines Sexualpartners.
— Körperlich: Verhärtungen und Tumoren; Krebserkrankungen

G Allmähliche Lähmung mit LANGSAMEM Beginn und größtenteils UNBEMERKT. „Sie sprechen erst nach ein oder zwei Folgekonsultationen über diese allmähliche Verschlechterung, nachdem sie tatsächlich einen Aufschwung in ihrer Energie und ihrem Allgemeinbefinden erlebt haben. Normalerweise erkennen sie erst im nachhinein, nachdem sie *Conium* bekommen haben, wie begrenzt sie waren und über wie viel mehr Freiheit und Spontanität sie jetzt verfügen."

G „Wenig Symptome auf der emotionalen Ebene und eine Art INTROVERTIERTHEIT. Der Patient geht nicht aus sich heraus. Der Mangel an emotionalem und geistigem Spielraum führt zu einem Mangel an emotionalem und geistigem Ausdruck. Das Ausmaß an emotionalen oder geistigen Reaktionen steht in keinem Verhältnis zu dem, was man aufgrund ihrer Geschichte erwarten würde. Man stellt vielleicht fest, daß dieser Mensch *in der Vergangenheit* seelisch ungeheuer viel gelitten hat. Es zeigt sich, daß er *in der Vergangenheit* seine Gefühle bedeutend mehr zum Ausdruck gebracht hat, als er es jetzt, so wie er vor Ihnen sitzt, tut."

G „Allmähliches SICH-VERSCHLIESSEN endet schließlich in Isolation und sogar einer ABNEIGUNG gegen GESELLSCHAFT. Der Patient wird *allmählich* immer isolierter und beklagt sich deshalb nicht über das Fehlen von Gesellschaft."

G „Allmähliches Sich-Verschließen führt zu Rigidität und sogar zu rituellem und zwanghaftem Verhalten, vor allem zu Rigidität bezüglich Ernährung und Gesundheit. Sie entwickeln starre Konzepte bezüglich Gesundheit und Ernährung. Schließlich werden sie engstirnig in ihren Ernährungsformen, die sie auch ohne große Probleme befolgen."

G „Eine Art Selbstzufriedenheit über ihren Zustand. Sie haben – und sie äußern auch – weniger Besorgnis in bezug auf die Situation, als es ihr Hintergund vermuten lassen würde. Es zeigt sich bei Ihnen vielleicht sogar ein vollständiges Fehlen von Ängsten, wenn Sie mit einer ungewissen Zukunft oder einer schlechten Prognose hinsichtlich ihres Krankheitszustandes konfrontiert werden. Beim ersten Gespräch würden sie sich sicherlich nicht als geistig oder seelisch krank, oder nicht einmal als auf diesen Ebenen begrenzt bezeichnen. Die meisten *Conium*-Patienten sind stolz auf ihre Fähigkeit, sowohl innerlich wie auch äußerlich ruhig, ausgeglichen und kontrolliert zu bleiben, wenn sie mit einer emotional geladenen Situation konfrontiert werden."

G „Unter dem momentanen Arzneimittelbild liegen andere, ausdrucksstärkere Mittel, wie *Phosphorus*, hauptsächlich jedoch *Tuberkulinum*. **Conium** ist in bezug zu **Tuberkulinum**, was **Thuja** zu **Medorrhinum** ist. Es besteht eineVerbindung zwischen Krebs und einer tuberkulinischen Erkrankung oder dem tuberkulinischem Miasma. Bei *Conium* zeigt sich *in der Vergangenheit* vielleicht ein turbulentes Leben oder ein turbulenter Lebensstil, ein Aspekt, der jedoch gedämpft wird, wenn sich die *Conium*-Pathologie entwickelt."

Con.

G „Mangel an sexuellem Verlangen. Man hört von diesen Patienten üblicherweise: „Sex steht nicht an erster Stelle." Eine große Prozentzahl von Frauen, bei denen sich *Conium* als heilsam erwiesen hat, sind lesbisch gewesen. Alle hatten zu einem gewissen Zeitpunkt in ihrem Leben unglückliche Liebesbeziehungen mit Männern erlebt und sind danach gewöhnlich homosexuell geworden. Alle berichten, daß ihre sexuellen Begegnungen mit Männern nicht genußvoll waren, und sie benutzen Worte wie „schmerzhaft" und „ekelerregend", wenn sie diese beschreiben. Heterosexuelle Frauen können ebenfalls diese Gefühle haben."
G Große Bindung an die materielle Welt, diese Bindung wandelt sich langsam in Gleichgültigkeit um [vor allem wegen der Traurigkeit]: „Kümmert sich sehr wenig um Dinge; macht nutzlose Einkäufe, vergeudet oder zerstört sie." [*Phatak*]
G ABNEIGUNG gegen GESELLSCHAFT oder FREMDE während MENSES
G „KUMMER endet in Lähmung oder in Schwachsinn."
G Abneigung gegen LICHT; Dunkelheit bessert. Liebt es, dunkle Kleidung zu tragen; kleidet sich, als würde er trauern. Vorliebe für dunkle oder sogar ausschließlich für schwarze Kleidung.

A < zu BEGINN der BEWEGUNG [3]. > FORTGESETZTE Bewegung [3]
A > DRUCK [3]. < REIBEN [3]
A < beim Sitzen [3]. < Liegen [3]
A UNTERDRÜCKUNG des SEXUELLEN VERLANGENS [Enthaltsamkeit]. Dies führt zu: Angst, Traurigkeit, fehlenden Erektionen, geistigen Problemen [Vergeßlichkeit, Aberglauben], seelischen Problemen [Schwierigkeiten im Äußern von Gefühlen, Apathie], körperlichen Leiden [Krebserkrankungen]
A „Formen der Unterdrückung des sexuellen Verlangens, die zu *Conium* führen: 1. Verlust des Partners [„Witwen und Witwer mit Unterdrückung des sexuellen Verlangens" – *Mathur*]; 2. Krankheit des Partners; 3. Furcht vor AIDS; 4. Religiöse Gründe [Priester, Nonnen etc., die ihre sexuellen Triebe aufgrund ihrer religiösen Überzeugung unterdrücken]; 5. Fixe Ideen [„Sex ist Sünde."]; 6. Spirituelle Gründe [„Menschen, die sich ganz ihrer spirituellen Entwicklung und der Meditation widmen und daher der Sexualität entsagen."] *Ghegas*
A Frühzeitiges Altern
A DRÜSENERKRANKUNGEN; Tendenz zu Bösartigkeit, Krebs
A < WEIN, MILCH. Verlangen nach KAFFEE, SALZIGEN und SAUREN Dingen
A Probleme im KLIMAKTERIUM: SCHWINDEL & Hitzewallungen und Schwitzen beim Einschlafen [beim Augenschließen]
A Schwäche morgens im Bett [2]. Zittern > nach dem Frühstück [2]

K Schwindel & Gefühllosigkeit oder Steifheit des Halses [äußerer Hals]
K Prostatitis oder vergrößerte Prostata & erschwertes Urinieren [anstrengend, unterbrochener Strahl, Kopfschmerzen und Schwitzen infolge der Anstrengung]
K Schwere, herabfallende Augenlider, < Außenseite
K Schmerz und SCHWELLUNG der MAMMAE vor Menses; < Gehen; < Erschütterungen
K Langsame Akkommodation; verbunden mit SCHWINDEL, < Drehen des Kopfes
K Anhaltender trockener Husten, im Bett, muß sich aufsetzen.
K Auftreibung des Magens und Abdomens nach MILCH

Con.

REPERTORIUM

GEMÜT: *Abneigung*, Freunde gegen, Schwangerschaft, in der [2/1]. *Gesellschaft*, Abneigung, gegen, Menses, während [2]. *Verwirrung*, Mittagsschlaf, nach [3]. *Licht*, meidet [3]. *Streitsüchtig*, abwechselnd mit stiller Traurigkeit [2/1]. *Traurigkeit*, durch Enthaltsamkeit [3]. *Abergläubisch* [2]. *Weinen*, alleine, wenn [2]
SCHWINDEL: *Schließen* der Augen, beim, > [2]. *Herabsteigen*, beim, Treppen, von [2]. *Bewegung*, durch, Augen, der [2]. *Drehen*, als würde sich das Bett [3]. *Drehen*, Bett im [3], oder Drehen oder Bewegen des Kopfes, schnell [3]
KOPF: *Schweregefühl*, Sitzen, beim, vorgebeugt [2/1]. *Gefühllosigkeit*, morgens, Gehirn [2]. *Schmerz*, nach Unterdrückung des sexuellen Verlangens [2; Puls.]
AUGEN: *Katarakt*, Quetschung, durch [2] *Photophobie*, Entzündung, ohne [3]
SEHEN: *Akkommodation*, langsam [3]. *Farben*, schwarze Flecken, geschlossenen Augen, bei [2], Schwindel, mit [2]; rot, Gegenstände erscheinen [3]
NASE: *Schmerz*, Nasenwurzel, Menses, vor den [2/1]
GESICHT: *Farbe*, blaß, Zorn, nach [2/1]
INNERER HALS: *Schlucken*, Neigung zum, ständige, Gehen im Wind, beim [2/1]
MAGEN: *Auftreibung*, Milch, nach [2/1]. *Aufstoßen*, sauer, nachts [2]. *Sodbrennen*, abends, Zubettgehen, nach dem [2]
ABDOMEN: *Auftreibung*, Milch, nach [2/1]
REKTUM: *Kälte* im Anus, Flatus und beim Stuhlgang, bei Abgang von [2/1]
HARNBLASE: *Harndrang*, vergeblich, bei Kopfschmerzen [3/1]
PROSTATA: *Abgang* von Prostatasekret, Gemütsbewegung, bei jeder [3], Liebkosen von Frauen, beim [3], lasziven Gedanken, bei [3]
WEIBLICHES GENITAL: *Verhärtung*, Verletzungen, durch [2/1]. *Jucken*, Vagina, Menses, während [2]. *Menses*, fehlend, nur Molimina [2]. *Schmerz*, abwärtsdrängend, Uterus, nach Menses [2], bei Stuhldrang [2]
HUSTEN: *Anhaltend*, nachts [2]. *Trockenheit*, Luftwegen, aus, Kehlkopf, Fleck, trockener [3]. *Schwangerschaft*, in der [2], nachts [2/1]. *Aufsetzen*, muß sich, sobald der Husten beginnt [3]
BRUST: *Krebs*, Mammae, Quetschung, durch [2]. *Völlegefühl*, Mammae, Menses, während [2/1]. *Milch*, dünn, lange nach dem Abstillen [2/1]. *Schmerz*, Mammae, Menses, vor [3], Schritt, bei jedem [2/1]. *Schwellung*, Mammae, Menses, während [2]
SCHLAF: *Schlaflosigkeit*, Schwitzen, durch [2]. *Erwachen*, Schwitzen, durch [3]
SCHWITZEN: *Tagsüber*, Schließen der Augen, beim [3/1]. *Schlaf*, während, Schließen der Augen, selbst beim [3; Carb-an.]
HAUT: *Hautausschläge*, Exanthem, flüchtiges, Menses, während [2/1]
ALLGEMEINES: *Kälte*, Abkühlung, bei, Füße [2]. *Verletzungen*, Weichteile der [3]. *Langer* Schlaf < [2]. *Schwäche*, Luft, Freien, im > [3]. *Zittern*, äußerlich, morgens, Frühstück, vor dem [2], Frühstück, nach dem, > [2], Stuhlgang, nach [3], Wein, durch [2/1]

Cor-r.

SPEISEN UND GETRÄNKE
ABNEIGUNG: Brot [2], Frühstück [1], Getränke, Fieberhitze, in der [1/1], Milch [1], Tabak [1]
VERLANGEN: Kaffee [2], salzige Dinge [2], saure Dinge [2], Essig [2], Brot [1], Holzkohle [1]
VERSCHLIMMERUNG: Milch [3], Wein [3], kalte Speisen [2]
BESSERUNG: Heiße Speisen [2], Wein [2]

KERN DES MITTELS

1. Allmähliche Lähmung auf allen Ebenen. Langsamkeit und Rigidität. Materialistische Menschen
2. Vermeidet Licht; Abneigung gegen Gesellschaft
3. Krebsartige Drüsenerkrankungen
4. Schmerz und Schwellung der Brüste vor Menses
5. Beschwerden durch Unterdrückung des sexuellen Verlangens oder durch Enthaltsamkeit
6. < Wein und Milch; Verlangen nach Salz, sauren Speisen und Kaffee

* Das Gemütsbild stammt von *Louis Klein* – Zwei Fälle von zervikaler Dysplasie und ein Fall von Kraniopharyngiom, aus dem Buch „Homöopathische IFH-Fachkonferenz 1989", Internationale Stiftung für Homöopathie.

EIGENE NOTIZEN:

CORALLIUM RUBRUM
Rote Koralle   *Cor-r.*

REGION
ATMUNGSORGANE. NERVEN. SCHLEIMHÄUTE

MODALITÄTEN
VERSCHLIMMERUNG: LUFT [Veränderung; *Einatmen*] Beim Essen. Nachts; gegen Morgen. Bücken. Mahlzeiten. Berührung. Entblößen. Im Freien
BESSERUNG: Zudecken

Cor-r.

LEITSYMPTOME

A < KÄLTE und HITZE [2]
A Schmerz WIE GEPRELLT, als stecke er in den Knochen [2]
A Verlangen nach SAUREN und SALZIGEN SPEISEN; oder starke Abneigung gegen salzige Speisen
A Ähnlichkeit mit *Hep.* [Verlangen nach Saurem, Husten, < Kälte, schimpft beleidigend]
K DIE EINGEATMETE LUFT FÜHLT SICH KALT AN.
K Schläft mit dem Kopf unter der Decke [wegen des vorher erwähnten Symptoms].
K „Fast UNAUFHÖRLICHE Anfälle von extrem heftigem, krampfhaftem HUSTEN, die mit Schnappen nach Luft beginnen, dabei färbt sich das Gesicht rot, gefolgt von Erschöpfung und Erbrechen zähen Schleims." [*Boger*] „Husten wie rasch aufeinanderfolgende Gewehrsalven"
K Husten, sobald er ißt
K Schnupfen OHNE ABSONDERUNG [= Stockschnupfen [1]]; Gefühl einer verstopften Nase; SCHLEIM hauptsächlich in den CHOANEN: „Reichliche Schleimabsonderung durch die Choanen, die zu häufigem Räuspern nötigen"
K Nasenbluten, besonders nachts
K Psoriasis der Handflächen und Fußsohlen
K Kupferfarbene Flecken auf der Haut
K Rötliche Geschwüre auf dem Penis, sehr berührungsempfindlich

REPERTORIUM

GEMÜT: *Beschimpfen*, während der Schmerzen [1/1]. *Verwirrung*, Bier durch [2]. *Wahnidee*, geboren und ist vor Staunen überwältigt über das Neue seiner Umgebung, fühlt sich wie von Neuem in die Welt hineingeboren [1/1]. *Furcht*, Leiden vor [1]
KOPF: *Luft* oder Wind, strömen würde, als ob Luft oder Wind durch den Kopf [2], beim Schaukeln [3/1]. *Blutandrang*, beim Bücken [2]. *Schmerz*, Entblößen des Körpers > [1/1]; drückend, Stirn, Entblößen des Körpers > [1/1]
AUGEN: *Hitze*, Schließen der Augen, beim [2]
NASE: *Kälte*, innen, Einatmen, beim [3]. *Absonderungen*, reichlich, Choanen, aus den [3]; talgartig, hinterläßt Fettflecken auf der Wäsche [2]. *Nasenbluten*, Husten, bei Keuchhusten [2]. *Geruch*, wie von Zwiebel [1], wie von Rauch [1]. *Schmerzen*, nachts [1], mit Schlaflosigkeit [1/1]
GESICHT: *Farbe*, bläulich, Husten beim [2]
ZÄHNE: *Schmerz*, drückend, als würde ein Fleischfetzen zwischen den Zähnen stecken [2]
INNERER HALS: *Kältegefühl*, Luft, wie durch kalte [1]
MAGEN: *Erbrechen*, fadenziehend [3]
MÄNNLICHES GENITAL: *Röte*, Eichel [2]; Vorhaut [2]
ATMUNG: *Schnappen*, nach Luft, Husten, während [2]

Croc.

HUSTEN: *Schüsse*, kurzer Hüsteln, wie schnell aufeinanderfolgende [1/1]. *Anfallsweise*, Anfälle folgen schnell aufeinander [2], besteht aus kurzen Hustenstößen [2]
BRUST: *Kälte*, Einatmen kalter Luft, beim [2]
SCHLAF: *Schläfrigkeit*, überwältigend [2]

SPEISEN UND GETRÄNKE
ABNEIGUNG: Salzige Speisen [3]
VERLANGEN: Saures [3], salzige Dinge [2]

KERN DES MITTELS

1. Erkrankungen der Luftwege; Schnupfen mit reichlicher Schleimabsonderung aus den Choanen
2. Anfallsartige, kurze Hustenstöße; fast ohne Unterbrechung. Das Gesicht wird beim Husten bläulich.
3. Die eingeatmete Luft wird als kalt empfunden.
4. Verlangen nach Saurem und Salzigem; oder Abneigung gegen Salz
5. < Kälte und Hitze

EIGENE NOTIZEN:

CROCUS
Safran   Croc.

REGION
GEMÜT. NERVEN. Augen. Kreislauf. *Weibliche Genitalien.* * LINKE SEITE

MODALITÄTEN
VERSCHLIMMERUNG: Bewegung. Pubertät. Schwangerschaft. Lesen. Hitze. Morgens. *Fasten.*
   WARMES ZIMMER. Fixiertes Betrachten eines Gegenstandes. Hinlegen
BESSERUNG: IM FREIEN. *Nach dem Frühstück*

Croc.

LEITSYMPTOME

G SCHNELL, fast abrupt WECHSELNDE STIMMUNGEN und Gesichtsausdrücke
G Miteinander ABWECHSELNDE Symptome: bei gegensätzlichen Stimmungen. „Der Patient ist abwechselnd in fröhlicher oder in depressiver Stimmung. Bei ersterer singt, tanzt, springt, lacht und pfeift er, liebt jeden und will ihn küssen. Bei letzterer weint er, wird wütend, beschimpft seine Freunde und bereut es anschließend." [*Nash*]
G Gefühl, als wäre im Inneren etwas LEBENDIGES [Magen, Abdomen, Brust, Kopf, Körper] [als würde sich alles im Körper bewegen [1/1]]
G BEEINDRUCKBAR, herzlich und launenhaft
G KINDISCHES BENEHMEN [2] [Wahnidee, er sei unfähig zur Regelung geschäftlicher Angelegenheiten [2/1]]. Springen [2], küßt jeden [2], Singen unwillkürlich [2], Pfeifen [2], Weinen abwechselnd mit Lachen [2], Tanzen [2]. Hysterie [2]
G Unwillkürliches Lachen [1] und Weinen; < Musik [2]. Singt unwillkürlich mit, wenn er jemanden singen hört.
G Ungewöhnliche Heiterkeit; Singen im Schlaf [2]

A Verlangen nach AUFENTHALT IM FREIEN [3] > im Freien [3]
A < im WARMEN ZIMMER [3]
A > nach dem FRÜHSTÜCK [2]
A > HAND auf das BETROFFENE TEIL legen [2]
A Abwechselnde Zustände [1]: der Seiten; im Gemütsbereich; im Körperbereich
A DUNKLE [3], ZÄHE [3], dickflüssige BLUTUNGEN [Uterus, Nase]. Klumpen [2] mit langen Fäden

K Halbseitenkopfschmerz im Klimakterium; anstatt Menses; > Druck
K Augenbeschwerden: Tränenfluß [2], > im Freien [2], < beim Lesen [2], [oder Trockenheit der Augen beim Lesen]. Brennen [wie durch Rauch [2]], oder drückende Schmerzen während Menses [2], möchte die Augen reiben oder wischen; Gefühl von Schwellung [1]; Blinzeln beim Lesen [2]
K Nasenbluten anstatt Menses; vikariierend

REPERTORIUM

GEMÜT: *Froh*, abwechselnd mit Zornesausbrüchen [1], abwechselnd mit Gewalttätigkeit [1]. *Gottlos*, Mangel an religiösem Empfinden [1]. *Freude*, Beschwerden durch übermäßige Freude [1]. *Reizbarkeit*, nimmt alles übel, sieht alles von der schlechten Seite [2]. *Lachen*, abwechselnd mit Gewalttätigkeit [1; Stram.]. *Reue*, bereut schnell [1/3]. *Weinen* < [2]. *Herzlich* [2]
SCHWINDEL: Im *Haus* [2]. Im *warmen* Zimmer [2]
KOPF: *Erweiterung* der Blutgefäße während der Menses [2/1]. *Hitze*, Scheitel, in der Menopause [1]. *Schmerz*, im Klimakterium [1]
AUGEN: Gefühl von *Schwellung* der Lider [2]

Croc.

SEHEN: *Flecken*, springen auf und ab [2/1]
HÖREN: *Schwerhörig*, Bücken < [2]
NASE: *Nasenbluten*, Blut, fadenziehend [3], bei Kindern [2], durch Anstrengung [2], bei heißem Wetter [3/1], durch unterdrückte Menses [2], hartnäckig [2]
MAGEN: Gefühl von etwas *Lebendigem* darin [3]. Gefühl von *Bewegung*, im Magen [3]
ABDOMEN: Gefühl von etwas *Lebendigem* darin [3]. *Bewegungen*, im Abdomen, Springen [2]; während Menses [2]
WEIBLICHES GENITAL: *Abort*, dritter Monat [2]. *Leukorrhoe*, fadenziehend, zäh, klebrig [2]. *Menses*, dunkel [3], geronnen [2]; reichlich, durch Tanzen [2], durch Bewegung [2]. *Metrorrhagie* [3], während Menopause [2]; dunkles Blut, mit Klumpen [2]; in Güssen, in einem Schwall [2]
HUSTEN: *Halten* der Magengrube > [2; *Dros.*]. *Anfallsweise*, Auflegen der Hand auf die Magengrube > [2/1]
ALLGEMEIN: *Schwäche*, geistige Anstrengung > [2/1]

SPEISEN UND GETRÄNKE

ABNEIGUNG: Fett und gehaltvolle Speisen [1]
VERLANGEN: Kalte Getränke [2]
VERSCHLIMMERUNG DURCH: Kalte Getränke [2]

KERN DES MITTELS

1. Schnell abwechselnde und sich ändernde Stimmungen
2. Ungewöhnliche Heiterkeit; kindisches Benehmen; Singen, Tanzen, Pfeifen etc.
3. Leicht beeindruckbar und herzlich, aber launenhaft
4. Dunkle, fadenziehende Blutungen
5. Gefühl, als wäre etwas Lebendiges im Körperinneren
6. > im Freien. < im warmen Zimmer

EIGENE NOTIZEN:

CUPRUM METALLICUM
Kupfer   *Cupr.*

REGION
NERVEN [*Zerebrospinale Achse*]. Verdauungstrakt. *Epigastrium*. Abdomen. *Muskeln.* Blut.
* *Linke Seite*

MODALITÄTEN
VERSCHLIMMERUNG: Emotionen; Ärger. Unterdrückungen [Entzündungen, Absonderungen, Schweiß, Hautausschläge, Exantheme]. Überforderung. Bewegung. *Heißes Wetter.* Erbrechen, Schlafmangel. *Berührung.* Heben der Arme. Nachts, im Bett. Kalte Luft, kalter Wind. In der Schwangerschaft. Neumond. Vor Menses
BESSERUNG: Kalte Getränke [> Spasmen, Husten, Übelkeit, Erbrechen]. Druck auf das Herz. Beim Schwitzen

LEITSYMPTOME

G Ernste Menschen, innerlich VERKRAMPFT; selbstkritisch. „Beginn oft im heranwachsenden Alter durch große Furcht vor ihren sexuellen Gedanken. Jugendzeit: Umbruch der Gefühle und wilde Vorstellungen im Zusammenhang mit sexuellen Phantasien." Diese starken Gefühle werden durch Furcht und Schuldgefühle unterdrückt: „Wie kann ich mich der Welt mit diesen Gefühlen zeigen? Sie haben das Gefühl, daß das, was sie denken und fühlen, schlecht ist." [*Vithoulkas*]
 [Wahnideen: er solle eingesperrt werden [1]; er würde von der Polizei verfolgt [2]]
G „Es sind Menschen, die sich spirituellen Gruppen anschließen und sich dabei die am meisten disziplinierende Richtung aussuchen." [*Vithoulkas*]. „Man kann sehen, wie eine Frau bei dieser Ernsthaftigkeit und den Konvulsionen vermännlicht und an Weiblichkeit verliert." [*Vithoulkas*]. [*Cuprum* hat Bezug zur Schilddrüsenüberfunktion.]
G „Wenn der Ausdruck der Zuneigung gehemmt ist und sich auf verkrampfte Weise zeigt." [Vgl. eine wichtige Modalität von *Cuprum:* < BERÜHRUNG; „Kontakt erneuert und verschlimmert die Beschwerden."]
G Kinder mit VERHALTENSSTÖRUNGEN: Zerstörungssucht, Schlagen, Beißen und vor allem SPUCKEN. „Kinder können es nicht ertragen, wenn jemand in ihre Nähe kommt [2; *Cina*]." Sie halten den Atem an [z. B. durch Ärger], bis sie im Gesicht blau anlaufen.
G Wechselhaftes Benehmen: abwechselnd NACHGIEBIG und DICKKÖPFIG [*Boger*]; oder Weinen abwechselnd mit Possenreißen. Sie sind mürrisch, *spielen Streiche, äffen jeden nach.*
G GRIMASSEN schneiden

Cupr.

A > MAGNETISMUS, > Mesmerismus
A > SCHWITZEN
A < BERÜHRUNG
A < VOR Menses
A > Trinken von KALTEM Wasser [*Caust.*]
A Konvulsionen: SPASMEN, KRÄMPFE, ZUCKUNGEN, HOCHFAHREN
A Konvulsionen, die in den FINGERN [besonders in den Daumen] und ZEHEN beginnen; von der Peripherie aus nach innen. [*Cic.* vom Zentrum zum Solarplexus, von dort nach außen]. [Die Hände sind das wichtigste Kontaktorgan!]
A Beschwerden & BLAUFÄRBUNG der Haut [z.B. Gesicht, *Lippen*]
A Beschwerden & Schwindel
A Üble Folgen von UNTERDRÜCKTEM Fußschweiß

K GURGELNDES Geräusch beim Trinken
K Krampfartiges Asthma & Übelkeit und *plötzliches* Erbrechen; Asthma, unterbrochen durch plötzliches Erbrechen; Asthma > Erbrechen
K Schwindel > Stuhlgang
K Husten oder Atembeschwerden mit kurzfristigem Atemstillstand: es sieht aus, als wäre der Patient tot.
K Gefühl im Magen wie zum Sterben [3; *Ars.*]

REPERTORIUM

GEMÜT: *Antwortet*, denkt lange nach [2]. *Gesellschaft*, Abneigung, Anblick von Menschen, vermeidet den [2]. *Tod*, Vorahnung des Todes [2]. *Delirium*, Dunkelheit, in der [2]. *Wahnidee*, Gesichter, sieht [2]. *Destruktivität* [2]. *Diktatorisch* [2]. *Furcht*, Dunkelheit, vor der [2]. *Geisteskrankheit*, boshaft, bösartig [2]. *Beschäftigung* > [2]. *Spucken*, Gesicht, Menschen ins [2]
SCHWINDEL: *Stuhlgang*, nach, > [2/1]
KOPF: *Bewegung*, des Kopfes, konvulsivisch [2]. *Schmerz*, Stirn, Augen, zwischen den [3]. *Wasser*, Gefühl von, übergossen, wie mit kaltem Wasser [2]
AUGEN: *Bewegung*, der Augäpfel, pendelartig, von einer Seite auf die andere [2]
SEHEN: *Verlust* des Sehvermögens, Konvulsionen, vor [2/1]
NASE: *Katarrh*, erstreckt sich zu, Stirnhöhlen [2]. *Schmerz*, Nasenwurzel, Kopfschmerzen, mit [2]
GESICHT: *Farbe*, bläulich, Konvulsionen mit [3], Mund um den [2]
MUND: *Bewegung*, Zunge, Lecken, Schlecken, hin und her [2]. *Herausstrecken* der Zunge, schnellt heraus und hinein wie bei einer Schlange, züngelt [2; *Lach.*]
INNERER HALS: *Gluckern*, im Ösophagus, Trinken, beim [2]
MAGEN: *Sterben*, Gefühl wie zum [3]. *Aufstoßen*, Milch, nach [2]. *Gluckern*, Gurgeln, Trinken, beim [3]. *Würgen*, Diarrhoe, bei [2]. *Schmerz*, Menses, während [2], plötzlich [2]; krampfartig, Gefühl wie zum Sterben, unter dem Brustbein [3/1]; krampfartig, Menses, während [2]. *Erbrechen*, Konvulsionen, vor [2]; Konvulsionen, nach [2], Menses, vor [2]

Cupr.

URIN: *Reichlich*, epileptischem Anfall, nach [2/1]. *Spärlich* bei Gehirnerkrankungen [2]
HUSTEN: *Bewußtseins*, mit Verlust des [2]. *Wind*, Meer am [2/1]
ATMUNG: *Behindert*, Husten, beim [2]
BRUST: *Herzklopfen*, Konvulsionen, vor [2], Menses, vor [2]
RÜCKEN: *Schmerz*, erstreckt sich zum Magen [3]
EXTREMITÄTEN: *Kälte*, Finger, abwechselnd mit Kopfschmerzen [2/1]; Fuß, eiskalt, brennenden Sohlen, mit [2/1]. *Krämpfe*, Schwangerschaft, während der [2]
FROST: *Epileptischen* Anfall, nach [3]
ALLGEMEIN: *Chorea*, links [2], Nachahmung, durch [2], Liegen auf dem Rücken > [2], Schwangerschaft, in der [2]. *Kälte*, Abkühlen, Kaltwerden, Füße [2]. *Konvulsionen*, Naßwerden, durch [2]. *Blutwallung*, Menses, vor [2/3]. *Schlaf*, Schlafmangel, durch [2]. *Zukken*, Schlaf, während [2]

SPEISEN UND GETRÄNKE

ABNEIGUNG: Gekochte Speisen [1], Getränke [1], warme Speisen [1]
VERLANGEN: Kalte Getränke [2], Alkohol [1], Bier [1], kalte Speisen [1], Leckerbissen [1], heiße Speisen [1], saure Speisen [1], warme Getränke [1], warme Speisen [1]
VERSCHLIMMERUNG DURCH: Heiße Speisen [2], Milch [2], warme Speisen [2], Bohnen und Erbsen [1], Kohl [1], Fett [1], blähende Speisen [1], schwere Speisen [1], Fleisch [1], Sauerkraut [1], Gemüse [1]
GEBESSERT DURCH: Kalte Getränke [2]

KERN DES MITTELS

1. Körperlich und emotional verkrampfte Menschen
2. Verhaltensstörungen bei Kindern: sie schlagen, spucken, sind verschlagen, reißen Possen, äffen jeden nach. Abwechselnd nachgiebig und dickköpfig
3. Krämpfe, Spasmen, Zuckungen, Auffahren. Konvulsionen beginnen an den Fingern und Zehen.
4. > Trinken von kaltem Wasser. < Berührung
5. Beschwerden & Blaufärbung und Kälte der Haut. Sieht wie tot aus.
6. > Schwitzen

EIGENE NOTIZEN:

Cycl.

CYCLAMEN

Alpenveilchen   Cycl.

REGION

WEIBLICHE GENITALIEN. *Zerebrospinale Achse. Sehkraft.* Blut. Verdauungstrakt. * *Linke Seite.* Rechte Seite

MODALITÄTEN

VERSCHLIMMERUNG: Kälte. Abends. Frische Luft. Sitzen. *Fette Speisen; Schweinefleisch;* Butter. Nachts im Bett. Überhitzung. Anstrengung. Stehen. Vor der Menses
BESSERUNG: BEWEGUNG. Während Menses. Weinen. Im Freien [Schnupfen]. Umhergehen [Schmerzen in den Fersen]. In Haus oder Wohnung; warme Räume. Reiben der Teile. Kaltes Wasser [Kopfschmerzen]

LEITSYMPTOME

G Frostige *Puls.* [Ähnlichkeit hauptsächlich auf der körperlichen Ebene und bei den Allgemeinsymptomen], im geistigen Bereich ähnlich *Nat-m.* und *Aur.*
G Beschwerden durch unterdrückten Kummer; wird von Gewissensbissen heimgesucht.
G SELBSTVORWÜRFE [Wahnideen, sie habe ihre Pflicht vernachlässigt] & Verlangen nach Einsamkeit. [„War nur dann zufrieden, wenn sich sich zurückziehen, hinsetzen und weinen konnte. Denkt, sie sei allein auf der Welt und würde von jedermann verfolgt."] Stilles Weinen [z.B. Kinder, die sich selbst für die Scheidung ihrer Eltern verantwortlich fühlen]
G Traurigkeit > Menses

A Abneigung gegen und Verschlechterung durch FETT
A „Blaß, bleichsüchtig, bei gestörter Menses, und begleitet von SCHWINDEL, Kopfschmerz und Trübsichtigkeit" [*Allen*]
A DURSTLOS
A Abneigung gegen AUFENTHALT IM FREIEN [im Gegensatz zu *Puls.*]; dennoch < wenn ERHITZT
A > BEWEGUNG [3]; > Gehen [3]
A > BERÜHRUNG
A < beim Sitzen [3]. < Stehen [3]
A Fühlt sich besser während Menses [*Lach., Zinc.*].

K Schwindel & VERSCHWOMMENES SEHEN

Cycl.

K SEHSTÖRUNGEN – Diplopie, Strabismus convergens [Einwärtsschielen], verschwommenes Sehen, Flackern, Glitzern, schwarze Flecken, Funken, Sterne, glitzernde Nadeln – vor und WÄHREND halbseitigen Kopfschmerzen [< links]; kann verbunden sein mit menstruellen oder gastrischen Beschwerden.
K MENSES übermäßig, früh, dunkel oder wechselnd; klumpig; weniger, wenn in Bewegung
K Schluckauf während Schwangerschaft; & Gähnen
K Milch in den Brüsten NACH Menses, bei nicht-schwangeren Frauen. Oder Schwellung der Brüste NACH Menses
K Speisen schmecken zu salzig; Speichel hat salzigen Geschmack.
K Diarrhoe < Kaffee
K Niesen & Jucken in den Ohren
K Menstruelle Störungen in der Pubertät; & Akne

REPERTORIUM

GEMÜT: *Brüten*, grübelt [1]. *Verwirrung*, Waschen des Gesichts > [1]. *Wahnidee*, er sei ein Verbrecher [1], er sei verlassen [2]. *Auszugehen*, Abneigung dagegen [2/6]. *Kummer* stiller [2; *Ign.*]. *Traurigkeit*, > während Menses [2]. *Gedanken*, tiefe, um die Zukunft [1]. *Weinen*, Menses, während; aber Weinen tut ihr nicht gut [1/1]
SCHWINDEL: *Haus*, im, > [2]. *Sitzen*, im, > [2]
KOPF: *Schmerz*, macht blind [3], Stirn, in der, kalte Anwendung > [2/5]. *Kappe*, Gefühl einer über den Schädel gezogenen [3/21]
AUGE: *Strabismus* links, Augen nach innen verdreht [2, *Calc.*]. *Schwellung*, Oberlider geschwollen [2], Lider, Gefühl von Schwellung [2]
SEHEN: *Trübsichtigkeit*, Erwachen, beim [3]. *Feurig*, Kugeln [2/3]. *Flimmern*, morgens, bei Kopfschmerzen [3/1], bunt, verschiedenfarbig [3/1], Kopfschmerzen, während [3], beim Lesen [2]. *Nebelig*, bei Kopfschmerz [2]. *Glitzernde* Nadeln [3/1]. *Flecken*, beim Erwachen [3/1]
NASE: *Schnupfen*, > im Freien [2], Absonderung, mit, morgens [2]
GESICHT: *Stirn*, gerunzelt [2]
MUND: *Geschmack*, Speisen schmecken salzig [3]
MAGEN: *Abneigung*, Speisen, Essen, nach dem, einer Kleinigkeit [3]. *Aufstoßen*, sauer, Kaffee, nach [2; *Puls.*]. *Übelkeit*, Fahren im Wagen [2]. *Schluckauf*, während Essen [2]; während Schwangerschaft [2, *Op.*]. *Verdauungsstörung*, nach Schweinefleisch [3/3]
ABDOMEN: *Lebendigem*, Gefühl von etwas [2]. *Schmerz*, wund, nach Menses [2]
PROSTATA: *Schmerz*, im Sitzen [2], bei Stuhldrang [2], bei Harndrang [2/2], beim Gehen < [2/4]
WEIBLICHES GENITAL: *Menses* unterdrückt, durch Anstrengung [2]; nach Überhitzung [2/2]
BRUST: *Schwellung*, Absonderung, Milch, mit [2]
EXTREMITÄTEN: *Schmerz*, Wehtun, Knöchel, Sitzen, im, > [1/1], Stehen, beim [1/2], Gehen, beim [1/3]

Dig.

SPEISEN UND GETRÄNKE
ABNEIGUNG: Bier [2], Brot [2], Butterbrot [2], Butter [2], gehaltvolle und fette Speisen [2], Fleisch [2], kalte Speisen [1], Schweinefleisch [1]
VERLANGEN: Sardinen, [2] merkwürdige Dinge [2], unverdauliche Dinge [1], Limonade [1], Fleisch [1], warme Speisen [1]
VERSCHLIMMERUNG: Fett [3], Schweinefleisch [3], Butter [2], Butterbrot [1], Kaffee [1], gehaltvolle Speisen [1]

KERN DES MITTELS

1. Menschen mit Mangel an Lebenswärme, Abneigung gegen Aufenthalt im Freien
2. Stiller Kummer; Verlangen nach Einsamkeit. Gewissensangst, Selbstvorwürfe, Schuldgefühle
3. Durstlos, Abneigung gegen und Verschlechterung durch Fett
4. Sehstörungen & Migräne; & menstruelle oder gastrische Störungen
5. > während Menses
6. > Bewegung

EIGENE NOTIZEN:

DIGITALIS
Fingerhut   *Dig.*

REGION
HERZ; Muskel. KREISLAUF [*Leber*; Lunge; Magen]. Hinterkopf. Urogenitaltrakt. * *Rechte Seite*. Linke Seite

MODALITÄTEN
VERSCHLIMMERUNG: Aufrichten. Anstrengung. Hitze. *Liegen auf den linken Seite.* Bewegung, Geruch von Speisen. Kalte Getränke. Exzesse; sexuelle. Während des Schlafs. Sprechen. Samenergüsse. Aufregung. Nach dem Essen. Musik

Dig.

BESSERUNG: Ruhe. Kühle Luft. Flach Liegen auf dem Rücken. Bei leerem Magen; Fasten. Druck. Häufiges Urinieren

LEITSYMPTOME

G TODESANGST bei HERZSYMPTOMEN [3]; Todesangst beim GEHEN
G „Gefühl, das Herz würde AUFHÖREN zu schlagen, wenn sie sich BEWEGT." [Daher Furcht vor dem Tod beim Gehen [2/1], und Angst durch Bewegung [3]]
G TRAURIGKEIT durch MUSIK; Seufzen bessert [2; *Lach.*]
G „Ängstliche und konzentrierte Traurigkeit, mit nächtlicher Schlaflosigkeit, bedingt durch Schmerzen im Herzbereich: z.B. durch enttäuschte Liebe, besonders bei Frauen mit dunkler Hautfarbe und entschlossenem, eigensinnigem Charakter. In solchen Fällen ist es *Ignatia* bei weitem *vorzuziehen.*" [*Teste*].– Möchte allein sein; versucht zu fliehen, wenn andere sich ihr aufdrängen. – Herzklopfen nach Kummer
G TRÄUME vom FALLEN [*Cact.*]

A < Erwärmung [2]
A > Erbrechen [2]
A LANGSAMER PULS [„eine ausgezeichnete Indikation" – *Lippe*]
A Ausschweifendes Leben [Alkohol, sexuelle Exzesse] mit Magen- und Lebererkrankungen & Kreislaufstörungen [z.B. langsamer Puls, Herzklopfen, Angina pectoris]
A Leberbeschwerden & Herzprobleme
A Gelbsucht & Herzschwäche, langsamer Puls und weißer oder aschenartiger Stuhl
A Alte Männer mit Prostatavergrößerung, ständigem nächtlichem Urindrang, spärlichem Harnfluß abwechselnd mit reichlichem Fluß, Impotenz und lüsternen Gedanken
A BLAUFÄRBUNG [Haut, Augenlider, Lippen, Zunge, Fingernägel]
A Verlangen nach BITTEREN SPEISEN und Getränken
A Beschwerden nach Koitus: Bewußtlosigkeit [2], Ohrgeräusche, Klingeln [2/1], fauliger Geschmack im Mund [2/1], Magenverstimmung [2/1], Pollutionen[2], Atemnot [2], Herzschmerzen [2/1], Herzklopfen [2], Ohnmacht [2], Hitzewallungen [2/1]
A < BEWEGUNG, *muß aber umhergehen*, mit präkordialer Angst; mit lästigem Harndrang

K Übelkeit [kraftloses, flaues Gefühl in der Magengrube] mit Empfindlichkeit gegen Essensgerüche
K Herzprobleme & Nasenbluten
K Schwindel & langsamer Puls
K Eine Hand [oder Fuß] kalt, die andere heiß
K „Die Finger schlafen oft und leicht ein."
K Übelkeit wird durch Erbrechen **nicht** gebessert. Schmerz an der Nasenwurzel nach Erbrechen

Dig.

REPERTORIUM

GEMÜT: *Angst*, Ohnmacht, mit [2]. *Ohne Mitgefühl*, ohne Skrupel [3]. *Weinen* > [2]. *Furcht*, vor dem Tod, Gehen, beim [2/1], vom Magen aufsteigend [2], Ersticken vor dem [2]. *Traurigkeit*, Musik, durch [2], Seufzen > [2], Kleinigkeiten, um [2]
SCHWINDEL: *Angst*, bei [2]. *Blicken*, beim, angestrengten Blicken > [2]
AUGEN: *Schwellung*, Lider, Unterlider [2]
SEHEN: *Hemianopsie*, obere Hälfte verloren [2]
OHR: *Ohrgeräusche*, Krachen, nachts, Einschlafen, beim [2]; Klingeln, Schwindel, mit [2]
NASE: *Farbe*, bläulich, Nasenspitze [2]
MAGEN: *Besorgnis*, Bangigkeit im Magen [2]. *Übelkeit*, Gerüche, durch [2]. *Empfindlichkeit*, schlechte Nachrichten, durch [2/1]. *Flaues Gefühl*, schlechte Nachrichten, durch [2/1]
REKTUM: *Diarrhoe*, Gelbsucht, bei [2]
HARNBLASE: *Völlegefühl*, Urinieren, nach dem [2]. *Harnverhaltung*, Prostata, mit vergrößerter [3]. *Harndrang*, anhaltend, nachts [3], vergeblich, Stuhldrang mit [2]. *Urinieren*, tröpfelnd, Prostata, mit vergrößerter [2]
PROSTATA: *Vergrößerung*, alten Menschen, bei [3]
BRUST: *Stehenbleiben* des Herzens, wäre, als ob es stehengeblieben [3]. *Flattern*, beim Liegen, Seite, auf der linken [2]. *Herzklopfen*, hörbar [2], Anstrengung, geringster, bei [2], Kummer, durch [2], Bewegung der Arme < [2], Masturbation, nach [2]
EXTREMITÄTEN: *Schwellung*, Hand, rechts [2]
SCHLAF: *Lage*, auf dem Rücken, mit niedrigliegendem Kopf [2]
ALLGEMEIN: *Zyanose*, Kleinkindern, bei [3]. *Ohnmacht*, Stehen, beim [2]. *Puls*, langsam, langsamer als der Herzschlag [2]. *Zittern*, Schwindel, mit [2]. *Schlag*, elektrischer Schlag wie, langsamem Puls, bei [2/1]

SPEISEN UND GETRÄNKE

ABNEIGUNG: Essen [2]
VERLANGEN: Bittere Speisen [3], bittere Getränke [2], Bier [1], kalte Getränke [1], saure Speisen [1]
VERSCHLIMMERUNG DURCH: Kalte Getränke [2], kalte Speisen [2], Geruch von Speisen [2], Geruch von Wurst [2]
GEBESSERT DURCH: Tee [1]

KERN DES MITTELS

1. Traurigkeit, < Musik, > Seufzen. Möchte allein sein. Herzklopfen nach Kummer
2. < Bewegung; Furcht vor Bewegung aus Angst, das Herz könnte aufhören zu schlagen
3. Langsamer Puls
4. Verlangen nach bitteren Dingen
5. Träume vom Fallen
6. Magen-, Leber- und Herzbeschwerden bei Menschen mit ausschweifendem Leben

EIGENE NOTIZEN:

DIOSCOREA
Yamswurzel *Dios.*

REGION
NERVEN [-Strang; *Abdominal*-; Ischias-] *Nabel. Gallenblase.* Rechte Seite

MODALITÄTEN
<u>VERSCHLIMMERUNG</u>: *Zusammenkrümmen.* Liegen. Tee. Essen. Früher Morgen von 2.00 Uhr an. Beim Erwachen. Sitzen. Abends. Samenerguß
<u>BESSERUNG</u>: *Sich Strecken* oder Zurückbiegen nach hinten. Bewegung; im Freien. Fester Druck. Aufrechtes Stehen. Fahren. Aufstoßen

LEITSYMPTOME

A „Alte oder junge Menschen mit schwacher Verdauung" [*Allen*]
A *Umherschießende* oder *ausstrahlende* Schmerzen; zu entfernten Körperteilen, Armen etc. Schmerzen sind UNERTRÄGLICH STECHEND, SCHNEIDEND, KRÜMMEND, KOLIKARTIG GREIFEND oder QUÄLEND, WIE MAHLEND
A Anfallsweise SCHMERZEN, erstrecken sich zu ENTFERNTEN Körperteilen; hören plötzlich auf, beginnen dann anderswo wieder.
A Kolikartige Schmerzen > AUSSTRECKEN, aufrechtes Stehen, Zurückbeugen; < Vorwärtsbeugen, Liegen [Gegenteil von *Coloc.*]
A < Tee [„Flatulenz nach Speisen oder nach dem Essen, vor allem bei Teetrinken" – *Allen*]
A Innerlich SCHNEIDENDE Schmerzen

K Ischialgie [rechtsseitig], den Oberschenkel hinunterschießend > Ruhigstehen auf den Zehenspitzen, < Bewegung
K Panaritium: im Frühstadium, mit [wie von einem Dorn] stechenden und qualvollen Schmerzen [„Gleich, wenn man das Stechen spürt" *Mathur*]
K Gallensteinkolik, ausstrahlende Schmerzen, > Aufstoßen

Dios.

K „Angina pectoris & Flatulenz" [*Mathur*]
K Heftige Magenschmerzen, krampfartige Schmerzen am Brustbein entlang in die Arme ausstrahlend, & feuchtkalter Schweiß, > Aufstoßen und Aufrechtstehen
K Nierenkolik, Schmerzen schießen in die Hoden oder in die Beine, & feuchtkalter Schweiß; > aufrechtes Stehen
K Dysmenorrhoe, Schmerzen schießen in VERSCHIEDENE RICHTUNGEN.

REPERTORIUM

GEMÜT: *Abneigung*, gegen Frauen [2]. *Ruhelosigkeit*, nach Mitternacht [2]. *Fehler*, Namen, nennt Dinge beim falschen Namen [2]; benutzt falsche Worte, verwechselt rechts mit links und umgekehrt [2]
MAGEN: *Schmerz*, Aufstoßen > [2], ausstrahlend [1/3], aufrechtes Sitzen > [1; Kalm.], Strekken > [1; Nat-c.]. *Pulsieren*, beim Liegen auf dem Rücken [2]. *Flaues* Gefühl nach Stuhlgang [1]
ABDOMEN: *Schmerz*, wandernd, verschiebt sich plötzlich zu entfernten Teilen [3/1]; Leistengegend, erstreckt sich zu den Hoden [2]; Leber, erstreckt sich zu rechter Brustwarze [2/1]; Nabel, ausstrahlend vom Nabel [2]; stechend, Leber, erstreckt sich zu Brust und Armen [2/1]
REKTUM: *Diarrhoe*, Liegen < [2], Aufstehen, aus dem Bett > [1], Reiben > [1]
MÄNNLICHES GENITAL: *Schweiß* riecht beißend [2; *Fl-ac.*]; Skrotum, strenger Geruch [2/1]
EXTREMITÄTEN: *Krämpfe*, Finger, bei der Entbindung [3; **Cupr.**]
ALLGEMEIN: *Ohnmacht*, durch den Geruch des Stuhls [1/1]. *Schmerz*, ausstrahlend [1]

SPEISEN UND GETRÄNKE
ABNEIGUNG: Tee [1]
VERSCHLIMMERUNG DURCH: Tee [1]

KERN DES MITTELS
1. Schmerzen so heftig wie bei *Coloc.*: schneidend, krampfartig, kolikartig, quälend, krümmend; aber in alle Richtungen, zu entfernten Körperteilen ausstrahlend.
2. Schmerzen > Ausstrecken, Zurückbiegen
3. Anfallsartige Schmerzen, die plötzlich zu einer anderen Stelle wechseln
4. < Tee

EIGENE NOTIZEN:

Dros.

DROSERA
Sonnentau   Dros.

REGION
ATMUNGSORGANE. *Knochen* [lange Knochen; Gelenke]. *Kehlkopf. Brust*; Lungen. Drüsen. *
Rechte Seite. Linke Seite

MODALITÄTEN
<u>VERSCHLIMMERUNG</u>: *Nach Mitternacht. Beim Hinlegen.* Wärme. Reden. Kalte Speisen. Lachen. Nach Masern. Singen. Trinken. Weinen. Liegen auf der linken Seite. Warmwerden im Bett. Säuren. Ruhe. Druck [< drückende Schmerzen]
<u>BESSERUNG</u>: Druck. Kratzen. Im Freien. Gehen; Bewegung. Aufsitzen im Bett. Ruhig bleiben

LEITSYMPTOME

* Es gilt in erster Linie als ein Hustenmittel, vor allem als ein Mittel bei Keuchhusten. Wahrscheinlich hat *Drosera* jedoch mehr zu bieten. Das ausgeprägte tuberkulinische Symptomenbild läßt vermuten, daß das Mittel bei der Behandlung von Kindern mit Verhaltensstörungen und bei ängstlichen, verdrießlichen und mißtrauischen Personen, gleichgültig welchen Alters, von Nutzen ist.
* **G** UNRUHE und schwierige Konzentration: „Beim Lesen konnte er nicht lange bei einem Thema bleiben – er mußte ständig zu etwas anderem wandern." [Gemüt: Unbeständigkeit [1]]
* **G** „Voller MISSTRAUEN, als hätte er es nur mit unehrlichen Personen zu tun. Er hatte ständig Angst, er würde etwas Unangenehmes erfahren. Angst, seine Feinde würden ihn nicht in Ruhe lassen, sie wären voller Neid und würden ihm nachstellen. Vorstellung, er würde von gehässigen, mißgünstigen Menschen betrogen." [Gemüt: Wahnidee, ihm würde nachgestellt [3]]; auch: Hinterhältig, falsch [1]
* **G** ANGST beim ALLEINSEIN, mit Furcht vor Gespenstern – „Er möchte immer jemand in seiner Nähe haben." *
* **G** HARTNÄCKIG in der Ausführung von Entschlüssen; läßt sich nicht ablenken [Gemüt: Hartnäckigkeit [1/3]]

* **A** TUBERKULINISCHES Miasma
* **A** < Wärme, > im Freien
* **A** < Ruhe, LIEGEN [3]. > Gehen, BEWEGUNG [> fortgesetzte Bewegung [2]]
* **A** < nachts. < NACH MITTERNACHT; < warmes Bett

Dros.

A „Nebenhöhlen-, Drüsen- oder Knochenerkrankungen tuberkulinischer Natur, oder bei Menschen mit tuberkulinischer Belastung in der Familie." „Sinusitis mit tuberkulinischer Vorbelastung" [*Mathur*]
A WACHSTUMSSCHMERZEN bei tuberkulinischen Kindern
A „Die drei Arzeimittel, die mit Erfolg bei NARBENGEWEBE eingesetzt wurden, sind *Graph.*, *Sil.* und *Drosera*; und wenn es sich um tuberkulinische Narben handelt, ist *Drosera* das nützlichste." [*Tyler*]
A „Wie viele Homöopathen unserer Zeit haben Hahnemanns „Reine Arzneimittellehre" gelesen? Ich darf vielleicht darauf hinweisen, daß Hahnemann besondere Betonung [Großbuchstaben, höchste Wertigkeit] nicht nur auf die Kehlkopfbeschwerden legt, sondern den *Gelenken*, der *Schulter*, der *Hüfte* und immer wieder den *Fußknöcheln* die gleiche hohe Wertigkeit beimißt." [*Tyler*]

K „Man sollte bei Asthma mit einer Vorgeschichte von TBC auf jeden Fall an *Drosera* denken." [*Tyler*]
K Steifheit und Unflexibilität der Gelenke
K Heftiger KRAMPFHAFTER HUSTEN [tief, bellend, hohl], < nach Mitternacht, & [oder endend mit] Würgen, Erbrechen, Nasenbluten, kaltem Schweiß; gefolgt von Geschwätzigkeit
K Gefühl einer Feder oder eines Krümels im Kehlkopf, was Husten hervorruft
K Heisere, tiefe, tonlose Stimme

REPERTORIUM

KOPF: *Jucken* der Kopfhaut, Reiben > [2]. *Schmerz*, lanzinierend, Stirn, Bewegen der Augen, beim [2/1]; stechend, Stirn, Bewegen der Augen, beim [2/1], Bücken, beim [2]
NASE: *Nasenbluten*, Husten, Keuchhusten, mit [3], Waschen des Gesichtes, beim [2]
GESICHT: *Farbe*, bläulich, Husten, beim [3]. Hitze, mit kalten Händen [2]
MAGEN: *Erbrechen*, Schleim, Husten, durch [2]
ABDOMEN: *Zusammenschnürung*, Hypochondrien, Husten, durch [2/1]. *Schweiß*, kalt [2/1]
KEHLKOPF UND TRACHEA: *Zusammenschnürung*, Kehlkopf, Husten, beim [3], Sprechen, beim [2], Gehen > [3/1]. *Schmerz*, Kehlkopf, Husten, beim, greift sich an den Kehlkopf [2]. *Stimme*, Baßstimme [3], tonlos [3]
ATMUNG: *Asthmatisch*, Sprechen < [2/1]. *Atemnot*, Mitternacht, nach [2], Gehen > [2]
HUSTEN: *Trocken*, Masern, nach [2]. *Halten*, Brust mit beiden Händen halten, muß beim Husten die [3], Halten der Magengrube > [2; *Croc.*]. *Heiser*, Mitternacht, nach [3]. *Unfähigkeit* zu husten, Schmerzen, vor, Druck der Hand auf die Magengrube > [2/1]. *Liegen* <, tagsüber > [2], nachts, sobald der Kopf das Kissen berührt [3], Mitternacht, nach, 2.00 Uhr [3/1]. *Singen* < [2]. *Erstickend*, nachts, Mitternacht [2]. *Gehen* > [2]
EXTREMITÄTEN: *Krämpfe*, Hand, Greifen, beim [3]. *Schmerz*, verstaucht, wie, Knöchel, Gehen, beim [2]. *Lähmung*, Knöchel, Gefühl von [2], Gehen [2/1]. *Steifheit*, Finger, Greifen von etwas, beim [2]
HAUT: *Geschwüre*, kalte Luft > [2]

Dulc.

SPEISEN UND GETRÄNKE
ABNEIGUNG: Schweinefleisch [2], fette und reichhaltige Speisen [1], saure Speisen [1]
VERLANGEN: Saure Speisen [1]
VERSCHLIMMERT DURCH: Fett [2], Salz [2], Butter [1], reichhaltige Speisen [1], saure Speisen [1], sauren Speisen, empfindlich gegen den Geruch von [1/1], Essig [1], warme Speisen [1]

KERN DES MITTELS

1. Unruhige, eigensinnige, mißtrauische Menschen
2. Tuberkulinisches Miasma. Leiden mit tuberkulinischer familiärer Belastung oder tuberkulinischer Natur
3. < nach Mitternacht [z.b. Husten, Unruhe, Knochenschmerzen, Wachstumsschmerzen, Atemnot]
4. Anfallsartiger Krampfhusten & Würgen, Erbrechen, Nasenbluten, kalter Schweiß
5. < Wärme; > im Freien
* Auszüge aus: *Homeopathic Drug Pictures* [Homöopathische Arzneimittelbilder], S.362 von *Margaret Tyler*

EIGENE NOTIZEN:

DULCAMARA
Bitter-Süß   *Dulc.*

REGION
SCHLEIMHÄUTE [Bronchien; Blase; Augen]. RÜCKEN [*Muskeln*; LENDEN]. HAUT. Lymphgewebe. * *Linke Seite*. Rechte Seite

MODALITÄTEN
VERSCHLIMMERUNG: Nach ABKÜHLUNG [WENN ERHITZT; *Temperaturwechsel*; Entblößen; KALTE NÄSSE: Füße, Boden, Keller, Bett usw.]. *Unterdrückte Absonderungen, Schweiße, Hautausschläge, Menses* usw. Herbst. Nachts. Ruhe. Verletzungen. Quecksilber. Vor Sturm. KALTE LUFT

Dulc.

BESSERUNG: Umhergehen; Bewegung; Bewegen des betroffenen Körperteils; Gehen. Wärme. Trockenes Wetter

LEITSYMPTOME

G Dominierend, willensstark und besitzergreifend, besonders in der Familie. Streitsüchtig oder zänkisch, ohne zornig zu sein
G Sorge um andere [nicht aus Abhängigkeit oder Angst, sondern um andere unter Kontrolle zu halten]

A Menschen mit einem GROSSEN MANGEL AN LEBENSWÄRME, sehr anfällig für ERKÄLTUNGEN
A Beschwerden durch FEUCHTKALTES WETTER oder plötzlichen Wechsel von warm zu kalt oder von trocken zu feucht [besonders im Herbst, mit warmen Tagen und kalten Nächten]: Rheumatische Beschwerden, Schnupfen, Diarrhoe, Zystitis, Asthma, krampfartiger Husten, Urtikaria, Ischialgie, steifer Hals, Rückenschmerzen, Drüsenschwellungen, Mandelentzündungen, katarrhalische Beschwerden]
A < BETRETEN eines KALTEN ORTES [2]
A > warmer OFEN [3], > BEWEGUNG [3], > Bewegung der betroffenen Teile [3]
A Gefühl von Kälte in den SCHMERZHAFTEN KÖRPERTEILEN
A Sehr STARKE SCHLEIMSEKRETION, dick und gelb
A „Beschwerden bei Menschen, die in feuchten, kalten Kellern leben, oder die in Speiseeisfabriken, klimatisierten Räumen oder Meiereien arbeiten" [*Mathur*]
A Jede Erkältung geht auf die *Augen* oder befällt *Harnblase*, Darm oder Atemtrakt.

K Sommererkältungen & Diarrhoe
K FEUCHTES Asthma, lockerer Husten und Schleimrasseln; dicke, gelbe Absonderung aus Nase und Lunge. Feuchtes Asthma & trockene, verstopfte Nase
K Hautausschläge vor und während Menses
K Große, fleischige, glatte Warzen im Gesicht oder auf dem Handrücken und den Fingern
K Verstopfung der Nase oder Schnupfen in [kaltem] feuchtem Wetter, > Bewegung [=> Warmwerden] und warmes Zimmer
K Blasenentzündung durch Liegen, Stehen oder Sitzen auf kaltem, feuchtem Boden [z.B. Camping]
K Ohrenschmerzen bei jedem Wetterwechsel

REPERTORIUM

GEMÜT: *Angst*, um andere [1]. *Streitsüchtig*, ohne Zorn [2]
SCHWINDEL: *Zittern* [2]
KOPF: *Kälte*, Hinterkopf, bei naßkaltem Wetter [2/1]. *Hautausschläge*, Krusten, braun [3/1]; Krusten, Schläfen [2]. *Schmerz*, durch Leben in feuchten Wohnungen [2]; bei bewölktem Wetter [2]; durch Naßwerden [2]; berstend, Stirn, erstreckt sich zur Nase [2/1]

Dulc.

AUGEN: _Entzündung_ bei kaltem, naßkaltem Wetter [3]. _Schmerz_, Wärme > [2]; nasses Wetter < [2]
OHR: _Schmerz_, Zugluft [2]; durch Erkälten [2]; bei feuchtem Wetter [2]; mit Übelkeit [2/1]; warmes Einhüllen > [2]
NASE: _Katarrh_, trocken, chronisch [2]. _Schnupfen_ durch Zugluft [2]; kalte Luft < [2]; Bewegung > [2]; Gehen > [2]; warmes Zimmer > [2]. _Verstopfung_ bei nassem Wetter [2]
GESICHT: _Hautausschläge_, mit Krusten, gelb [3]; Kinn [2]; Schläfen [2]; Stirn [1]; Wangen [2]
INNERER HALS: _Entzündung_, Tonsillen, kaltes Wetter, bei jedem Anflug von [2]. _Schmerz_, durch Erkältung [2]
MAGEN: _Verdauungsstörung_, durch kaltes Wetter [2/1]. _Übelkeit_ bei Stuhldrang [2/1]
REKTUM: _Diarrhoe_, kalt, in kalten Nächten [2]; bei Abkühlung [2]; nach Erkältung [3]; nach Erkältung im Sommer [2]; kalte Speisen < [3]; feuchtem Boden, nach Stehen auf [3]
HARNBLASE: _Harndrang_, anhaltend, Abkühlung durch [2]. _Urinieren_, unwillkürlich bei Abkühlung [2]
ATMUNG: _Asthma_, bei naßkaltem Wetter [3]. _Atemnot_ bei naßkaltem Wetter [2]
HUSTEN: _Wetterwechsel_, bei [2]
RÜCKEN: _Schmerz_, bei nassem Wetter [3]; bei Wetterwechsel zum Kalten [3]; Lumbalregion, wie nach langem Bücken [3]. _Steifheit_, Zervikalregion, nach einer Erkältung [2]; beim Drehen des Kopfes [2]; durch Waschen [2]
EXTREMITÄTEN: _Schmerz_, Gelenke, bei kaltem Wetter [3]; Arme, Bewegung > [2]; Beine, Gehen > [2]; Bettwärme > [2]
HAUT: _Hautausschläge_, Urtikaria, Menses, vor der [2], Menses, während [2]. _Hautausschläge_, Waschen in kaltem Wasser < [2], Winter [2]
ALLGEMEINES: _Verhärtungen_, der Drüsen, perlschnurartig [2]. _Verletzungen_, der Drüsen [2]. _Lähmung_, einzelner Teile [2]

SPEISEN UND GETRÄNKE

ABNEIGUNG: Kaffee [2]
VERLANGEN: Kalte Getränke [2]
VERSCHLIMMERT DURCH: Kalte Speisen [3], Kalte Getränke, Gefrorenes [1]

KERN DES MITTELS

1. Dominierend, willensstark und besitzergreifend
2. Mangel an Lebenswärme, anfällig für Erkältungen, für feuchtkaltes Wetter
3. Beschwerden durch plötzlicher Temperaturveränderung, von warm zu kalt, von trocken zu feucht
4. Übermäßige Schleimabsonderung, dick und gelb
5. Erkältungen gehen auf Augen, Blase, Darm oder Bronchien.
6. > Bewegung. Bewegung des betroffenen Teils [= Warmwerden]

EIGENE NOTIZEN:

Elaps.

ELAPS
Korallenotter   *Elaps*

REGION
Blut. Nase. Ohren. Hals * *Rechte Seite*

MODALITÄTEN
<u>VERSCHLIMMERUNG</u>: Kälte; kalte Getränke, kalte Speisen. Feuchtigkeit. *Nachts*. Im Zimmer
<u>BESSERUNG</u>: Gehen [> Nasenbluten, > Schmerz in Magen und Lungen]. Liegen auf dem Bauch [> Magenschmerzen]

LEITSYMPTOME

G Verlangen nach Einsamkeit. Abneigung gegen Gesellschaft, meidet den Anblick von Menschen, möchte aufs Land hinaus, weg von den Menschen [1; Calc.]. [Gemüt; Spielen; Verlangen zu spielen, im Gras [1/1]]. Trotzdem Furcht vor dem Alleinsein [2]
G Fürchtet sich vor dem Alleinsein aufgrund seiner Ängste: Furcht vor Regen, Angst während Regen, Furcht vor einem Schlaganfall, Furcht vor Einbrechern, Furcht vor Schlangen
G „Wie die anderen Schlangenmittel. Ein etwas mißtrauischer Typ, wie eine *Lachesis*-Persönlichkeit, mißtrauisch, hochmütig, mit einer deutlich „üblen" Qualität; kann zu Bösem fähig sein; vor allem Frauen, besonders in Verbindung mit Menstruationsbeschwerden und einem starken Verlangen nach Salat. Das Verlangen muß allerdings stark ausgeprägt sein."
A Ähnlichkeit mit *Lachesis*. „*Elaps* unterscheidet sich von den anderen Schlangengiften durch seine auffallend *schwarzen* Absonderungen und Blutungen." Häufig angewandt bei Uterusbeschwerden, Menstruationsproblemen, Blutungen – besonders, wenn sie sich durch Anstrengung sehr verschlechtern; reichlicher Fluß durch bloßes Umhergehen
A SCHWARZE Absonderungen
A Ausgeprägtes Verlangen nach SALAT, ORANGEN, Eis, Milch, Buttermilch, Schlagsahne
A Die rechte Seite ist stärker betroffen. „In der rechten Seite besteht das Gefühl von Lähmung, Schwäche oder Empfindungslosigkeit." [*Boger*] [hierin das Gegenteil von *Lachesis*]
A > LIEGEN auf dem ABDOMEN [2]
A RECHTSSEITIGE Lähmung [2]

K „*F.V. Moffat* betrachtete *Elaps* nahezu als ein Spezifikum bei chronischem Katarrh des Nasenrachenraumes mit grünlichen Krusten und subjektiv unangenehm empfundenen Geruch." [*Clarke*]
K Kalte Getränke liegen wie Eis im Magen.
K Magenschmerz > Liegen auf dem Bauch [2/1]
K Schuppiger Hautausschlag an den Fingerspitzen

Elaps

REPERTORIUM

GEMÜT: *Gesellschaft*, Verlangen nach, Alleinsein < [1]. *Wahnidee*, geschlagen, er würde [1; Bry.]. *Traum*, wie in einem, tagsüber [1]. *Hysterie*, Menses, vor [1]. *Schreien*, muß, hat das Gefühl, als ob sie schreien [2]. *Schlagen*, Verlangen zu schlagen [1]. *Sprechen*, abgeneigt zum Sprechen, möchte still sein, schweigsam, Menses, während [1]. *Zeit*, schnell, scheint kürzer, vergeht zu [1]. *Reisen*, Verlangen nach [1]
KOPF: *Blutandrang*, Bücken beim [1]. *Schmerz* durch Fasten, wenn der Hunger nicht sofort gestillt wird [1], Bücken > [1], Berührung > [1]
SEHEN: *Farben* vor den Augen, schwarze Flecken, bei geschlossenen Augen [1; *Con.*]; rot, Schließen der Augen, beim [1/1], rote Punkte [1/1]
OHR: *Geräusche*, Knacken, beim Schlucken [2]
HÖREN: *Schwerhörig*, Erkältung, durch [2]
NASE: *Schnupfen*, Luft, durch Zugluft [2]. *Absonderung*, Krusten, grüne Massen [2], Krusten, Choanen [1], übelriechend, faulig, wie Heringslake [2/1]. *Verstopfung*, nassem Wetter, bei [1]. *Schmerz*, erstreckt sich zu den Ohren, beim Schlucken [1/1]; zu Choanen [2]
GESICHT: *Schwellung*, Augen, um die [1]
MUND: *Prickeln*, Zunge, Zungenspitze [1]. *Geschmack*, blutig, Husten vor [1/1]
INNERER HALS: *Würgen*, Kleidung < [1. *Gluckern* im Ösophagus, beim Trinken [2]. *Klumpen*, Gefühl eines, im Ösophagus, nach dem Essen [1]
ÄUSSERER HALS: *Kleidung* < [2]
MAGEN: *Kälte*, Getränken, nach kalten [3], Obst, nach [1; *Ars.*]. *Aufstoßen*, Eier, wie verdorbene, riecht wie [1]. *Schmerz*, Liegen auf dem Abdomen > [2/1]; Sitzen, beim [1]; plötzlich [1; *Cupr.*]; beim Gehen > [1]
ABDOMEN: *Zusammenschnürung*, Schnur wie mit einer, als seien die Därme zusammengeschnürt [1; Verat.]. *Peristaltik*, umgekehrt [1; *Asaf.*]
HARNBLASE: *Tenesmus*, eiskalten Füßen, mit [2/1]
WEIBLICHES GENITAL: *Jucken*, Vagina, vor Menses [1; Graph.], während Menses [1], nach Menses [1]. *Metrorrhagie*, schwarz [2]. *Schmerz*, Uterus, erstreckt sich zu Magen [1]
BRUST: *Kälte*, Trinken, nach dem [2/1]
RÜCKEN: *Schmerz*, Zervikalregion, erstreckt sich hinter das rechte Ohr [1/1]; Lumbalregion, erstreckt sich zum Uterus [1]
ALLGEMEIN: *Kälte*, Gefühl von Kälte in den Knochen [1]. *Liegen* auf dem Abdomen > [2]

SPEISEN UND GETRÄNKE

ABNEIGUNG: Fleisch [2], Bananen [1], Brot [1], Wasser [1]
VERLANGEN: Eis [2], Milch [2], Süßigkeiten [2], [Schlag-]Sahne [2], Buttermilch [1], Orangen [1], Salat [1], saure Speisen [1]
VERSCHLIMMERUNG DURCH: Kalte Getränke [2]

Eup-per.

KERN DES MITTELS

1. Verlangen zu reisen wegen des Verlangens nach Einsamkeit. Trotzdem Furcht beim Alleinsein
2. < rechte Seite. Menschen mit einem Mangel an Lebenswärme
3. Schwarze Absonderungen
4. Verlangen nach Salat, Orangen, Schlagsahne, Buttermilch
5. > Liegen auf dem Bauch

EIGENE NOTIZEN:

EUPATORIUM PERFOLIATUM
Wasserhanf   *Eup.-per.*

REGION
KNOCHEN. *Magen. Leber. Hinterkopf.* Bronchien. *Muskeln.* [*Brust, Rücken,* Gliedmaßen] Linke Seite

MODALITÄTEN
<u>VERSCHLIMMERUNG</u>: KALTE LUFT. *Bewegung.* PERIODISCH [7.00 - 9.00 Uhr [Frost]; jeden 3. oder 7. Tag]. Liegen auf dem betroffenen Körperteil. Husten. Geruch oder Anblick von Speisen. Nachts
<u>BESSERUNG</u>: *Erbrechen von Galle.* Schwitzen. Knie-Brust-Lage [Husten]. Unterhaltung, Gespräche

LEITSYMPTOME

A „*Bryonia* ist das Mittel, das *Eup.-per.* am nächsten kommt, es hat reichliche Schweiße, aber der Patient ist bei den Schmerzen ruhig, während *Eup.-per.* wenig schwitzt und der Patient durch die Schmerzen unruhig ist." [*Lippe*]

Eup-per.

A Hauptsächlich bei FIEBER und fieberhaften Erkrankungen, besonders bei GRIPPE. Auch für Fälle mit einer Vorgeschichte von MALARIA.
A Schmerzen, als wären die KNOCHEN GEBROCHEN. BEI GRIPPE oder Fieber SCHMERZ-HAFTIGKEIT DER KNOCHEN oder ein Gefühl tief in den Knochen wie zerschlagen. Katarrhalische Erkältungen & Knochenschmerzen. Rheumatisches Fieber & Knochenschmerzen
A RUHELOSIGKEIT [muß sich ständig bewegen, damit die Schmerzhaftigkeit nachläßt], Frieren und Übelkeitsgefühl
A FRÖSTELN BEGINNT IM KREUZ.
A Sehr DURSTIG [aber Trinken erzeugt Galleerbrechen oder Frösteln. „Er weiß, daß die Erkältung kommt, weil er nicht genügend trinken kann."]
A Verlangen nach KALTEN Getränken und EISCREME
A „Schweiß fehlt gewöhnlich oder ist sehr spärlich." [*Mathur*]
A Schmerzen wie zerbrochen oder gebrochen – in den KNOCHEN

K Übelkeit durch den Geruch von Speisen
K Schwindel & die Tendenz, nach links zu fallen; < Liegen auf der rechten Seite, > Erbrechen
K Muß die Brust während des HUSTENS HALTEN. Husten > Knie-Brust-Position
K Starke Rückenschmerzen, wie ZERBROCHEN
K Gelbsucht, Lebergegend schmerzhaft, > Reiben; lehmfarbene Stühle; & Schmerz in der rechten Schulter und Schmerzhaftigkeit des ganzen Körpers
K Schnupfen & Schmerzhaftigkeit der Augäpfel

REPERTORIUM

GEMÜT: *Stöhnen*, im Fieberfrost [2], durch Schmerzen [2]
SCHWINDEL: *Schwanken*, nach links [2]
KOPF: *Schweregefühl*, Hinterkopf, heben, Schmerzen im Hinterkopf wie ein Gewicht, muß den Kopf mit den Händen heben [2]. *Schmerz*, morgens, im Bett, mit Übelkeit [2], vor Frost [2], nach der Hitze [3]. *Pulsieren*, beim Fieber [2; *Bell.*], Hinterkopf, bei Bewegung [2]
NASE: *Geruch*, überempfindlicher Geruchsinn, empfindlich gegen den Geruch von kochendem Essen [2]
MAGEN: *Übelkeit*, vor Frost [2], nach Frost [2], zu Ende des Frostes [2/1]. *Schmerz*, beim Frost [2]; während Hitze [2]. *Durst*, vor Frost [3], vor Erbrechen [3/1]. *Erbrechen*, Schweiß, während [2]; Galle, vor Frost [2], während Frost [3], nach kaltem Wasser [2]
HUSTEN: *Halten*, Brust, mit beiden Händen halten, muß, beim Husten, die [2]
BRUST: *Schmerz*, wund schmerzend, Brustbein im, unter dem, beim Drehen des Körpers [2/1]
RÜCKEN: Schmerz, vor Frost [2], zerbrochen, wie [3]
EXTREMITÄTEN: *Schmerz*, Influenza, bei [3]; Handgelenk, wie verrenkt [2]; Beine, Wachstumsschmerzen [2]; Wehtun, Knochen [3]; zerbrochen, wie [3]
FROST: *Beginnt* im Rücken und breitet sich aus zur Dorsalregion [2], Lumbalregion [2]. *Trinken* beschleunigt und verstärkt den Frost und verursacht Übelkeit [2/1], Getränke, warme Getränke werden vertragen [2]. *Vorherrschend*, morgens [3]

Euphr.

FIEBER: *Veränderliche*, wechselnde Anfälle, nach Mißbrauch von Chinin [2]. *Schauder*, durch Trinken [2]
ALLGEMEIN: *Strecken*, vor Frost [2], während Frost [2]. *Erbrechen* > [2]

SPEISEN UND GETRÄNKE
ABNEIGUNG: Essen [1]
VERLANGEN: Kalte Getränke [3], Eiscreme [2], warme Getränke, bei Fieberfrost [2], warme Getränke, im Fieber [2]
VERSCHLIMMERUNG DURCH: Geruch von Speisen [1]

KERN DES MITTELS

1. Schmerzhaftigkeit der Knochen und des Rückens, Gefühl wie zerbrochen, bei Grippe oder Fieber
2. Große Ruhelosigkeit, muß sich zur Erleichterung des schmerzhaften Gefühls bewegen, obwohl Bewegung nicht >.
3. Sehr durstig; Verlangen nach kalten Getränken und Eiscreme
4. Frost beginnt im Kreuz.
5. Spärlicher Schweiß

EIGENE NOTIZEN:

EUPHRASIA
Augentrost   Euphr.

REGION
SCHLEIMHÄUTE [AUGEN, *Nase*, Brust] * *Linke Seite*. Rechte Seite

MODALITÄTEN
VERSCHLIMMERUNG: SONNENLICHT. WIND. *Wärme*. Im *Zimmer*. ABENDS. Morgens. Im Bett. Feuchtigkeit. Berührung. Im [warmen] Südwind
BESSERUNG: Im Freien. Blinzeln. Augenwischen. Dunkelheit. Hinlegen

Euphr.

LEITSYMPTOME

A < ABENDS
A SCHWELLUNG der BEFALLENEN Teile
A > BADEN der befallenen Teile [2]
A < langer Schlaf [2]
A < Rauch [2]
A Beschwerden & SCHARFER TRÄNENFLUSS und MILDER SCHNUPFEN [Heuschnupfen, katarrhalische Erkältungen, Kopfschmerz, Masern, Influenza, akute Konjunktivitis, Husten]
A Augenerkrankungen [Staphylom, Trachom, katarrhalische Konjunktivitis, Hornhautgeschwüre]

K Reichlicher beißender BRENNENDER Tränenfluß
K LIDRÄNDER gerötet, brennend, geschwollen und juckend
K BRENNENDE, schmerzende AUGEN [wie durch Sand], Tränenfluß, Lichtscheu & BLINZELN
K Husten nur TAGSÜBER, > beim Hinlegen nachts
K Tränenfluß bei Husten, im Wind, bei Schnupfen, bei Kopfschmerzen
K Konjunktivitis durch Augenverletzungen; Konjunktivitis bei Masern
K Schnupfen mit reichlicher Absonderung und lockerem Husten mit großen Mengen von Schleim [besonders morgens, > Hinlegen nachts]
K Amenorrhoe & katarrhalischen Nasen- und Augenerkrankungen
K Gefühl, als hinge ein HAAR über den Augen; möchte sie ständig REIBEN.
K Menses sehr kurz, dauert nur eine Stunde oder einen Tag.

REPERTORIUM

AUGEN: *Absonderungen*, von Schleim oder Eiter, scharf [2], dick [2], gelb [2]. *Jucken*, Reiben > [2]. *Tränenfluß*, im Wind [3]. *Trübung* der Hornhaut, durch Wunden [2/1]. *Schmerz*, abwechselnd mit Schmerzen im Abdomen [2/1], Dunkelheit > [2]. *Photophobie* abends [2]. *Röte*, nach Verletzungen [2]. *Schwellung*, Lidränder [3]. *Verdickung*, der Lider [2]. *Geschwüre*, der Hornhaut, durch Narben [2]. *Bläschen*, auf der Hornhaut [2]. *Blinzeln* > [2]
SEHEN: *Trübsichtigkeit*, abends [2], Kerzenlicht [2], nach Masern [2], wie voller Wasser [3], Blinzeln > [2], Wischen der Augen > [2]. *Haar*, vor den Augen hängen, das weggewischt werden muß, als würde ein [2]
NASE: *Schnupfen*, mit Absonderung morgens, mit Husten und Auswurf [3/1]. *Absonderungen*, mild [3]. *Niesen*, bei Heuschnupfen [2]
GESICHT: *Steifheit*, Muskulatur der Lippen [2], Oberlippe [2/1]
MUND: *Geschmack*, bitter, schmeckt nach Tabak [2]
KEHLKOPF: *Kitzeln*, in den Luftwegen, beim Liegen > [2; **Mang**.], im Kehlkopf, Liegen > [2; Mang.]
HUSTEN: *Essen* > [2]. *Liegen*, beim, > [3]. *Anfallsweise*, tagsüber [2]. *Heftig*, tagsüber [2]. *Keuchhusten*, tagsüber [2]
AUSWURF: *Reichlich*, jedesmal den ganzen Mund voll [3]

Ferr.

FIEBER: *Exanthematisches Fieber*, bei Röteln, Masern, als Begleiterscheinung, bei katarrhalischen Symptomen [2], bei Augensymptomen [2]
SCHWITZEN: *Schlaf*, nach dem Erwachen > [2]
ALLGEMEIN: *Rauch*, Einatmen von Rauch < [2]

SPEISEN UND GETRÄNKE
ABNEIGUNG: Rauchen [1]
VERLANGEN: Süßigkeiten [2]
GEBESSERT DURCH: Kaffee [2]

KERN DES MITTELS

1. Scharfer Tränenfluß & milder Schnupfen
2. Brennende, schmerzende Augen & Lichtscheu und ständiges Blinzeln
3. Husten mit großen Mengen Schleim nur tagsüber, > nachts
4. < abends. < Rauch
5. Amenorrhoe mit katarrhalischen Nasen- und Augenerkrankungen
6. Schwellung der betroffenen Teile. > Baden der betroffenen Teile

EIGENE NOTIZEN:

FERRUM
Eisen   *Ferr.*

REGION
VASOMOTORISCHE NERVEN [KREISLAUF; *Blutgefäße*]. *Blut.* Milz. Verdauung. Linker Deltamuskel. Schleimhäute. Nerven. * *Linke Seite*

MODALITÄTEN
VERSCHLIMMERUNG: NACHTS; um Mitternacht. *Gemütsbewegungen. Starke Anstrengung. Essen.* Trinken. *Säfteverluste. Schwitzen.* Chinin. Eier. Hitze und Kälte. Heben der Arme. Ruhe, besonders Stillsitzen. Überhitzung. Während Menses
BESSERUNG: Sanfte Bewegung. Leichtes Bluten. Anlehnen des Kopfes. Sommer. Druck. Nach dem Aufstehen. Nach Stuhlgang. Einsamkeit

Ferr.

LEITSYMPTOME

G Sehr GERÄUSCHEMPFINDLICH
G Verträgt keinen WIDERSPRUCH.
G Verlangen nach Einsamkeit; meidet den Anblick von Menschen, von engen Freunden; Unterhaltung <

A UNREGELMÄSSIGKEIT und WECHSELHAFTIGKEIT auf geistiger wie auch auf körperlicher Ebene: Die Stimmungen sind ebenso wechselhaft, schwankend und unstet wie die Verteilung des Blutes.
A Das zentrale Thema ist BEWEGUNG: einerseits Abneigung gegen Aktivität: Neigung zu Sitzen [2], möchte im Bett bleiben [2], Unentschlossenheit [1], Trägheit [1]. Andererseits wird der Patient durch *Schmerzen, Beschwerden* oder *Unruhe* ZUR BEWEGUNG GEZWUNGEN: Beschäftigung, Ablenkung > [2], geistige Anstrengung > [2], Verwirrung besser durch Bewegung, Traurigkeit besser durch Anstrengung [1/1], Ruhelosigkeit treibt ihn aus dem Bett [3], Ruhelosigkeit beim Sitzen [2], nächtliche Schmerzen, die zur Bewegung des betroffenen Körperteils zwingen, Atemnot > durch Bewegung [3], Herzklopfen > langsames Gehen [2]. Und: Fortgesetzte Bewegung > [3], Verlangen nach Bewegung [3], langsame Bewegung > [3], Bewegung des betroffenen Körperteils > [3], Beginn der Bewegung < [3]. Die Beschwerden kommen in der RUHE.
A Bezug zu Perioden von VERÄNDERUNG [kurze oder lange Perioden]: Pubertät [zu schnelles Wachstum], Menses, Klimakterium
A Bis zu einem gewissen Grad Ähnlichkeit mit *Puls.*, aber MANGEL AN LEBENSWÄRME und Abneigung gegen Gesellschaft
A EIER [Abneigung gegen und verschlimmert durch], TOMATEN [Verlangen], FETT [verschlimmert durch] und SAURES [Verlangen oder Abneigung]
A Rote Körperteile werden WEISS: Lippen, Gesicht, Zunge. Abwechselnd BLASS und ROT
A Neigung zu FETTLEIBIGKEIT [*Calc., Caps., Graph.*]

K ERRÖTEN IM GESICHT bei den geringsten Schmerzen, Bewegung, Anstrengung, Erbrechen oder Erregung
K Hämmernde Kopfschmerzen [periodisch], < Bücken und Abwärtsgehen, muß sich hinlegen, & ABNEIGUNG gegen Essen und TRINKEN
K Durchfall während der [oder unmittelbar nach den] Mahlzeiten [„Bedürfnis nach Stuhlgang, sobald irgend etwas in den Magen gelangt"]
K Nächtlicher Durchfall [unverdaute Speisen], gegen Mitternacht, schmerzlos und plötzlich, < bei Nervosität oder Müdigkeit; abwechselnd mit Verstopfung
K Erbrechen nach Mitternacht, ohne vorausgehende Übelkeit. Oder plötzliches Erbrechen ohne Übelkeit, beim Essen; „steht plötzlich vom Tisch auf und erbricht *in einem Schwall* alles Gegessene, kann sich dann hinsetzen und weiteressen." [*Mathur*]
K Blaseninkontinenz nur tagsüber [durch die Bewegung]. Bei Kindern oder Erwachsenen
K Exophthalmus; Morbus Basedow nach unterdrückter Menses

Ferr.

REPERTORIUM

GEMÜT: *Beschimpfen*, Beleidigen [2]. *Zorn*, Widerspruch, durch [2], Mitleid < [1]. *Furcht*, Herzklopfen, mit [2], Eisenbahn zu fahren, mit der [1]. *Reizbarkeit*, Geräusche, durch [2]. *Ruhelosigkeit*, Bett, treibt aus dem [3], will aus einem Bett zum anderen gehen [2], Sitzen, im [2]. *Kleinigkeiten* scheinen wichtig [1]. *Weinen*, Lachen und Weinen gleichzeitig, Menopause, in der [1/1]
SCHWINDEL: *Abwärtsbewegung*, bei [3]. *Aufrichten*, beim, vom Bücken, schnell [2]. *Gehen*, beim, schnell [2]. *Wassers*, beim Überqueren fließenden [2]
KOPF: *Hitze*, Kälte der Extremitäten, mit [2]. *Schmerz*, anhaltend [3], anhaltend, zwei oder drei Tage [3], Abwärtsbewegung, bei [2], Menses, nach [2]; Stirn, hämmernd [3]; Schläfen, hämmernd [3]; berstend, Liegen > [2]. *Pulsieren*, nachts, nach Mitternacht < [3/1]; Hinterkopf, Bewegung, bei [2], Bücken, beim [2]
AUGEN: *Vorwölbung*, Exophthalmus [3]
OHR: *Geräusche*, Menses, während [2]; Klingeln, Menses, vor [2], Menses, während [3], Menses, nach [2]
NASE: *Geweitete* Nasenlöcher, Ausatmen, beim [2/1]. *Nasenbluten*, Kindern, bei [3], Bücken, beim [2]
GESICHT: *Farbe*, blaß, errötet leicht [3/1], Menses, während [2], Schmerz, nach [2/1]; blaß, Lippen, Menses, während [2]; rot, Erregung, bei [3], Anstrengung, nach [3], Schmerzen, bei [3]
MUND: *Geschmack*, Eier, wie faule [2]
ÄUSSERER HALS: Kropf, Basedow [2]
MAGEN: *Angst*, Asthma, bei [2/1]. *Aufstoßen*, fetten Speisen, nach [2], Speisen, von, Mund füllen, in Portionen, die den [2]. *Übelkeit*, Menopause, in der [2], plötzlich, beim Essen [2]. *Schmerz*, Milch < [2]. *Erbrechen*, nachts, Mitternacht, nach [3], leicht [2], Essen, beim, plötzlich [3], Essen, nach, nur nach [2/1], Eiern, nach [3], Bewegung, bei [2]. *Hitzewallungen*, aufsteigende [2]
REKTUM: *Diarrhoe*, Essen, beim [3], Bewegung, bei < [3]
HARNBLASE: *Urinieren*, unwillkürlich, tagsüber [2], Gehen, beim [3]
WEIBLICHES GENITAL: *Menses*, reichlich, Bewegung, durch [2], dünn, Klumpen, mit [2]. *Metrorrhagie*, Menopause, während [2], passiv [2]. *Schmerz*, Uterus, Liegen, Hinlegen, beim [2; *Ambr.*]; empfindlich, wie wund, Vagina, Koitus, während [2]. *Prolapsus*, Vagina, Schwangerschaft, in der [2]
HUSTEN: *Bewegung* der Arme < [2]. *Heben* der Arme < [2]
ATMUNG: *Asthma*, Mitternacht, nach [2]. *Atemnot*, angefächelt werden, möchte [2], Bewegung > [3], Sitzen, beim [2], Sprechen >. [2/1], Gehen, langsames Umhergehen > [3/1]
BRUST: *Herzklopfen*, Sitzen, beim [2], Stehen, beim [2], Gehen, langsames > [2; *Puls.*]
RÜCKEN: *Schmerz*, Bewegung, zu Beginn [3], Gehen, langsames Gehen > [3; *Puls.*]
EXTREMITÄTEN: *Kälte*, Fuß, während Kopfschmerz, nach Menses [2/1]. *Schmerz*, nachts, Bett, treibt aus dem [2] Bewegung > [2], Bewegung, Beginn der Bewegung, zu [3]; Gelenke, Bewegung > [2]
SCHWEISS: *Reichlich*, morgens, Bett, im [3], Erwachen, nach dem [2]

ALLGEMEINES: *Chlorose*, Winter, im [2/1]. *Abwärtsbewegung* < [2]. *Erweiterung* der Blutgefäße [3]. *Hitze*, Gefühl von, Essen, nach, warmen Speisen [2]. *Krampfadern*, Schwangerschaft, in der [3]. *Schwäche*, Gehen, beim, langsam > [2/1]

SPEISEN UND GETRÄNKE

ABNEIGUNG: Getränke [3]; Trinken während Kopfschmerzen [3/1]; Bier [2]; bittere Speisen [2]; Eier [2]; Fleisch [2]; feste Nahrung [2]; saure Speisen [2]; Ale [1]; heiße Getränke [1]; heiße Speisen [1]

VERLANGEN: Brot [2]; Butterbrot [2]; Zitronen [2]; flüssige Nahrung [2]; saure Speisen [2]; Tomaten [2]; warme Speisen [2]; Butter [1]; heiße Speisen [1]; Kalk [1]; Fleisch [1]; warme Suppen [1]

VERSCHLIMERUNG: Kalte Getränke [3]; Fett [3]; Bier [2]; Butter [2]; Eier [2]; Obst [2]; Fleisch [2]; saure Speisen [2]; Tee [2]; Essig [2]; heiße Speisen [1]; Milch [1]; reichhaltige Speisen [1]; warme Speisen [1]

BESSERUNG: Tee [1]

KERN DES MITTELS

1. Verlangen nach Einsamkeit. Reizbarkeit. Verträgt keinen Lärm und keinen Widerspruch.
2. Unregelmäßig und wechselhaft: Stimmungen und Kreislauf
3. Gerötetes Gesicht durch die geringsten Schmerzen, durch Bewegung, Gemütsbewegungen, Anstrengung etc.
4. Menschen mit einem Mangel an Lebenswärme
5. Verlangen nach Bewegung, > langsame Bewegung; Ruhelosigkeit
6. Eier, Saures, Tomaten und Fett

EIGENE NOTIZEN:

Ferr-p.

FERRUM PHOSPHORICUM
Eisenphosphat   *Ferr-p.*

REGION
Vasomotorische Nerven. Venöser Kreislauf [LUNGEN; Ohren; Nase [Wurzel]; Eustachische Röhre]. Kreislauf. Herz. Gehirn. Schleimhäute. Knochen. * Linke Seite

MODALITÄTEN
<u>VERSCHLIMMERUNG</u>: Nachts [4.00 – 6.00 Uhr]. Bewegung. Lärm. Erschütterung. Kalte Luft. Unterdrückter Schweiß. Körperliche Anstrengung. Nach dem Essen. Stehen
<u>BESSERUNG</u>: Kälte. Bluten. Druck. Langsames Umhergehen. Nach dem Aufstehen. Nach dem Stuhlgang. Einsamkeit

LEITSYMPTOME

A Das Hauptcharakteristikum ist das FEHLEN von CHARAKTERISTISCHEN EIGENSCHAFTEN.
A FRÜHES Entzündungsstadium [ohne klare Indikationen], z.b. akute Otitis media – vor der Eiterung
A Hauptsächlich angewandt in Akutfällen ohne klare Indikationen.
A „Fieber infolge von Stauungen, Sonnenhitze oder mechanischen Verletzungen" [*Mathur*].

K Gesicht abwechselnd ROT und BLASS; unregelmäßig, plötzlich
K Taubheit infolge von Erkältungen, besonders bei Kindern
K „Beschränkt das Wundheitsgefühl und das Bluten nach Operationen auf ein erträgliches Maß." [*Phatak*]. Postoperativ: z. B. Wundheitsgefühl und Schmerz nach Tonsillektomie, > kalte Getränke, Eis
K Husten & Auswurf mit blutigen Streifen, oder reines Blut [Anfangsstadium von Pneumonie]
K „Bronchitis bei kleinen Kindern" [*Mathur*] [dabei ohne klare Indikationen!]

REPERTORIUM

KOPF: <u>Hitze</u>, Menses, während [2]
AUGEN: <u>Photophobie</u>, Kopfschmerzen, bei [2]
NASE: <u>Nasenbluten</u>, bei Kindern [2]. <u>Schmerz</u>, Rohheit, Choanen, Einatmen < [2]
GESICHT: <u>Farbe</u>, rot, Flecken, vor der Menses [2], rot, Menses, während [2], mit Zahnschmerzen [2]. <u>Schmerz</u>, kalte Anwendungen > [2]
ZÄHNE: <u>Schmerz</u>, Kaltes, etwas, > [2]
HALS: <u>Farbe</u>, Röte, Tonsillen [2]

Ferr-p.

MAGEN: *Sodbrennen*, Fleisch, nach [2]. *Verdauungsstörung*, Fleisch, durch [2]. *Erschlaffung*, des Pylorus [2; *Phos.*]. *Erbrechen*, Speisen, sofort nach Essen [2]
HARNBLASE: *Urinieren*, unwillkürlich, tagsüber [2]
WEIBLICHES GENITAL: *Schmerz*, Uterus, Koitus, während [2]
AUSWURF: *Blutig*, Blutspucken, nach einem Sturz [2; *Mill.*]
BRUST: *Entzündung*, Lungen, Kindern, bei [2], Stadium der Anschoppung [2]
EXTREMITÄTEN: *Schmerz*, reißend, Schulter, rechts [2], langsame Bewegung > [2]. *Krampfadern*, Arme [3]
SCHLAF: *Ruhelos*, sommerlicher Diarrhoe von Kleinkindern, bei [2/1]. *Schlaflosigkeit*, Masern, bei [2/1]
FIEBER: *Katarrhalisches* Fieber [2]

SPEISEN UND GETRÄNKE

ABNEIGUNG: Fleisch [1], Milch [1]
VERLANGEN: Alkohol [1]
VERSCHLIMERUNG: Saures [2], Fleisch [1]

KERN DES MITTELS

1. Fehlen klarer Indikationen
2. Erstes Entzündungsstadium
3. Gesicht abwechselnd blaß und rot
4. Postoperative Beschwerden
5. Erkältungen, die zu Taubheit führen

EIGENE NOTIZEN:

Fl-ac.

FLUORICUM ACIDUM
Fluoressigsäure   Fl-ac.

REGION
FASERGEWEBE [VENEN; *Haut*]. *Knochen.* Mastoid. * Rechte Seite

MODALITÄTEN
VERSCHLIMMERUNG: HITZE [warmes Zimmer, warme Luft, Bedecken, warme Speisen, warme Getränke]. *Nachts.* Alkohol; Wein; Rotwein. Saure Speisen. Verzögertes Urinieren
BESSERUNG: KALT WASCHEN. *Im Freien. Kühles Zimmer. Schnelle Bewegung.* Kurzer Schlaf. Den Kopf nach hinten biegen. Essen. Urinieren [> Kopfschmerzen]

LEITSYMPTOME

G Konzentriert auf die MATERIELLE Welt, kein tiefes Interesse an spiritueller Entwicklung.
G Ungewöhnlicher GEISTIGER SCHWUNG; fürchtet sich vor nichts und ist SELBSTZUFRIEDEN.
G Kann DOMINANT sein; „neigt dazu, das Anamnesegespräch zu übernehmen.". Dogmatisch, willensstark.
G FREIHEITSLIEBE [liebt Freiheit und Unabhängigkeit], sogar LIBERTINISMUS [nimmt sich viele Freiheiten heraus, vor allem sexuelle]. Will sich nicht VERPFLICHTEN, will sich nicht einschränken lassen; meidet VERANTWORTUNG: Wahnidee, daß die Verlobung aufgelöst werden muß [1/1], muß die Kinder aus dem Haus treiben [1/1], muß die Ehe auflösen [1/1]; Gleichgültigkeit gegen geliebte Personen [1/14] und angeregtes Verhalten Fremden gegenüber [1/1]; Träume vom Tod von Verwandten [1/14], Tod eines Freundes [1/9].
Kein wirklicher oder tiefer Kontakt mit anderen Menschen. Oberflächliche Beziehungen
G Opportunistisch. [„Sehr reizbar gegenüber Menschen, sogar bis zum größten Haß, er zögert dann nicht, sich mit Worten Luft zu machen. Sobald er sie jedoch sieht, ist alles vergessen, und er hat eine völlig andere Meinung über sie. Dies geschieht nicht aufgrund von Scheinheiligkeit oder Feigheit, sondern weil er die Dinge plötzlich anders betrachtet." *Allen*]

A Viel ENERGIE. Verstärkte Fähigkeit, seine Muskeln ohne Ermüdungserscheinungen zu beanspruchen; fortgesetzte Bewegung > [3]; schnelle Bewegung > [3]
A > GEHEN IM FREIEN [3]
A > KURZER Schlaf. [„Ein kurzer Schlaf genügt und erfrischt ihn." *[Hering]*; Schlaf, nachmittags > [1/8]; Schlaf, kurzer > [1/9]]
A Verlangen nach STARK GEWÜRZTEN und SCHARFEN Speisen
A WARMBLÜTIG [eines der wärmsten Mittel]

Fl-ac.

A *Kann die Extreme von Hitze und Kälte im Sommer und Winter nicht ertragen.* < KÄLTE und HITZE [einziges dreiwertiges Mittel]
A Gefühl von HITZE. > KALTES Baden [2]
A Starkes SEXUELLES VERLANGEN, sogar Libertinismus. Frivol, auffallend
A SCHARFE Absonderungen, verursachen Jucken; scharfer, wundfressender Schweiß, verursacht Jucken.
A Heftige Schmerzen wie Blitze an einer *kleinen Stelle*

K Kopfschmerzen durch Harnverhaltung
K Deformierte Nägel
K Haarausfall
K Diarrhoe < warme Getränke [z.B. Kaffee, Tee]
K Rascher ZAHNVERFALL; < an den Wurzeln. Dünner Zahnschmelz
K Rissige Zunge
K Brennende Hitze in Handflächen und Fußsohlen; Schweiß an Händen und Füßen
K „Varizen bei Frauen, die viele Kinder geboren haben" [*Mathur*]
K Rauhe und derbe Haut, mit starkem Jucken an einzelnen Stellen; < Wärme, > Kälte

REPERTORIUM

GEMÜT: *Spannkraft* [2/3]. *Froh* [2], morgens [2]. *Hinterhältig* [1]. *Wahnidee*, abstoßende phantastische Vorstellungen [2/1]. *Phantasien*, abstoßend, wenn allein [1]. *Gesten*, entschieden [1/1]. *Haß*, abwesende Personen, > wenn er sie sieht, auf [1/1]. *Hause*, zu, verlassen, Verlangen, das Zuhause zu [1/7]. *Maskulines* Aussehen und Gebaren von Frauen [1/1]. *Fehler*, Worte, benutzt falsche, rechts statt links und umgekehrt, setzt [2]. *Optimistisch* [1]
KOPF: *Haare*, Kahlköpfigkeit [2], Trockenheit [2], Haarausfall, Stellen an kleinen [3], verwirrt, verheddert sich leicht [2]. *Gefühllosigkeit*, Stirn [2]
AUGEN: *Kälte*, kalte Luft hineinwehen würde, als ob [2]. *Fistel*, lachrymalis, Fistula [3]
OHR: *Karies*, drohende, Processus mastoideus [2]. *Absonderung*, wundfressend [2]
HÖREN: *Überempfindliches* Gehör, morgens [2/1]. *Schwerhörig*, Biegen des Kopfes nach hinten > [2/1]
NASE: *Schnupfen*, Schlaf, Fließschnupfen, im [2/1]. *Absonderung*, wäßrig, plötzlich und reichlich aus Augen, Nase und Mund [3/1]
GESICHT: *Hitze*, Wasser, waschen mit, Verlangen nach [2/1]. *Schwellung*, Augen, unter den [2]
MUND: *Rissig*, Zunge, Richtungen, in alle [3]. *Trockenheit*, Gaumen, einseitig [2/1]. *Fisteln*, Zahnfleisch [3]. *Schmerz*, Zunge, Sprechen, beim [2]. *Speichelfluß*, Kopfschmerz, vor [2/1], Stuhlgang, vor [2/1]
ZÄHNE: *Karies*, vorzeitig, bei Kindern [2], schnell [3]. *Zahnung*, langsam [2]. *Farbe*, schwarz [3]. *Empfindlichkeit*, Zahnbehandlung ist unerträglich [2]. *Weisheitszähne*, Beschwerden durch das Heraustreten der [2]
INNERER HALS: *Schmerz*, Luft, kalte [2], Erkältung, durch [2]. *Empfindlichkeit*, Luft, gegen kalte [2/1]

Fl-ac.

ÄUSSERER HALS: *Luft*, empfindlich gegen [2]
MAGEN: *Appetit*, Heißhunger, Diarrhoe, mit [2]. *Verlangen*, scharf gewürzte Speisen [2], Erfrischendes [2], *Leeregefühl*, Diarrhoe, mit [2]. *Schweregefühl*, leerem Magen, bei [2/1]. *Übelkeit*, Fieber, nach [2]. *Schmerz*, warme Speisen < [2]
ABDOMEN: *Leeregefühl*, Schnüren der Kleidung >, festes [2/1]. *Flatulenz*, Stuhlgang, vor [2]
REKTUM: *Diarrhoe*, Lachs, nach [2/1], warme Getränke < [2/1]
MÄNNLICHES GENITAL: *Koitus*, Genuß, extrem [2]. *Sexuelles* Verlangen, vermehrt, alten Mann, bei einem [2]
WEIBLICHES GENITAL: *Jucken*, Schwangerschaft, in der [2]
BRUST: *Knoten*, Mammae, in den, Schwangerschaft, in der [2/1]
EXTREMITÄTEN: *Schweiß*, Fuß, wundfressend [3]. *Krampfadern*, Beine, schmerzhaft, Wärme < [3; **Sulph**.], Schwangerschaft, in der [3]
FIEBER: *Waschen* > [3]
HAUT: *Narben*, juckend [2], rot, werden [2], rot, werden, Ränder um die [2/1], Bläschen, umgeben von [2/1]. *Geschwüre*, kalte Anwendung > den Schmerz [2], Bläschen, umgeben von [2], Wärme < [2]
ALLGEMEINES: *Basedow*-Krankheit [2]. *Kälte*, Hitze und Kälte [3]. *Trockenes* Wetter < [2]. *Speisen*, Fisch < [2]. *Hitzewallungen*, Schweiß, mit [2]. *Schmerz*, Splittern, Gefühl von [2]. *Kraft*, Gefühl von [2]. *Schwäche*, Gehen, beim, Freien, im > [2]. *Wetter*, nasses > [3]

SPEISEN UND GETRÄNKE

ABNEIGUNG: Erfrischendes [2], saure Speisen [2], Kaffee [1], scharfe Dinge [1], Wein [1]
VERLANGEN: Kaffee [2], stark gewürzte Speisen [2], Marinade [2], scharfe Dinge [2], Erfrischendes [2], saure Speisen [2], Alkohol [1], Weinbrand [1], kalte Getränke [1], kalte Speisen [1], Limonade [1], Whisky [1], Wein [1]
VERSCHLIMMERUNG: Fisch [2], Pfirsiche [2], Wein [2], Kaffee [1], Kaffee, Geruch von [1], kalte Speisen [1], Hering [1], Melonen [1], Sardinen [1], saure Speisen [1], Stimulanzien [1], Süßigkeiten [1], Rotwein [1/1], Lachs [1], Tee [1], warme Getränke [1]
BESSERUNG: Kalte Getränke [2], Kaffee [1]

KERN DES MITTELS

1. Freiheitsliebe. Selbstzufrieden, dominant, leichtsinnig, materialistisch
2. Warmblütig
3. Sehr energetisch. Kurzer Schlaf >
4. Starkes sexuelles Verlangen; Libertinismus
5. Verlangen nach scharfen und gewürzten Speisen
6. Zerstörung und Karies; scharfe Absonderungen

EIGENE NOTIZEN:

Gels.

GELSEMIUM
Gelber Jasmin   *Gels.*

REGION
GEHIRN – RÜCKENMARK [HINTERKOPF; Schädelbasis; *Nacken*]. MOTORISCHE NERVEN [MUSKELN, Knie; AUGEN [LIDER; SEHVERMÖGEN]]. SCHLEIMHÄUTE [Nase; Gallengänge]. * Rechte Seite. Linke Seite

MODALITÄTEN
<u>VERSCHLIMMERUNG</u>: GEMÜTSBEWEGUNGEN; FURCHT; SCHRECK. Überraschung. Erregung; schlechte Nachrichten. *Schock.* Prüfungen. Wetter [FRÜHLING; Nebel; FEUCHTES; schwüles; feuchte Kälte; vor Gewitter]. *Hitze.* Periodisch. Zahnung. Tabak. Gaslicht. *Sonne.* Hitze. Sommer. Denken an die Beschwerden. Wenn man etwas Ungewohntes vollbringen soll. Wenn man ihn auf seinen Verlust anspricht.
<u>BESSERUNG</u>: *Reichliches Urinieren. Schwitzen. Schütteln. Alkoholische Getränke.* Geistige Anstrengung. Vornüberbeugen. Schließen der Augen. Im Freien

LEITSYMPTOME

G BESORGNIS, Erwartungsspannung und Ängstlichkeit; Furcht vor Nervenproben, Prüfungen, neuen Situationen, ungewohnten Handlungen. [Solche Situationen lasten *schwer* auf dem Patienten und *„lähmen"* ihn.]
G Mangel an geistiger und körperlicher WILLENSKRAFT [„Mangel an Muskelkoordination, die Muskeln gehorchen dem Willen nicht."]. „Die SCHWÄCHE liegt auf der geistigen, seelischen und körperlichen Ebene." Er wird nicht damit fertig, gibt auf und läßt sich hängen.
G Furcht, die KONTROLLE ZU VERLIEREN. Furcht zu fallen
G Möchte STILL sein; Abneigung, GESTÖRT zu werden

A DUMPF, schläfrig und schwindlig
A SCHWEREGEFÜHL, besonders der Beine
A DURSTLOS [in der Hitze]
A < schwüles, DRÜCKENDES Wetter [feuchtwarmes Wetter, Sommerhitze, vor Gewitter]
A ZITTERN; will gehalten werden. Zittern durch Schwäche; Zittern infolge eines Schrecks
A Sprachlos nach einem Schreck; Lähmung infolge eines Schrecks
A Akute Schwerden mit langsamem Beginn, & große Schwäche und Zittern
A Beschwerden & Schwindel, Schwäche, Zittern, Sehstörungen, Schläfrigkeit und/oder Polyurie.
A Nie mehr erholt seit der Grippe [=> Schwäche, Schläfrigkeit, Zittern]

Gels.

A Reichliches URINIEREN [klarer, wäßriger Urin] >; > Benommenheit, Schwere des Kopfes, Kopfschmerz, Schmerz im Hinterkopf, Augenschmerzen, verschwommenes Sehen, Gesichtsschmerzen

K Kopfschmerzen & Doppeltsehen oder Sehstörungen
K Gesicht GERÖTET, DUNKELROT; dumpfer Audruck; sieht aus wie berauscht.
K Schwere, herabhängende Augenlider
K Kopfschmerzen, beginnend in Hinterkopf oder Nacken, erstrecken sich über den Kopf, mit berstendem, pulsierendem Schmerz in Stirn und Augäpfeln.
K Schwache, zitternde KNIE, < Abwärtsgehen

REPERTORIUM

GEMÜT: *Angst*, Erwartungsspannung, Verabredung, vor einer [3], Bewegung, durch, unten, nach [2]. *Gesellschaft*, Abneigung gegen, Anblick von Menschen, vermeidet den [2]. *Konzentration* schwierig, Versuch zu konzentrieren, beim, Leere, hat ein Gefühl der [2]. *Stumpfheit*, Urin >, reichlicher Abgang von [2/1]. *Furcht*, Auftritt in der Öffentlichkeit, vor einem [3], Versagen, Mißerfolg, vor dem, Prüfungen, bei [3], Herz, aufhören zu schlagen, wenn er nicht ständig in Bewegung bleibt, das Herz werde [2/1], Selbstkontrolle zu verlieren, die [3], Schaudern vor Furcht [3/1]. *Kummer*, Beschwerden durch, kann nicht weinen [2]. *Still* sein, seine Ruhe haben, möchte [3]. *Gedanken* vergehen, Schwinden der Gedanken, geistiger Anstrengung, bei [2]
SCHWINDEL: *Stürzen*, als würde er aus großer Höhe [2]. *Schwangerschaft*, in der [3]. *Rauchen*, durch [2]. *Schwanken*, mit geschlossenen Augen, mit oder in der Dunkelheit beim Gehen [2]
KOPF: *Blutandrang*, Sonne, durch Aufenthalt in der [2]. *Schweregefühl*, Urinieren >, reichliches [3]. *Schmerz*, abwechselnd mit Schmerz im Abdomen [2], im Becken [2/1], Urinieren, reichliches > [3]; Hinterkopf, Anstrengung, nach [2], Hitze < [2], Geräusche < [2], warmes Einhüllen > [2]
AUGEN: *Schmerz*, Urinieren, reichliches > [2]; um die Augen [2]
SEHEN: *Akkommodation*, langsam [3]. *Verschwommen*, Kopfschmerz, vor [2]. *Trübsichtigkeit*, Kopfschmerz, vor [2], Urinieren > [2/1]. *Diplopie*, Doppelsehen, Schwangerschaft, in der [2]. *Verlust* des Sehvermögens, Schwindel, bei [2]
NASE: *Schnupfen*, jährlich [= Heuschnupfen], Frühling, im [2], Sommer, im [2/1]
MUND: *Sprache*, schwierig, Schwere der Zunge, durch [3]
MAGEN: *Völlegefühl*, Kleidung < [2/1]
REKTUM: *Diarrhoe*, Erwartungsspannung, nach [3], Schreck, nach [3], Kummer, nach [2], Gehen < [2]
HARNBLASE: *Urinieren*, häufig, Kopfschmerzen, bei [3]; unwillkürlich, Erregung, durch [2/1]
WEIBLICHES GENITAL: *Abort*, Gemütsbewegungen, durch [3], Schreck, durch [2], Influenza, bei [2]. *Sexuelles Verlangen*, heftig, zu Masturbation treibend [2]
KEHLKOPF UND TRACHEA: *Stimme*, verloren, Schreck, durch [2], Menses, während [2/1]

Glon.

RÜCKEN: *Schmerz*, erstreckt sich zu Hinterkopf [2]; Zervikalregion, erstreckt sich zu Kopf, über den ganzen [3]
EXTREMITÄTEN: *Schweregefühl*, Beine, Anstrengung, nach [3]. *Bewegung*, Beine, Kontrolle über die Bewegung, Verlust der [2]. *Schmerz*, Influenza, bei [2]
SCHLAF: *Schläfrigkeit*, Schnupfen, beim [3], Anstrengung, geistiger, bei [2], heißem Wetter, bei [2], Influenza, bei [2; *Sabad.*], Studenten, bei [2/1]. *Schlaflosigkeit*, Kummer, durch [2]
ALLGEMEINES: Konvulsionen, Gewitter, vor [2; Agar.]. *Ohnmacht*, Schreck, nach [2]. *Mattigkeit*, Frühling, im [2]. *Schwäche*, Hitze, in der Sommerhitze [3], Sonnenhitze, in der [3]

KERN DES MITTELS

1. Erwartungsspannung; gelähmt und bedrückt durch Furcht/Schreck. Mangel an Willenskraft; die Muskeln gehorchen dem Willen nicht mehr.
2. Dumpf, schwer und schläfrig; dunkelrotes Gesicht. Schwere, herabhängende Augenlider
3. Durstlos
4. < schwüles Wetter
5. > reichliches Urinieren

EIGENE NOTIZEN:

GLONOINUM
Nitroglyzerin   *Glon.*

REGION
GEHIRN. VASOMOTORISCHE NERVEN [KREISLAUF; KOPF [Stirn]; HERZ]. *Mastoid.* Atmung.
* Rechte Seite

MODALITÄTEN
VERSCHLIMMERUNG: HITZE [auf dem KOPF; Überhitzung; Sonnenhitze; *Lampe* etc; HEISSES WETTER]. BEWEGUNG [SCHÜTTELN; ERSCHÜTTERUNG; *Bücken*; Verletzung]. Wein. *Unterdrückte Menses.* Druck des Hutes. Haareschneiden. *Hinaufsteigen*
BESSERUNG: Im Freien. Kopf hochlagern. Kalte Dinge. Druck. Kalte Anwendungen

Glon.

LEITSYMPTOME

G Verwirrtheit aufgrund von Blutandrang. „Verirrt sich in bekannten Straßen" [aber erinnert sich gut an andere Dinge].

A < WARME LUFT. < WARMER OFEN
A < in der SONNE. Beschwerden seit einem Sonnenstich
A VÖLLEGEFÜHL innerlich
A Tendenz zu PLÖTZLICHEN und HEFTIGEN Unregelmäßigkeiten des Kreislaufs [Nitroglyzerin ist ebenso explosiv wie Dynamit]. *Bell.* ist plötzlicher, *Glon.* hat mehr Verschlechterung durch Hitze.
A KONGESTION; das BLUT SCHIESST NACH OBEN. Hitzewallungen AUFSTEIGEND
A *Blutwallungen* vom KOPF zum HERZ und umgekehrt
A Bluthochdruck im Alter
A Hitzewallungen im Klimakterium [& Übelkeit und Schwindel]; auch während Menses
A Epilepsie, vorher heftiger, pulsierender Kopfschmerz < im warmen Zimmer, gefolgt von Bewußtlosigkeit, und Schaum vor dem Mund; das Gesicht ist abwechselnd blaß und hellrot.

K WELLEN von entsetzlichen, berstenden, pulsierenden KOPFSCHMERZEN; Gefühl, als sei der Kopf vergrößert, ausgedehnt oder verkleinert. Als ob er auf dem Kopf stehen würde. HÄLT sich den Kopf, um das Klopfen zu beenden. „Aufsteigende Schmerzwellen sind für *Glon.* absolut charakteristisch."
K „Kann keinerlei Hitze am Kopf ertragen; kann nicht in der Sonne gehen; muß im Schatten gehen oder einen Sonnenschirm benutzen." [*Guernsey*]
K Kopfschmerz – pulsierender Schmerz abwechselnd zwischen beiden SCHLÄFEN; die Schläfenvenen sind erweitert.
K Kopfschmerz durch Überhitzung in der Sonne oder durch SONNENSTICH. Beschwerden nach Sonnenstich
K „Hitzschlag: blasses Gesicht, voller runder Puls, schweres Atmen, starre Augen, Erbrechen zerebralen Ursprungs, weiße Zunge, Schwächegefühl in der Magengrube" [*Dewey*]
K Herzschmerzen, ausstrahlend zu allen Körperteilen, zu den Armen
K Schwindel & pulsierende Kopfschmerzen und Gesichtsrötung
K Morbus Basedow & pulsierende Karotiden, heftiges Herzklopfen, berstende Kopfschmerzen und Blutandrang zum Gesicht
K Rote, entzündete, heiße Augen während Kopfschmerzen, mit wildem Ausdruck und STARREM BLICK

REPERTORIUM

GEMÜT: *Abneigung*, Ehemann, gegen [2], Kinder, ihre eigenen [2]. *Verwirrung*, nachts, Erwachen, beim [2], verläuft sich in bekannten Straßen [3]. *Beschwerden* durch Verletzungen [2]. *Erkennt*, Verwandten nicht, seine eigenen [2]
SCHWINDEL: *Menopause*, während [2]. *Sonnenschein*, im, Hitze, und in der [2]

Glon.

KOPF: *Blutandrang*, abwechselnd mit, Herzen, Blutandrang zum [2/1], Konvulsionen, vor [3/1], Menses, vor [2], blassem Gesicht, mit [2]. *Vergrößerungsgefühl*, Menses, während [2; Arg-n.]. *Völlegefühl*, als ob er zerplatzen, bersten würde [3], Erscheinen der Menses, beim [2/1], während Menses [2]. *Schmerz*, beim Zurückbiegen Kopfes > [2], Kleidung um den Hals, < [2], Verletzungen, nach, mechanischen [2], Schlaf, nach, > [2], Sommer, im [3], erstreckt sich zur Nase [2]; berstend, Menses, während [2], pressen, muß mit den Händen [2]. *Pulsieren*, Schütteln des Kopfes < [2/1]; Stirn, Menses, während [2]. *Wogendes* Gefühl, Drehen des Kopfes < [2/1], wellenartige Aufwärtsbewegung [2; *Lach.*]
AUGEN: *Schmerz*, als würde es herausgezogen [2]. *Starren*, Kopfschmerzen, bei [3], bei Sonnenstich [2/1]
SEHEN: *Flimmern*, Schwindel, mit [2]
GESICHT: *Farbe*, rot, Konvulsionen, während, den [3]. *Hitze*, Kopfschmerzen, mit [2] Herzklopfen, während [2]. *Taubheit*, Lippen, Unterlippe [2]
INNERER HALS: *Würgen*, Kopfschmerzen, mit [2/1]
MAGEN: *Übelkeit*, Menopause, in der [2]
URIN: *Reichlich*, Kopfschmerz, bei [2]
BRUST: *Blutandrang*, zur Brust, Schwangerschaft, in der [2]; Herz, Konvulsionen, bei [2/1]. *Herzklopfen*, Konvulsionen, vor [2; *Cupr.*]
EXTREMITÄTEN: *Zusammenstoßen*, Knie, der [2] [bei Kopfschmerzen]

SPEISEN UND GETRÄNKE

ABNEIGUNG: Wein
VERLANGEN: Kalte Getränke [2], Rauchen [2]
VERSCHLIMMERUNG: Kaffee [1], Wein [1]
BESSERUNG: Wein [1]

KERN DES MITTELS

1. Aufsteigende Schmerzwellen
2. Warmblütige Menschen
3. << Hitze
4. Blutwallungen wechselweise zwischen Kopf und Herz
5. Folgen von Sonnenstich

EIGENE NOTIZEN:

Graph.

GRAPHITES
Reißblei *Graph.*

REGION
ERNÄHRUNG. *Kreislauf.* HAUT [*Falten*; *hinter den Ohren*; *Winkel*; *Beugen*; Öffnungen; Nägel]. Schleimhäute. Drüsen. Augen. * LINKE SEITE

MODALITÄTEN
<u>VERSCHLIMMERUNG</u>: KÄLTE. Zugluft. *Licht. Während Menses. Unterdrückungen.* Leer Schlucken. Fette. Heiße Getränke. Bettwärme. Kratzen. Vor Mittternacht. Körperliche Anstrengung. Nasse Füße. Musik
<u>BESSERUNG</u>: Im Freien; nach Gehen im Freien. Essen. Berührung. Dunkelheit. Einhüllen. Heiße Milch. Fahren im Wagen. Geräusche. Aufstoßen

LEITSYMPTOME

G UNENTSCHLOSSENHEIT; SCHÜCHTERNHEIT; Mangel an Selbstvertrauen, voller ZWEIFEL
G Unfähigkeit, abstrakt zu denken, zu analysieren und zu planen
G ERWARTET immer SCHWIERIGKEITEN, was zu ÄNGSTLICHKEIT führt [Angst, morgens, beim Erwachen [3]]; ERREGBARKEIT, TRAURIGKEIT und sogar Verzweiflung. REGT SICH AUF über KLEINIGKEITEN.
G Heikel [wählerisch]; Nervosität; gewissenhaft in Kleinigkeiten
G WEINEN und Ausdrücken von Gefühlen >. Muß sich bezüglich seiner Sorgen „Luft machen".

A MANGEL AN LEBENSWÄRME, kann aber auch warm sein.
A < KÄLTE im Allgemeinen [3]. < Abkühlung, Kaltwerden [3] < Betreten eines kalten Ortes [2]
A < warmes Zimmer [3]. Gefühl von HITZE beim Erwachen [2]
A Schmerzen VERLAGERN sich in den Körperteil, auf welchem er LIEGT [2].
A FETTLEIBIGKEIT [„Kann auch abmagern, z.B. bei Krebs, Magengeschwür"] [*Morrison*]; „Abmagerung von betroffenen Teilen" [*Boger*]
A „KLUMPIG, DICK oder HART: *Haut*, Drüsen, Augenlider, Nägel, Narben, Schwielen, Stuhlkrusten etc." [*Boger*]
A „EXKORIATIONEN [= Hautabschürfung], AUFGESPRUNGENE HAUT oder RISSE: in Augen-, Nasen-, Mundwinkeln, Fingerspitzen, Brustwarzen, Anus etc." [*Boger*]
A „Gefühl von *Brennen*, Taubheit oder Abgestorbenheit" [*Boger*]. Das Gehirn fühlt sich empfindungslos an [Schwäche des Kurzzeitgedächtnisses].
A Große Abneigung gegen Koitus [bei beiden Geschlechtern]

Graph.

A Nagender Hunger, muß häufig kleine Bissen Nahrung zu sich nehmen, um den Magen zu beruhigen.
A < HUNGER

K Übelriechender Fußschweiß; Fußsohlen sind wund.
K Schlaff herabhängende Augenlider
K Chronische Verstopfung; Stuhl hart mit schleimigen Fäden
K Ungesunde Haut [= schlechte Heilhaut]; jede Verletzung eitert.
K PHOTOPHOBIE & reichlicher Tränenfluß
K Schwerhörigkeit > in geräuschvoller Umgebung
K Magenschmerzen > Essen und HEISSE MILCH

REPERTORIUM

GEMÜT: *Qualvolle* Angst [Qual], Menses vor [2]. *Angst*, Sitzen [2]. Wärme > [2], körperliche Arbeit, während [2]. *Verzweiflung*, Kleinigkeiten über [2]. *Entmutigt*, Erwachen, beim [2]. *Stumpfheit*, Schlaf, nach gutem, Siesta, nach [2/1]. *Furcht*, morgens [2], Weinen > [3]. *Ruhelosigkeit*, Sitzen im, bei der Arbeit [3/2]. *Weinen*, Musik durch [3]
SCHWINDEL: *Fallen*, Stürzen, Neigung zu, morgens, Erwachen beim [2/2]. *Lesen*, beim [2]. *Schreiben*, beim [2]
KOPF: *Blutandrang*, Röte des Gesichts, mit [2]. *Schweiß* der Kopfhaut, Gehen, im Freien [2], Waschen, nach [3/1]
AUGE: *Risse* in den Canthi [3]. *Rückstand* von Augenschleim, Lidern an den [3/6]. *Entzündung*, Canthi, äußere [3]. *Öffnen* der Lider, Niesen, verursacht [3/1]. *Photophobie*, Tageslicht, mehr als durch Gaslicht [2]
SEHEN: *Doppeltsehen*, Lesen, beim [2], Schreiben, beim [2]. *Flimmern*, außerhalb des Sehfeldes [2/1]. *Verlust* des Sehvermögens, Licht, durch [2], Menses, während [2]
HÖREN: *Schwerhörig*, Geräusche > [3]. Fahren im Wagen > [2]
NASE: *Schnupfen*, Menses, vor Husten und Heiserkeit mit [2/1]. Menses, während [2]. *Risse*, Nasenlöchern, in den [2]. Nasenwinkel, in den [2]. *Absonderung*, übelriechend, Menses, während [2/2]. *Schmerz*, Schneuzen der Nase, beim [3]. Trockenheit, aus [3]. *Geruch*, überempfindlicher Geruchsinn, empfindlich gegen den Geruch von Blumen [3]
GESICHT: *Haar*; Gefühl eines Haares [2]
MUND: *Speichelfluß*, Bücken, beim [3]. *Geschmack*, Eier, wie faule, morgens [3]
HALS: *Schleim*, flauem, üblen Gefühl, bei [2/1]. *Schlucken*, Neigung zum, ständige, Würgen durch [3]
MAGEN: *Abneigung*, Suppe [2]. *Verlangen*, Hühnchen [2; *Ferr-i., Phos.*]. *Aufstoßen*, Menses während [2], Gehen [2]. *Übelkeit*, Süßigkeiten, durch [3]. *Schmerz*, Getränke, heiße, nach [2], Liegen > [2], Milch, warme > [2], brennend, Essen > [2]
ABDOMEN: *Hitze*, Menses während [2/1]. *Spannung*, Menses, während [2]
WEIBLICHES GENITAL: *Trockenheit*, Vagina, Menses während [2/1]. *Vergrößerung*, Ovarien, jede Erkältung, < [2/1]. *Jucken*, Menses vor [3]. Vagina, Menses, vor [2/2]. *Leukorrhoe*, Menopause, in der [3; *Sep.*]. *Schmerz*, Uterus, Hochlangen mit den Armen, beim [2/1]

Graph.

KEHLKOPF: *Stimme*, heiser, Menses, während [2]
ATMUNG: *Asthmatisch*, Essen > [2]. *Atemnot* [erschwertes Atmen], nach Essen > [2]
EXTREMITÄTEN: *Kälte*, Hände, Menses, während [2], Hände, Menses, während, Schmerz, mit [2]. *Gefühllosigkeit*, Menses, während [2/1]
SCHLAF: *Schläfrigkeit*, Mittagessen, nach [1]
HAUT: *Jucken*, Menses, während [2]
ALLGEMEINES: *Mattigkeit*, abends [2]. *Zittern*, Menses, während [2]

SPEISEN UND GETRÄNKE

ABNEIGUNG: Fisch [3], Fleisch [3], Gedanken an Fleisch [3], Salz [3], Süßigkeiten [3], warme Speisen [3], gekochte Speisen, [2] Suppe [2], Flüssigkeiten [2]
VERLANGEN: Bier [2], Hühnchen, [2] kalte Getränke [2], Fleisch [1], heiße Milch [1], warme Getränke [1]
VERSCHLIMMERT DURCH: Kalte Getränke [2], kalte Speisen [2], Süßigkeiten [2], heiße Speisen [1]
GEBESSERT DURCH: Heiße Speisen, [2] warme Getränke [2], Wein [1]

KERN DES MITTELS

1. Unentschlossenheit, Dumpfheit, Konzentration fällt schwer.
2. Außer Fassung und ist erregt wegen Kleinigkeiten, hat immer Schwierigkeiten mit Erwartungsangst. Ausdrücken von Gefühlen und Weinen >.
3. Mangel an Lebenswärme
4. Linke Seite
5. Exkoriation, aufgesprungene Haut, Verhärtungen

EIGENE NOTIZEN:

Grat.

GRATIOLA
Gottesgnadenkraut   *Grat.*

REGION
Verdauungstrakt. Gemüt. Sexualorgane. * Linke Seite

MODALITÄTEN
<u>VERSCHLIMMERUNG</u>: Essen. Trinken *von zu viel Wasser* [=> Diarrhoe]. Sommer. Bewegung. Kaffee. Abendmahlzeiten
<u>BESSERUNG</u>: Im Freien

LEITSYMPTOME

* Der Name *Gratiola* ist die Verkleinerungsform des lateinischen Wortes „*gratia*", was „Gnade" bedeutet. Nach der Einnahme der Urtinktur erscheinen die Gegenstände *grün*.
* Die Homöopathen betrachten das Mittel je nach persönlicher Ansicht als:
1. Ein Arzneimittel mit „*Nux vomica*-Symptomen bei Frauen" [*Boericke*] [wegen der Verschlechterung durch Kaffee und der Verdauungsstörungen]
2. „Das *Chamomilla* der chronischen Krankheiten" [*Teste*] [wegen der schlechten Laune und der grün-gelben, wäßrigen, herausschießenden Diarrhoe]
3. „Als Kombination von *Platina* und *Lycopodium*" [*Morrison*] [der starke Geschlechtstrieb und der Hochmut von *Platina* zusammen mit den Verdauungsbeschwerden von *Lycopodium*].

G Hochmut. „Nützlich bei geistigen Beschwerden infolge ANMASSENDEN STOLZES" [*Clarke*]
G NYMPHOMANIE, „durch keine sexuelle Begegnung wirklich befriedigt", treibt zur MASTURBATION. [„*Burnett* betrachtet es als **Spezifikum** bei Masturbation von Frauen und bei Nymphomanie." *Clarke*]
G Verzerrung der Sinne bezüglich der Körpergröße. Wahnidee, sie sei *verkleinert, kleiner* [besonders der Kopf] [*Platina* besitzt die umgekehrte Symptomatik].

A „Bei nervlichen Erkrankungen [Manie, Magenschmerzen, Nymphomanie] und bei neuralgischen Beschwerden [Migräne, Ischialgie], verursacht durch *langanhaltenden Mißbrauch von Kaffee*." [*Teste*]
A Gefühl von Kälte [lokal]: Kopf, Scheitel, Magen, Abdomen
A Nervöse Beschwerden in Zusammenhang mit Magen- und Darmproblemen [*Kent*]

K „Blutandrang zum Kopf & Schwinden des Sehvermögens betrachte ich als Leitsymptom." [*Clarke*]

Grat.

K SCHWINDEL BEIM ESSEN [einziges dreiwertiges Mittel in dieser Rubrik]
K Bezug zum Solarplexus. KRÄMPFE beginnen in der Magengrube und STRAHLEN von dort AUS.
K Magendrücken nach dem Essen; wie von einem schweren Gewicht; beim Drehen, wie von einem sich hin- und herbewegenden STEIN; begleitet von Übelkeit und Aufstoßen
K Leeregefühl im Magen NACH dem Essen
K Grüner, schaumiger, wäßriger Durchfall, der gewaltsam entleert wird; gefolgt von Brennen im Anus; < Trinken von zu viel Wasser [an heißen Sommertagen]

REPERTORIUM

GEMÜT: *Wahnideen*, verkleinert, alles sei [1], verkleinert, klein, er sei [1/1]. *Furcht*, Essen, von [1], hungrig, wenn [1/1]
KOPF: *Schmerz*, Hinterkopf, Liegen, Abdomen > [1/1], zusammengeschraubt, wie [1], Niesen, beim [1; *Lach.*]
SCHWINDEL: *Essen*, beim [3], Essen, nach [3]. *Warm*, Zimmer, im warmen [2]
KOPF: *Kleiner*, scheint kleiner [2]
AUGE: *Schließen*, unwillkürlich [2]
SEHEN: *Farben* vor den Augen, weiß, weiße Gegenstände sehen grün aus [1/1]. *Verlust* des Sehvermögens, Kopf, Blutdrang bei [1/1]
MAGEN: *Leeregefühl*, Essen, nach [2]. *Schmerz*, nagend, Essen, nach [2]
REKTUM: *Diarrhoe*, Mittagessen, nach dem [3]. *Schmerz*, wund, Stuhlgang, während [2]
STUHL: *Fadenziehend* [3]. *Dünn*, grün [3], herausströmend [2]. *Gelb*-grünlich [3]
MÄNNLICHES GENITAL: *Schmerz*, stechend, Samenstränge, erstreckt sich zu, Abdomen [2; *Staph.*]
WEIBLICHES GENITAL: *Sexuelles* Verlangen, vermehrt, bei der Entbindung [2]; heftig, treibt zur Masturbation [2]. *Masturbation*, Neigung zur [2]
RÜCKEN: *Schmerz*, Zervikalregion, erstreckt sich zu, Kopf, über den ganzen [1]; Lumbalregion, erstreckt sich zu, die Unterschenkel hinab, Stuhlgang, beim [1; *Agar.*]
SCHLAF: *Halbschlaf*, hört alles [1]

SPEISEN UND GETRÄNKE

ABNEIGUNG: Gehaltvolle, fette Speisen [1]; Rauchen [1]
VERLANGEN: Brot [1]; nur Brot [1]; Butterbrot [1]; Kaffee [1]
VERSCHLIMMERUNG: Kaffee [1]; kalte Getränke [1]

Guaj.

KERN DES MITTELS

1. Geistige Beschwerden durch anmaßenden Stolz; Hochmut
2. Nymphomanie; heftiges sexuelles Verlangen, treibt zur Masturbation.
3. Blutandrang zum Kopf & Schwindel [beim Aufrichten nach dem Bücken]
4. Schwindel beim [und nach] dem Essen
5. Krämpfe strahlen von der Magengrube aus.

EIGENE NOTIZEN:

GUAJACUM

Harz des Guajakbaumes   *Guaj.*

REGION

Sekretionen [*Drüsen*; TONSILLEN; Ovarien; Haut]. Fasern [Bänder; Gelenke]. Brust. Lungen. Haut. * *Linke Seite*. Rechte Seite

MODALITÄTEN

<u>VESCHLIMMERUNG</u>: HITZE. *Berührung. Bewegung.* Anstrengung. Schnelles Wachstum. Quecksilber. Kaltes, nasses Wetter. Abends. Morgens. Druck. Im Freien
<u>BESSERUNG</u>: Kälte [lokal]. Äpfel. Im Zimmer

LEITSYMPTOME

* *Guajacum* ist ein immergrüner Baum; der Stamm ist fast immer gekrümmt; das Holz ist außerordentlich schwer, fest, dicht, hart und beständig und wird hauptsächlich für Scharniere, Spindeln, Getrieberäder und Rollen verwendet. Affinität zu Drehbewegungen [vergleiche Gelenke und Flexibilität, sowohl auf körperlicher wie auch auf geistiger Ebene]

Guaj.

G Wahnidee: alles erscheint zu *eng*.
G „Starkes Verlangen zu kritisieren und alles geringzuschätzen." [*Clarke*]; rigide, träge, eigensinnig und mürrisch. Flexibilitätsverlust
G „Außergewöhnliche Vergeßlichkeit, besonders für Namen" [*Clarke*]
A < BEWEGUNG. Abneigung gegen Bewegung [3]
A < IM FREIEN. Mangel an Lebenswärme, aber < durch Hitze
A Ein Mittel für Rheumatismus, Arthritis, vor allem für Arthritis der HANDGELENKE, Fußknöchel und Knie
A Rheumatische Beschwerden mit einer Vorgeschichte von wiederholten Mandelentzündungen
A Gefühl von SCHWELLUNG
A HARTSPANN der Muskulatur
A > KALTE Anwendungen, vor allem bei Arthritis. „Gelenkschmerzen < durch Wärme, und angenehmer durch Kälte; Glieder kontrahiert und steif. Rheumatismus der Gelenke < durch Hitze und Bewegung" [*Kent*]. „Brennende Hitze in den betroffenen Teilen" [*Boger*]
A Wachstumsschmerzen [> kalte Anwendungen]; zu schnelles Wachstum
A Reichliche und ÜBELRIECHENDE Absonderungen [Auswurf, Schweiß etc.]. Nachtschweiß
A Die Muskeln erscheinen ZU KURZ [Augenlider, Rücken, Oberschenkel etc.].
A Verlangen, zu gähnen und sich zu STRECKEN

K VERKÜRZUNG der Kniesehnen
K TONSILLITIS [< rechts] mit rascher Eiterung, BRENNENDEN Schmerzen und weißer Zunge, < WARME Getränke; wiederkehrend. GEFOLGT von Rheumatismus
K Eines der Hauptmittel für Karpaltunnelsyndrom [wegen des Bezugs zu den Handgelenken]
K Steifer Nacken und schmerzhafte Schultern. < naßkaltes Wetter
K Magensymptome > ÄPFEL
K Stiche in den Gesäßbacken; als würde man auf Nadeln sitzen

REPERTORIUM

GEMÜT: *Starren*, gedankenloses, morgens [2/1]. *Sitzen*, Neigung zu [3]
AUGEN: *Völlegefühl* [2]. *Öffnen* sich, Lider [3]. *Schwellung*, Gefühl von [3] [Augäpfel erscheinen zu groß für die Lider – *Boger*]
GESICHT: *Ausdruck*, altaussehend [3]. *Schmerz* erstreckt sich zum Hals [2]
MAGEN: *Verlangen*, Äpfel [2]. *Sommer*, Beschwerden, im [2/1]
RÜCKEN: *Schmerz*, Dorsalregion, Schulterblätter, zwischen, Atmen, beim [2]; zusammenziehend, Dorsalregion, Schulterblättern, zwischen den [3/1]. *Steifheit*, Bewegung, bei [2]; Zervikalregion, Erkältung, nach einer [2]

Guaj.

EXTREMITÄTEN: _Kontraktion_, von Muskeln und Sehnen [2]. _Schmerz_, kalte Anwendung > [2], Wärme < [2]; Gelenke, Wärme < [2]; Handgelenk, Bewegung, bei [2], Wärme < [2; *Puls*.]; Beine, Ischialgie, Wärme < [2], Bettwärme, in der [2]; Unterschenkel, Wachstumsschmerzen [3], Bettwärme, in der [2]. _Spannung_, Oberschenkel, Gehen, beim [2]; Kniesehnen [3]
SCHLAF: _Erwachen_, Kleider fühlen sich feucht oder eng an [2/1], fallen, mit dem Gefühl zu [2], eng, alles erscheint zu [2/1]. _Gähnen_, Strecken, mit [2]
ALLGEMEIN: Sommer < [2]. _Schwellungsgefühl_ [1]

SPEISEN UND GETRÄNKE
ABNEIGUNG: Milch [2], Äpfel [1]
VERLANGEN: Äpfel [2], Obst [1]
BESSERUNG: Äpfel [1] [> Magen]

KERN DES MITTELS

1. Rigidität und Mangel an Flexibilität; Vergeßlichkeit
2. Mangel an Lebenswärme, trotzdem < durch Hitze. Rheumatische Beschwerden < Hitze, > kalte Anwendungen
3. Reichliche, übelriechende Absonderungen, besonders Schweiß
4. Muskeln erscheinen zu kurz; Verlangen, sich zu strecken
5. Äpfel [Verlangen und >]
6. < Bewegung. Abneigung gegen Bewegung

EIGENE NOTIZEN:

Ham.

HAMAMELIS

Virginische Zaubernuß   *Ham.*

REGION
VENEN [Rektum; Genitalien; Extremitäten; Hals] Leber. Bauch- und Brustwände

MODALITÄTEN
<u>VERSCHLIMMERUNG</u>: *Verletzungen.* Quetschungen. *Druck.* Luft [*im Freien*; kalte; feuchte warme]. Erschütterung. Bewegung. Fahren im Wagen. Nachts
<u>BESSERUNG</u>: Ruhe. Stilles Daliegen

LEITSYMPTOME

A In erster Linie, ja sogar fast ausschließlich, ein Heilmittel für BLUTUNGEN
A GEQUETSCHTES, EMPFINDLICHES, WUNDES GEFÜHL WIE GEPRELLT in den betroffenen Teilen
A WUNDSCHMERZ äußerlich
A < BERÜHRUNG
A Erweiterung der VENEN: Krampfadern, Hämorrhoiden, Varikozele
A DRÜCKENDER Schmerz innerlich
A „Venöse Konstitution: fühlt sich im Winter kräftig, und im Frühling geht es abwärts. [*Lach.*, *Sec.*]" [*Mathur*]
A Alle möglichen BLUTUNGEN nach VERLETZUNG: Nasenbluten durch einen Schlag, [langanhaltende] Blutung nach Zahnextraktion etc., oder innere Blutungen
A Blutungen ANSTATT Menstruation, speziell Nasenbluten

K Krampfadern in den Beinen; eines der Hauptmittel bei VENENENTZÜNDUNG
K So großer BLUTANDRANG, daß die Krampfadern aufbrechen und zu bluten beginnen
K Blaues Auge nach Augenverletzung. Erst *Arn.*, und wenn das Sehvermögen weiterhin beeinträchtigt bleibt: *Ham.*
K Krampfadern in der Schwangerschaft: hart, knotig, geschwollen, schmerzhaft, entzündet, empfindlich
K Orchitis oder Hämatozele durch Verletzung; wunder Schmerz mit großer Empfindlichkeit, wie zerschlagen und geprellt, < Berührung
K Blutung durch Hämorrhoiden, gefolgt von Schwäche, die in bezug auf die Menge des Blutverlustes unverhältnismäßig groß ist
K „Nasenbluten, entweder aktiv oder passiv, LANGANHALTEND" [*Lippe*]
K Erkältungen nach feucht-warmem Wetter

Ham.

REPERTORIUM

KOPF: *Schmerz*, Nasenbluten > [1]; berstend, Bücken beim [2]
AUGEN: *Ekchymose* [2]. *Entzündung*, Verletzung nach [2]. *Schmerz*, drückend, Drücken > [2]
NASE: *Nasenbluten*, Blut dunkel und dünn [3]; Schlag, durch einen [2], Kinder [2], Klimakterium [2], Menses, anstatt [2], vikariierend [3]
MUND: *Aphthen*, Zungenspitze [2]. *Bluten*, Zahnfleisch, Zahnextraktion, reichlich nach [2]. *Geschmack*, Schwefel, wie [2]. *Krampfadern* auf der Zunge [2]
HALS: *Varizen* [3]; Tonsillen [2]
MAGEN: *Erbrechen*, Blut, anstatt der Menses, bei Mädchen [2]
ABDOMEN: *Venen*, erweiterte, Krampfadern [2; *Sulph.*]
REKTUM: *Blutung* aus dem Anus, während Stuhlgang [3]. *Hämorrhoiden*, bläulich [2]
MÄNNLICHES GENITAL: *Hämatozele* [2]. *Entzündung* der Hoden durch Quetschung [2]. *Schmerz*, stechend, Hoden, erstreckt sich zum Magen [2]. *Varikozele* [2]
WEIBLICHES GENITAL: *Entzündung*, Ovarien, sexuelle Exzesse, durch [2]. *Metrorrhagie*, aktiv [2], hellrot [2], Schwall, in einem, in Güssen [2], Geburt, während und danach [3], schmerzlos [2], passiv [2]. *Schmerz*, Ovarien, anfallsweise [2], links [2]. *Krampfadern* [2]
BRUST: *Blutende* Brustwarzen [2]
EXTREMITÄTEN: *Völle*, Unterschenkel, Gelenke [2/1]. *Geschwüre*, Varizen [2]. *Krampfadern*, blutend [2], entzündet [2], schmerzhaft [2], Schwangerschaft, in der [2], empfindlich [2]

SPEISEN UND GETRÄNKE

ABNEIGUNG: Wasser [1]
VERLANGEN: Pickles [1]
VERSCHLIMMERT DURCH: Milch [1], Schweinefleisch [1]

KERN DES MITTELS

1. Venöse Stauung. Drückender Schmerz innerlich
2. Blutungen, hauptsächlich passiv; Blutungen nach Verletzungen
3. Wunder Schmerz, wie von einer Quetschung, wie geprellt, große Empfindlichkeit. < Berührung
4. Nasenbluten; anstatt Menses
5. Die Schwäche steht nicht im Verhältnis zur Menge des Blutverlustes [besonders bei Hämorrhoiden].

EIGENE NOTIZEN:

Hell.

HELLEBORUS
Christrose   *Hell.*

REGION
GEMÜT. GEHIRN. Sensorium. *Nerven; motorische; sensorische. Häute [seröse; Schleimhäute].*
Nieren. *Muskeln.* Exsudationen. * Linke Seite. Rechte Seite

MODALITÄTEN
<u>VERSCHLIMMERUNG</u>: *Kalte Luft.* Pubertät. Zahnung. *Unterdrückungen.* Anstrengung. Abends [16.00 – 20.00 Uhr]. Von abends bis morgens. Abdecken
<u>BESSERUNG</u>: Große Aufmerksamkeit; Ablenkung. Im Freien

LEITSYMPTOME

G STUMPFHEIT; GLEICHGÜLTIGKEIT; unfreiwilliges Seufzen
G > starke Konzentration: „Denken an die Beschwerden BESSERT"; „Wenn die Aufmerksamkeit abgelenkt ist, gehorchen die Muskeln dem Willen nicht mehr"; „Taumeln bei unaufmerksamem Gehen"; ungeschickt, läßt Dinge fallen; muß sich AUF ALLES KONZENTRIEREN, WAS ER TUT.
G LANGSAM und VERGESSLICH. DUMPF; Gefühl, als sei der Kopf leer
G Gefühl der HILFLOSIGKEIT; „Bitte, hilf mir!"

A < 16.00 – 20.00 Uhr [2; **Lyc.**], vor allem Dumpfheit, Fieber
A FRÖSTELN und Kälte. < KALTE LUFT. < Kaltwerden eines Körperteils [2]
A < Zimmer voller Menschen [2]
A KEIN DURST [3]; DURST [3] [„Schluckt voller Gier kaltes Wasser, bleibt aber bewußtlos."]
A „ABSTUMPFUNG des *inneren Gefühls*: das Gehör ist fehlerfrei, aber man hört alles undeutlich; ungetrübtes Sehen, aber man sieht alles unklar; die Geschmacksorgane funktionieren perfekt, aber alles scheint seinen Geschmack verloren zu haben." [*Hahnemann*]
A „Ein dunkles, düsteres Mittel: dunkles Gesicht, schwarze Nasenlöcher, dunkle Lippen, Hände etc." [*Boger*]
A Meningitis oder Enzephalitis & Wechsel zwischen Konvulsionen und Betäubung
A „Konvulsionen & extreme Kälte des Körpers, außer dem Kopf oder Hinterkopf, welche heiß sein können." [*Mathur*]
A Gehirnleiden & erweiterte Nasenlöcher, gerunzelte Stirn und Unterdrückung der Harnausscheidung
A Schläfrigkeit, Stumpfheit oder Benommenheit nach Gehirnoperation

Hell.

K Gehirnerschütterung, wenn nach *Arn.* noch Betäubung, Stumpfheit oder Schläfrigkeit zurückbleiben [aufgrund von Gehirnödemen]
K Meningitis, akut, zerebrospinal & Exsudation, Cri encéphalique, spärlicher dunkler Urin, rollt den Kopf oder bohrt den Kopf ins Kissen. Leerer Blick; Bewußtlosigkeit
K Diarrhoe bei akutem Hydrozephalus, während der Zahnung oder in der Schwangerschaft

REPERTORIUM

GEMÜT: *Antwortet* verworren, als würde er an etwas anderes denken [2], denkt lange nach [3], wiederholt erst die Frage [1]. *Konzentration* schwierig während Studieren, Lesen [3]. *Wahnidee*, verdammt, er sei [1], neu, alles sei [2], Unrecht begangen, er habe [2]. *Stumpfheit* nachmittags [2]. *Furcht*, eingebildeten Dingen, vor [2]. *Gleichgültigkeit*, äußere Eindrücke, gegen [2], äußere Dinge, gegen [2], geliebte Personen, gegen [3], Verwandte, gegen [3], Leiden, gegen [3]. *Gedächtnisschwäche*, gehört hat, für das, was er [3], gesagt hat, für das, was er [3], sagen will, für das, was er gerade [3]. *Traurigkeit*, Mädchen, vor der Pubertät, bei [2]. *Langsamkeit* [3]. *Mitgefühl* < [1/7]
SCHWINDEL: *Aufrichten*, beim, Bücken vom, > [2]
KOPF: *Gehirnerschütterung* [2]. *Bewegungen* des Kopfes, Rollen des Kopfes, Tag und Nacht, mit Stöhnen [2; *Lyc.*]. *Schmerz*, Hinterkopf, Schließen der Augen > [2; *Sep.*], Stehen, beim [2]; drückend, Bewegung, bei [2], Druck > [2]; betäubend, Hinterkopf [2]
AUGEN: *Starren*, Stupor, im [2]
NASE: *Zupfen*, Nase, an der, ständiges Verlangen, Gehirnerkrankungen, bei [2]
GESICHT: *Gerunzelt*, Stirn, Stirnrunzeln, Gehirnsymptomen, bei [2; **Stram.**]
MUND: *Bewegung*, Zunge, Seite zur anderen, von einer [2]
MAGEN: *Übelkeit*, Schneuzen der Nase, beim [2], plötzlich, Essen, beim [2]
STUHL: *Schleimig*, farblos [3/1], zäh [3], durchsichtig [3]. *Weiß*, gallertartig [2/1]
WEIBLICHES GENITAL: *Menses*, unterdrückt, Naßwerden, durch [2], Naßwerden, durch, Füße [2]
EXTREMITÄTEN: *Ungeschicklichkeit*, Hände, Ablenkung oder beim Sprechen [3/1]
SCHLAF: *Schläfrigkeit*, allein, wenn [2; *Bry.*]
HAUT: *Kälte*, Konvulsionen, bei den [2]
ALLGEMEINES: *Konvulsionen*, Geräusch unterbindet den Anfall [2/1]. *Schmerzlosigkeit* gewöhnlich schmerzhafter Beschwerden [2]. *Sexuellen* Verlangens, Unterdrückung des [2]

SPEISEN UND GETRÄNKE

ABNEIGUNG: Äpfel [3], Alkohol [2], Obst [2], Gemüse [2], fette und reichhaltige Speisen [1], Fleisch [1], Fleisch, fettes [1], Sauerkraut [1], Wasser [1]
VERLANGEN: Kalte Getränke [2], Alkohol [1], Brot [1], Butterbrot [1], Fleisch [1], Fleisch, bei mageren Kindern [1/1]
VERSCHLIMMERUNG: Fett [2], heiße Speisen [2], Gemüse [2], Erbsen und Bohnen [1], Butterbrot [1], Butter [1], Kohl [1], kalte Speisen [1], blähende Speisen [1], heiße Getränke [1], Milch [1], Sauerkraut [1], warme Speisen [1]
BESSERUNG: Kalte Speisen [1], heiße Speisen [1]

Hep.

KERN DES MITTELS

1. Benommenheit; Gleichgültigkeit; Schwerfälligkeit; > starke Konzentration
2. Abstumpfung in der Sinneswahrnehmung; was er sieht, hört oder schmeckt, läßt den Geist unbeeindruckt.
3. Frostigkeit und Kälte
4. < 16.00 – 20.00 Uhr
5. Gehirnleiden; nach Gehirnerschütterung; nach Gehirnoperation; im Fieber; & Harnverhaltung

EIGENE NOTIZEN:

HEPAR SULPHURIS CALCAREUM
Calciumsulfid   Hep.

REGION
NERVEN. BINDEGEWEBE. SCHLEIMHAUT DER ATEMWEGE. *Gelenkbeugen*. DRÜSEN. Nieren. Haut. Nasenrücken. * *Rechte Seite*. Linke Seite

MODALITÄTEN
VERSCHLIMMERUNG: Trockene KÄLTE [LUFT; WINTER; ZUGLUFT; WIND; EINES KÖRPERTEILS; Essen oder Trinken von KALTEN Dingen]. GERINGSTES [ENTBLÖSSEN; BERÜHREN; Geräusch; Anstrengung]. *Liegen auf dem schmerzhaften Körperteil. Quecksilber. Nachts*
BESSERUNG: HITZE [WARMES EINHÜLLEN; AM KOPF; feuchte]. FEUCHTES WETTER

LEITSYMPTOME

* *Hepar sulphuris* wird aus Kalzium und Schwefel hergestellt. Kalzium = Verwundbarkeit gegenüber äußeren Einflüssen; Sulphur = inneres Feuer.
G VERWUNDBARKEIT AUF ALLEN EBENEN [übersensibel]; als hätte er keine Grenzen; führt zu einem großen UNSICHERHEITSGEFÜHL, mit einem ständigem Schutzbedürfnis, das sie mit „Sicherheit, Geld, Stellung, Komfort" zu befriedigen versuchen." „Sie heiraten unter Umständen sogar des Geldes wegen." [*Morrison*]

G ÜBEREMPFINDLICH gegen SCHMERZEN, BERÜHRUNG, KÄLTE
G Äußerst empfindlich gegen emotionale Belastungen. Schreckliche Geschichten ergreifen sie tief [als würde es ihnen selbst passieren; „schon der bloße Gedanke an Gewalt berührt sie und läßt sie leiden." – *Morrison*]
G INTENSITÄT – so leicht, wie äußere Einflüsse in sie eindringen, FLAMMT das innere Feuer AUF: HEFTIG wegen KLEINIGKEITEN, durch SCHMERZEN, plötzlicher Impuls zu TÖTEN aufgrund einer geringen Beleidigung, DROHEN, so WÜTEND, daß er jeden erstechen könnte, UNHÖFLICH, macht wilde Gesten. Grobheit zumeist nur auf der VERBALEN Ebene
G Hast – beim Essen [3], beim Trinken [3], hastige Sprache [2]
G FEUER. Wahnidee, die Welt steht in Flammen [2].Will Dinge anzünden. Pyromanie [4]

A Großer MANGEL AN LEBENSWÄRME
A < KÄLTE in jeder Form. < Kaltwerden des Körperteils [3]. < Berühren kalter Dinge [3].
A > WARMES Bett. > Liegen im Bett [3].
A < DRUCK. < BERÜHRUNG
A < KLARES Wetter [2]. < trockenes Wetter [3]. > NASSES Wetter [3]
A STECHENDE Schmerzen, Schmerzen wie von einem Dolch; splitterartig
A SAURE Ausscheidungen, Schweiße; oder Geruch wie von altem Käse
A Starkes Verlangen nach SAUREN [Essig, Pickles] und SCHARFEN Dingen
A EITERUNGSNEIGUNG; gelbe, dicke Absonderungen; Entzündungen enden mit Eiterung. „Gereifte Erkältungen und alte Katarrhe"

K Trockener, kruppartiger Husten durch Einwirkung von kaltem Wind; & Heiserkeit und Rasseln; < gegen Morgen, kalte Luft und kalte Getränke
K Asthma durch unterdrückte Hautausschläge
K Rezidivierende eitrige Tonsillitis; rezidivierende eitrige Otitis media. CHRONISCHE OTORRHOE
K Sinusitis mit gelber, übelriechender Absonderung; < Kälte
K Halsweh, splitterartige Schmerzen, erstrecken sich beim Schlucken oder Gähnen zum Ohr.
K „Kann lange Zeit nicht urinieren, wenn andere anwesend sind." [*Mathur*]
K Jede kleine Verletzung eitert.

REPERTORIUM

GEMÜT: *Kurz angebunden*, barsch [3]. *Zorn*, so wütend, daß er jeden erstechen könnte [3]. *Froh*, niemals [3; *Nit-ac.*]. *Wahnidee*, die Welt steht in Flammen [2/1]. *Furcht*, Luft, im Freien [2]. *Feuer*, möchte Dinge anzünden [2/1]. *Gesten*, heftig [2]. *Reizbarkeit*, Kleinigkeiten, durch [2]. *Töten*, Verlangen zu, droht jemanden zu töten [2]. *Heftig*, Schmerzen, durch [3; **Aur.**; **Cham.**]
KOPF: *Schmerz*, trockenem kaltem Wetter, bei [3], Wind, durch Aufenthalt im kalten [3]; Stirn, zwischen den Augen [2]
AUGEN: *Entzündung*, warmes Bedecken > [2/1]. *Schmerz*, tagsüber, nur [2]
SEHEN: *Verlust* des Sehvermögens, Aufstehen [2], Sitzen, nach gebeugtem [2]

Hep.

OHR: *Absonderung*, käsig [2], übelriechend, Käse, wie verdorbener [2]. *Schmerz*, Wärme und Einhüllen > [3], erstreckt sich zum anderen Ohr [2/1]
NASE: *Schnupfen*, Entblößen des Kopfes, durch [2]. *Schmerz*, erstreckt sich zu den Augen [3]. *Niesen*, Entblößen, durch [3]
MUND: *Aphthen*, Zahnfleisch [2]. *Geruch*: Käsig [2]
INNERER HALS: *Schmerz*, Luft, kalte [2], Abkühlung, bei [3], Kaltes, durch [3], Luft, Zugluft [2], warme Getränke > [3]; Splitter, wie durch einen, Schlucken, beim [3], erstreckt sich zum Ohr, Gähnen, beim [3/1], erstreckt sich zum Ohr, Drehen des Kopfes, beim [3/1]
MAGEN: *Verlangen*, Essig [3]. *Übelkeit*: kalt ist, wenn ihm [2]. *Schmerz*, Schneuzen der Nase, beim [3], Flatus > Abgang von [2]. *Spannung*, Kleidung < [2]
HARNBLASE: *Urinieren*, tröpfelnd, senkrecht herunter, der Urin tropft [3/1]; verzögert, pressen, muß, für lange Zeit, bevor er damit beginnen kann, morgens [3]
MÄNNLICHES GENITAL: *Feuchtigkeit*, Skrotum, zwischen, und Oberschenkeln [3]
WEIBLICHES GENITAL: *Leukorrhoe*, übelriechend, Käse, wie alter [3; Sanic.]. *Schmerz*, Uterus, Koitus, während [2]
KEHLKOPF UND TRACHEA: *Krupp*, kalter, trockener Luft, nach Einwirkung von [3] Liegen < [2/1], wiederkehrend [3]. *Schmerz*, Kehlkopf, Husten, beim, greift sich an den Kehlkopf [3]. *Empfindlichkeit*, Kehlkopf, Berührung, gegen [2/1]
ATMUNG: *Asthma*, abwechselnd mit Hautausschlägen [2]
HUSTEN: *Abends*, Einschlafen, beim [2]. *Schließen* der Augen in der Nacht erregt Husten [3/1]. *Abkühlung*, durch, einzelner Teile [3]. *Entblößen* < [3]. *Wind*, kaltem, bei [3], trokkenem, bei [3], Ostwind, bei [3], Nordwind, bei [3], Westwind, bei [3/1]
BRUST: *Hautausschläge*, Achselhöhle, Furunkel [3], Risse [2/1], Ekzem [2], juckend [2], Exanthem, flüchtiges [2]. *Jucken*, Achselhöhle, Erhitzung des Körpers, bei [2]
RÜCKEN: *Zugluft*, kann keine vertragen, Nacken, am [2]. *Schwitzen*, nachts, Mitternacht, nach [3/1]
EXTREMITÄTEN: *Nagelbetteiterung*, Lymphgefäße, entzündete [2], Eiterungsstadium, im [3], periodisch, Winter, jeden [3/1]. *Schmerz*, Gesäß, Sitzen, im [3]
SCHWEISS: *Geruch*, Käse, nach [2], stinkend [3], sauer, nachts [3]
HAUT: *Jucken*, Wolle < [2]. *Schmerz*, Splitter, wie durch einen [3]
ALLGEMEINES: *Berühren* von Kaltem < [2]. *Zittern*, Rauchen, durch [2]

SPEISEN UND GETRÄNKE

ABNEIGUNG: Käse, kräftiger [2], Butter [1], fette und reichhaltige Speisen [1]
VERLANGEN: Saure Speisen [3], Essig [3], Alkohol [2], Weinbrand [2], stark gewürzte Speisen [2], scharfe Dinge [2], merkwürdige Dinge [2], Wein [2], Fett [1], Obst [1], Senf [1], Pickles [1], Kartoffeln [1], Stimulanzien [1], Tee [1], warme Getränke [1], Whisky [1]
VERSCHLIMMERUNG: Kaffee [2], kalte Speisen [2], Butter [1], Fett [1], alter Käse [1], Tee [1]
BESSERUNG: Tabak [2], Gewürze [1]

Hydr.

KERN DES MITTELS

1. Überempfindlich gegen Schmerzen, Berührung, Kälte, geringe Ursachen
2. Heftig und intensiv; Drohen, unhöflich. Plötzlicher Impuls zu töten
3. Sehr großer Mangel an Lebenswärme [eines der kältesten Mittel]
4. Saure Sekretionen. Eiterungsneigung
5. Verlangen nach sauren und scharfen Dingen
6. Stechende Schmerzen, splitterartig

EIGENE NOTIZEN:

HYDRASTIS
Gelbwurz   Hydr.

REGION
SCHLEIMHÄUTE [*retronasal*; MAGEN; Gallengänge; *Darm*]. Muskeln. Uterus. Leber. Vagina. Haut

MODALITÄTEN
<u>VERSCHLIMMERUNG:</u> LUFT [*Einatmen; kalte*; trockener Wind; im Freien]. Leichtes Bluten. Waschen. *Alter.* Nachts. Wärme. Berührung der Kleidung. Bewegung. In der Schwangerschaft. Übermäßiger Weingenuß. Arzneimittelmißbrauch. Nach Stuhlgang. Jeden zweiten Tag
<u>BESSERUNG:</u> Ruhe. Druck. Trockenes Wetter. Warmes Zudecken

LEITSYMPTOME

A Atonische, kachektische oder degenerative Zustände. Schwach und ausgemergelt. KREBSERKRANKUNGEN [Lippen, Haut, Brust, Zervix, Uterus; Leber]. „Kachektische oder maligne Dyskrasie nach exzessivem Alkoholgenuß; mit ausgeprägter Störung der Magen- und Leberfunktionen." [*Allen*]

Hydr.

A KATARRHALISCHE Erkrankungen [akut oder CHRONISCH]: DICKE, GELBE, FADENZIE-
HENDE Absonderungen [*Kali-bi.*] [Nase, Hals, Bronchien, Lungen, Verdauungstrakt, Vagina]
A GROSSE Mengen von SCHLEIM. VERMEHRTE Schleimabsonderungen
A Träge Verdauung; Leere-, Schwächegefühl in der Magengrube, den ganzen Tag, **nicht** >
durch Essen; & Abneigung gegen Speisen. In Verbindung mit Verstopfung OHNE Stuhldrang
ist dies laut *Kent* ein sicherer Hinweis auf *Hydr.*
A Unverträglichkeit von BROT und GEMÜSE [=> saures, oft fauliges Aufstoßen]
K ZUNGE gelb, groß, schlaff, zeigt Zahneindrücke.
K VERSTOPFUNG [wie Schafskot; eventuell & gelbem Schleim]; in der Schwangerschaft; nach
Arzneimittelmißbrauch [Abführmittel]. Verstopfung ohne klare Indikationen; *Lathoud* erwähnt den Wechsel von einem aktiven Leben [mit viel Bewegung] zu einem mit einer sit-
zenden Lebensweise. Verstopfung, vor allem bei Kindern und alten Menschen. [*Blackwood*]
K Schleimig-eitrige SINUSITIS nach Schnupfen, vor allem retronasal. Normalerweise mit Kopf-
schmerzen [Völle, drückende Schmerzen] über dem LINKEN Auge, > im Freien, < im war-
men Zimmer. Gelbe Absonderung im Freien, verstopfte Nase im warmen Zimmer
K Gelbe, dicke FADENZIEHENDE Leukorrhoe. Jucken aufgrund von Wundsein
K KROPF in der Pubertät und in der Schwangerschaft
K Nasenbluten gefolgt von Jucken der Nase
K „Zur Gewichtszunahme für Patienten, die mit *Tuberkulinum* geheilt wurden" [*Mathur*]

REPERTORIUM

SCHWINDEL: *Sitzen*, aufrechtes Sitzen, beim [2]
KOPF: *Geräusche* im Kopf, Eustachischen Röhre, bei Entzündung der [3; **Merc.**]. *Fettige* Stirn
[2]. *Schmerz*, schneidend, Stirn, Augen, über den [2/1]
AUGEN: *Schmerz*, Öffnen der Lider, beim [2]
SEHEN: *Akkommodation*, gestörte [2]. *Flecken*, Schließen der Augen, beim [2]
OHR: *Katarrh*, Eustachische Röhre [2]. *Absonderungen*, dick [3], gelb [2]
NASE: *Schneuzen*, Neigung, sich die Nase zu schneuzen, ständige [2]. *Kälte*, innen, Einatmen,
beim [2]. *Absonderung*, dick, Choanen, aus den [2]; zäh, Choanen, aus den [2]; gelb,
Choanen, aus den [3]. *Verstopfung*, warmen Zimmer, im [2]. *Fettig* [2]
GESICHT: *Krebs*, Epitheliom, Lippen [2]. *Rissige* Mundwinkel [2]. *Hautausschläge*, Akne, Kinn
[2]. *Fettig*, Stirn [2; *Psor.*]
MUND: *Entzündung*, stillenden Frauen, bei [2]
MAGEN: *Leeregefühl*, Abneigung gegen Speisen [2], Essen, nach [2]. *Aufstoßen*, sauer, Brot,
nach [2]. *Untätigkeit*, Trägheit [2]
ABDOMEN: *Angst* im Abdomen, Stuhlgang, nach [3]. *Atrophie* der Leber [2]. *Zirrhose* der Le-
ber [2]. *Rumoren*, Diarrhoe erscheinen würde, als ob [3]
REKTUM: *Obstipation*, Kindern, bei [2], Arzneimittelmißbrauch, nach [2], Schwangerschaft, in
der [2]. *Prolapsus*, Kindern, bei [2]
WEIBLICHES GENITAL: *Metrorrhagie*, Koitus, nach [2], Myome, durch [2]

Hyos.

ATMUNG: *Atemnot*, Liegen, Seite, linken, auf der [2]
BRUST: *Risse* der Brustwarzen [2]
EXTREMITÄTEN: *Rissige* Haut, Zehen, zwischen, tief [2/1]

SPEISEN UND GETRÄNKE
ABNEIGUNG: Brot [1]; Fleisch [1]; Gemüse [1]
VERLANGEN: Brot [1]; Butterbrot [1]; Eier [1]; Fleisch [1]; Tee [1]
VERSCHLIMMERUNG: Brot [2]; Gemüse [1]

KERN DES MITTELS
1. Degenerative, atonische oder kachektische Zustände. Hartnäckig, chronisch
2. Dicke, gelbe, fadenziehende Absonderungen; große Mengen
3. Schwache Verdauung; Leeregfühl im Magen **nicht** > durch Essen; & Verstopfung ohne Stuhldrang
4. Verstopfung
5. < Brot und Gemüse

EIGENE NOTIZEN:

HYOSCYAMUS
Bilsenkraut   *Hyos.*

REGION
GEMÜT. *Gehirn. Nerven. Muskeln* [Gesicht; Augen]. Blut. * Linke Seite. Rechte Seite

MODALITÄTEN
VERSCHLIMMERUNG: EMOTIONEN [Schreck; *Eifersucht*; UNGLÜCKLICHE LIEBE]. BERÜHRUNG. *Liegen*. Kälte. Schlaf. Zu Beginn der Menses; während der Menses. Essen und Trinken. Ruhe
BESSERUNG: Aufsetzen. Bücken

Hyos.

LEITSYMPTOME

G EIFERSUCHT und [paranoides] MISSTRAUEN [WAHNIDEEN, vergiftet zu werden; ermordet zu werden; beobachtet zu werden, verletzt zu werden von seiner Umgebung]. Denkt, jeder TÄUSCHT, betrügt, überlistet ihn. Wahnideen, der Partner sei untreu; wie besessen kontrolliert er alles. Fordernd; ständige Beschuldigungen, andere würden bevorzugt [z.B. bei Kindern]. Starkes Verlangen, jemandem nahe zu sein; Gefühl, ein „AUSSENSEITER" zu sein.
G Kann stundenlang SCHWEIGEN; sitzt nur da und STARRT vor sich hin. „Beschäftigt mit seinem inneren Zustand, sitzt da und murmelt vor sich hin, spricht mit abwesenden Personen, mit toten Personen; ist sich seiner Umgebung nicht bewußt." Oder GESCHWÄTZIG und spottend, verleumdend und klatschsüchtig
G HEFTIGE AUSBRÜCHE, besonders aus Eifersucht, Mißtrauen oder nach ENTTÄUSCHTER LIEBE [„ohne sexuelle Befriedigung"]. Will jeden, den er sieht, TÖTEN. „Will den Kerl, der es getan hat, nach einer Liebesenttäuschung töten." [*Hyos.* kann kaltblütig töten, *Stram.* in blinder Wut, *Hep.* droht nur zu töten.]
G Starkes SEXUELLES Element: Nymphomanie, Exhibitionismus [spielt öffentlich mit seinen Genitalien], lüsterne Reden und Lieder, HERAUSFORDERND. Kinder, die absichtlich eine schmutzige Sprache benutzen und dumm lachen. Oder das Gegenteil: sehr schamhaft und starke ABNEIGUNG, sich auszuziehen [z.B. beim Duschen nach dem Sport]. Abneigung gegen Männer, denn „alles, was sie wollen, ist Sex."
G Reißt POSSEN; Grimassen, albernes Benehmen
G Fummelt ständig mit den Händen herum [*Kali-br.* ringt eher die Hände] ZUPFT an Fingern, Gesicht, Lippen und Kleidern.

A < zu BEGINN [3] und WÄHREND DER MENSES [3]
A < BERÜHRUNG
A Gefühl von HITZE in den Blutgefäßen [2]
A Mangel an Lebenswärme. Empfindlich gegen Kälte
A Masturbation bei Kindern
A Epilepsie, der Klingeln in den Ohren, leeres Gefühl im Magen, Ruhelosigkeit oder Schwindel vorausgehen; während des Anfalls Zähneknirschen oder Neigung zu lachen. Epilepsie durch Schreck
A „Schlaflosigkeit bei reizbaren, erregbaren Personen durch geschäftliche Unannehmlichkeiten, oft *eingebildete*" [*Mathur*] [als Folge des Mißtrauens]
A Spasmen, Zuckungen, Rucken, Krämpfe

K Trockener krampfartiger Husten beim Hinlegen im Bett, muß sich aufsetzen. < Essen, Trinken, Reden, Lachen, Singen
K Blasenlähmung nach der Entbindung
K Unwillkürlicher Stuhl- und Urinabgang bei Aufregung
K Schielen oder Sehstörungen nach [oder seit] langanhaltendem Fieber, Konvulsionen oder Gehirnerkrankungen [*Kent*]

Hyos.

K „Schwerhörigkeit, wie benommen, besonders nach Apoplex" [*Nash*]

REPERTORIUM

GEMÜT: <u>Antwortet</u>, eingebildete Fragen [2]. <u>Possen</u>, spielt [3]. <u>Bett</u>, bleiben, möchte im [2]. <u>Spricht</u> vom Geschäft [2]. <u>Klagen</u>, über eine eingebildete Verletzung [2/1]. <u>Wahnidee</u>, er sei ein Teufel [1], er sei besessen vom Teufel [1]. <u>Gesten</u>, spielt mit den Fingern [2]. <u>Hyperaktive</u> Kinder [3]. <u>Töten</u>, Verlangen zu [3], mit einem Messer [2]. <u>Lachen</u>, vor Menses [2/2], albern [3]. <u>Murmeln</u>, im Schlaf [2]. <u>Nackt</u> sein, möchte [4], im Delirium [3]. <u>Raserei</u>, töten, versucht Menschen zu [3] <u>Schamlos</u>, entblößt den Körper [3]. <u>Sprache</u>, unklar, unverständlich [3] albern [3], berauscht, wie [3], laut [2], lebhaft [3]. <u>Schlagen</u>, Verlangen zu [4]
SCHWINDEL: <u>Epileptischen</u> Anfall, vor einem [3]. <u>Geruch</u>, von Blumen, durch den [2]
KOPF: <u>Völlegefühl</u>, nach Essen [2]
SEHEN: <u>Funken</u>, epileptischen Anfall, vor einem [2/1]
NASE: <u>Zucken</u>, Nasenwurzel, sichtbar [2]
GESICHT: <u>Zucken</u> in der Schwangerschaft [2/1]
ZÄHNE: <u>Zusammengebissen</u>, fest [2]. <u>Zähneknirschen</u>, Epilepsie [3]
MAGEN: <u>Appetit</u>, Heißhunger vor Epilepsie [3/2]. <u>Leeregefühl</u> vor epileptischem Anfall [3/1]. <u>Schluckauf</u>, nachts [3], bei Konvulsionen [3], nach Bauchoperation [2/1]. <u>Erbrechen</u>, während Konvulsionen [2/2]
REKTUM: <u>Unwillkürlicher</u> Stuhl, durch Erregung [2/1]
HARNBLASE: <u>Urinieren</u>, unwillkürlich, bei Konvulsionen [3], während Menses [2]
HUSTEN: <u>Trocken</u>, nachts, Aufsetzen > [3/3]; beim Liegen [3]. <u>Stoßweise</u>, Hinlegen, beim [3]. <u>Nervös</u>, beim Liegen [3/1]
EXTREMITÄTEN: <u>Bewegung</u>, unregelmässig [3]; Ballen der Hände [2/1]. <u>Zittern</u>, während Menses [2]; Hände während Menses [2/3]; Fuß während Menses [2/2]
SCHLAF: <u>Einschlafen</u>, durch die geringste geistige Anstrengung [3]. <u>Schläfrigkeit</u>, abwechselnd mit Schlaflosigkeit [2]. <u>Schlaflosigkeit</u>, geistiger Anstrengung, nach [3]
SCHWEISS: An <u>einzelnen</u> Teilen, unterer Körper [2]
HAUT: <u>Gangrän</u>, Flecken [2]
ALLGEMEINES: <u>Katalepsie</u> durch Eifersucht [2/2]. <u>Konvulsionen</u> beginnen im Gesicht [2], nach Kummer [2]

SPEISEN UND GETRÄNKE

ABNEIGUNG: Getränke [3], Wasser [3], Alkohol [2]
VERSCHLIMMERT DURCH: Kalte Getränke [1], Wein [1]
BESSERUNG: Kaffee [2]

Hyper.

KERN DES MITTELS

1. Eifersucht und [paranoides] Mißtrauen. Heftige Ausbrüche
2. Geschwätzigkeit oder Neigung zum Schweigen
3. Extreme Schamlosigkeit oder Schamhaftigkeit
4. Fummeln mit den Händen, Spielen mit den Fingern, Zupfen an den Kleidern
5. Epilepsie; Zuckungen, Rucke, Krämpfe
6. Trockener, krampfartiger Husten < Hinlegen, > Aufsetzen

EIGENE NOTIZEN:

HYPERICUM

Johanniskraut   Hyper.

REGION
RÜCKENMARKSNERVEN [STEISSBEIN; *interscapular*; Meningen]. *Scheitel*

MODALITÄTEN
<u>VERSCHLIMMERUNG</u>: VERLETZUNGEN. [ERSCHÜTTERUNG, Gehirnerschütterung, tiefe; *Schock*, Quetschungen]. Anstrengung. Wetterwechsel. *Nebel*. Feuchtkaltes Wetter. Geschlossener Raum. Bewegung. KALTE LUFT
<u>BESSERUNG</u>: Liegen auf dem Bauch. Rückwärtsbiegen. Ruhiges Liegen

LEITSYMPTOME

* Das *Arnica* der Nerven
A VERLETZUNGEN von Teilen, welche REICH AN SENSIBLEN NERVENFASERN sind, besonders der Finger, Zehen, des Nagelbetts und und des Steißbeins. Verletzungen an Kopf oder Rückgrat
A TIEFE Wunden, besonders an Handflächen und Fußsohlen, und wenn der Schmerz den Nerv hinaufschießt

Hyper.

A Verhindert Kiefersperre, Tetanus [*Led.*].
A SCHIESSENDE, lanzinierende Schmerzen ENTLANG DER NERVEN [ausstrahlend vom Ort der Verletzung]; & Kribbeln und Taubheit
A „Beseitigt üble Folgen von Schock, Schreck oder Mesmerismus" [*Allen*]
A Neuralgische Schmerzen; die betroffenen Körperteile sind ausgesprochen schmerzhaft und empfindlich; < Wetterwechsel
A KONVULSIONEN nach Kopfverletzungen
A „Nervöse Depression als Folge von Wunden, chirurgischen Eingriffen" [*Mathur*]
A Sehr schmerzhafte Geschwüre und Abszesse, keine Absonderung von Eiter [innerlich und auch äußerlich als Kompresse]. Nur für die Erste Hilfe; wiederkehrende Geschwüre und Abszesse BRAUCHEN EINE KONSTITUTIONELLE BEHANDLUNG!
A < KÄLTE im allgemeinen. < KALTE LUFT
A < NEBELIGES WETTER [3] < TROCKENES WETTER [2]
A Schmerzen ERSCHEINEN PLÖTZLICH und verschwinden allmählich [2].

K „*Asthmatische Atmung nach Verletzung des Rückgrats*" [*Kent*]
K „Asthma bei nebeligem Wetter; > reichlicher Auswurf
K „Schwindel mit dem Gefühl, als ob der Kopf plötzlich verlängert sei; nachts, mit Harndrang" [*Mathur*]
K Kopfschmerz nach Sturz auf den Hinterkopf, & dem Gefühl, hoch in die Luft gehoben zu sein
K Bauchschmerzen nach Laparotomie
K Schmerz im Steißbein während, nach oder seit ENTBINDUNG [unter Einsatz technischer Gerätschaften – Saugglocke, Zange etc.]
K Hämorrhoiden bluten und schmerzen sehr stark [äußerlich und innerlich].

REPERTORIUM

GEMÜT: *Fehler*, Schreibem, beim [1], läßt Buchstaben aus [2]. *Erschöpfung*, geistige [1], Verletzungen, durch [1; **Sul-ac.**]. *Unerträgliche* Schmerzen [3]
SCHWINDEL: *Urinieren*, Harndrang, bei [2/1]
KOPF: *Verlängerungsgefühl* [2/1]. *Rucken* des Kopfes, Liegen auf dem Rücken, beim [2; *Cic.*], im Schlaf, Kopf ruckt nach hinten [2/1]. *Schmerz*, berstend, Scheitel [2]
HÖREN: *Überempfindliches* Gehör, Menses während [2]
MUND: *Schmerz*, Zahnfleisch, Zahnextraktion, nach [2]
ATMUNG: *Asthmatisch*, Verletzung des Rückgrats, nach [2/1]
RÜCKEN: *Verletzungen* des Rückgrats und des Steißbeins [3]. *Schmerz*, Sakralregion, künstlicher Entbindung, nach [3/1]; Steißbein, Sturz nach [3]. Wehtun, Entbindung, nach der [2/1]
EXTREMITÄTEN: *Schmerz*, Beine, Ischialgie, Verletzung, nach [2; *Arn.*]; Hüfte, Entbindung, nach [3/1]; Entbindung, instrumenteller [1/1]
ALLGEMEINES: *Konvulsionen*, Verletzungen, durch [3; einziges Mittel in Fettdruck]

Ign.

SPEISEN UND GETRÄNKE
VERLANGEN: Warme Getränke [2], heiße Milch [1] Pickles [1], Wein [1]

KERN DES MITTELS

1. Verletzungen der Nerven, begleitet von schießenden Schmerzen
2. Folgen von Verletzungen an Kopf oder Rückgrat [z.B. Kopfschmerz, Schwindel, Konvulsionen, chronische Schmerzen im Steißbein, Asthma]
3. Asthma bei nebligem Wetter; > Auswurf
4. Neuralgische Schmerzen < Wetterwechsel
5. < kalte Luft

EIGENE NOTIZEN:

IGNATIA AMARA
Ignatiusbohne   *Ign.*

REGION
Gemüt. NERVENSYSTEM. *Zerebrospinale Achse.* Sensorium. * *Rechte Seite.* Linke Seite

MODALITÄTEN
VERSCHLIMMERUNG: EMOTIONEN [KUMMER; *Zorn*; SORGEN; *Schreck*]. Luft [im Freien, kalte]. Gerüche. *Berührung. Kaffee.* Tabak. TROST. Leichte Berührung. Winter. Schnelles Gehen. Morgens; beim Erwachen
BESSERUNG: Lage [*Lagewechsel; Liegen auf der schmerzhaften Seite*]. Reichlicher Urinabgang. Alleinsein. Druck, starker Druck. Wärme. Schlucken

LEITSYMPTOME

G Beschwerden durch ZORN [3], ZORN mit STILLEM KUMMER [3], schlechte Nachrichten [2], ENTTÄUSCHUNG [4], ENTTÄUSCHTE LIEBE [4], SCHRECK [3], Vorwürfe, Tadel [2], SCHAM [2]

Ign.

G Hohe IDEALE und ERWARTUNGEN – starker Drang, diese umzusetzen [kritisch, verträgt keinen Widerspruch, erwartet von anderen, besonders vom Partner, perfekt zu sein] Starkes [inneres] PFLICHTBEWUSSTSEIN. Setzt Kompetenz, Schnelligkeit und Kultiviertheit ein, um Erfolge zu erreichen. „Eine Frau, die Gleichberechtigung will". Konflikte mit dem Inneren. INNERE KONFLIKTE, [Wahnidee, ein Verbrechen begangen zu haben; kritisiert zu werden; verdammt zu sein; ihre Pflicht vernachlässigt zu haben; falsch gehandelt zu haben]. SELBSTVORWÜRFE

G ENTTÄUSCHUNGEN erregen die innere Empfindsamkeit, versucht diese jedoch für sich zu behalten: STILLER KUMMER und GRÜBELN, verschlechtert durch TROST, was zu WIDERSPRÜCHLICHEN und WECHSELNDEN ZUSTÄNDEN führt.

G UNWILLKÜRLICHES SEUFZEN

G GEFÜHLSAUSBRÜCHE werden sehr schnell kontrolliert: nur Tränen in den Augen, kurzes Schluchzen, Seufzen, ständiges Schlucken, Zuckungen um den Mund, beißt sich in die Wange etc.

G Tendenz, STRESS WEGZUESSEN [besonders Ärger und Kummer] – kann fett werden; oder Heißhunger [Bulimie], abwechselnd mit Anorexie. *„Gefühl von Leere, Schwäche im Magen, Essen bessert nicht" [Boger]*

A KRAMPFARTIGE und WANDERNDE SYMPTOME
A Abneigung gegen OBST
A Abscheu gegen TABAKRAUCH
A [> oder <] KAFFEE, < SÜSSIGKEITEN
A Schwitzt nur oder hauptsächlich im GESICHT, besonders beim ESSEN.
A „Symptome verschwinden mit reichlichem Harnabgang." [Boger]
A Schmerzen an KLEINEN STELLEN
A > KÖRPERLICHE ANSTRENGUNG [2], > LAUFEN [2], > SCHNELLES Gehen
A > WÄHREND des Essens [3]
A Abneigung gegen AUFENTHALT IM FREIEN [3], > WARMER Ofen [3]

K Gefühl von einem KLOSS im Hals
K ZUCKUNGEN um den MUND
K [Nervöser Husten] < Husten
K Kopfschmerzen enden mit Gähnen und Erbrechen.
K Juckreiz in den Schamlippen mit Jucken, das sich in die Vagina erstreckt

REPERTORIUM

GEMÜT: <u>*Liebevoll*</u> [2]. <u>Miteinander abwechselnde</u> Gemütssymptome und körperliche Symptome [3]. <u>*Beschwerden*</u> durch unterdrückten Ärger [2]. <u>*Voller*</u> Sorgen [3]. <u>*Weigert*</u> sich zu essen [2]. <u>*Furcht*</u> in engen Räumen [2], daß sie nie wieder schlafen wird [2/1]. <u>*Stiller*</u> Kummer [3], zurückhaltend [2]. <u>*Reizbarkeit*</u> durch den geringsten Widerspruch [3/1]. <u>*Unbeständigkeit*</u> [3]. <u>*Liebe*</u>, liebeskrank, mit stillem Kummer [3]. <u>*Monomanie*</u> [2]. <u>*Geheimnistuerisch*</u> [2]. <u>*Seufzen*</u> vor der Menses [2]. <u>*Mitfühlend*</u> [2]

Ign.

KOPF: *Schwere*, während Menses [2]. *Schmerz* durch zu angestrengte Aufmerksamkeit [2], allmählich ansteigend, aber plötzlich aufhörend [2], durch starke Gerüche [2], Alkohol > [2], Schmerzen kommn plötzlich und gehen plötzlich [2], reichlicher Urinabgang > [2]; Hinterkopf, beim Pressen zum Stuhlgang [2/1]; wie von einem Nagel während Menses [2]. *Pulsieren*, Hinterkopf, während Stuhlgang [2/1]
AUGEN: *Schmerz*, > reichlicher Urinabgang [2]; um die Augen [2]. *Geschwollene* Lider, Oberlider [2]
SEHEN: *Farbensehen*, weiß, flackern [2]
OHREN: *Ohrgeräusche*, Klingen, vor der Menses [2; Ferr.]
NASE: *Geruchssinn*, scharf, empfindlich gegen den Geruch von Tabak [2]
GESICHT: *Verfärbung*, blaß, während Menses [3]. *Verzerrung*, beim Sprechen [2/1]. *Schwitzen* beim Essen [2]. *Zucken* um den Mund [2], Mundwinkel [2]. *Beißt* sich in die Wange, beim Sprechen oder Kauen [3]
HALS: *Empfindung*, Kloß, beim Nichtschlucken [2]. *Schmerz*, stechend, beim Nichtschlucken [3]
MAGEN: *Appetit*, Heißhunger, verhindert den Schlaf [2]; fehlt während Menses [2]. *Leeregefühl*, vor der Menses [2]; Seufzen [3/1]. *Schmerz*, Fasten, beim [2]; krampfartig, Essen, nach dem > [2]
REKTUM: *Zusammenschnüren*, Sitzen > [2/1]. Stehen <[2/1]. *Diarrhoe*, Kummer, nach [2]. *Hämorrhoiden*, Gehen > [3/1]. *Jucken* im warmen Bett [2]. *Schmerz*, abends, im Liegen [2/1]. Stehen < [2/1]. *Prolaps* abends [3/1]
WEIBLICHES GENITAL: *Hitze*, Vagina, vor der Menses [2/1]. *Entzündung*, Vagina, Koitus, beim [2]. *Kummer* löst Menses aus [2/1]. *Schmerz*, krampfartig, Uterus, Berührung der Teile < [2/1]
HUSTEN: *Hustenreiz*, steigt an, je mehr man hustet [3]. *Trocken*, ständig, fast [2]. *Staub*, wie durch, in der Halsgrube [2/1]
ATMUNG: *Unregelmäßig*, im Schlaf [2]. *Laut*, beim Einatmen [2]
BRUST: *Herzklopfen* bei unerwiderter Zuneigung [2]
EXTREMITÄTEN: *Lebendiges*, Empfindung, als sei etwas, Arme [2/1]. *Krämpfe*, Wade, im Sitzen [3]. *Schmerz*, Unterschenkel, Achillessehne, bei Anstrengung [2/1], beim Gehen [2]; brennend, Fuß, Ferse [2]
SCHLAF: *Träumen* im Wachzustand [2], Träume, Anstrengung, geistige [2], zieht das Gemüt in Mitleidenschaft [2]
ALLGEMEINES: *Abends*, nach dem Hinlegen < [2]. *Katalepsie*, nach Kummer [2], durch unerwiderte Liebe [2]. *Veränderung*, Wechsel, Eindrücke, wechselnde < [2/1], Lagewechsel > [3]. *Chorea*, Liegen auf dem Rücken > [2; *Cupr.*]. *Konvulsionen*, beginnen im Gesicht [2], nach Strafe [3; *Cham.*]

SPEISEN UND GETRÄNKE

ABNEIGUNG: Obst [3], Rauchen [3], Fleisch [2], Milch [2], Tabak [2], Geruch von Tabak [2], warme Speisen [2], Wein [2], Alkohol [1], Weinbrand [1], Brot [1], Getränke [1], gekochte Speisen, [1] saure Speisen [1]

Ip.

VERLANGEN: Obst [2], saure Speisen [2], Brot [1], Roggenbrot [1], Butterbrot, [1] Butter [1], Holzkohle [1], Käse [1], scharfer Käse [1], Kohle [1], saures Obst [1], unverdauliche Dinge [1],Tomaten [1]
VERSCHLIMMERT DURCH: Kaffee [3], Süßigkeiten [3], kalte Getränke [2], Gurken [2] Zwiebeln [2], Reis [2], Bier [1], Schwarzbrot [1], kalte Speisen [1], Obst, [1] Milch [1]
GEBESSERT DURCH: Kaffee [3], heiße Speisen [2], Essig [1]

KERN DES MITTELS

1. Innere Konflikte. Romantischer Idealismus steht im Konflikt mit der Realität. Beschwerden durch Enttäuschung
2. Widersprüchliche und abwechselnde Zustände
3. Stiller Kummer und Grübeln, Emotionen kommen in einer verkrampften Weise heraus: kurzes Schluchzen, Seufzen, Zucken um den Mund, beißt sich in die Wange, Schlucken, Klumpengefühl im Hals etc.
4. Deutliche Abneigung gegen Obst und Tabakrauch
5. < Süßigkeiten, Kaffee [> oder <]
6. Schwitzen im Gesicht

EIGENE NOTIZEN:

IPECACUANHA
Brechwurzel   *Ip.*

REGION
SCHLEIMHÄUTE [VERDAUUNGSTRAKT; *Magen*; ATMUNG; Lungen]. Nerven [*von Lunge und Magen*; spinale; Haut-]. *Nabel.* * *Rechte Seite.* Linke Seite

MODALITÄTEN
VERSCHLIMMERUNG: WÄRME; *feuchte Wärme*, warmes Zimmer, feuchtwarmer Südwind. Überessen [Eiscreme, Schweinefleisch, Kalbfleisch; vielerlei oder *gehaltvolle* Speisen; Obst, Salat, Fett]. *Periodisch.* Chinin. Hitze und Kälte. Rückgang von Hautausschlägen. Geringste Bewegung. Winter und trockenes Wetter. Herbst. Kalte Nächte nach heißen Tagen. Bücken [Erbrechen]
BESSERUNG: Im Freien

Ip.

LEITSYMPTOME

G Schwer zufriedenzustellen

A Beschwerden; SCHMERZEN & ANHALTENDE ÜBELKEIT und Erbrechen. Übelkeit **nicht besser** durch Erbrechen. „Geeignet für Fälle, bei welchen die Magensymptome vorherrschen" [*Allen*]
A DURSTLOS
A < Kälte und Hitze [2]. < kaltes trockenes Wetter [2]
A < HITZE. < warmer Südwind [2]. Ohnmacht durch Sommerhitze [2; *Ant-c.*]. Ohnmacht im warmen Zimmer [2]
A < SCHNELLES Essen [2]
A Atembeschwerden & ÜBELKEIT und SAUBERE ZUNGE. „Anhaltende Übelkeit bei sauberer Zunge ist das Schlagwort." [*Dewey*]
A Magenbeschwerden [ÜBELKEIT] & anhaltender SPEICHELFLUSS
A Hämorrhagien [Nasenbluten, Hämorrhoiden, Menstruation, Bluterbrechen] mit hellrotem Blut, die plötzlich erfolgen. „Blutungen des Uterus mit hellrotem Blut, gewöhnlich mit Erbrechen und Dyspnoe, ist definitiv *Ipecacuanha.*" [*Morrison*]
A Beschwerden durch fette Speisen, Schweinefleisch, Gebäck, Süßigkeiten etc.
A Konvulsionen durch Verdauungsstörung [3/1]
A Schwäche NACH MENSES [3]

K Der Magen fühlt sich schlaff an, als ob er herunterhängen würde.

K Bronchiolitis, Bronchitis oder Asthma mit krampfartigem, erstickendem Husten & Würgen und ERBRECHEN. RASSELN, große Schleimansammlung in der Brust, aber KEIN AUSWURF. Das Kind wird steif, blaß und blau; es schnappt nach Luft.
K TROCKENER, KRAMPFARTIGER HUSTEN ENDET MIT WÜRGEN und ERSTICKUNGSGEFÜHL.
K ERKÄLTUNGEN bei Kindern, beginnend mit Verstopfung der Nase bei Nacht, gefolgt von Heiserkeit und erstickendem krampfartgem Husten; & Würgen und Erbrechen
K Ruhrartige Diarrhoe. Herbstliche Dysenterie; kalte Nächte nach heißen Tagen.
K Übelkeit und Erbrechen in der Schwangerschaft
K Eine Hand kalt, die andere heiß
K ERBRECHEN < BÜCKEN

REPERTORIUM

KOPF: *Schmerz* erstreckt sich zu Zunge [2/1]; Hinterkopf, Verdauungsstörung, nach [2]
OHR: *Kälte*, Hitze, während der [2; *Lach.*]
NASE: *Nasenbluten*, Keuchhusten; bei [3], Menses, vor [2]. *Niesen*, Husten vor [2/1]
GESICHT: *Farbe*, bläulich, Husten, beim [3] rot, eine Seite blaß, die andere rot [3]. *Steifheit*, Muskeln, Husten, beim [3/1]

Ip.

MAGEN: *Herabhängen* würde, als ob der Magen schlaff [3]. *Verdauungsstörung* [3], Obst, nach [2], Schweinefleisch, nach [2]. *Übelkeit*, anhaltend [2], Speisen, Geruch von [2], Obst, nach [2], Eiscreme, nach [2], Speisen, reichhaltigen, fetten Speisen [2], Schweinefleisch, nach [2], Rauchen, nach [3], Süßigkeiten, nach [2], Entbindung, bei der [3], Schmerzen, bei den [2], Stuhlgang, während [2], Bücken, beim [2]. *Schmerz*, Eiscreme, nach [2]. gehaltvollen, fetten Speisen, nach [2/4], Urinieren, beim [2; Laur.]. *Würgen*, Stuhlgang während [2]. *Erbrechen*, Jucken mit Übelkeit, muß kratzen, bis er sich übergibt [2/1], Bücken, nach [3], Galle, Kopfschmerzen, bei [3], Speisen, Husten, durch [3]
ABDOMEN: *Schmerz*, Nabel, erstreckt sich zum Uterus [2/2]; Nabel, Menses, vor [1/3]
REKTUM: *Diarrhoe*, Obst, saures, nach [2], unreifem Obst, nach [2]
WEIBLICHES GENITAL: *Menses*, reichlich, Ohnmacht mit [3]. *Metrorrhagie*, aktiv [3], hellrot [3], hellrot mit Klumpen [2], anhaltend [2], Schwall, in einem, in Güssen [3], Bewegung, bei [3], plötzlich [2], Ärger, Verdruß nach [2]
HUSTEN: *Erstickend*, steif und blau im Gesicht, Kind wird [3; *Cupr.*]
ATMUNG: *Atemnot*, Schleim, durch, Trachea, in der [2], offen, Türen und Fenster offen sind, will, daß [2]
SCHLAF: *Schläfrigkeit*, Erbrechen, nach [3]
ALLGEMEIN: *Konvulsionen*, Verdauungsstörungen, durch [3/1]. *Ohnmacht*, Sommerhitze, durch [2], warm, Zimmer, im warmen [2]. *Schwäche*, Menses, unverhältnismäßig in bezug auf den Blutverlust [2]

SPEISEN UND GETRÄNKE

ABNEIGUNG: Geruch von Speisen [3]
VERLANGEN: Leckerbissen [3], Süßigkeiten [2], kalte Getränke [1]
VERSCHLIMMERT DURCH: Kalbfleisch [3], Kaffee [2], Fett [2], Geruch von Speisen, [2] Obst [2], Obst saures [2], Schweinefleisch, [2] gehaltvolle Speisen [2], Tabak [2], Buchweizen [1], Butter [1], trockene Speisen [1], Gebäck [1], Gefrorenes [1], Eis [1], Pfannkuchen, [1] Gebäck [1], saure Speisen [1]

KERN DES MITTELS

1. Beschwerden oder Schmerzen sind begleitet von anhaltender Übelkeit und sauberer Zunge.
2. Durstlos
3. < Hitze
4. Reichlicher Speichelfluß während Übelkeit
5. Krampfartige Atembeschwerden

EIGENE NOTIZEN:

Iris

IRIS VERSICOLOR
Schwertlilie   Iris

REGION
DRÜSEN [VERDAUUNGSTRAKT; LEBER; *Pankreas*] *Nerven*. * *Rechte Seite.* Linke Seite

MODALITÄTEN
<u>VERSCHLIMMERUNG</u>: Periodisch [*wöchentlich*]; 2.00 – 3.00 Uhr morgens; Frühling und Herbst; nach Mitternacht] *Geistige Erschöpfung. Heißes Wetter*
<u>BESSERUNG</u>: Sanfte Bewegung. Kalte Anwendungen

LEITSYMPTOME

G Künstlerisch, schlank, zart und nervös; normalerweise sehr charmante Menschen [*Borland*]

A BRENNEN *im ganzen Verdauungstrakt*, nicht > durch kalte Getränke
A SAURE, scharfe und BRENNENDE Ausscheidungen [Erbrochenes, Stuhl]
A > am Meer [2]
A < im Frühling [2]

K GALLIGES, SAURES oder SCHARFES Erbrechen, mit Brennen, vor allem & KOPFSCHMERZEN
K Kopfschmerzen mit vorangehenden SEHSTÖRUNGEN
K Kopfschmerzen JEDE WOCHE, vor allem SONNTAGS
K Kopfschmerz auf einer Seite der Stirn oder abwechselnd von einer Seite zur anderen, < im Liegen, < Ruhe, > Gehen im Freien und sanfte Bewegung
K Migräne mit Galleerbrechen nach SÜSSIGKEITEN
K Kopfschmerz & Diarrhoe [Brennen wie Feuer]
K Reichliches Urinieren NACH Kopfschmerzen
K „Fettige Nase, schmieriger Geschmack im Mund und fettiger Stuhl" [*Boger*]
K Rechtsseitiger Herpes Zoster & Verdauungsstörungen
K Zäher FADENZIEHENDER SPEICHEL, reichlich; tropft während der Unterhaltung aus dem Mund.
K „Chronische Verdauungsstörungen durch Milch; sie wird sauer und wird erbrochen." [*Tyler*]
K „Die Patienten berichten, daß sie längere Zeit immer wieder an Übermüdung leiden ... fühlen sich oft an einem oder zwei Tagen vor den Kopfschmerzen besonders müde, schwer und schläfrig ... Dann wachen sie um 2.00 oder 3.00 Uhr morgens auf und wissen, daß die Kopfschmerzen kommen ... Der Anfall entwickelt sich normalerweise – und dies ist ein Unterscheidungsmerkmal zu vielen anderen Mitteln – mit Sehstörungen, Erbrechen und Übel

Iris

keit, bevor die Kopfschmerzen richtig beginnen ... Nach einigen Stunden bekommt der Patient heftige Kopfschmerzen mit einem Gefühl von Hitze und Völle im Kopf ... normalerweise auf der rechten Seite, aber so stark, daß praktisch der ganze Kopf betroffen ist ... Sie sind schlimmer in der Ruhe und besser durch sanftes Umherbewegen. ... Der Patient bekommt oft einen bestimmten bohrenden Schmerz genau in der Mitte des Epigastriums, wenn das Erbrechen länger als zwei oder drei Stunden gedauert hat ... Es ist das Pankreas-Gebiet, und es ist interessant, daß *Iris*-Patienten auf Zucker empfindlich sind. Wenn sie übermüdet sind, bekommen sie oft Hunger auf Zucker. Dann schwelgen sie leicht in zu vielen Süßigkeiten – mit dem Ergebnis, daß sie einen typischen *Iris*-Kopfschmerz entwickeln." [*Borland: Homeopathy in Practice, S. 21*]

REPERTORIUM

KOPF: *Schmerz*, abwechselnd mit Schmerz im Abdomen [2], macht blind [3], nach dem Frühstück [2], durch heftige Bewegung [2], periodisch, jede Woche [2], mit Erbrechen [3]; Stirn, linke Seite, erstreckt sich zur rechten Seite [2], abwechselnde Seiten [2], Bewegung > [2], im Sitzen [2]; beim Gehen > [2]; Seiten, abwechselnde Seiten [2]; rechts, verschwommenes Sehen vor einem Anfall [3/1], Bewegung > [2; *Agar.*]. *Pulsieren*, mäßige Bewegung > [1; Vib.]
SEHEN: *Verschwommen*, vor Kopfschmerz [3]. *Trübsichtigkeit*,vor Kopfschmerz [2], während Kopfschmerz [3]. *Flimmern* vor Kopfschmerz [2]
MUND: *Kältegefühl*, Zunge [2]. *Fettiges* Gefühl, Zunge [2/1]. *Schmerz*, brennend, erstreckt sich zum Anus [2/1], erstreckt sich zum Magen [1]. *Speichel*, zäh [1]. *Speichelfluß* während Kopfschmerz [1]
MAGEN: *Aufstoßen* nach Milch [1]. *Hitzewallungen*, erstrecken sich nach oben [1]. *Übelkeit* nach Anstrengung [2]. *Schmerz*,vor Frühstück [2]. *Erbrechen* nach Milch [2]; Galle, bei Kopfschmerzen [3], bei Kopfschmerzen nach Essen von Süßigkeiten [2/1]; sauer, nach dem Essen [2]; fadenziehend [2]; Schleim süßlich [2]
ABDOMEN: *Hautausschläge*, Herpes, rechte Seite [3/1]. *Entzündung*, Pankreas [2]
REKTUM: *Diarrhoe*, nachts, 2.00 – 3.00 Uhr [2; Phos.]; periodisch, jeden zweiten Tag [2], im Frühling [1]
STUHL: *Geruch*, kupferfarben [2/1]
URIN: *Reichlich*, mit Kopfschmerz [1], nach Kopfschmerz [2]
EXTREMITÄTEN: *Hautausschläge*, Arme, Psoriasis [2]; Ellbogen, Psoriasis, in großen Flecken [2]; Knie, Psoriasis [2; Phos.]
HAUT: *Hautausschläge*, große Flecken [2]
ALLGEMEIN: *Luft*, Seeluft > [2]

SPEISEN UND GETRÄNKE

VERSCHLIMMERUNG DURCH: Mehlspeisen, Teigwaren [2]; Obst [2]; Milch [2]; Süßigkeiten [1]

Jod.

KERN DES MITTELS

1. Brennen im gesamten Verdauungstrakt
2. Saure, scharfe, brennende Ausscheidungen
3. Wochenend-Kopfschmerzen, vorausgehende Sehstörungen sind begleitet von saurem oder galligem Erbrechen.
4. Reichlicher fadenziehender Speichel
5. < Süßigkeiten [=> Kopfschmerz mit Galleerbrechen]; < Milch [=> Verdauungsstörungen mit saurem Erbrechen]

EIGENE NOTIZEN:

JODUM
Jod   *Jod.*

REGION
DRÜSEN: [SCHILDDRÜSE; Hoden, *Mesenterialdrüsen*; Brustdrüsen]. SCHLEIMHÄUTE: [KEHLKOPF, Lungen [re. Lungenspitze oder -basis]. HERZ. Blutgefäße. Haut. Nerven. Bindegewebe. * *Linke Seite.* Rechte Seite.

MODALITÄTEN
<u>VERSCHLIMMERUNG</u>: HITZE [ZIMMER; *Luft*; Bedecken]. Anstrengung [Hinaufsteigen; Reden]. Fasten. Nachts. Ruhe. Liegen auf der schmerzhaften Seite. Berührung. Druck
<u>BESSERUNG</u>: KÄLTE [LUFT; *Baden*] Bewegung. Essen. Milch [Verstopfung]

LEITSYMPTOME

G ERREGUNG und unerträgliche RUHELOSIGKEIT. Ruhelosigkeit < im Zimmer [2] und beim Sitzen

Jod.

G Will all seine Ideen SOFORT ausführen und seine Gedanken sofort ausdrücken. REDSELIGKEIT. EILE. Ständig BESCHÄFTIGT, ist dabei aber **nicht** organisiert. [Vergeßlich bei Einkäufen, geht weg und läßt sie liegen. Hat ständig das Gefühl, als hätte er etwas vergessen.]
G ÄNGSTLICH, hartnäckige Gedanken IN DER RUHE [oder wenn er sitzen muß]. Plötzliche, schreckliche Impulse [z. B. plötzlicher Impuls zu TÖTEN, > wenn BESCHÄFTIGT, beim Essen und beim Gehen im Freien [3]. „Muß etwas tun, in ständiger Bewegung bleiben, sonst wird er verrückt." [*Mathur*]
G > BESCHÄFTIGUNG und AKTIVITÄT [Ruhelosigkeit, schreckliche Impulse, Angst]. Impuls zu laufen [2]
G Rituelles Verhalten [wahrscheinlich, um die Ruhelosigkeit, die Vergeßlichkeit und die Impulse einzudämmen]

A SEHR WARM; es ist ihm immer ZU HEISS. „Braucht einen kühlen Ort, um sich zu bewegen, zu denken oder zu arbeiten." [*Nash*]
A Gehen IM FREIEN >
A < ERHITZUNG [3], >ABKÜHLUNG [3]
A > ESSEN [3]. > Essen bis zur Sättigung [2]. Immer hungrig [3], Träumt sogar vom Essen [2/1].
A Schwäche durch Hunger [3]
A Geschwollene und verhärtete DRÜSEN [3]; gefolgt von Atrophie [Schilddrüse, Ovarien, Brustdrüse, Uterus, Prostata, Lymphdrüsen, Tonsillen, Adenoide]. Oder: „Hypertrophie aller Drüsen außer der Brustdrüse [Mamma], welche atrophiert; Drüsenvergrößerung bei Dahinwelken des übrigen Körpers" [*Nash*]
A Schmerzen & Gefühl der Zusammenschnürung

K Obstipation > kalte Milch
K Morbus Basedow & Herzbeschwerden
K Nächtliche Knochenschmerzen
K Krupp [oder kruppartiger Husten] nach langanhaltend feuchtem Wetter; Heiserkeit, schwieriges Einatmen; faßt sich an den Hals beim Husten.
K Hodenentzündung, die Schmerzen erstrecken sich zum Abdomen.
K Dicke gelbe Leukorrhoe, die die Wäsche zerfrißt

REPERTORIUM

GEMÜT: *Beschäftigung* > [1;7]. *Beschwerden* durch Zorn [1], durch Angst[1], enttäuschte Liebe [1], sexuelle Exzesse [2], seelischen Schock [1], Folgen geistiger Anstrengung [1]. *Zorn* bei Berührung [1/3]. *Angst*, treibt ihn von einer Stelle zur anderen [2/6], Essen, nach, > [2], beim Fasten [1], wenn hungrig [2; *Kali-c.*], in der Ruhe [1/4] Gehen im Freien > [2/5]. *Gesellschaft*, Abneigung gegen, vermeidet den Anblick von Menschen [2], von engsten Freunden [2], gegen die Anwesenheit von Fremden [2]. *Destruktivität* [1]. *Unzufrieden* mit allem [1]. *Stumpfheit*, nach dem Essen > [2/7]. *Essen* > Gemütssymptome, nach dem Essen [1]. *Anstrengung*, geistige, < [1], körperliche, > [1/2]. *Ruhelosigkeit*, aus Furcht

Jod.

[2/8]. *Hat* ständig das Gefühl, als hätte er etwas vergessen [2/4]. *Schreckliche* und traurige Dinge greifen sie stark an [3]. *Hast*, beim Gehen [1]. *Töten*, Verlangen zu töten, in der Ruhe [1], plötzlicher Impuls zu töten [1]. *Magnetisieren*, Mesmerismus > [1]. *Beschäftigung*, Ablenkung > [2]. *Ruhelosigkeit*, im Zimmer [2], im Sitzen [2]. *Verlangen* zu reisen [2]. *Weinen*, wenn freundlich angesprochen [Kinder] [2; *Sil.*]
SCHWINDEL: *Liegen* auf der linken Seite < [2]
KOPF: *Schmerz*, Stirn durch Geräusche [2]
AUGEN: *Vorwölbung*, Exophthalmus [3]
OHREN: *Geräusche*, beim Kauen [2], beim Einatmen [2]. *Öffnen*, Gefühl als würde sich das Ohr öffnen und schließen wie ein Ventil [2]
NASE: *Schnupfen* in plötzlichen Anfällen [2]. *Verstopfung*, im warmen Zimmer [3]
HALS: *Spannung* vor den Menses [2/1], beim Schlucken [2/1]
ÄUSSERER HALS: *Kropf*, schmerzhaft [3]. *Schwellung*, Halsdrüsen, hart [2]
MAGEN: *Aufstoßen*, tagsüber [3]. *Flaues* Gefühl nach dem Essen [2]
ABDOMEN: *Gefühl*, als würde Diarrhoe erscheinen, nach einem normalen Stuhlgang [2]. *Vergrößert*, bei Müttern [2]
REKTUM: *Diarrhoe*, warm, im warmen Zimmer < [2]
STUHL: *Fettig* [2] [Pankreas! – siehe unter Abdomen, Pankreas – Jod [1]]
MÄNNLICHES GENITAL: *Schmerz*, Hoden, nach sexueller Erregung. *Schwellung*, Hoden bei unerwiderter sexueller Leidenschaft [2/1]
WEIBLICHES GENITAL: *Leukorrhoe*, abwechselnd mit Husten [2/1]. *Schmerz*, wund schmerzend, Ovarien, rechts [2], Ovarien, während Menses [2], nach Menses [2]. *Tumoren*, Ovarien, rechts [2]
KEHLKOPF: *Reizung*, Kehlkopf bei warmem, nassem Wetter [2/1]. *Kitzeln* im warmen Zimmer [2]
ATMUNG: *Atemnot*, während Menses [2], durch ein warmes Bad [2]
BRUST: *Atrophie* der Mammae [3], der Brustwarzen [2]. *Schlaffe* Mammae [3]. *Verhärtung*, der Achseldrüsen [3]. *Herzklopfen*, kaltes Baden > [2/1], vor Menses [2]
TRÄUME: *Essen*, von [2/1]
ALLGEMEIN: *Frühstück*, nach dem, > [2]. *Essen* bis zur Sättigung > [2]. *Schwäche* in der Sommerhitze [3], durch Hunger [3], während Menses beim Treppensteigen [2/1], im warmen Zimmer [2], Wetter, warmes, < [2]

SPEISEN UND GETRÄNKE
VERLANGEN: Alkohol [2], Fleisch [1]
VERSCHLIMMERUNG: Schwere Speisen [3]
BESSERUNG: Kalte Milch [1]

KERN DES MITTELS

1. Ausgeprägte Ruhelosigkeit; Geschwätzigkeit und Eile
2. > Beschäftigung; schreckliche Impulse und Gedanken in der Ruhe
3. > im Freien, Gehen im Freien

Kali-ar.

4. > Essen. Bärenhunger
5. Vergrößerung von Drüsen; nachfolgend Atrophie

EIGENE NOTIZEN:

KALIUM ARSENICOSUM
Fowlersche Lösung   Kali-ar.

REGION
Herz- und Gefäßsystem. Haut. Venen. Blut

MODALITÄTEN
<u>VERSCHLIMMERUNG</u>: *Berührung. Lärm.* Kalte Füße. 1.00 – 3.00 Uhr morgens. Wärme; Bettwärme
<u>BESSERUNG</u>: Regnerische Tage

LEITSYMPTOME

* Gemeinsame Eigenschaften aller Kalis: konservativ, regelhaft, korrekt, bodenständig. „Legt großen Wert auf Moral, auf das, was richtig und was falsch ist. Schwarz-Weiß-Denken. Jedes von ihnen zeigt einen leicht unterschiedlichen Beigeschmack." [*Morrison*]. Bei *Kali-ar.* werden die Ängste und die Verschlimmerung nach Mitternacht von Kalium durch das Arsen-Element verstärkt.

G Große Furcht um die GESUNDHEIT, besonders vor HERZKRANKHEITEN [auch Angst vor Schlaganfall, Krebs oder anderen ernsten Erkrankungen]. „Eines der Hauptmittel, das in Notfallsituationen bei Herzanfällen angezeigt ist." [*Morrison*]

G Ständige Furcht, die sich zeitweise jedoch zu einer richtiggehenden PANIK steigert. Sie versuchen, diese zu verbergen. Überwältigende Furcht

A „Die *Nächte* sind von Leiden erfüllt." [*Boger*]
A < 1.00 – 3.00 Uhr morgens [3]

Kali-ar.

A Sehr großer MANGEL AN LEBENSWÄRME. „Abneigung gegen Aufenthalt im Freien. Kann nicht warm werden, nicht einmal im Sommer." [*Boger*]. < Betreten eines kalten Zimmers
A < BERÜHRUNG [3]
A Schläft mit einer HAND ÜBER DEM HERZEN.
A Zittern durch Lärm [2]

K Nächtliche Anfälle von Asthma oder Bronchitis & Furcht vor HERZERKRANKUNGEN
K Juckendes Ekzem < Entkleiden, nachts und durch Wärme
K „Gefühl, als würde ein Ball von der Magengrube zur Kehle aufsteigen, was ein Erstickungsgefühl verursacht." [*Mathur*]
K Diarrhoe durch Milch
K GESCHWOLLENE UNTERLIDER [*Kali-c.*: Oberlider]

REPERTORIUM

GEMÜT: *Abneigung* gegen das Bett, meidet es [1] [wegen der nächtlichen Verschlechterung]. *Wahnidee*, vergrößert, Kopf sei [1]. *Furcht*, vor Krebs [2], vor Herzerkrankung [2]. *Töten*, Verlangen zu, plötzlicher Impuls zu töten [1]. *Traurigkeit*, wenn allein [1]. *Gedanken*, hartnäckig, nachts [1]
KOPF: *Schmerz*, nachts, Mitternacht, nach [1]
AUGEN: *Schwellung*, Lider, Unterlider [3]
OHR: *Absonderungen*, stinkend [2], gelb [2]. *Schmerz*, nachts [1], Wärme und Einhüllen > [1]; stechend, in kalter Luft [1/1]
NASE: *Schnupfen*, kalte Luft < [2], beim Abkühlen [2]. *Schmerz*, Rohsein [1]
INNERER HALS: *Klumpens*, Gefühl eines, Aufstoßen > [1; *Mag-m.*]
ÄUSSERER HALS: *Entblößen* < [2]
MAGEN: *Übelkeit* nach kalten Getränken [2]
ABDOMEN: *Flatulenz* nachts [2]
REKTUM: *Diarrhoe*, nachts, Mitternacht, nach [3], Milch, nach [2]
ATMUNG: *Asthmatische* Atmung, Mitternacht, nach, 2.00 bis 3.00 Uhr [3]. *Atemnot*, nachts, Mitternacht, nach, 2.00 bis 3.00 Uhr [3]
HUSTEN: *Nachts*, Mitternacht, nach, 2.00 Uhr [3], 3.00 Uhr [3]
BRUST: *Schmerz*, Herz, Liegen, Seite, linken, auf der, < [2]
HAUT: *Hautausschläge*, juckend, kalte Luft < [2], beim Entkleiden [2]. *Jucken*, kalt, in kalter Luft [1], Entkleiden < [1], beim Warmwerden [2]. *Prickeln*, wenn warm [1]
ALLGEMEIN: *Nachts*, Mitternacht, nach, 1.00 bis 3.00 Uhr < [2/1], 2.00 Uhr < [2]. *Kälte*, Eintritt in ein kaltes Zimmer, beim, < [3]. *Zittern*, durch Geräusche [2]

SPEISEN UND GETRÄNKE

ABNEIGUNG: Fleisch [2], Mehlspeisen [1]
VERLANGEN: Saure Speisen [2], Süßigkeiten [1], warme Getränke [1]
VERSCHLIMMERUNG: Kalte Getränke bei Erhitzung [2], kalte Getränke [1] kalte Speisen [1], Fett [1], Milch [1]

Kali-bi.

KERN DES MITTELS

1. Angst um die Gesundheit, hauptsächlich das Herz betreffend, periodisch, Panik
2. < nachts, 1.00 – 3.00 Uhr. Schläft mit einer Hand über dem Herzen.
3. Sehr großer Mangel an Lebenswärme
4. Schwellung der Unterlider
5. < Berührung

EIGENE NOTIZEN:

KALIUM BICHROMICUM
Kaliumbichromat   *Kali-bi.*

REGION
SCHLEIMHÄUTE [*Luftwege*; NASE; *Rachen*; *Magen*; Duodenum]. Fasergewebe. Bänder. GELENKE. Haut. *Kreislauf.* Nieren. *Wurzel* von Nase, Zunge, Penis etc. * *Rechte Seite.* Linke Seite

MODALITÄTEN
<u>VERSCHLIMMERUNG</u>: KÄLTE [*feuchte*; im Freien; Frühling; *Entkleiden*; Winter]. MORGENS; nach dem Schlaf; 2.00 – 3.00 Uhr. Herausstrecken der Zunge. *Heißes Wetter. Bier.* Alkohol. Unterdrückter Katarrh
<u>BESSERUNG</u>: Hitze. Bewegung. Kaltes Wetter [> Hautsymptome]. Essen. Erbrechen. Kurzer Schlaf. Bewegung

LEITSYMPTOME
* Gemeinsame Eigenschaften aller Kalis: Konservativ, regelhaft, korrekt, bodenständig. „Legt großen Wert auf Moral – auf das, was richtig und was falsch ist. Schwarz-Weiß-Denken. Jedes Kalium hat eine etwas andere Nuancierung."
„Es ist etwas „Klebriges" an ihnen, die übliche Korrektheit der Kalis ist noch gesteigert, sie gehen ins Detail; die perfekten Bürokraten." [*Morrison*]

Kali-bi.

G Alles läuft „IN GEREGELTEN BAHNEN" [Abendessen, Sex, Ausgehen, Angeln, bestimmte Vorgehensweisen, Geschwindigkeit, das Leben an sich]. Halten sich an FESTGELEGTE ZEITEN. Konformistisch. Leben nach einer Routine.
G Leben nach Vorschriften. REGELN. Engstirnig
G Abneigung gegen Schwierigkeiten. Kriecher. Mit sich selbst beschäftigt; „hauptsächlich nur an ihrer eigenen kleinen Existenz interessiert" [*Morrison*]. Mögen ausgesprochen gerne mit der Familie zusammensein.

A MANGEL AN LEBENSWÄRME < ABKÜHLUNG [3]
A < FEUCHTWARMES WETTER [2]. < SOMMER [3], < Frühling [2], < Herbst [2]
A < 2.00 – 5.00 Uhr
A < BEIM ERWACHEN [3]
A Schmerzen erscheinen und verschwinden PLÖTZLICH.
A Schmerzen an KLEINEN STELLEN. Geschwüre sehen wie gestanzt aus. Empfindliche, wie wunde Stellen im Magen
A DICKE FADENZIEHENDE gelbe [oder weiße] ABSONDERUNGEN
A Verlangen nach BIER. „Der chronische Biertrinker ist ziemlich typisch *Kali-bi*." [*Borland*]
A Gefühl eines HAARES [Zunge, Nasenflügel, GAUMEN usw.]
A Schmerzen wechseln schnell von einem Ort zum anderen, [z.B. wandernde rheumatische Schmerzen], erscheinen jeden Tag zur selben Stunde [geregelte Basis].
A Rheumatische Erkrankungen [insbesondere Fibrositis] abwechselnd mit Verdauungsstörungen
A < Sommer: Fibrositis, Hautirritationen, Akne, Ischialgie. < Frühling und Herbst: Atembeschwerden, Bronchitis, Asthma, ruhrartige Diarrhoe

K Hauptmittel für Sinusitis [Druck und Völlegefühl an der Nasenwurzel; fadenziehende, gelbe Absonderungen im Akutfall, fadenziehende weiße Absonderungen bei chronischen Zuständen]; aus einer Erkältung wird eine Sinusitis. [„70% aller maxillaren Sinusititiden und 30% aller Sirnhöhlensinusitiden = *Kali-bi*."] [*Morrison*]
K Migräne, Schmerzen an KLEINEN STELLEN, mit vorangehenden Sehstörungen [Blindheit, verschwommenes Sehen, Trübsichtigkeit]; beginnt nachts, Schmerz > durch festen Druck [auf die Nasenwurzel], Wärme, < Kälte, Bücken; & Übelkeit und Erbrechen von weißem, klebrigem Schleim. Abneigung gegen Licht und Geräusche

REPERTORIUM

SCHWINDEL: *Steigen*, Treppensteigen beim [2]
KOPF: *Schmerz*, Blindheit, gefolgt von heftigen Kopfschmerzen, das Sehvermögen kehrt wieder, sobald die Kopfschmerz stärker werden [2/1]; periodisch, Tag, jeden zur selben Stunde [3/9]; Seiten, Stelle, an einer kleinen [2/1]

Kali-bi.

AUGEN: *Schwere*, der Augenlider, morgens beim Erwachen [2; Sep.]. *Tränenfluß* beim Öffnen der Augen [2/1]. *Schmerz*, brennend, beim Öffnen der Augen [2]. *Photophobie*, wenn Krusten aus der Nase gezupft werden [2/1], nur im Tageslicht [2]
OHREN: *Schmerz*, stechend, mit Kopfschmerzen [2]
NASE: *Absonderung* Krusten, Schorfe, schwierig abzulösen, rohe und wunde Stelle, hinterlassen eine [3], bilden sich neu, wenn sie abgelöst werden [3], abgelöst, wenn, Schmerz und Wundheit, verursacht [2]; dick, klar, bei Kopfschmerzen, wenn die Absonderung aufhört [2/1], zäh, aus den Choanen [3]; gelb, morgens [3/8]. *Völlegefühl* [3]; Stirnhöhlen, durch Entzündung [2/1]. *Hitze*, Atem erscheint heiß [3]; Nasenwurzel [3/1]. *Verstopfung*, abwechselnde Seiten [2], warmen feuchten Wetter bei [2/1]. *Pulsieren*, Nasenwurzel, an der [3]. *Niesen*, Luft, im Freien [2]. *Trockenheit*, Schneuzen der Nase, aber ohne Absonderungen, zwingt zu [3]
MUND: *Haares*; Gefühl eines, am Gaumen [2/1]. *Speichel*, fadenziehend [3]. *Geschwüre*, Gaumen, wie ausgestanzt [2/1]
INNERER HALS: *Schmerz*, Herausstrecken der Zunge, beim [2], Erwachen, beim [2/6]
MAGEN: *Schweregefühl*, Bier, nach [3], Fleisch, nach [2/1]. *Übelkeit* bei Trinkern [3/7]; plötzlich [2]. *Schmerz* abwechselnd mit Schmerzen der Glieder [2/1], nach Fleisch [2]
REKTUM: *Diarrhoe*, periodisch, im Sommer [2/1]
MÄNNLICHES GENITAL: *Sexuelles Verlangen*, fehlend, bei beleibten Leuten [3/1]
WEIBLICHES GENITAL: *Prolapsus* uteri, Wetter, bei heißem [2/1]
KEHLKOPF: *Katarrh*, vor einem Wetterwechsel [2/1]; im Winter [1/1], bei nassem Wetter [2]
ATMUNG: *Atemnot*, Mitternacht, 2.00 Uhr [2]
RÜCKEN: *Schmerz*, Dorsalregion, erstreckt sich ins Brustbein [2]
EXTREMITÄTEN: *Schmerz*, rheumatisch, abwechselnd mit Magenbeschwerden [3/1], mit Diarrhoe [2], mit Lungenbeschwerden [3/1], bei warmen Wetter [2; **Colch**.]; Beine, Ischialgie, bei warmen Wetter [1/1]; bei Wetterwechsel [2]
HAUT: *Hautausschläge*, Sommer im [2]. *Jucken*, kalte Luft > [2]
ALLGEMEINES: *Schmerz* an kleinen Stellen [3]

SPEISEN UND GETRÄNKE

ABNEIGUNG: Fleisch, [2] Wasser [2], Getränke [1], Rauchen [1]
VERLANGEN: Bier [2], kalte Getränke [1], saure Speisen, [1] Wein [1]
VERSCHLIMMERT DURCH: Bier [2], Anblick von Speisen [2], Fleisch [2], Anblick von Fleisch [2], Kaffee [1]

KERN DES MITTELS

1. Regelmäßigkeit; das Leben ist von Regeln bestimmt; konformistisch
2. < 2.00 – 5.00 Uhr; regelmäßig und periodisch. Haut und rheumatische Beschwerden < im Sommer, Atembeschwerden und Verdauungsbeschwerden < im Frühling und im Herbst.
3. Schmerz an kleinen Stellen
4. Mangel an Lebenswärme

Kali-br.

5. Dicke fadenziehende, zähe Absonderungen; je akuter der Zustand, umso gelber, je chronischer, um so weißer

EIGENE NOTIZEN:

KALIUM BROMATUM
Kaliumbromid   *Kali-br.*

REGION
GEMÜT. NERVEN [*Gehirn*; *Wirbelsäule*; Genitalien]. Kehlkopf. Haut

MODALITÄTEN
<u>VERSCHLIMMERUNG</u>: Geistige Anstrengung. Gefühle. Periodisch [nachts; im Sommer; Neumond]. Sexuelle Exzesse. Pubertät. Heißes Wetter. Bücken [Schwindel]. Hinlegen [Husten]. Schwangerschaft. Vor, während und nach Menses
<u>BESSERUNG</u>: Bei Beschäftigung

LEITSYMPTOME

* Gemeinsame Eigenschaften aller Kalis: konservativ, regelhaft, korrekt, bodenständig. „Legt großen Wert auf Moral – auf das, was richtig und was falsch ist. Schwarz-Weiß-Denken." Bei *Kali-br.* ist das Hauptthema der Konflikt zwischen Sittlichkeit und Unsittlichkeit.
G NERVOSITÄT, *bedrückende Wahnideen* und ARGWOHN: fürchtet Menschen, kann trotzdem nicht allein sein; schaut argwöhnisch umher. Viele paranoide Wahnvorstellungen: Empfindung von Gefahr [1], verlassen, alleingelassen [2], drohende Zerstörung von allem in ihrer Umgebung [2/1], verdammt zu sein [2], er sei das ZIEL GÖTTLICHER RACHE [3/1], das Leben sei bedroht [1/1], sie werde Ehemann und Kinder ermorden [1/19], er kann nicht an einem bestimmten Ort vorbei [1], er würde verfolgt [2], würde verfolgt von der Polizei [2], RELIGIÖS [2], er sei FÜR DIE GÖTTLICHE RACHE AUSERWÄHLT [3/1]. „Sie fühlen sich, als ob sie ihren Verstand verlieren würden." [*Clarke*]
G Zappelig. RINGT die HÄNDE. „HÄNDE und FINGER sind in STÄNDIGER BEWEGUNG." [*Allen*]
G Gefühl von HILFOSIGKEIT

Kali-br.

G Beschwerden durch Kummer und Sorgen; Verlust von Besitz oder Ansehen; beruflicher Mißerfolg; Furcht; SEXUELLE EXZESSE, Masturbation [=> vor allem Ruhelosigkeit, Schlaflosigkeit, geistige Erschöpfung, Gewissensbisse]

A < 2.00 Uhr morgens [2]
A Warmblütig
A Kinder, die in der Schule nicht gut mitkommen; langsame, stotternde Sprache; schreckliche Alpträume nachts [schreit, wacht voller Schrecken auf, erkennt niemanden]; Schlafwandeln.
A Pubertät: starkes Gefühl der UNSICHERHEIT [vergleiche Wahnideen], Mißtrauen, Gefühl der Hilflosigkeit, Ängste [z. B. wenn angesprochen] & Akne. Erwachen der sexuellen Gefühle; sexuelle Vorstellungen und Masturbation führen zu einem SCHLECHTEN GEWISSEN [Konflikt mit der strengen Moral] und der Furcht, die anderen Leute würden es bemerken: „Schaut umher, weil er denkt, die Leute würden diese schmutzigen Gedanken wahrnehmen, die in seinem Kopf vorgehen." [*Sankaran*]
A Nervöse, unruhige Frauen, die ständig BESCHÄFTIGT sein müssen. Erbrechen nach Aufregung
A Schlaflosigkeit durch KUMMER
A Zittern, wenn etwas GETAN WERDEN MUSS.
A Epileptische Konvulsionen. „Bei Frauen besteht ein eindeutiger Zusammenhang zwischen der Menstruation und dem Beginn der Anfälle." [*Borland*]. Dem ANFALL folgen heftige KOPFSCHMERZEN. Der Attacke geht ein Gefühl voraus, als würde der ganze Körper anschwellen [Aura].
A TAUBHEIT des ganzen Körpers, < Hinterkopf; oder lokale Taubheit. Gefühl, als würde er von Nadeln gestochen werden

K Benommenes Gefühl im Gehirn
K Schwindel, als würde der Boden nachgeben; ein Gefühl der Leere um ihn herum und unter seinen Füßen [*Kent*]
K „Akne simplex, indurata, Rosacea, bläulichrote Pusteln im Gesicht, auf der Brust, auf den Schultern; hinterlassen unschöne Narben; bei jungen, feisten Personen mit grobem Benehmen" [*Mathur*]. „Akne hat einen sehr klaren Bezug zu den Sexualorganen, sie zeigt sich besonders in der Pubertät und bei Frauen während der Menstruation."
K Trockener, harter, nahezu unaufhörlicher Husten während der Schwangerschaft, drohender Abort

REPERTORIUM

GEMÜT: *Antwortet* langsam [2]. *Aphasie* [2]. *Verwirrung*, Identität, in Bezug auf seine [1]. *Phantasie*, lebhaft [1]. *Furcht*, Ecken vorbei zu gehen, Furcht, an bestimmten [2; *Arg-n.*]. *Vergeßlich*, morgens, Erwachen, beim [2]. *Beschäftigung* > [2]. *Ruhelosigkeit*, tagsüber [1]. *Sprache*, langsam [2]

Kali-br.

KOPF: *Hitze*, Diarrhoe, bei [1]. *Gehirnentzündung*, Gehirnhaut, der [2] [„*Kali-br.* ist nützlich bei schlimmen Fällen von Diarrhoe von Kleinkindern mit der ganz eigentümlichen flüssigen Diarrhoe, die mit Hirnhautreizung einhergeht." *Borland*]. *Gefühllosigkeit*, morgens, Gehirn [1]. *Schmerz*, abwechselnd mit Asthma [1]; Hinterkopf, Schütteln des Kopfes, beim [2]
SEHEN: *Trübsichtigkeit*, Stimulanzien, durch [1]
OHR: *Geräusche*, Sausen, Brausen, rhythmisch [2]
INNERER HALS: *Gefühllosigkeit*, Taubheit [2]
MAGEN: *Übelkeit*, Hinlegen, beim, Seite auf der, links [1]. *Erbrechen*, Erregung, nach [1/3]
ABDOMEN: *Fallen*, Herausfallen, Gefühl von [2], Stuhlgang, beim [1/1]
MÄNNLICHES GENITAL: *Sexuelle* Verlangen, exzessiv leidenschaftlich [2]
WEIBLICHES GENITAL: *Sexuelles* Verlangen, vermehrt, Menses, während [1], heftig [2]. *Empfindungslosigkeit*, der Vagina [1]. *Jucken*, Menses, während [2], wollüstig [2]. *Schmerz*, Ovarien, Enthaltsamkeit, durch [1; *Apis*], sexuellem Verlangen, bei [2/1]. *Sterilität*, sexuelles Verlangen, übermäßiges, durch [2]. *Schwellung*, Ovarien [2], links [1]. *Tumoren*, Ovarien, Zysten [2]
KEHLKOPF: *Empfindungslosigkeit*, des Kehlkopfes [2/1]
HUSTEN: *Schwache*, nervöse Kinder erwachen mit trockenem, krampfhaftem Husten, der sie in Panik und Schrecken aufschreien läßt und ihnen Angst macht [1/1]. *Schwangerschaft*, in der [1]
EXTREMITÄTEN: *Chorea*, Furcht, durch [2]. *Ausschläge*, Verhärtung, nach Hautausschlägen [1/1]. *Bewegung*, Finger, anhaltend [1/3]. *Schmerzen*, Beine, Ischialgie, plötzlich kommt und geht [3]. *Ruhelosigkeit*, Hände [3]
SCHLAF: *Schlaflosigkeit* durch Kummer [2]
ALLGEMEIN: *Nachts*, Mitternacht, 2.00 Uhr [2]. *Konvulsionen*, nach Zorn [2], vor Menses [2], während Menses [2], nach Masturbation [1]. *Gefühllosigkeit*, äußerlich, des ganzen Körpers [3]. *Lähmung*, Parkinson, Morbus [2]. *Zittern*, getan werden muß, wenn etwas [3/1]

SPEISEN UND GETRÄNKE

ABNEIGUNG: Kaffee [1]
VERLANGEN: Wein [1]

KERN DES MITTELS

1. Unruhige Hände, ständige Bewegung der Finger; Herumdrehen
2. Muß etwas tun. Hilfloses, unsicheres Gefühl. Mißtrauen
3. Warmblütig
4. Taubheitsgefühl [örtlich oder allgemein]
5. Neigung zu Akne und epileptischen Anfällen [< Menstruation]

EIGENE NOTIZEN:

KALIUM CARBONICUM
Kaliumcarbonat   *Kali-c.*

REGION
Muskeln, Bänder [HERZ; *Uterus*; LUMBALREGION]. *Seröse* Häute, *Schleimhäute*. [BRUST, Lunge [rechter Unterlappen]; Gelenke]. *Augen*. Blut. * *Rechte Seite*. Linke Seite

MODALITÄTEN
<u>VERSCHLIMMERUNG</u> : KÄLTE [LUFT; Wasser; Zugluft; Wetterwechsel; nach Überhitzung; nach Anstrengung; feuchtes Wetter]. Zeit [2.00 – 3.00 Uhr; *Winter*; vor Menses]. Liegen [*auf der schmerzhaften* oder auf der linken Seite]. Säfteverlust. Nach der Geburt. Koitus. Unterdrückte Menses
<u>BESSERUNG</u>: Wärme. Sitzen mit den Ellenbogen auf den Knien [bessert Atemnot]. Im Freien. Aufstoßen. Warmwerden. Trockenes, warmes Wetter. Bei Bewegung

LEITSYMPTOME

G Gemeinsame Eigenschaften aller Kalis: Konservativ, regelhaft, korrekt, bodenständig. „Starke Betonung auf Moral – auf dem, was richtig und was falsch ist. Schwarz-Weiß-Denken." *Kali-c.* ist der Prototyp eines Menschen, bei dem die Gefühle vom Verstand geregelt werden. „Ihre übliche Beschwerde ist die, daß sie einem Zusammenbruch nahe sind." [*Borland*]

G Starke verstandesmäßige KONTROLLE. Furcht, die KONTROLLE ZU VERLIEREN [Weinen beim Reden über ihre Krankheit]. Dogmatisch

G Starkes PFLICHTBEWUSSTSEIN. „Das tun, was getan werden muß."

G GEFÜHLE WERDEN IM MAGEN [SOLARPLEXUS] GESPÜRT [wie durch einen Schlag], besonders Furcht und Schreck

G Empfindlich gegen und AUFFAHREN durch BERÜHRUNG. Kann Berührung am Nacken und an den Fußsohlen nicht ertragen.

G SELBSTGESPRÄCHE. [„Das Unterbewußtsein nimmt alles auf; es ist sehr unterdrückt – und sie beginnen zu reden – *Kali-c.* ist wahrscheinlich das Hauptmittel für Selbstgespräche."– *Morrison*]

G Starker Drang, Dinge zu horten. Dem Wesen nach BESITZERGREIFEND. „Halten an allem fest: am Leben [Angst zu sterben], am Partner [auch wenn es so aussieht, als würden sie ihn nicht leiden können], an den Kindern [auch wenn es so aussieht, als würden diese nichts als Sorgen für sie bedeuten und sie sie nicht gut behandeln] und am Geld." [*Borland*] Nimmt Familienmitglieder in Beschlag, behandelt sie trotzdem unfreundlich, MACHT IHNEN DAS LEBEN SCHWER [Verlangen nach Gesellschaft, aber behandelt diejenigen, die sich ihm nähern, abscheulich [2/1]]

Kali-c.

G „Überraschende Unfähigkeit, für sich selbst einzustehen. Sie werden sehr reizbar, aber wenn sie selbst angegriffen werden, v.a. wenn sie ungerechterweise beschuldigt werden, neigen sie dazu, still zu sein und sind nicht in der Lage zu antworten."
G Emotionale INSTABILITÄT, furchtbar launisch vor der Menses

A SEHR GROSSER MANGEL AN LEBENSWÄRME. Extrem empfindlich gegen ZUGLUFT. Sehr anfällig für Erkältungen nach Überhitztsein [aufgrund reichlichen Schwitzens]
A HITZEWALLUNGEN beim Verzehr WARMER SPEISEN. Hitzewallungen & Herzklopfen [3]
A < 2.00 – 4.00 Uhr
A < zu BEGINN [3] und WÄHREND [3] der Menses, > während Menses [2]
A < beim EINSCHLAFEN [3]
A < beim Liegen auf der RECHTEN Seite [2]
A Verlangen nach SÜSSIGKEITEN [2]
A STECHENDE, scharfe Schmerzen
A Schwitzt leicht; SCHWITZEN bei geringster Anstrengung [3]
A Schwäche vor Menses
A „Sehr wichtiges Mittel bei FLÜSSIGKEITSRETENTION"

K Übermäßige FLATULENZ [im Magen, (alles scheint sich in Gas zu verwandeln); im Abdomen]
K Schwellung der OBEREN AUGENLIDER
K „Alles geht auf das Kreuz, oder die Schmerzen haben dort ihren Ursprung." Rückenschmerzen treiben den Patienten morgens aus dem Bett. Der Rückenschmerz erstreckt sich ins Gesäß [3] und die Beine, < LINKS
K Rückenschmerzen [Lumbalregion] seit Entbindung oder nach Abort
K Husten, Atembeschwerden < 2.00 – 4.00 Uhr
K Rezidivierende Koliken [*Coloc.* wirkt nur während des akuten Anfalls, aber beseitigt nicht die chronische Anfälligkeit hierfür.]
K Verzögerte Wehen aufgrund heftiger Rückenschmerzen

REPERTORIUM

GEMÜT: *Widerstreit* mit sich selbst [2]. *Angst* wenn hungrig [2/3]; Schließen der Augen > [1]. *Gesellschaft*, Verlangen, behandelt diejenigen, die sich ihm nähern, abscheulich [2/1]. *Wahnideen*, Abgrund, hinter ihm sei ein [1/1]. *Furcht*, vom Magen aufsteigend [2]. *Erschreckt*, leicht, bei Berührung [2]; Kleinigkeiten, über [3]. *Gleichgültig*, in Gesellschaft [1]. *Empfindlich*, Geräusche [3]; Stimmen [3]. *Schreien*, Kleinigkeiten, über [3]. *Auffahren*, bei Berührung [3]. *Weinen*, wenn sie von ihrer Krankheit erzählt [2]
SCHWINDEL: *Hungrig*, wenn [2]. *Magen*, kommt vom [2/1]
KOPF: *Schweiß*, Stirn, morgens [2]
AUGEN: *Kälte*, Lider [2]. *Schwellung*, Oberlider [3]; unter den Lidern [3]; Lider, Menses unterdrückt [2]. *Schwäche* nach Koitus [3/1]

Kali-c.

SEHEN: *Farbe*, schwarz, Punkte, beim Lesen [2]. *Verlust* des Sehvermögens, beim Schreiben [2/1]
OHR: *Hitze*, rechtes Ohr ist rot und heiß, das linke blass und kalt [2/1]
NASE: *Schmerz*, stechend, Nasenwurzel, bevor er bei Schwindel stürzt [2/1]
GESICHT: *Gedunsen*, zwischen Augenlidern und Augenbrauen [3/2], Menses vor [2]. *Farbe*, blaß, Essen, nach [2], gelb, nach Ärger und Verdruß [2/1]
MUND: *Geschmack*, faulig, Menses, während [2/1]
INNERER HALS: *Schmerz*, Splitter, wie durch einen, Abkühlung, durch Kaltwerden [2/1], stechend bei Abkühlung [3/1]
MAGEN: *Abneigung*, Mischbrot [2]; Schwarzbrot [2]. *Aufstoßen*, sauer, Menses vor [2/1]. *Ekel*, vor Speisen, durch Gemütserregungen [2/1]. *Übelkeit*, kalte Getränke durch, nach Überhitzung [2/1]; Erregung nach [3]. *Schmerz*, erstreckt sich in den Arm [2]. *Pulsieren*, mit Kopfschmerz [2/1]
ABDOMEN: *Schmerz*, stechend, vor Menses [2]. *Wasser*, wie voller [2]
REKTUM: *Hämorrhoiden*, Entbindung, nach, < [3]. *Schmerz*, stechend, Schwangerschaft, in der [2/1]
HARNBLASE: *Urinieren*, verzögert, muß pressen, je stärker der Durck, desto geringer ist der Abgang [2/1]
WEIBLICHES GENITAL: *Schmerz*, abwärtsdrängend, Uterus, herauskommen, als würde alles, während der Schwangerschaft [2/1]; Wehen, erstreckt sich, Oberschenkel, in die [2/1]
ATMUNG: *Atemnot*, Sitzen aufrechtes, > [3], Kopf, nach vorne auf die Knie gebeugt > [3]
BRUST: *Herzklopfen*, Hunger, während [2/1]
RÜCKEN: *Schmerz*, Mitternacht, nach [3]; 3.00 Uhr [3]; treibt aus dem Bett [3]; Lumbalregion, erstreckt sich in die Gesäßmuskeln und Oberschenkel [3]; ins Gesäß [3]. *Schmerz* nach Verletzungen [2/7]; Liegen auf etwas Hartem > [2], Gehen, muß gebeugt [2]
EXTREMITÄTEN: *Schwellung*, Fuß, ödematös, nur ein Fuß [2]. *Schmerz*, Gesäß, verhindert die Wehen
SCHLAF: *Schläfrigkeit* beim Essen [3]
SCHWEISS: *Reichlich*, nach Mitternacht [3]
HAUT: *Hautausschläge*, Jucken, Menses während [2]; Urtikaria, Menses vor [2]; während [2/5]
ALLGEMEINES: *Konvulsionen*, Aufstoßen > [2/1]. *Hitzewallungen* mit Herzklopfen [3/6]. *Hitze*, Gefühl von, nach Essen von warmen Speisen [2]

SPEISEN UND GETRÄNKE
ABNEIGUNG: Brot [2], Mischbrot [2], Fleisch [2], Suppe [1]
VERLANGEN: Saure Dinge [2], Zucker [2], Süßigkeiten [2], Leckerbissen [1]
VERSCHLIMMERUNG DURCH: Schwarzbrot [2], kalte Getränke wenn überhitzt [2], kalte Getränke während heißem Wetter [2], kalte Speisen [2], Milch [2], Pfannkuchen [2], warme Speisen [2], Erbsen und Bohnen [1], Brot [1], Kohl [1], Kaffee [1], kalte Getränke [1], Fett [1], Fisch [1], blähende Speisen [1], Anblick von Speisen [1], heiße Speisen [1], frisches Fleisch [1]
GEBESSERT DURCH: Kalte Getränke [1], heiße Speisen [1]

Kali-j.

KERN DES MITTELS

1. Starke verstandesmäßige Kontrolle und starkes Pflichtbewußtsein
2. Gefühle werden im Magen gespürt [wie ein Schlag]
3. < 2.00 – 4.00 Uhr nachts
4. Stechende Schmerzen
5. Sehr großer Mangel an Lebenswärme; anfällig für Erkältungen aufgrund reichlichen Schwitzens
6. Schwellung der oberen Augenlider

EIGENE NOTIZEN:

KALIUM JODATUM
Kaliumjodit   *Kali-i.*

REGION
Drüsen. Stirnhöhle. Nase. Augen. Lunge [oberer Lappen]. Periost. Schilddrüse

MODALITÄTEN
<u>VERSCHLIMMERUNG</u>: *Hitze* [warmes Zimmer; warme Kleidung; nachts]. *Nachts.* Druck. Berührung. Feuchtigkeit. Wetterwechsel. Rütteln Kalte Speisen; kalte Milch. Nach Koitus. Am Meer. Liegen auf der schmerzhaften Seite
<u>BESSERUNG</u>: *Bewegung. Kühle Luft, im Freien*

LEITSYMPTOME

* Gemeinsame Charakterzüge aller Kalis: konservativ, regelhaft, korrekt, bodenständig. „Sie legen großen Wert auf Moral und auf das, was richtig und was falsch ist. Schwarz-Weiß-Denken." *Kali-i.* zeigt die Hauptelemente von *Jodum*: Verlangen nach frischer Luft und Verlangen, in Bewegung sein.
* **G** Angst > beim GEHEN IM FREIEN. „Unwiderstehliches Verlangen nach Aufenthalt im Freien; Gehen im Freien ermüdet nicht." [*Clarke*]

Kali-j.

G Probleme treten während RUHE oder IM ZIMMER auf [z.B. Stumpfheit, Ruhelosigkeit, Erregung, Streitsucht]; kann gewalttätig werden [„Sind sie verärgert, neigen sie dazu, verletzend zu werden – körperliche oder verbale Gewalt"] [*Borland*]
G Ruhelosigkeit < durch Aufregung. Bemühungen, sie zu zügeln, führen zu GROBEN Reaktionen oder zum Ausbruch von Tränen.

A WARMBLÜTIG, aber Schnupfen < im Freien
A > IM FREIEN > BEWEGUNG; > Gehen im Freien [3]
A < warmes Zimmer [3]. < heißes Bad [3]
A Diffuse Schmerzen; diffuse Empfindlichkeit [gegen Druck und Berührung]. Schmerz oder Empfindlichkeit in einem GRÖSSEREN Gebiet als nur im Bereich des betroffenen Körperteil [*Lach.*]
A < 2.00 – 5.00 Uhr, besonders < um 5.00 Uhr. Erwachen mit KOPFSCHMERZEN, trockenem Hals, Atembeschwerden, Traurigkeit, verstopfter Nase, bitterem Geschmack im Mund [= < Ruhe]; > Aufstehen [3], > Frühstück [2]
A Absonderungen WÄSSRIG und SCHARF, oder DICK, GRÜN und faulig
A < am Meer [Asthma und Urtikaria]
A Verdauungsstörungen < kalte Speisen und kalte Getränke, besonders kalte Milch

K Furchtbarer Schmerz an der ZUNGENWURZEL [charakteristisch]; kann mit Verdauungsstörungen zusammenhängen.
K Stirnhöhlenentzündung & starkes Völlegefühl oberhalb der Nasenwurzel, sehr scharfe wässrige Absonderung, Brennen in den Augen, geschwollene Augen, scharfer Tränenfluß; Nase wund und roh, geschwollene Oberlippe und Hitze in den Nasennebenhöhlen. Absonderung ist dick, grün und wundfressend, wenn die Krankheit mehr chronisch geworden ist.
K Heuschnupfen [mit den oben genannten Symptomen]
K Bewegt den Kopf, um die Schmerzen zu lindern.
K Schmerzhafter HARNDRANG vor Menses; > Menses
K Ohrgeräusche bei warmblütigen Patienten, die Symptome bestehen ohne irgendwelche anderen Indikationen. „Es gibt keine bekannte Verschreibung, die eine bessere Möglichkeit zur Beseitigung dieses sehr hartnäckigen Symptoms eines Tinnitus aurium darstellt, als eine einzige Dosis *Kali-i.* C 30 es auszurichten vermag. Dies soll nicht bedeuten, daß dieses Mittel in solchen Fällen unachtsam gewählt werden kann, bei denen kontraindizierende Zeichen deutlich dagegen sprechen." [*Cooper*]

REPERTORIUM

GEMÜT: *Angst*, Gehen im Freien > [2] *Reizbarkeit*, Traurigkeit, mit [3]. *Boshaft*, rachsüchtig, Traurigkeit, bei [3/1]. *Weinen*, abwechselnd mit schlechter Laune [1; Bell.]

Kali-j.

KOPF: *Hautausschläge*, Furunkel [3]. *Haar*, grau, wird [2]. *Hitze*, Scheitel, warme Anwendungen > [2/1]. *Bewegungen* des Kopfes, Schmerzen zu lindern, bewegt den Kopf um [2]. *Schmerz*, morgens, Aufwachen > [3]. Erwachen, beim, 5.00 Uhr [3]; drückend, eingeschraubt, wie, > im Freien [2]
NASE: *Katarrh*, erstreckt sich zu den Stirnhöhlen [2]. *Absonderung*, reichlich, verstopft, benommen im Kopf [3]. *Völlegefühl* [3]. *Verstopfung*, morgens, Erwachen, beim [2]; im warmen Zimmer [3]; Nasenwurzel, an der [2]. *Schmerz*, Knochen, pulsierend [3]; bohrend, Knochen, erstreckt sich zu Stirn [3]. *Spannung*, Nasenwurzel [2]
GESICHT: *Hautausschläge*, Furunkel [3]; Urtikaria im Winter [2/1]
MUND: *Schmerz*, Zunge, Zungenwurzel, [3]; nachts vor dem Einschlafen [3/1]. *Geschmack*, bitter, nach Frühstück > [2/1]
INNERER HALS: *Schmerz*, Reden [3]; drückend, Sprechen, beim [3/1] [Schilddrüse!]
ÄUSSERER HALS: *Schmerz*, Schilddrüse [2]
HARNBLASE: *Harndrang*, häufig, Menses, vor [3]; schmerzhaft; verschwindet, wenn die Menses einsetzen [2/1]
WEIBLICHES GENITAL: *Schmerz*, krampfartig, Uterus, erstreckt sich zu Oberschenkel hinunter [2; *Mag- m.*]
ATMUNG: *Asthma*, Heusthma durch Pollen [2]; *Atemnot*, nachts, 5.00 Uhr [1/1]; Luft, im Freien > [2]; Erkältung, nach [2]
BRUST: *Atrophie*, Mammae [2]. *Hautausschläge*, Furunkel [3]. *Flattern*, Erwachen, beim [2]. *Schmerz*, stechend, Brustwarzen, erstreckt sich zum Rücken [2/1]; Brustbein, erstreckt sich zum Rücken [2]
RÜCKEN: *Hautausschläge*, Furunkel [3], Zervikalregion [3]
EXTREMITÄTEN: *Schmerz*, Beine, Ischialgie, im Freien > [3]; im Bett [2]; Beugen des Beins > [2]; Liegen auf der schmerzhaften Seite, beim [3]; Druck < [2]; Gehen > [2]; Unterschenkel, Schienbein, nachts [2]. *Schwellung*, Finger, Gelenke, gichtig [2]; Knie, Gefühl von, nachts [2/1]
HAUT: *Hautausschläge*, Furunkel, kleine [3]; juckend, [Ofen-] Hitze < [3]; Blasenausschlag, Sonne, durch Aufenthalt in der [2]
ALLGEMEINES: *Schwellung*, Drüsen, schmerzhaft [2]. *Schwäche*, Gehen, beim, im Freien > [2]

SPEISEN UND GETRÄNKE

ABNEIGUNG: Milch [2]; Suppe [1]
VERLANGEN: Fisch [2]; flüssige Nahrung [2]; Gemüse [2]; Kaffee [1]; Milch [1]; saure Speisen [1]; Wein [1]
VERSCHLIMMERUNG: Milch [2]; kalte Milch [2]; kalte Getränke [1]; kalte Speisen [1]

KERN DES MITTELS

1. > im Freien; > Bewegung [einschließlich Gemütssymptome]
2. Warmblütige Personen, jedoch erkältungsanfällig
3. < 2.00 – 5.00 Uhr morgens, vor allem 5.00 Uhr morgens

4. Diffuse Schmerzen oder Empfindlichkeit; < durch Berührung, Druck
5. Scharfe, wässrige Absonderungen, oder die Absonderungen sind dick, grün und faulig.

EIGENE NOTIZEN:

KALIUM MURIATICUM
Kaliumchlorid   *Kali-m.*

REGION
EPITHELGEWEBE [*Innerer Hals, Eustachische Röhre*, Mittelohr]. *Schleimdrüsen. Hinterkopf* [*l.*]. Muskeln. Gelenke. Schulter [rechts] * *Linke Seite*. Rechte Seite

MODALITÄTEN
VERSCHLIMMERUNG: Im *Freien. Kalte* Getränke, Zugluft. Bettwärme. Im Liegen. Nachts. Feuchtigkeit. Bewegung. Verstauchungen. *Fett. Reichhaltige Speisen.* Während Menses
BESSERUNG: Kalte Getränke. Reiben. Haare offen fallen lassen

LEITSYMPTOME
* Eines der *Schüssler*-Salze. „Wenn die Epidermiszellen als Folge einer krankhaften Reizung Moleküle von *Kalium muriaticum* verlieren, dann kommt das Fibrin als weiße oder grauweiße Masse an die Oberfläche. Nachdem sie getrocknet ist, bildet sie eine mehlige Schicht. Wenn die Reizung Gewebe unter der Epidermis angegriffen hat, dann werden Fibrin und Serum abgesondert, was dazu führt, daß sich die angegriffene Stelle auf der Epidermis in Blasen hebt. Ähnliche Prozesse können in oder unter Epithelzellen stattfinden." [*Schüssler*]

A WEISSE, klebrige, dicke, schleimige ABSONDERUNGEN [Ohr, Auge, Nase, Zungenbasis, Schuppen, Ausfluß, Auswurf, weiße käsige Klumpen aus den Tonsillen]
A ZÄHIGKEIT – fibrinöse Exsudate und Absonderungen, zu schnell gerinnendes Blut – daher Embolie, Verhärtungen, harte Schwellungen [*Clarke*]
A „*Schüsslers* Spezifikum oder Hauptmittel bei Epilepsie, besonders wenn sie bei oder nach Unterdrückung von Ekzem oder anderen Ausschlägen auftritt" [*Clarke*]

Kali-m.

K „Husten, der die Augen angreift" [Husten & hervortretende Augen. Husten & das Gefühl, als würden die Augen aus dem Kopf gedrängt]
K Hautausschläge nach Impfung [„Albuminoides Ekzem oder andere Hauterkrankungen"]
K Diarrhoe nach fetten Speisen
K Taubheit durch Schwellung der Eustachischen Röhre, & Schwellung der Drüsen oder knackende Geräusche beim Schneuzen der Nase oder beim Schlucken
K SERÖSE OTITIS MEDIA
K Licht vor den Augen beim Husten und Niesen; Funkensprühen
K Bei Tonsillitis, wenn der Patient NUR DANN SCHLUCKEN kann, wenn er den HALS VERDREHT
K „Asthma & Magensymptome" [*Mathur*]

REPERTORIUM

KOPF: *Schweregefühl*, Hinterkopf, Blei, wie voll [1]. *Schwitzen*, nur am Kopf [1]
OHR: *Jucken*, Eustachische Röhe [2]
MUND: *Landkartenzunge* [1]
INNERER HALS: *Ablagerung*, auf den Tonsillen, käsige [2]. *Räuspert* käsige Klumpen nach oben [3]
MAGEN: *Verdorben*, fetten Speisen, nach [2]. *Verdauungsstörung*, fette Speisen, durch [1]
ABDOMEN: *Schwächegefühl*, Aufstoßen > [2/1]
HARNBLASE: *Entzündung*, chronische Cystitis [2/1]

SPEISEN UND GETRÄNKE

VERLANGEN: Kalte Getränke [2]; Essig [2]
VERSCHLIMMERUNG: Fett [2]; kalte Getränke [1]; Gebäck [1]; gehaltvolle; fette Speisen [1]

KERN DES MITTELS

1. Weiße, klebrige, dicke Absonderungen
2. Zähigkeit
3. Seröse Otitis media. Taubheit durch Tubenkatarrh
4. Tonsillitis [weißer Belag auf den Tonsillen]; kann nur schlucken, wenn er den Hals verdreht.

EIGENE NOTIZEN:

Kali-p.

KALIUM PHOSPHORICUM
Kaliumphosphat *Kali-p.*

REGION
Nerven [Gehirn; Rückenmark]. Ausscheidungen. Schleimhäute. Haut. *Eine Seite*

MODALITÄTEN
<u>VERSCHLIMMERUNG</u>: Die leichteste Erregung; *Sorgen*; *Erschöpfung*, geistige; Berührung; Schmerz; kalte, trockene Luft. Kalte Luft, Kaltwerden, kalte Getränke. Körperliche Anstrengung, Treppensteigen, nach dem Koitus. Milch. Während und nach dem Schlaf. Schnelles Gehen. Winter. Entblößen des Kopfes. Lärm. Beim Alleinsein. Schlechte Nachrichten. Pubertät
<u>BESSERUNG</u>: *Essen.* Bewölktes Wetter. Hitze. Sanfte Bewegung. Gesellschaft. Schlaf

LEITSYMPTOME

* Gemeinsame Charakterzüge aller Kalis: Konservativ, regelhaft, korrekt, bodenständig. „Sie legen großen Wert auf Moral und auf das, was richtig und was falsch ist. Schwarz-Weiß-Denken."
  Das hervorstechendste bei *Kali-p.* ist die nervöse Erschöpfung [Neurasthenie], welche *Kali-p.*-Patienten ihre Selbstkontrolle VERLIEREN läßt. Es scheint hier eine Kombination von *Nux-v.*-, *Sepia*- und *Zincum*-Eigenschaften vorzuliegen.
G Geistige und körperliche ERSCHÖPFUNG, verursacht durch ein Zusammentreffen von ÜBERARBEITUNG und psychischen Faktoren wie Erregung, Sorge und Ärger. „*Die leichteste Arbeit erscheint wie eine schwere Aufgabe.*"
G Sehr NERVÖS, Auffahren beim geringsten Geräusch. Abneigung dagegen, Leute zu treffen
G Schüchternheit und übermäßiges ERRÖTEN. Abgeneigt, sich zu schonen. Streß beim Sprechen mit Menschen, besonders mit mehreren gleichzeitig. Verlangen nach Einsamkeit
G Furcht vor offenliegenden Plätzen
G Lasterhafte Gefühle: Abneigung gegen die eigene Familie; GROB und grausam [zu Ehemann und Kindern]; durch Verlust der Selbstkontrolle. REIZBAR durch SCHWÄCHE. „Gerät in Wut und kann sich kaum artikulieren."

A Mangel an Lebenswärme. < KÄLTE
A < 2.00 – 5.00 Uhr morgens [1]
A > LANGSAMES Gehen [2]
A FAULIGE oder gold-GELBE [oder orange-gelbe] Absonderungen [Zungenbelag, Leukorrhoe, Urin, Auswurf, Stuhl etc.]
A > Beginn der Menses

Kali-p.

A Rekonvaleszenz nach erschöpfenden Krankheiten. Muskelschwäche nach akuten Erkrankungen. Schwäche & anhaltendes leichtes Fieber

A Erwacht morgens mit einem nagenden Hungerschmerz [gewöhnlich gegen 5.00 Uhr, muß etwas essen, um den Schmerz zu lindern. Nagender Hunger tagsüber, Hunger bald nach dem Essen. „Sie mögen praktisch alle kein Brot, so greifen die meisten zu Keksen und Schokolade." [*Borland*]

A Neigung zum SCHWITZEN, besonders im Gesicht und am Kopf, nach dem Essen oder durch ERREGUNG. Abgesehen davon sind die Schweißdrüsen ziemlich inaktiv, und die Patienten schwitzen nicht leicht [*Borland*].

K Kopfschmerz & leeres, flaues, nervöses Gefühl im Magen [> Essen]. Kopfschmerz > durch sanfte Bewegung

K Herabhängen des LINKEN Augenlids

K Achselschweiß, riecht nach ZWIEBELN.

K Kann die Füße nicht still halten.

K Schwäche & „eigentümlicher Schmerz, der sich auf den 7. Halswirbel konzentriert und sich über den gesamten Dorsalbereich der Wirbelsäule erstreckt" [*Borland*].

K „Man sollte bei der Behandlung von Fällen mit dem Verdacht auf einen malignen Tumor an *Kali-p.* denken. Nach Beseitigung der Krebsgeschwulst, wenn sich in der Heilungsphase die Haut *fest gespannt* über die Wunde zieht." [*Boericke*]

REPERTORIUM

GEMÜT: *Abneigung*, Ehemann, gegen [1], Familienmitglieder, gegen [1]. *Fluchen*, nachts [2]. *Verweilt* bei, vergangenen unangenehmen Ereignissen [2]. *Erregung*, geistige Arbeit, durch [1]. *Gesten*, ringt die Hände [2]. *Ungeduld*, wegen Kleinigkeiten [1]. *Reizbarkeit*, angesprochen, wenn [2] *Traurigkeit*, Erwachen, beim [2] *Empfindlich*, Kinder [2] Geräusche, Menses, während [1]. *Auffahren*, Berührung, bei [2]. *Zerreißt* Dinge [2]. *Arbeit*, Wahnsinn zu treiben, seine geistige Unfähigkeit scheint ihn zum [2] *Ruhelosigkeit* während geistiger Arbeit [2]

KOPF: *Verletzungen*, des Kopfes, nach [2]. *Schwitzen*, Kopfhaut, bei geistiger Anstrengung [1/4]. *Schmerz*, Menses, vor, > wenn der Fluß einsetzt [1]; Hinterkopf, Liegen, beim, Hinterkopf auf dem, > [2; Ph-ac.]; drückend, Stirn, Essen > [1; Psor.]

AUGEN: *Photophobie*, Kopfschmerzen, bei [1]

SEHEN: *Trübsichtigkeit*, Koitus, nach [2]

MAGEN: *Appetit*, anhaltend [1]; vermehrt bei Kopfschmerz [1]; Menses während [1]. *Leeregefühl*, Menses während [1/3]. *Schmerz*, nagend, morgens 5.00 Uhr [1; Nat-c.]

REKTUM: *Diarrhoe*, morgens, erwacht mit Stuhldrang [1], Erregung des Gemütes [2]

URIN: *Farbe*, gelb, safranfarben [1]

WEIBLICHES GENITAL: *Sexuelles Verlangen* vermehrt nach Menses [2]. *Leukorrhoe* scharf, wundfressend [2], eitrig [3]

ATMUNG: *Asthma* nach dem Essen [2]

BRUST: *Schweiß*, Achselhöhle, Knoblauch wie [2]

Kali-s.

RÜCKEN: <u>Schmerz</u>, sanfte Bewegung > [2], zu Beginn der Bewegung [2]
SCHLAF: <u>Schlaflosigkeit</u>, Erregung, durch [2], Anstrengung, geistiger nach [2], Reizbarkeit, durch [1]
ALLGEMEINES: <u>Bewegung</u>, langsame > [2] <u>Schwäche</u>, Schmerzen, durch [1]

SPEISEN UND GETRÄNKE
ABNEIGUNG: Brot [1]; Fleisch [1]
VERLANGEN: Kalte Getränke [1]; saure Speisen [1]; Süßigkeiten [1]; Essig [1]
VERSCHLIMMERUNG: Kalte Getränke [1]; Milch [1]

KERN DES MITTELS

1. Geistige und körperliche Erschöpfung, führt zu Verlust der Selbstkontrolle [= leidenschaftlich, Grobheit, verderbte Gefühle] oder Verlangen nach Einsamkeit.
2. Goldfarbene [oder orange-] gelbe Absonderungen
3. Eitrige Absonderungen
4. Mangel an Lebenswärme
5. > sanfte Bewegung

EIGENE NOTIZEN:

KALIUM SULPHURICUM
Kaliumsulfat   *Kali-s.*

REGION
EPITHELGEWEBE (Atmungsorgane; *Haut*). Drüsen

MODALITÄTEN
VERSCHLIMMERUNG: *Wärme*; im Zimmer; Luft. Lärm. Trost. Abends. Nach dem Essen
BESSERUNG: *Kühle Luft*. Gehen. Ermüdung. Aufstoßen. Blähungsabgang

Kali-s.

LEITSYMPTOME

Gemeinsame Eigenschaften aller Kalis: Konservativ, regelhaft, korrekt, bodenständig. „Sie legen großen Wert auf Moral – auf das, was richtig und was falsch ist. Schwarz-Weiß-Denken." *Kali-s.* ist das am wenigsten angepaßte aller Kalis: stur und halsstarrig.

- **G** FAUL und TRÄGE, vor allem im warmen Zimmer. [„Klagt immer über Müdigkeit."]. Verlangen nach Aufenthalt im Freien
- **G** Ungeduldig und < durch TROST
- **G** „Neigen dazu, um sich selbst besorgt zu sein, vor allem abends und nachts. Morgens beim Erwachen sind sie trübsinnig, das Leben erscheint ihnen düster. Ermutigt man sie, ihre Krankheit weniger tragisch zu nehmen, werden sie ZORNIG." *[Borland]*. Bemitleiden sich selbst.

- **A** WARMBLÜTIG. Können keine warmen Räume oder andere Formen von Hitze ertragen. < warme Luft, warmes Zimmer, warmes Einhüllen [3]
- **A** > BEWEGUNG [3]. > Gehen im Freien [3]
- **A** REICHLICHE, tief-GELBE ABSONDERUNGEN
- **A** Schwitzt LEICHT und reichlich.
- **A** Durstig
- **A** SÜSSIGKEITEN [Verlangen]. Eier [Abneigung und <]
- **A** Furchterregende TRÄUME von Geistern, Tod, Räubern oder Mord, mit heftigen Krämpfen im Schlaf. *[Borland]*
- **A** Rauhe, trockene, juckende Haut
- **A** Nach *Pulsatilla*. Wenn *Puls.* nicht dauerhaft hilft; allgemeine Störung auf einer tieferen [körperlichen] Ebene

- **K** KALTE Hände und Füße & Schmerzen [schließt *Sulph.* aus]
- **K** Hörbares RASSELN in der Brust [vor allem bei Kindern nachts, ohne Erwachen]
- **K** Zunge ist gelb belegt.
- **K** Wandernde arthritische Schmerzen < Wärme, > Kälte und Bewegung

REPERTORIUM

GEMÜT: *Angst*, Freien, im, > [3], Gehen, Freien, im, > [2], Hitze, durch [3]. *Furcht*, Arbeit, Scheu vor der [1]. *Ruhelosigkeit*, Zimmer, im [2], warmes Bett < [2]
KOPF: *Blutandrang*, Zimmer im warmen [2]. *Schuppen*, gelb [3/1]. *Hautausschlag*, Krusten, gelb [3], feucht, gelb [3]. *Hitze*, warmen Zimmer, im [2]. *Schmerz*, Luft, Kälte > [2], erstreckt sich zu Augen [1]; Hinterkopf, Liegen beim > [2], Sitzen beim [2]
OHREN: *Absonderungen*, dünn [3], wässrig [3], gelb [3], gelbgrün [2]
HÖREN: *Schwerhörig*, Tubenkatarrh [3], warmes Zimmer < [1/1; *Puls.* >]
NASE: *Trockenheit*, warmes Zimmer [2]
MUND: *Farbe*, Zunge, gelb, Basis [1]

Kreos.

ABDOMEN: *Diarrhoe*, Gefühl als würde Diarrhoe erscheinen, Stuhlgang, nach normalen [2]. *Leeregefühl*, Flatus, Abgang von > [2/1]
WEIBLICHES GENITAL: *Leukorrhoe*, eitrig [2]. *Polyp*, Uterus, weich [2/1]
KEHLKOPF: *Stimme*, heiser, warmen Zimmer, im [2]
ATMUNG: *Atemnot*, Luft, Freien im, > [2], Zimmer, im warmen [3]. *Giemen*, keuchend pfeifendes Atmen, warmen Zimmer, im [2/1]
HUSTEN: *Nachts*, erwacht durch den Husten, 2.00 Uhr [2]. *Gelöst*, Auswurf, ohne [2]. *Rasselnd*, Heiserkeit ohne [3/1], Freien >, im [2; Arg-m.]
RÜCKEN: *Schmerz*, Zervikalregion, warmen Zimmer, im [2]; Lumbalregion, Menses, Beginn der, zu [2]
HAUT: *Hautausschläge*, schuppig, gelb [3;1]
ALLGEMEIN: *Wetterwechsel* <, kalt nach warm [3]

SPEISEN UND GETRÄNKE

ABNEIGUNG: Heiße Getränke [2], Brot [1], Eier [1], heiße Speisen [1], Fleisch [1]
VERLANGEN: Kalte Getränke [2], kalte Speisen [2], süß [2], sauer [1]
VERSCHLIMMERUNG: Eier [1]

KERN DES MITTELS

1. Hartnäckig und halsstarrig; träge und faul
2. Warmblütig. > im Freien, < im warmen Zimmer
3. Reichliche gelbe Absonderungen
4. Eier [Abneigung + <]. Süßigkeiten [Verlangen]
5. Beschwerden & kalte Hände und Füße

EIGENE NOTIZEN:

KREOSOTUM

Buchenholzkreosot   *Kreos.*

REGION

SCHLEIMHÄUTE [VERDAUUNGSTRAKT; *Zahnfleisch*; Magen; *Abdomen*; *weibliche Genitalien*; Uterus]. BLUT. *Zähne*. * LINKE SEITE

Kreos.

MODALITÄTEN

VERSCHLIMMERUNG: ZAHNUNG, *Schwangerschaft. Ruhe. Kälte. Essen.* Liegen. Sommer. *Während Menses.* 18.00 Uhr – 6.00 Uhr. Stehen [Leukorrhoe]. Berührung. Waschen oder Baden mit kaltem Wasser
BESSERUNG: Wärme. Heiße Speisen. Bewegung. Sitzen [Leukorrhoe]. Niesen

LEITSYMPTOME

G FURCHT vor Koitus, Furcht vor [und Träume von] Vergewaltigung [*Kreos*. hat viele Probleme in Verbindung mit der Menstruation.]
G Jede Gefühlsbewegung ist von POCHEN [Pulsieren] im ganzen Körper und von Weinerlichkeit begleitet [*Kent*].

A Viele Probleme IN VERBINDUNG MIT DER MENSTRUATION [Erregung, Ruhelosigkeit, Kopfschmerzen – einziges dreiwertiges Mittel für: vor Menses – Ohrgeräusche, Hörschwäche, Erbrechen, Bauchschmerzen, Diarrhoe, Jucken von Vagina und Labien, Leukorrhoe, Schwitzen am Rücken, ständiges Frieren – siehe Repertorium weiter unten].
A < NACH MENSES
A MANGEL AN LEBENSWÄRME
A ÄTZENDE, HEISSE, ÜBELRIECHENDE Absonderungen
A Krebserkrankungen
A Roheit. BRENNEN wie Feuer [Augen, Ohren, Eingeweide, Genitalien, Rücken, unteres Abdomen, Brust, Kreuz]
A Beschwerden durch zu RASCHES WACHSTUM. „Besonders für dunkelhäutige, schmächtige, magere, schlecht entwickelte, unterernährte, übermäßig gewachsene Personen – sehr groß für ihr Alter" [*Allen*].
A Reichliche Blutungen aus kleinen Wunden. Blutung nach Koitus
A Bösartige Erkrankungen [z. B. Krebs]
A Schwierige ZAHNUNG. ZAHNFLEISCH sehr schmerzhaft, geschwollen. & Scharfe Diarrhoe: Wundsein und Exkoriation zwischen Gesäßspalte und Oberschenkeln. „Das Kind ist außerordentlich reizbar, verdrießlich, möchte dieses und jenes und wird ärgerlich, wenn es das Gewünschte nicht bekommt; gibt man es ihm, weist das Kind es gereizt zurück." [*Mathur*]. Das Kind schreit die ganze Nacht. „Das Kind schläft nachts nicht, außer man liebkost und hätschelt es die ganze Zeit." [*Guernsey*]

K Früher VERFALL der Zähne. Schwarze Zähne
K Intensives Jucken der Augenlidränder [aufgrund wundmachenden Tränenflusses], wesentlich < durch Reiben oder Berühren
K Ätzende, brennende, schrecklich juckende LEUKORRHOE, färbt die Wäsche gelb; Brennen und Schwellung der äußeren und inneren Labien; Kratzen erleichtert nicht, sondern entzündet die Teile; & große SCHWÄCHE, besonders der Beine. Eigentümlicher Geruch des Ausflusses: nach grünem Getreide
K Kalte Getränke erleichtern die Menstruationsschmerzen.

Lac-c.

K Nächtliches BETTNÄSSEN, besonders im ersten Schlaf. Das Kind ist schwer zu wecken. *Sehr übelriechender Urin*. Träume vom Urinieren. „Kann nicht schnell genug aus dem Bett kommen." „Muß sich beeilen, wenn der Harndrang kommt."
K „Vergessen Sie *Kreosotum* nie bei Cholera infantum, die anscheinend entstanden ist durch schmerzhaftes Zahnen oder in Zusammenhang damit." [*Tyler*]
K Speichelfluß in der Schwangerschaft [3]; übler Mundgeruch

REPERTORIUM

GEMÜT: *Angst*, Koitus, Gedanken an, durch den [2/1]. *Getragen*, Verlangen, getragen zu werden [2]. *Weinen*, Musik, durch [2]. *Erregung*, Menses, vor [2], Musik, durch [2]. *Furcht*, beim Gedanken an Koitus, bei einer Frau [2/1]. *Rubelosigkeit*, Menses, vor [2], bewegen, muß sich ständig [2]. *Traurigkeit*, Musik, durch [2]. *Wirft* Gegenstände weg [2]
AUGEN: *Tränenfluß*, Licht, durch helles [2] *Schmerz*, brennend, Licht, helles [2]
OHREN: *Geräusche*, Menses, vor [2/1]
HÖREN: *Schwerhörig*, Menses, vor [2], Menses, während [2]
MUND: *Bluten*, Zahnfleisch, nach Zahnextraktion, reichlich [2]. *Speichelfluß*: Schwangerschaft, in der [3]
MAGEN: *Übelkeit*, Schmerzen, bei den, Abdomen, im [2]. *Erbrechen*, Menses, vor [2]. *Spannung*, Kleidung, < [2; *Hep.*]
REKTUM: *Diarrhoe*, Menses, während [2]. *Exkoriation* in der Gesäßspalte [2]
HARNBLASE: *Urinieren*, unwillkürlich, nachts, Wecken des Kindes schwierig [3; *Bell.*], Träumen vom Urinieren, beim [2], ersten Schlaf, im [2]
HARNRÖHRE: *Schmerz*, brennend, Ejakulation, während [2]
WEIBLICHES GENITAL: *Krebs*, Vagina [3/1]. *Zusammenziehend*, Kontraktion, Vagina [2; *Sep.*]. *Jucken*, Labien, zwischen den [3; *Sulph.*]; Vagina, Menses, nach [2], wollüstig [3]. *Leukorrhoe*, übelriechend, Kornähren, riecht wie frische [2/1], Schwangerschaft, in der [3]. *Menses*, reichlich, Liegen < [2/1]. *Schmerz*, beißend, Labien, zwischen den [3/1]; brennend, Urinieren, beim [3], Urinieren, nach [3]; brennend, Vagina, Koitus, nach [2; *Lyc.*] wund, Vagina, Koitus, während [2] stechend, Vagina, vom Abdomen her [2/1]. *Empfindlich*, Vagina [2]
RÜCKEN: *Schmerz*, Lumbalregion, bei Bewegung der Arme [2/1]; Steißbein, erstreckt sich zu Rektum und Vagina [2/1] wie zerbrochen, Lumbalregion, Bewegung > [2; *Nux-m.*]; wehenartig, Kreuz [2]. *Schwitzen*, Menses, während [2/1]
EXTREMITÄTEN: *Exkoriation*, zwischen den Oberschenkeln [3]. *Schmerz*, Daumen, links [3]; verstaucht wie, Daumen, links [2/1]. *Steifheit*, Daumen [3]
SCHLAF: *Gähnen*, Husten, nach [3]. *Träumen*, Urinieren, vom [2]
FROST: *Frösteln*, Menses, vor [2]. *Menses*, während, anhaltend [2]. *Bewegung* > [2]
HAUT: *Gangrän*, durch Verbrennungen oder gangränöse wunde Stellen [2]. *Geschwüre*, Wiederaufbrechen alter [2], Wiederaufbrechen, geheilt, wenn teilweise [3/1]
ALLGEMEINES: *Pulsieren*, äußerlich, Bewegung > [2]. *Wunden* bluten reichlich [2]

Lac-c.

SPEISEN UND GETRÄNKE
ABNEIGUNG: Fleisch [1]
VERLANGEN: Alkohol [2]; Fleisch [2]; Geräuchertes [2]; geräuchertes Fleisch [1]; Saures [1]; Tabak [1]; warme Getränke [1]
VERSCHLIMMERUNG: Kalte Speisen [2]; Obst [1]; Saures [1]; Essig [1]
BESSERUNG: Heiße Speisen [2]; warme Speisen [1]

KERN DES MITTELS

1. Furcht vor Sex; Träume von Vergewaltigung. Empfindlich und unruhig, besonders vor Menses.
2. Mangel an Lebenwärme
3. Viele Probleme zur Zeit der Menstruation
4. Brennende, scharfe, übelriechende Absonderungen => Wundmachen und Jucken
5. Schwierige Zahnung

EIGENE NOTIZEN:

LAC CANINUM
Hundemilch   Lac-c.

REGION
NERVEN. INNERER HALS. *Weibliche Genitalien. Brüste.* * ABWECHSELNDE SEITEN

MODALITÄTEN
VERSCHLIMMERUNG: BERÜHRUNG. *Erschütterung. Während Menses.* Den einen Tag morgens und den Abend des folgenden Tages. Druck. Leerschlucken. Nachts. In Ruhe
BESSERUNG: Im Freien. Kälte. Kalte Getränke. Umdrehen auf die rechte Seite

Lac-c.

LEITSYMPTOME

„Milch ist das Nahrungsmittel für die erste Lebenszeit der Tiere. Sie entspricht daher dem Beginn unserer innersten physischen Natur." [*Kent*]. Möglicherweise hatte *Lac-c.* eine schwierige Kindheit mit [kürzerer oder längerer] Trennung von der Mutter. Konflikte der Mutter in der Zeit des Stillens. Plötzliches Abstillen [„Versiegen der Milch während des Stillens ohne ersichtlichen Grund." [*Allen*]]. Gestörte Mutter-Kind-Beziehung. Die Schwierigkeiten können Grund für einen großen Mangel an Selbstvertrauen sein. Verlassenheitsgefühl.

G Sehr SCHWACHES SELBSTWERTGEFÜHL, sogar Selbstverachtung [Wahnidee, er sei schmutzig, er würde zerfallen, er würde angesehen werden, verabscheut sich selbst, Angst zu versagen]

G ÜBERSENSIBEL, geht bis zu HYSTERIE [sieht Gesichter, hört Geräusche, Gefühl, als ob er schwebe, erträgt es nicht, daß ein Körperteil den anderen berühren, etc.]. EINBILDUNGSKRAFT und SINNE, gesteigerte Wahrnehmung. „Jedes Symptom scheint eine manifeste Erkrankung zu sein."

G Sehr VERGESSLICH oder unkonzentriert. Vergißt den Einkauf, das gerade Gelesene, macht Fehler beim Schreiben usw.

G Viele AGGRESSIONEN [Boshaftigkeit, Fluchen, Grobheit, Wut, Haß, zänkisch bei der geringsten Provokation]

G Viele ÄNGSTE und Erregung [aufgrund von Wahnvorstellungen und Einbildungen], besonders Angst, in Ohnmacht zu fallen, zu stürzen, vor Schlangen, Spinnen, Insekten und Geistern

G Ständiges Verlangen, sich die HÄNDE ZU WASCHEN

A WARMBLÜTIG
A ABWECHSELNDE SEITEN [Schnupfen, Halsschmerzen, Kopfschmerzen, Ovarialschmerzen, Schmerzen in den Brüsten, arthritische Schmerzen]
A Verlangen nach PIKANTEN Dingen [Pfeffer, Senf] und nach SALZ
A > kalte Anwendungen
A < vor und während Menses [z. B. Halsweh, Heiserkeit, Schnupfen und Husten]
A Genitalien LEICHT ERREGT durch Berührung, Druck oder Reiben beim Gehen. Hysterie beim Höhepunkt des sexuellen Orgasmus
A Heißhunger; nach dem Essen genauso hungrig wie vorher
A Glänzende, schillernde Stellen [Hals, Schanker und Geschwüre]

K Schmerzhaft GESCHWOLLENE Brüste VOR DER MENSES, < Berührung, Erschütterung, beim Treppenhinuntersteigen; muß die Brüste festhalten.
K Schwindel mit dem Gefühl, in der Luft zu SCHWEBEN, als ob die Füße den BODEN nicht BERÜHREN würden
K Kopfschmerz beginnt um 2.00 Uhr morgens.
K Herzklopfen < Liegen auf der linken Seite, > Drehen auf die rechte Seite.
K Mangelnde Sekretion oder Unterdrückung der Milch bei stillenden Frauen, oder Galaktorrhoe [fördert das Versiegen der Milch, Abstillen]

Lac-c.

REPERTORIUM

GEMÜT: *Verächtlich* sich selbst gegenüber [1/5]. *Tod*, Vorahnung des Todes [2]. *Wahnidee*, schmutzig, er sei [2], Gesichter, sieht [2], Gesichter, sieht, in der Dunkelheit [3], Insekten, sieht [2], er würde verachtet [2/1], Schlangen, in ihr und um sie herum [2], Spinnen, sieht [2/1]. *Phantasien*, schreckliche [2]. *Furcht*, in Ohnmacht zu fallen [3], fallen, zu [2]. *Haß* [2]. *Unverschämtheit* [2]. *Reizbarkeit* bei Kopfschmerzen [2] *Grobheit* [2]. *Schreien*, Kinder, nachts [2]. *Unternimmt* vieles, bringt aber nichts zu Ende [2]. *Weinen*, beim Stillen [2]
SCHWINDEL: *Schweben*, als würde er [2]. *Liegen*, als würde er das Bett nicht berühren [3/1]. *Übelkeit*, mit [2]. *Gehen*, gleiten, schweben und als würden die Füße den Boden nicht berühren, mit dem Gefühl als würde er in der Luft gehen [3]
KOPF: *Ausgedehnt*, Gefühl wie, Stirn, abwechselnd entspannt und ausgedehnt [2/1]. *Schmerz*, nachts, Lichts, Anzünden des, gebessert durch [2], Schulmädchen [2], Wind, in kaltem Wind [2]; Stirn, Mitternacht, nach [3/1], abwechselnde Seiten [3], Drehen, beim, Augen nach oben, der [2/1]
AUGEN: *Photomanie* [2]. *Empfindlich*, gegen kalte Luft [2]
SEHEN: *Nachbilder* bleiben zu lange erhalten [2]
OHREN: *Schmerz*, Wind, in der Kälte [2]
HÖREN: *Entfernt*, Geräusche seien weit [3]
NASE: *Schnupfen*, Absonderung, mit abwechselnden Seiten [3/1]. *Verstopfung*, abwechselnde Seiten [3]. *Geruch*, überempfindlicher Geruchssinn, empfindlich gegen den Geruch von Blumen [2]
MUND: *Belag*, weiß [2].*Membran*, silbrig weiß, über den ganzen Mund [2]. *Geschmack*, salzig, nur salzige Speisen haben einen natürlichen Geschmack [3/1]
INNERER HALS: *Würgen*, Einschlafen beim [2]. *Glasiert*, sieht aus, wie [3]. *Entzündung*, Menses, während [2/1]. *Klumpens*, Gefühl eines, wiederkehrend nach dem Schlucken [2]. *Schmerz*, Menses, während [2]; wund, abwechselnde Seiten [3/1], Menses, vor [2; *Mag-c.*], Menses, während [3]
ÄUSSERER HALS: *Empfindlich* gegen die geringste Berührung [2]
ABDOMEN: *Schmerz*, Kleidung < [2]; Leistengegend, Stuhlgang, nach, > [2/1]; brennend, Hypochondrien, Liegen, gebessert durch [2/1], beim Stehen [2/1]
HARNBLASE: *Urinieren*, unwillkürlich, Niesen, beim [2].
WEIBLICHES GENITAL: *Jucken*, nachts [2]. *Leukorrhoe*, nur tagsüber [2]. Gehen < [2]. *Menses*, grün [2], fadenziehend [2]. *Schmerz*, Ovarien, beim Biegen nach hinten, gebessert durch [2/1], Menses, während, gebessert durch [2], Bewegung < [2], erstreckt sich zu, anderem Ovar, von einem zum [3] wie wund, Ovarien, Menses, vor [2; *Kali-c.*]; stechend, Uterus, erstreckt sich nach oben [3]
ATMUNG: *Angehalten*, im Schlaf [2]
BRUST: *Knoten*, Mammae in den, Menses, während [2/1]. *Schmerz*, Mammae, Abwärtsbewegung bei [2], Menses, vor [2], wie wund schmerzend, Menses, vor [2], Menses, während [2]
RÜCKEN: *Schmerz*, Sakralregion, erstreckt sich zu Hüfte und Oberschenkeln [2], erstreckt sich, unten die Beine, nach [2]

Lac-c.

EXTREMITÄTEN: *Schmerz* abwechselnde Seiten [3/1], kalte Anwendung > [2]; Arme, wandernd [2]; Beine, wandernd [2]. *Empfindlichkeit*, Finger [2]. *Steifheit*, Gelenke, Hitze < [2/1]. *Schwellung*, Knie, rheumatisch, kalte Anwendung > [2]
SCHLAF: *Schlafposition*, Arme über dem Kopf [2], Rücken, auf dem, Hände über dem Kopf [2/1]
ALLGEMEIN: *Schwellung*, Drüsen, Menses, während [1; Kali-c.]

SPEISEN UND GETRÄNKE

ABNEIGUNG: Süßigkeiten [1]
VERLANGEN: Heiße Getränke [3]; Salz [3]; warme Getränke [3]; Whisky [3]; Gewürze; stark gewürzte Speisen [2]; Milch [2]; Senf [2]; Pfeffer [2]; scharf gewürzte Speisen [2]; Alkohol [1]
VERSCHLIMMERUNG: Milch [1]
BESSERUNG: Fisch [1/1]

KERN DES MITTELS

1. Hochempfindliche Menschen mit sehr geringem Selbstwertgefühl
2. Ängste, Befürchtungen, aufgrund einer starken Einbildungskraft und aufgrund von Wahnideen
3. Warmblütig
4. Wechselnde Seiten
5. Verlangen nach Salz, scharf gewürzten Speisen, warmen Getränken
6. Gefühl, als würde man in der Luft schweben

EIGENE NOTIZEN:

Lac-d.

LAC DEFLORATUM
Entrahmte Kuhmilch   *Lac-d.*

REGION
ERNÄHRUNG. BLUT. *Herz. Kopf* [links]. Oberschenkel [außen]

MODALITÄTEN
VERSCHLIMMERUNG: KÄLTE [*leichtester Luftzug*; Nässe; Hände in kaltem Wasser. *Milch.*
Schlafmangel. Wöchentlich. Während Schwangerschaft. Morgens. Aufstehen. Lärm. Licht.
Bewegung. Während Menses
BESSERUNG: Ruhe. Druck einer Bandage. Wärme. Liegen in einem dunklen Raum. *Reichlicher Urinabgang*

LEITSYMPTOME

G Furcht in engen Räumen [2]; Toilettentür [etc.] darf nicht geschlossen sein [Furcht, Tür, geschlossen, daß die Tür geschlossen sein könnte [1/1]].

G Traurigkeit [in Zusammenhang mit Kopfschmerzen] > Gespräche. Denkt über die einfachste Methode der Selbstzerstörung nach [*Kent*].

A Sehr großer MANGEL AN LEBENSWÄRME, sogar die „Haut ist überempfindlich gegen Kälte."
A < Berühren KALTER Gegenstände [2]. GEFÜHL von KALTEM Wind [2]; Gefühl von Luft, wie zugefächelt [2]
A Abneigung gegen MILCH
A MILCHallergie [Erkältungen, Übelkeit, Erbrechen, Diarrhoe, juckende Hautausschläge].
A SCHWANGERSCHAFTSkomplikationen [hartnäckiges Erbrechen; Obstipation mit erfolglosem Stuhldrang; schwere Kopfschmerzen mit häufigem und reichlichem Urinieren; Nierenkolik; rheumatische Schmerzen; Gallenkolik]

K Extreme OBSTIPATION: erfolgloser Stuhldrang; Stuhl trocken und hart; mit aufgerissenem Anus; Stuhl schmerzhaft, läßt ihn aufschreien.
K KOPFSCHMERZEN, jede Woche [2], während Menses [2]; Stirn [2], pulsierend [3], erstrekken sich zum Hinterkopf [3]; & Übelkeit [2], Erbrechen [2], häufiges Urinieren [2], eisige Kälte im ganzen Körper, & gesteigerter Appetit[1] und Durst [2]; mit vorausgehender TRÜBSICHTIGKEIT [2]; Kopfschmerzen während Obstipation [2]; Modalitäten: < Lärm [2], Licht [2], Bewegung [1], Milch trinken [1], > Druck [2], Kopf einbinden [1], Hinlegen [2], in einem dunklen Raum [2], kalte Anwendungen [2], Sprechen [1/5]
K Gefühl eines vom Magen zum Hals aufsteigenden BALLES => Erstickungsgefühl

Lac-d.

K Kopfschmerzen abwechselnd mit Tonsillitis [*Clarke*]
K Probleme beim Stillen: Milch abwesend [2], Milch versiegend [2]

REPERTORIUM

GEMÜT: *Wahnideen,* Kloster gehen müssen, sie würde ins [1/1]; sterben, gleich sterben, glaubt er würde [1]. *Furcht,* wenn in einem kleinen Raum [3/1]. *Hysterie,* Ohnmacht, hysterische [1].
SCHWINDEL: *Schließen,* der Augen, beim >, Liegen beim [2/1]. *Gegenstände,* bewegen, scheinen sich zu, rechts nach [2]. *Hochlangen* mit den Händen, beim [1]. *Drehen,* Bett im [2].
KOPF: *Kugel,* Gefühl einer, Stirn in der [1; *Staph.*]. *Schmerz,* Obstipation bei [2]. Dunkelheit, gebessert durch [2]; Liegen, dunklen Zimmer im, gebessert durch [2]. periodisch, Woche, jede Woche [2]; Sprechen > [1]; Erbrechen, gebessert durch [1].
AUGE: *Bandes* um die Augäpfel, Gefühl eines [2; *Laur.*]. *Schweregefühl,* Menses vor [1; *Nat-m.*]. Menses während [1/3]. *Schmerz,* Schließen der Augen, gebessert durch [2]
SEHEN: *Trübsichtigkeit,* trübes Sehen, Kopfschmerzen vor [2]
GESICHT: *Hitze,* Hitzewallungen, links [2/1]
MUND: *Schaum,* vor dem Mund, Sprechen, beim [2; *Plb.*]
MAGEN: *Appetit,* vermehrt, Kopfschmerzen, bei [1], *Durst,* Kopfschmerzen, mit [2], *Erbrechen,* Bewegung, bei [2], Galle, Kopfschmerzen, mit [2]
ABDOMEN: *Schmerz,* krampfartig, kneifend, Milch nach [2]
REKTUM: *Obstipation,* schwieriger Stuhlgang, schlüpft zurück, der Stuhl [2]. *Diarrhoe,* Milch nach [1]
HARNBLASE: *Urinieren,* häufig, Kopfschmerzen mit [2]; unwillkürlich, Laufen beim [2], Gehen, beim [2]
URIN: *Reichlich,* Kopfschmerzen, bei [3]
WEIBLICHES GENITAL: *Schmerz,* abwärtsdrängend, Ovarien links [2; *Lach.*]
EXTREMITÄTEN: *Kälte,* Finger, Fingerspitzen [1]. *Gefühllosigkeit,* Oberschenkel, außen [1/3]
ALLGEMEINES: *Schlaf,* Schlafmangel, durch [1]. *Berühren,* Kaltem von, < [2]. *Wind,* Gefühl von, kaltem [2]

SPEISEN UND GETRÄNKE
ABNEIGUNG: Milch [3]
VERSCHLIMMERUNG: Milch [3]

Lach.

KERN DES MITTELS

1. Furcht vor engen Räumen
2. Sehr großer Mangel an Lebenswärme
3. Milch [Abneigung und Verschlechterung]
4. Heftige Kopfschmerzen
5. Schwangerschaftskomplikationen

EIGENE NOTIZEN:

LACHESIS MUTA

Buschmeisterschlange   *Lach.*

REGION
NERVEN [HAUT; VASOMOTORISCHE; *Sympathikus*, LUNGE – MAGEN]. BLUT. HERZ. KREISLAUF. WEIBLICHE GENITALIEN. Scheitel. LINKE SEITE [HALS, OVARIEN]. * LINKE SEITE. Von LINKS nach RECHTS

MODALITÄTEN
<u>VERSCHLIMMERUNG</u>: NACH SCHLAF. MORGENS. HITZE [FRÜHLING; SOMMER; SONNE; IM ZIMMER; GETRÄNKE]; SCHLUCKEN; LEERSCHLUCKEN, *Flüssigkeiten*. EMPFINDLICH GEGEN [GERINGSTE BERÜHRUNG ODER DRUCK DER KLEIDUNG < an HALS/NACKEN, *Taille*; Geräusche]. VERZÖGERTE ABSONDERUNGEN. Zu Beginn und zu Ende der Menses. KLIMAKTERIUM. ALKOHOL. EXTREME Temperaturen
<u>BESSERUNG</u>: IM FREIEN. FREIE ABSONDERUNGEN. Harter Druck. Baden der Teile. KALTE GETRÄNKE

Lach.

LEITSYMPTOME

G SCHARFZÜNGIG, WITZIG, GEISTREICH, aufgeweckt, kritisch, scherzhaft, spöttisch [sehr unterhaltsam, aber anstrengend]. Faszinierend und charismatisch oder rücksichtslos, unbarmherzig, taktlose Direktheit. ÜBERAKTIVER GEIST. Gute Beherrschung der Sprache. Lernt leicht Fremdsprachen. Oder: REDSELIGKEIT [will die ganze Zeit reden, springt von einem Gedanken zum anderen; ein Wort leitet oft zu einer anderen Geschichte über], bombastisch, übertrieben, laut, abschweifend
G Willensstark, eigensinnig. HOCHMÜTIG, FANATISCH [insbesondere in religiösen Angelegenheiten].
G MISSTRAUEN. EIFERSUCHT
G INTENSIV, LEIDENSCHAFTLICH. EXTREME Verhaltensweisen
G Lebhafte Vorstellungskraft. Prophetisch. Schnelle Auffassungsgabe
G Moralistisch, puritanisch oder militant in sexuellen oder religiösen Angelegenheiten
G Starkes SEXUELLES VERLANGEN oder hohe sexuelle Maßstäbe [puritanische, fanatische Ablehnung]

A WARMBLÜTIG
A LINKSSEITIGE Beschwerden; oder Beschwerden erstrecken sich von links nach rechts.
A < während und nach SCHLAF. < Morgens beim Erwachen. < LANGER Schlaf
A < WARMES, FEUCHTES WETTER, schwüles Wetter [Frühling, Herbst]
A < Menopause [Aufhören der Menses] „Hat sich seit der Menopause nie wieder ganz wohl gefühlt."
A > ABSONDERUNGEN, insbesondere Menses [sofort, wenn der Menstruationsfluß einsetzt], < VOR Menses
A Kreislaufstörungen, PURPURFARBENE BLÄULICHE VERFÄRBUNGEN

K Linksseitige Mandelentzündung, erstreckt sich nach rechts, < warme Getränke, > kalte Getränke
K Erstickungsgefühl durch Kleidung am Hals, durch leichten Druck oder Berührung
K Niesanfälle bei Heuschnupfen, besonders < nach dem Schlaf

REPERTORIUM

GEMÜT: *Zerstreut*, epileptischem Anfall, vor [1/1]. *Aktivität*, geistige, nachts [2/4]. *Vergnügen*, Verlangen nach [2/2]. *Mitteilsam*, überschwenglich [2]. *Gesellschaft*, Abneigung gegen, Verlangen nach Einsamkeit, um ihren Phantasien nachzugehen [2/1]. *Delirium*, wechselt schnell das Thema [3/1], durch geistige Anstrengung 2/1]. *Wahnideen*, Schweben, in der Luft [2], Bett, ruhen, er würde nicht auf dem [2/2], verzaubert und kann den Zauberbann nicht brechen [2/1], Person, andere, sie sei eine [2/7], höherer Macht, Einfluß, er stehe unter dem [2/7]. *Phantasie* lebhaft [3]. *Verlassenes* Gefühl, morgens [2]. *Gottlos*, Mangel an religiösem Gefühl [3]. *Fleißig*, Arbeitswut, abends [2/1]. *Eifersucht* [4], unwiderstehliche, so töricht sie auch ist [2/1]. *Spaßig*, lustig, macht sich über jemanden [2/1]. *Redseligkeit*,

Lach.

wechselt schnell von einem Thema zum anderen [3]. *Prophezeit* [3]. *Selbstkontrolle*, Mangel an [2; Sil.]
KOPF: *Hitze*, Scheitel [3], Menopause, während [3/5]. *Schwere*, Hinterkopf, morgens [3/4], Erwachen, beim [3/4]. *Pulsieren*, Schläfen, Menses, vor [2/1]. *Schmerz*, Stirn, erstreckt sich zur Nase [3]
AUGEN: *Photophobie*, morgens, beim Erwachen [2]
SEHEN: *Farben*, schwarz, flimmern [3/1]
NASE: *Farbe*, bläulich [2/5]. *Nasenbluten*, Menses, während [3], Menses vor [3]
GESICHT: *Venen*, erweitert [3], netzförmig, wie marmoriert [3]
MUND: *Schwere* der Zunge, Bewegen ist schwierig [3]. *Zittern* der Zunge [3], beim Herausstrecken [3]
INNERER HALS: *Brotkrümel*, Gefühl von [3/1], Räuspern, gebessert durch [3/1]. *Erstickungsgefühl* [3], Würgen, Einschlafen beim [2], Kleidung < [3]. *Fremdkörpers*, Gefühl eines, Schlucken, nicht gebessert durch durch [3]. *Kloßes*, Gefühl eines [Globus hystericus], wiederkehrend nach dem Schlucken [3/5], schmerzhaft [3/1], wiederkehrend nach dem Schlucken [3], Menopause, während [2] *Schmerz*, Wärme im allgemeinen < [3/5]. *Schlucken*, schwierig, Süßigkeiten [3/1]
ÄUSSERER HALS: *Kragen*, wie zu eng, zieht am [3]. *Empfindlich* gegen die geringste Berührung [3]
MAGEN: *Übelkeit* durch Druck auf den Hals [2/1]
REKTUM: *Diarrhoe*, Klimakterium, im [2/5], Schlaf, nach [3/5]. *Jucken*, Schlaf nach [2/2]
WEIBLICHES GENITAL: *Menstruation*, Besserung aller Beschwerden während [3]. *Schmerz*, Uterus, Blutfluß > [3], erstreckt sich nach oben [3/6]. *Tumoren*, Ovarien links [3/5]
KEHLKOPF: *Schmerz*, Biegen des Kopfes nach hinten, beim [3/5]
ATMUNG: *Atemnot*, Anstrengung, Händen und Armen, von [3], Sitzen nach vorne gebeugt, gebessert durch [3], Berührung des Kehlkopfes bei [3]
HUSTEN: *Druck* auf den Kehlkopf, durch [3]. *Erstickend*, Schlaf, im [3]. *Berührung*, Kehlkopfes des, leichte < [2]
BRUST: *Blutandrang*, Klimakterium im [3], Erwachen beim [3/1], *Herzklopfen*, morgens [3], beim Erwachen [3], im warmen Zimmer [2]
RÜCKEN: *Schmerz*, Harndrang, bei [2]; Steißbein, sitzen, als würde er auf einem spitzen Gegenstand [2/1]
EXTREMITÄTEN: *Farbe*, gesprenkelt, fleckig [3]. *Ruhelosigkeit*, Beine, Bettwärme, in der [3]. *Berührung*, erträgt es nicht, wenn sich die Finger berühren [2]
SCHLAF: *Schlaflosigkeit*, Mitternacht, vor, mit Redseligkeit [2/1], Brennen, durch, der Sohlen [2/1]
SCHWITZEN: *Herzklopfen*, beim [2]
ALLGEMEINES: *Schwarzfärbung* äußerer Körperteile, traumatisch [3]. *Konvulsionen*, epileptisch, Aura, vom Uterus zum Hals [2/1]. *Ohnmacht*, durch Schmerz, Herzen im [3]

SPEISEN UND GETRÄNKE

ABNEIGUNG: Brot [2]; Tabak [2]; warme Speisen [2]; gekochte Speisen [1]; Muttermilch [1]; Rauchen [1]; Wein [1]
VERLANGEN: Alkohol [3]; Mehlspeisen [3]; Austern [3]; Bier [2]; Pickles [2]; saure Speisen [2]; Whisky [2]; Wein [2]; Weinbrand [1]; Kaffee [1]; Mehlspeisen [1]; Obst [1]
VERSCHLIMMERUNG: Kalte Speisen [3]; warme Speisen [3; verdorbenes Fleisch [2]; Obst [1]; Milch [1]; Salat [1]; saure Speisen [1]; Süßigkeiten [1]; Tee [1]; Essig [1]
GEBESSERT: Kaffee [1]; Obst [1/1]; saures Obst [1/1], saure Speisen

KERN DES MITTELS

1. Überaktivität des Geistes. Redselig. Lebhafte Phantasie; leidenschaftlich und intensiv
2. > Absonderungen, insbesondere Menses
3. Linksseitige Beschwerden
4. Warmblütig. Purpurrot
5. < während und nach Schlaf
6. < schwüles Wetter

EIGENE NOTIZEN:

LATRODECTUS MACTANS
Schwarze Witwe   *Lat-m.*

REGION
HERZ. Vasomotorische Nerven. Blut. * Linke Seite

MODALITÄTEN
VERSCHLIMMERUNG: Geringste Bewegung; sogar der Hände. Anstrengung. *Nachts.* Feuchtes Wetter. Wetterwechsel. Vor Gewitter

Led.

LEITSYMPTOME

* „Die Ruhelosigkeit gleicht der von *Tarentula*; die Kälte, die Verschlimmerung durch Kälte, die Verschlimmerung nachts und die neuralgische Tendenz haben Ähnlichkeit mit *Aranea*. *Aranea* hat jedoch Diarrhoe und reichliche Menses, *Lat-m.* aber unterdrückte Menses und Obstipation."

G Extreme RUHELOSIGKEIT, ständiges Hin- und Herwerfen; unbeherrschtes und grundloses Weinen bei normalerweise emotional gefestigten starken Männern
G Keuchen, Furcht, keine Luft mehr zu bekommen und zu sterben
G Träume vom Fliegen

A „ÜBERMASS an Anspannung, Verkrampfung, Beengtheit und Erschöpfung" [zeigt sich im Gemüt, der Brust, im Abdomen, der Lumbalregion und den Beinen]
A Mangel an Lebenswärme, aber Hitzewallungen
A Extreme Erschöpfung; jede Anstrengung ist zu viel.
A Krampfartige, unerträgliche Schmerzen, kommen und gehen in Wellen wie Wehenschmerzen. < Bewegung, der Patient ist dennoch so ruhelos, daß er nicht ruhig liegen kann.
A Syphilitisches Miasma und Alkoholismus

K Fast ein SPEZIFIKUM bei ANGINA PECTORIS. „Es wirkt fast so gut, fast so zuverlässig in Anfällen von Angina Pectoris wie Nitroglycerin, wenn diese in den rechten Arm ziehen." [Morrison]
K HERZSCHMERZEN; heftig, schneidend zur Schulter oder in beide Arme [< LINKS] & Gefühllosigkeit
K Schießende, krampfartige Schmerzen in der Lumbalregion; Gefühl, als wäre der Rücken zerbrochen
K Extremitäten: gesteigerte Reflexe. Empfindlichkeit der Wadenmuskeln beim Palpieren; kribbelndes Gefühl und Gefühllosigkeit in Händen und Füßen. Brennen und Stechen der Fußsohlen, als würden sie brennen
K Absolute UNTÄTIGKEIT des REKTUMS
K Blasenlähmung, > warme Anwendungen und Gießen von warmem Wasser über das Perineum

REPERTORIUM

BRUST: *Schmerz*, Herz, erstreckt sich zu Achselhöhle [2], in Hand, linke [2], Herzgegend, erstreckt sich zum linken Arm [3/1]
EXTREMITÄTEN: *Gefühllosigkeit*, Arme, links [1]; Arm, links, Herzerkrankungen, bei [1], Hand, links [2]. *Schmerz*, Arme, erstreckt sich zu, Fingern, vom Herzen zu den Fingern [1].
Lähmung, Arme, Schmerzen im Herz, bei [2]
SCHLAF: *Träume*, vom Fliegen [2]

Led.

KERN DES MITTELS

1. Extreme Ruhelosigkeit [*Tarent.*]
2. Extreme Anspannung, extreme Verkrampfung, extreme Erschöpfung
3. Angina Pectoris
4. < nachts; < feuchtes Wetter, < vor Gewitter [vergl. *Aranea*]
5. Träume vom Fliegen

Symptome aus „*Polychreste oder weniger häufige Mittel* – *zusätzliche Symptome von Latrodectus mactans*" aus *Psyche and Substance* S.140– 144 von *Edward Whitmont*

EIGENE NOTIZEN:

LEDUM
Sumpfporst   Led.

REGION
Kollagenes Bindegewebe [[kleine] GELENKE; *Sehnen;* Augen; Ferse]. *Kapillardurchblutung* [HAUT; Lungen]. Periost. Blut. Nerven. * Linke Seite. Rechte Seite. LINKS OBEN und RECHTS UNTEN

MODALITÄTEN
<u>VERSCHLIMMERUNG</u>: *Wärme* [Bedeckung; Ofen; Luft]. Verletzung, Bewegung. Nachts. Alkohol. Eier. Gehen. Hinlegen [Husten]. Kratzen nachts
<u>BESSERUNG</u>: *Kälte* [Baden; Luft]. Füße in Eiswasser halten. Aus dem Bett aufstehen. Ausruhen. Essen [Kopfschmerz]

LEITSYMPTOME

G EINZELGÄNGER. Abgeschiedenheit. Abneigung gegen Gesellschaft; Furcht vor Menschen/Männern.

Led.

G MENSCHENFEINDLICHKEIT und Haß [„Unzufrieden; haßt seine Mitmenschen" – *Clarke*].

A „Durch Alkohol zusammengebrochene Konstitution; mit Verlangen nach Whisky " [*Mathur*]
A Syphilitisches Miasma
A < NACHTS
A KALT und MANGEL AN LEBENSWÄRME, trotzdem sind Bettwärme und äußere Hitze unerträglich [wegen der Hitze in den Gliedern]. *„Besser in warmer Luft, aber schlechter in der Bettwärme"* [*Mathur*]
A Rheumatismus/Gicht beginnt UNTEN [Füße] und WANDERT NACH OBEN. Großer Zehenballen schmerzhaft, geschwollen, Sehnen steif, < Auftreten und Gehen. Schmerz in den Fersen wie geprellt
A < BEWEGUNG. < BEWEGUNG des BETROFFENEN Teils [3]
A STICHWUNDEN; die verwundeten Stellen fühlen sich kalt an, werden aber subjektiv nicht als kalt empfunden; > kalte Anwendungen. INSEKTENSTICHE [> äußere Kälte]
A LANGANHALTENDE Verfärbung nach Verletzungen; schwarze oder blaue Flecken werden grün [*Nash*].
A Nächtliches SCHWITZEN mit der Neigung, sich ABZUDECKEN

K Fleckiges oder rotes [pickeliges] Gesicht
K Blaues Auge; > äußere Kälte. „Unvergleichlich bei blauem Auge nach Schlag" [Schmerz im Augapfel selbst: *Symph.*]
K Blutung in die vordere Augenkammer nach Iridektomie [*Allen*]
K Intensives JUCKEN von Füßen und Knöcheln, < Kratzen und Bettwärme [*Allen*]
K Tetanus mit Zucken der Muskeln in der Umgebung der Wunde
K Neigung, sich die KNÖCHEL ZU VERSTAUCHEN [*Carb-an.*]

REPERTORIUM

GEMÜT: *Abneigung*, Freunde, gegen [2]. Abneigung, gegen *Gesellschaft*, vermeidet den Anblick von Menschen [2]. *Haß* [2]. *Furcht*, vor Menschen [2]; vor Männern [2]. *Menschenfeindlich*.
KOPF: Abneigung, gegen Tragen von *Kopfbedeckung* [2]. *Schmerz*, Kälte, durch Abkühlen des Kopfes [2], Nässe, durch Naßwerden [2], durch Wein [2]. *Warme* Bedeckung auf dem Kopf < [2]
AUGEN: *Verletzungen*, durch [2]. *Schmerz*, während Hitze, Fieber [2], rheumatisch [2]
HÖREN: *Schwerhörigkeit* durch Erkältung [2]
NASE: *Farbe*, Röte, Nasenspitze, Trinker [2]. *Schmerz*, Wehtun beim Schneuzen der Nase [2]
GESICHT: *Hautausschläge*, brennend, im Freien [2/1]; Pickel an der Nasenwurzel [2; *Caust.*] Tuberkel, Stirn [2]. *Erysipel* durch Insektenbisse [2/1]. *Schwellung*, von Bienenstichen [2]
BRUST: *Schmerz*, Brustbein, als ob Speisen stecken geblieben wären.[2; All-c.]
RÜCKEN: *Verletzung* des Rückgrats [2]. *Steifheit*, morgens, beim Erwachen [2], beim Aufstehen vom Sitzen [2]

Led.

EXTREMITÄTEN: *Gichtknoten*, schmerzhaft [3/1], zwickend und knackend bei Bewegung [3/1], Haut, über den Gelenken, in der [3/1] Handgelenk 2]; Hand [2]; Fingergelenke [3]; Knie [2]; Fuß [3]. *Kälte*, warmes Bett ist jedoch unerträglich [3]; Beine, schmerzhaftes Glied [2; Merc.]. *Nagelbetteiterung*, Stich mit einer Nadel unter den Nagel, durch den [2], durch Splitter [2]. *Hitze*, nachts, im Bett [2], Bettwärme ist unerträglich [2/1]; Gelenke [3]. *Jukken*, Kratzen < [2]; Knöchel, Kratzen, < [2/1], Wärme < [3]. *Gefühllosigkeit*, Gelenke [2]. *Schmerz*, kalte Anwendung, gebessert durch. [3], zu Begin der Bewegung [2], erstreckt sich nach oben [3; *Kalm.*], Bettwärme < [2]; Gelenke, bei Bewegung [3], nach Wein [2/1]; Beine, rheumatisch, verläßt die Beine und geht zu den Armen [2/1]; Ischialgie, Kälte des schmerzhaften Gliedes [2], Berührung < [2], Wärme < [3]; große Zehe, Zehenballen [3]. Gefühl von *Lähmung* nachts [2/1]. *Steifheit* der Gelenke, kaltes Wasser > [2/1]. *Schwellung*, Gelenke, ödematös [2; *Thuja*]
SCHLAF: *Schläfrigkeit*, wie durch einen Rausch [2; **Nux-m.**]. *Schlaflosigkeit*, wenn warm zugedeckt, jedoch sind die Glieder kalt [3]
SCHWITZEN: *Entblößen*, gebessert durch [2]
HAUT: *Kälte*, verletzte Teile [3/1], während Menses [2], entlang schmerzhafter Nerven [2], der leidenden Teile [2]
ALLGEMEIN: *Kälte*, Abkühlung, Teil des Körpers < [2]

SPEISEN UND GETRÄNKE
VERLANGEN: Alkohol [2]; Weinbrand, Whisky [2]; kalte Getränke [2]; Rauchen [1]
VERSCHLIMMERUNG: Bier [2]; Weinbrand, Whisky [2]; Wein [2]; Eier [1]

KERN DES MITTELS

1. Menschenfeindlichkeit. Syphilitisches Miasma [< nachts]. Alkoholismus
2. Kalt, aber < durch äußere Hitze und Bettwärme
3. Aufsteigende rheumatische oder gichtige Beschwerden; bei den Füßen beginnend
4. Stichwunden, kalt bei Berührung, aber > durch äußere Kälte
5. Neigung, sich die Knöchel zu verstauchen

EIGENE NOTIZEN:

Lil-t.

LILIUM TIGRINUM
Tigerlilie   *Lil-t*

REGION
VENÖSE DURCHBLUTUNG [WEIBLICHE GENITALIEN; *Uterus*; *Ovarien*; HERZ [rechts]; *Rektum*; *Blase*]. Nerven. * *Linke Seite*. Rechte Seite

MODALITÄTEN
<u>VERSCHLIMMERUNG</u>: WÄRME; des Zimmers. Bewegung. *Fehlgeburten. Gehen. Stehen. Trost.* Abends. Nachts. Nach Menses. Liegen auf der rechten Seite
<u>BESSERUNG</u>: *Kühle, frische Luft. Bei Beschäftigung.* Liegen auf der linken Seite. Sonnenuntergang. Druck mit der Hand. Beine Kreuzen. Hinsetzen

LEITSYMPTOME

G EILIG [Wahnidee, er hätte viel Arbeit zu erledigen – ZWINGENDE Pflichten; mag gerne verschiedene Dinge auf einmal tun, hat trotzdem das Gefühl, die Arbeit nicht erledigen zu können – beschäftigt mit Kleinigkeiten], UNGEDULDIG, nervös und SCHNIPPISCH
G FURCHT vor Geisteskrankheit. Muß ständig in BEWEGUNG sein. „Muß beschäftigt bleiben, um sein sexuelles Verlangen zu unterdrücken." [*Allen*]
G Leicht beleidigt; empfindet sogar sorgfältig gewählte Worte und Ratschlag als KRITIK. < TROST [Vorstellung, daß die Leute sie bewußt ärgern], führt zu schlechter Stimmung und zu Gereiztheit. [„Es ist fast unmöglich, es ihnen recht zu machen."]
G „Sie stellen SEHR HOHE ANFORDERUNGEN; sie wollen, daß sich alles um sie dreht und werden wütend, wenn das nicht der Fall ist." [*Borland*]
G FLUCHEN, Schlagen, Dinge Werfen; denkt an obszöne Dinge [=> Reue].
G Zeiten RELIGIÖSER GEWISSENSBISSE [nach Phasen von extremer Gereiztheit oder sexueller Erregung]. „Glaubt, sie sei dazu verdammt, für ihre Sünden und die ihrer Familie zu büßen". Angst, eine unheilbare Krankheit zu haben
G Selbstpeinigung [quält sich selbst], sucht etwas, über das sie sich GRÄMEN kann. „Quält sich nachts selbst mit religiösen Gedanken."
G Gefühl der Dualität

A < NACHTS
A < SEXUELLE ERREGUNG
A Verlangen nach KÖRPERLICHER ANSTRENGUNG; > ANSTRENGUNG
A WARMBLÜTIG. Ohnmacht im warmen Zimmer [2]
A < 17.00 – 20.00 Uhr [2]
A Linksseitige Beschwerden

Lil-t.

A > Gehen im Freien
A *Schmerzen erstrecken sich nach hinten* [1]: von den Augen zum Hinterkopf; von den Brustwarzen durch die Brust; vom Herz zum linken Schulterblatt [2].
A PULSIEREN durch den ganzen Körper, stark aufgetriebenes Gefühl, als würde das Blut durch die Adern herausplatzen

K Durchfall frühmorgens
K Abwärtsdrängen im Becken [als käme alles heraus] < Stehen, in der Menses, Gehen; muß mit der Hand die Teile stützen oder die Beine kreuzen; & Dysurie. Uterusbeschwerden & Herzklopfen. Uterusprolaps & STÄNDIGER STUHL- UND HARNDRANG
K Menses HÖRT AUF im Liegen [3], Menses fließt nur bei Bewegung [2].
K Gefühl von Stauung in der Brust, wenn dem Harndrang nicht nachgegeben wird; häufiger Harndrang. [vgl. *Fl-ac*: Kopfschmerz, wenn dem Harndrang nicht nachgegeben wird.]
K Brennende HANDFLÄCHEN und FUSSOHLEN [als Begleitsymptom]
K Herzklopfen < Liegen auf der RECHTEN SEITE. Gefühl, als würde das Herz gepackt [wie abwechselnd zusammengepreßt und wieder losgelassen]. Schmerz im Herz & Schmerz und Taubheit des rechten Armes

REPERTORIUM

GEMÜT: *Geschäftig*, fruchtlos [2]. *Verzweiflung*, religiöse, abwechselnd mit sexueller Erregung [3/1]. *Kummer*, sucht nach etwas, um sich Kummer zu bereiten [1/1]. *Hast*, Pflichten, wie durch dringende [3/1], Beschäftigung, Verlangen mehreres gleichzeitig zu tun [3]. *Beschäftigung*, gebessert durch [2]. *Ziehen*, Verlangen, jemanden an den Haaren zu ziehen [2]. *Schreien*, muß, hat das Gefühl, als ob sie schreien [2]. *Quält* sich [2]
KOPF: *Hitze*, aufsteigend Brust, von der [2]. *Schmerz* macht blind [2]; Stirn, Augen, über, abwechselnde Seiten [2]; Hinterkopf, erstreckt sich zum Hals [2]; drückend, Kappe, wie eine [2]
GESICHT: *Schwellung*, Gefühl von [2]
ABDOMEN: *Schmerz*, brennend, erstreckt sich das Bein hinab [3/1]; abwärtsdrängend, Übereinanderlegen der Glieder > [3], Menses während [3], Stuhlgang, während [2]; wund, Menses, nach [2]
REKTUM: *Diarrhoe*, morgens, Bett, treibt ihn aus dem [2]. *Hämorrhoiden*, Entbindung < [2]. *Klumpens*, Gefühl eines, Stehen < [2/1]
HARNBLASE: *Harndrang*, anhaltend, Uterusprolaps, bei [3]. *Urinieren*, unwillkürlich, Stuhlgang, beim Stuhlpressen [2; *Alum.*]
URIN: *Reichlich*, Kopfschmerz, mit [2]
MÄNNLICHES GENITAL: *Sexuelles Verlangen*, unterdrückt, Beschwerden durch [2]
WEIBLICHES GENITAL: *Verlangen*, heftig, mit, Orgasmus unwillkürlich [2].*Vergrößerung*, Ovarien, links [2]. *Leukorrhoe*, braun [3]. *Menses*, reichlich, Gehen < [2]; Liegen, hören im Liegen auf [3], Gehen, nur beim Gehen [2]. *Schmerz*, Ovarien, erstreckt sich die Glieder unten nach [2], erstreckt sich zu Oberschenkel [2]

Lith.

BRUST: *Stehenbleiben* des Herzens, als ob es stehengeblieben wäre [2]. *Blutandrang*, Harndrang, nicht nachgegeben wird, wenn [3/1]. *Zusammenschnürung*, Herz, greifendes pakkendes Gefühl [3], erstreckt sich zum Rücken [2/1]. *Schmerz*, Herz, Beugen nach vorne < [2; **Lith**.], erstreckt sich zu Schulterblatt, links [2] *Herzklopfen*, Liegen, Rücken auf dem > [2; *Kalm.*], Liegen, Seite, auf der rechten, < [2]. Schwangerschaft, in der [3]
EXTREMITÄTEN: *Schmerz*, Arme, rechts, bei Herzsymptomen [2/1]
ALLGEMEIN: *Sexuelle* Erregung < [3]

SPEISEN UND GETRÄNKE
ABNEIGUNG: Brot [1]; Kaffee [1]
VERLANGEN: Fleisch [2]

KERN DES MITTELS
1. Hast, Ungeduld. Leicht beleidigt
2. Zeiten mit religiösen Gewissensbissen. Selbstpeinigung aufgrund von Schuldgefühlen
3. Verlangen nach körperlicher Bewegung; > Anstrengung, muß beschäftigt bleiben
4. Warmblütig. > Bewegung im Freien
5. Abwärtsdrängende Schmerzen im Becken & ständiger Stuhl- und Harndrang
6. Brennende Handflächen und Fußsohlen

EIGENE NOTIZEN:

LITHIUM CARBONICUM
Lithiumkarbonat   *Lith.*

REGION
Herz. Kleine Gelenke. Lungen. Harnwege. Augen. * Linke Seite. Rechte Seite

MODALITÄTEN
VERSCHLIMMERUNG: Nachts. Menses; nach; unterdrückte. Bücken. Kalte Luft
BESSERUNG: Essen. Urinieren. Bewegung

Lith.

LEITSYMPTOME

A Mangel an Lebenswärme
A < NACHTS
A Arthritische Beschwerden & HERZ- oder AUGENSYMPTOME [„Es ist sehr wahrscheinlich, daß es bei dieser Indikation benötigt wird." – *Clarke*]
A GEFÜHL WIE WUND, wie geqprellt oder geschlagen [Knochen, Gelenke, Muskeln, der ganze Körper]
A Drücken von innen nach außen [Kopf, abdominaler Ring, Perineum, Brust]
A > Absonderungen. „Diese Besserung nach dem Urinieren ist vergleichbar mit < beim Aufhören der Menses: Die Menses hört plötzlich auf, und es treten Kopfschmerzen auf." – [*Clarke*]
A > Essen [Kopfschmerzen, nagender Schmerz im Magen, Diarrhoe]

K Herausragend für HERZBESCHWERDEN, vor allem, wenn die Herzsymptome < beim VORWÄRTSBEUGEN und > nach URINIEREN sind
K Wiederholte Anfälle von akuten Entzündungen der KLEINEN Gelenke
K Schwellung und Empfindlichkeit von Finger- und Zehengelenken > sehr heißes Wasser
K Die eingeatmete Luft erscheint kalt, sogar bis in die Lungen.
K Hemianopsie; RECHTE GESICHTSFELDHÄLFTE VERLOREN
K Trockene und rauhe Haut

REPERTORIUM

KOPF: *Schmerz*, Essen, während > [2] Menses, nach [2]
AUGEN: *Schmerz*, Licht, künstliches, durch [2]. *Hemianopsie*, rechte Hälfte verloren [3]
SEHEN: *Verlust* des Sehvermögens, Licht, durch, Sonnenlicht [2/1]
MAGEN: *Schmerz*, nagend, Essen >[2]
ABDOMEN: *Hart*, Leistengegend [2]
REKTUM: *Diarrhoe*, Schokolade, nach [2; Bor.], Essen, gebessert durch [2]
HARNBLASE: *Schmerz*, Urinieren, vor [2]
URIN: *Sediment*, Nierensteine [3]
BRUST: *Flattern*, Erregung, nach geringer [2]. *Schmerz*, Herz, Beugen nach vorn < [3; *Lil-t.*], Menses, nach [2; *Lach.*], Urinieren, vor [2/1], Urinieren, während [2/1], Urinieren, nach, > [2; *Nat-m.*], empfindlich, wie wund, Herz, Herzgegend [2]
EXTREMITÄTEN: *Gichtknoten*, Fingergelenke [3]. *Schmerz*, Knöchel, geht nach außen [2/1]
HAUT: *Trocken*, rauh [2]. *Hart*, pergamentartig [2]

SPEISEN UND GETRÄNKE

VERSCHLIMMERUNG: Schokolade [2] [=> Diarrhoe]; Obst [1] [=> Diarrhoe]

Lob.

KERN DES MITTELS
1. < nachts
2. Rheumatische Beschwerden & Herz- oder Augensymptome
3. Wundheitsgefühl, wie gequetscht
4. > Urinieren, vor allem Herzsymptome
5. > Essen [Kopfschmerzen, nagender Schmerz im Magen, Diarrhoe]

EIGENE NOTIZEN:

LOBELIA
Glockenblume   Lob.

REGION
ATMUNG. *Vasomotorische Nerven. Sekretionen. Herz.* Epigastrium

MODALITÄTEN
<u>VERSCHLIMMERUNG</u>: Kaltes Baden. Unterdrückungen. Nach dem Schlaf. Tabak. Berührung. Geringste Bewegung. Anstrengung. Treppen hinauf- oder hinuntersteigen
<u>BESSERUNG</u>: Schnelle Bewegung [Schmerz in der Brust]. Eine Kleinigkeit essen. Wärme

LEITSYMPTOME

* Ähnlich *Ip.*, aber *Ip.* < Hitze
G Hypochondrische Angst. KLEINE SYMPTOME MACHEN ANGST.
G Psychisch bedingte Atemnot; Angst führt zu Atemnot. Atemnot < Darandenken [Hyperventilation!]

A Mangel an Lebenswärme
A PRICKELN ÄUSSERLICH [2]
A Hysterie [1], vor allem Globus hystericus [2]. Spasmen des Ösophagus; Schlucken ist schwierig.

Lob.

A ERSCHLAFFUNG & vermehrte Absonderungen, vor allem KALTER SCHWEISS,und Schwäche
A ÜBELKEIT [3] + ständiger SPEICHELFLUSS [3] + kalter SCHWEISS + Erschöpfung + zusammenschnürende Schmerzen
A Tabak [Abneigung [2] und < [2]]. Allergisch auf Tabak
A Beschwerden & OHNMACHT, Schwächegefühl im MAGEN [2]
A Würgen, Aufstoßen, Übelkeit, Atemnot, etc. werden von SPEICHELFLUSS begleitet.
A > BIER [3]

K Übelkeit & *kribbelndes Jucken* der Haut [oder Gefühl von Tausenden von Nadeln]
K Asthmaanfälle [[2] Asthmatische Atmung], [spasmodisch] [3] & flaues Gefühl in der Magengrube und Kribbeln über den ganzen Körper [oder Kribbeln geht voraus] [Vergleiche Hyperventilation!]
K Kalter Schweiß auf [blassem] Gesicht bei Übelkeit und Erbrechen
K Gefühl, als würde das Herz stillstehen [3]. [Vergl. Hyperventilation]

REPERTORIUM

GEMÜT: *Furcht* vor Herzerkrankung [1]. *Ruhelosigkeit*, innerlich [1]
KOPF: *Kopfverletzungen*, nach [2]. *Bewegungen* des Kopfes, wirft ihn nach hinten [1]. *Schmerz*, dumpf, erstreckt sich von einer Schläfe zur anderen [1/1]
HALS: *Würgen*, Ösophagus, von unten nach oben [2; *Plb.*]. Gefühl eines *Klumpens* [2]
ÄUSSERER HALS: *Klumpen*, in der Halsgrube [2/1]
MAGEN: *Leeregefühl*, erstreckt sich zum Herzen [3/1]. *Aufstoßen*, mit Niesen [1]; Wasser in den Mund, in der Schwangerschaft [1]. *Übelkeit*, nachts, beim Erwachen [2]; tödlich [3], Trinken > [2], während Schweiß [2], mit Speichelfluß [3], nach dem Schlaf [2], nach dem Rauchen [2]. *Flaues* Gefühl, erstreckt sich zum Herzen [3/1]. *Erbrechen*, bei Bewegung [2].
KEHLKOPF UND RACHEN: Gefühl eines *Klumpens* [2], in der Halsgrube [2; *Lach.*]
ATMUNG: *Asthma*, durch Erkälten [2], bei warmen Speisen [2; *Cham.*]. *Atemnot*, hysterisch [2], bei jeder Wehe [3/1], Klumpen in der Halsgrube [1/1], durch warme Speisen [2]
BRUST: Als ob das Herz *stehenbleiben* würde [3]. *Infektion*, Lungen, vernachlässigt [2]. *Spasmen*, Zwerchfell [2]
RÜCKEN: *Schmerz*, Sakralregion, empfindlich gegen die Berührung der Kleidung [2/1]
ALLGEMEIN: *Konvulsionen*, Diarrhoe >[1/1]. *Schmerz*, stechend nach außen, erstreckt sich zu den Fingerspitzen [2/1]

SPEISEN UND GETRÄNKE

ABNEIGUNG: Tabak [2]; empfindlich gegen den Geruch des Tabaks [2]; Rauchen [1]
VERLANGEN: Kaffee [1]
VERSCHLIMMERUNG: Alkohol [2]; Tee [1]; Tabak [1]
BESSERUNG: Bier [3]

Lyc.

KERN DES MITTELS

1. Hypochondrische Ängstlichkeit. Atemnot < Darandenken. Hysterische Ursachen
2. Sehr empfindlich auf Tabak
3. Übelkeit, Speichelfluß, kalter Schweiß, Erschöpfung und zusammenschnürende Schmerzen
4. Flaues, schwaches Gefühl in der Magengrube
5. Gefühl von Nadelstichen

EIGENE NOTIZEN:

LYCOPODIUM CLAVATUM
Bärlappsporen   Lyc.

REGION
ERNÄHRUNG [VERDAUUNGSTRAKT; *Pfortader;* Haut.]. HARNORGANE. RECHTE SEITE [INNERER HALS; *Brust*; Ovarien; Abdomen]. *Gehirn. Lunge.* * RECHTE SEITE. *Linke Seite.* Von RECHTS nach LINKS

MODALITÄTEN
VERSCHLIMMERUNG: DRUCK DER KLEIDUNG. WÄRME; warmes Zimmer. Einhüllen des Kopfes. *Erwachen.* Wind. *Essen;* bis zur Sättigung. Austern. *Verdauungsstörungen.* 16.00 – 20.00 Uhr. Liegen auf der rechten Seite [Leberprobleme]. Brot
BESSERUNG: WARME GETRÄNKE; warme Speisen. Kalte Anwendungen. *Bewegung. Aufstoßen. Nach dem Urinieren* [Rückenschmerzen]. Lockern der Kleidung. Im Freien. Entblößen des Kopfes. Bettwärme

LEITSYMPTOME

G EXTREMER MANGEL AN SELBSTVERTRAUEN. Abneigung, NEUE DINGE zu unternehmen
G Kompensatorisch HOCHMÜTIG und DIKTATORISCH, anmaßendes Verhalten. „Nett nach außen hin, zu Hause ein Tyrann" [beleidigend, verträgt keinen Widerspruch etc].

Lyc.

G Gefühl von HILFSLOSIGKEIT. Vorsichtig, unentschlossen [bei Kleinigkeiten]
G Wichtigtuerisch, steif und anmassend. AUFGEBLASENES EGO
G Reizbar MORGENS beim ERWACHEN: Zorn [3], Ruhelosigkeit [1/6], mürrisch [2], Unzufriedenheit [2/5], Ungeduld [2/1], Abscheu vor dem Leben [3/3]
G Furcht, vermeidet VERANTWORTLICHKEITEN

A Mangel an Lebenswärme, dennoch starkes Verlangen nach AUFENTHALT IM FREIEN. Empfindlich gegen ZUGLUFT
A < WARMES Zimmer, dennoch > BETTWÄRME
A KALTWERDEN [< oder >], < Warmwerden im Freien [3]
A VOLL MIT GAS AUFGEBLÄHT. „95% haben Verdauungsstörungen."
A RECHTSSEITIGE Beschwerden, oder von RECHTS nach LINKS
A Verlangen nach SÜSSIGKEITEN
A < durch BLÄHENDE SPEISEN
A [Verlangen und Verbesserungen durch] HEISSE Speisen
A < 3.00 Uhr – 4.00 Uhr und 16.00 Uhr – 20.00 Uhr
A > VORMITTAGS und NACH Mitternacht [3]
A < zu Beginn der Bewegung [3]. > bei Bewegung [3]
A Starker Intellekt, schwache Muskelkraft
A LEICHT GESÄTTIGT oder zunehmender Appetit, nachdem er eine Kleinigkeit gegessen hat.
A HUNGRIG NACHTS, wacht durch Hunger auf. Muß essen, bevor er zu Bett geht. Muß regelmäßig essen [um Kopfschmerzen zu vermeiden].
A TROCKENHEIT [Handflächen, Vagina, Haut, Nase, etc.]

K Kopfschmerzen durch Überhitzung, > Kälte [> Entblössen des Kopfes], Magen, Abdomen und Hals > Wärme und warme Getränke
K HITZE, brennendes Gefühl zwischen den Schulterblättern
K Verstopfung der Nase nachts
K Rückenschmerzen [Nierenregion], besser durch Urinieren
K Ein Fuß kalt, der andere heiß. Streckt EINEN Fuß aus dem Bett.

REPERTORIUM

GEMÜT: *Sinnlichkeit*, Fehlen der Sinnlichkeit, Männern bei [3]. *Antwortet* diktatorisch [2]. *Abneigung*, gegenüber ihren eigenen Kindern [2]; gegenüber Frauen [3/12]. *Diktatorisch* [3]. *Stumpfheit*, im Freien > [2]. Gehen im Freien > [3]. *Schmeichler* [3]. *Reizbar*, Kinder, gereizt die ganze Nacht, brav, den ganzen Tag über [1/1]. *Fehler* beim Schreiben, läßt Buchstaben aus [2]. *Ruhelosigkeit* im Zimmer [3], während Sitzen [3]. *Weinen*, wenn ihm gedankt wird [3/1].
SCHWINDEL: *Drehen*, beim Blicken auf sich drehende Gegenstände [1/1]

Lyc.

KOPF: *Blutandrang* morgens [2/12]. *Haar* wird grau [4]. *Hut*, Abneigung gegen das Tragen von Hüten [2/4]. *Jucken* der Kopfhaut, Körperübungen, bei Erwärmung, durch [3, Sabad.]. *Bewegungen* des Kopfes, Schütteln des Kopfes, wodurch ihm schwindelig wird, unwillkürliches [3/1]
AUGEN: *Öffnen*, unfähig sie zu, morgens [2]
SEHEN: *Verlust* des Sehvermögens, abends, Dämmerung [3/2], durch Licht [3] nachts [3]
NASE: *Bewegung* der Nasenflügel, wie ein Fächer [3], bei Pneumonie [3]. *Verstopfung*, mit Eiter [2], nachts [3/1], im Schlaf [3]
GESICHT: *Kälte* nachts [2/1]. *Verfärbung*, rot, nach dem Essen [2]. *Gerunzelt* Stirn [4], bei Brustsymptomen [3/1]
MUND: *Sprache*, undeutlich [2]; morgens [2/1]. *Geschmack* bitter, nachts [3].
INNERER HALS: *Schmerz*, wund, rechts, erstreckt sich nach links [3]
MAGEN: *Angst*, nach Ärger, Verdruß [3/1]. *Appetit* vermehrt, Essen verstärkt den Hunger [3/1]. *Abneigung* gegen Speisen, bis er probiert, dann ist er heißhungrig [3/1]. *Aufstoßen*, bitter, nach dem Essen [3]; Speisen kommen nach oben [2]. *Verdauungsstörungen*, nach Zwiebeln [3]. *Übelkeit*, wenn nüchtern [3]. *Schmerz*, nach Obst [2/2]. *Schmerz*, Liegen auf der Seite > [2/1]. Reiben, gebessert durch [2/1], Sitzen gebeugtes [4]
ABDOMEN: *Auftreibung*, Flatus, Abgang von, gebessert durch [3]. Stuhl, nach [3]. *Gären*, Menses, während [3]. *Flatulenz*, hier und da [3]. *Glucksen* in den Hypochondrien, links [2]. *Schmerz*, nachmittags 16.00 Uhr [3], abwechselnd mit Schmerz im Rücken [2], im rechten Hypochondrium, nach Essen bis zur Sättigung [3/1]. *Rumoren* beim Gehen [2/1]
HARNBLASE: *Kribbeln* nach Urinieren [2/1]. *Schmerz*, drückend, bei Zystitis [3/1]. *Harndrang*, vergeblich, in der Schwangerschaft [2/1]. *Urinieren*, selten, tagsüber [2/1], [und nachts REICHLICHE MENGEN]
NIERE: *Schmerz*, nach dem Urinieren > [3], während dem Urinieren >
WEIBLICHES GENITAL: *Schmerz*, Ovarien, rechts nach links [3/3]; Uterus, abwärtsdrängend, beim Bücken [2/1]
HUSTEN: *Abends*, beim Einschlafen [3]
BRUST: *Völlegefühl*, nach dem Essen [2/4]. *Herzklopfen*, abends, im Bett [3], Stunde, wacht nachts jede halbe Stunde auf [2/1], Verdauung, bei der [3]
RÜCKEN: *Hitze*, Dorsalregion, zwischen den Schulterblättern [3] *Schmerz*, vor dem Urinieren [2], Urinieren > [3], Lumbalregion, abgehender Flatus > [3]
EXTREMITÄTEN: *Kälte*, Fuß, ein Fuß kalt, der andere heiß [3]. *Schweiß*, Fuß, Sohle, macht die Fußsohlen schmerzempfindlich [3] *Welke* Haut der Hände [3]
TRÄUME: *Schrecklich*, wecken ihn auf [3]
SCHLAF: *Erwachen*, Schreck, Träume, erschreckt durch [3], durch Hunger [3]
ALLGEMEINES: *Mitternacht* nach > [3]

SPEISEN UND GETRÄNKE

ABNEIGUNG: Erbsen und Bohnen [2]; Brot [2]; Mischbrot [2]; Kaffee [2]; gekochte Speisen [2]; Fleisch [2]; Rauchen [2]; Tabak [2]; warme Speisen [2]; feste Speisen [2]

Lyss.

VERLANGEN: Süssigkeiten [4]; Heiße Speisen [3]; Oliven [3]; Alkohol [2]; kalte Getränke [2]; kalte Speisen [2]; Austern [2]; warme Getränke [2]; warme Speisen [2]; saure Speisen [1]; Rauchen [1]
VERSCHLIMMERUNG: Erbsen und Bohnen; [3] Kohl [3]; kalte Speisen [3]; blähende Speisen [3]; Zwiebeln [3]; Schwarzbrot [2]; kalte Getränke [2]; Mohrrüben [2]; trockene Speisen [2]; Obst [2]; Milch [2]; Austern [2]; Gebäck [2]; Sauerkraut [2]; Schalentiere [2], Anblick von Speisen [2]; Rüben [2]; Bier [1]; Kaffee [1]; Mehlspeisen [1]; schwere Speisen [1]; rohe Speisen [1]; Salat [1]; Salz [1]; Gemüse [1]
BESSERUNG: Heiße Speisen [3]; Süßigkeiten [2]; warme Getränke [2]; warme Speisen [1]

KERN DES MITTELS

1. Mangel an Selbstvertrauen, < durch neue Dinge, Verantwortung. Diktatorisch zu Hause
2. Aufgeblasen [Ego, Magen, Abdomen]. Gastrointestinale Störungen
3. Rechtsseitige Beschwerden, oder von rechts nach links
4. Verlangen nach Süßigkeiten
5. Mangel an Lebenswärme, dennoch Verlangen nach Aufenthalt im Freien
6. < 3.00 – 4.00 Uhr morgens, und 16.00 – 20.00 Uhr

EIGENE NOTIZEN:

LYSSINUM

Hydrophobinum *Lyss.*

REGION
Nerven. Rückenmark. Hals. Geschlechtsorgane

MODALITÄTEN
VERSCHLIMMERUNG: Fließendes Wasser; Anblick oder Geräusch von Wasser. Sonnenhitze. *Glänzende Gegenstände.* Zugluft. Fahren im Wagen. Gemütsbewegungen. Kränkende Neuigkeiten. Helles, blendendes Licht. Bücken
BESSERUNG: Zurückbiegen des Oberkörpers. Sanftes Reiben

Lyss.

LEITSYMPTOME

G Plötzliche, explosive WUTANFÄLLE. Rasende Wut, besonders wenn verärgert, behindert oder GEQUÄLT
G AUSBRÜCHE von ZERSTÖRUNGSWUT: Impuls zu schneiden, zu beißen, zu stechen, zu zerstören und zu töten
G Ausbrüche gefolgt von schneller Reue
G Wahnidee, er habe UNRECHT ERLITTEN; Wahnideen, er werde gequält. Wahnideen, andere Menschen, speziell Menschen, von denen er abhängig ist, versuchen ihn absichtlich zu ärgern. „Immer wenn Abhängigkeit – die nicht nur in Beziehungen zwischen Menschen, sondern auch zwischen dem Menschen und seinem Haus, seinen Maschinen usw. besteht – und Qualen gemeinsam damit auftreten, und wenn die Qualen in Episoden oder periodisch auftreten, sollte man an *Lyss.* denken." [*Sankaran*]
G „Die Situation von *Staph.* ist ähnlich, aber auf einer viel sanfteren Ebene. Hier liegt eine Situation vor, wo man von einem Menschen schlecht behandelt wird, von dem man abhängig ist, daher das Bedürfnis nach Gerechtigkeit. Es handelt sich um verletzte Gefühle, unterdrückten Ärger, gelegentliche, gewaltsame Wutausbrüche, aber es ist nicht diese Wut wie bei *Lyss.* mit Beißen und Treten. Es ist keine Situation von Gequältwerden wie bei *Lyss.*, sondern nur, als würde er ungerecht behandelt. *Staph.* sagt dir, du sollst hinausgehen, wogegen *Lyss.* einen Stock nimmt und ihn dir dreimal am Tag in die Rippen stößt." [*Sankaran*]
G ÜBERSCHARFE SINNE [als Folge davon empfindlicher dagegen, geärgert, behindert oder gequält zu werden]
G Furcht vor Hunden

A Kann SONNENHITZE nicht ertragen.
A KONVULSIONEN und KRÄMPFE, besonders durch glänzende Gegenstände und reflektiertes Licht
A Bläuliche Verfärbungen, besonders von Wunden
A < STAUB [2]

K Fadenziehender, zäher, schaumiger Speichel, ständiges Ausspucken
K Ist sich des Uterus bewußt; wund und empfindlich, sie spürt die Bewegung des Uterus, wenn sie sich bewegt. [*Mathur*]
K Diarrhoe, unwillkürliches Urinieren beim Geräusch von fließendem Wasser
K Trockenheit der Vagina, schmerzhaft während Koitus
K Schmerzen im Nacken, > Biegen des Kopfes nach hinten
K Unfähig, Wasser zu trinken, der Anblick von Wasser erzeugt Erbrechen, sie muß ihre Augen beim Baden schließen; in der Schwangerschaft [*Mathur*]

REPERTORIUM

GEMÜT: *Angst*, Erwartungsspannung, durch, Verabredung vor einer [1], Geräusche, durch, Wasserrauschen [3, **Stram**]. *Hellsehen* [2]. *Wahnidee*, geschehen, Schreckliches werde ge

Lyss.

schehen, etwas [2], Phantasiegebilde, Illusionen [2], Unrecht erlitten, er habe [2]. *Erregung*, Gespräche, beim Hören von [2/1], konvulsivisch [2, Canth.]. *Impulse*, erstechen zu, sich mit dem Messer, das er hält, ins Fleisch zu stechen [2/1]. *Kränkung*, Beschwerden durch [2]. *Ruhelosigkeit*, treibt ihn von einem Ort zum anderen [1]. *Sinne* scharf [2]. *Glänzende* Gegenstände < [3]

KOPF: *Schmerz*, Geräusche durch, herabstürzendem Wasser, von [3], Wasser, beim Hören von fließendem [2/1], erstreckt sich zu Augen [2], Schläge, wie durch, Hinterkopf [2]. *Kappe*, Gefühl einer über den Schädel gezogenen [2]

MUND: *Kältegefühl*, Pfefferminze, wie durch [2]. *Spasmodisch*, Spucken [3/1]

HALS: *Würgen*, Wasser, beim Anblick von oder Gedanken daran [2]. *Spasmen*, Oesophagus, periodisch [2/1]. *Schlucken*, Neigung zu, ständiger Klumpen im Hals, durch einen [2]

MAGEN: *Verlangen*, merkwürdige Dinge, Schwangerschaft, in der [3]. *Bewegung* in, Gefühl von [2]

REKTUM: *Diarrhoe*, Wasser, Hören von fließendem Wasser < [3/1]. *Pulsieren*, Menses, während [2]. *Stuhldrang*, Wasser, beim Hören von fließendem [3/1]

HARNBLASE: *Harndrang*, plötzlich, fließendem Wasser, beim Anblick von [3], Wasser, Hören von laufendem Wasser oder beim Strecken der Hände in [3]

MÄNNLICHES GENITAL: *Sexuelles Verlangen* exzessiv, Beschwerden durch [3/1], unterdrückt, Beschwerden durch [3]

WEIBLICHES GENITAL: *Bewußtsein* des Uterus, ist sich dessen bewußt [2]. *Schmerz*, stechend, Vagina, oben, nach [2]

ATMUNG: *Atemnot*, Konvulsionen, bei den [2]

RÜCKEN: *Schmerz*, Zervikalregion, Beugen des Kopfes, hinten, nach, gebessert durch [2]

ALLGEMEINES: *Konvulsionen*, Zugluft < [2], Anstrengung, nach [2], Flüssigkeiten, durch [3], Licht < [3], Geräusche, durch [2], Gerüche, durch, starke [2], glänzende Gegenstände, durch [3], Berührung, bei [2]. *Staub* < [2; *Brom.*]

SPEISEN UND GETRÄNKE

ABNEIGUNG: Getränke [2]; Wasser [2]; Äpfel [1]; fette und reichhaltige Speisen [1]
VERLANGEN: Merkwürdige Dinge in der Schwangerschaft [3], Salzige Dinge [2]; Schokolade [1].
VERSCHLIMMERUNG: Fleisch [2]; Hammelfleisch [1]

KERN DES MITTELS

1. Heftige Ausbrüche von Zerstörungswut, gefolgt von schneller Reue
2. Gefühl, als ob er geärgert, behindert und gequält würde, und reagiert empfindlich darauf.
3. < fließendes Wasser, glänzende Gegenstände, blendendes Licht
4. Kann Sonnenhitze nicht ertragen.
5. Fadenziehender Speichel, ständiges Spucken

EIGENE NOTIZEN:

Mag-c.

MAGNESIUM CARBONICUM
Magnesiumcarbonat   Mag-c.

REGION
VERDAUUNGSTRAKT [*Magen;* Darm; Leber]. NERVEN [Gesicht; Zähne]. *Wangen*knochen. Linke Seite. Rechte Seite

MODALITÄTEN
<u>VERSCHLIMMERUNG</u>: NACHTS. *Ruhe. Geräusche. Kälte* [*Wetterwechsel;* Wind; Zugluft]. Speisen; stärkehaltige; Milch. Geringe Ursachen, Berührung, etc. Kinder. Säuglinge. Vor und während Menses. Stehen. Jede dritte Woche. In der Schwangerschaft. Bettwärme
<u>BESSERUNG</u>: *Bewegung. Umhergehen.* Im Freien. Essen von warmer Suppe. Regelfluß. Nach Stuhlgang

LEITSYMPTOME

G Schlechtgelaunt, SAUER und ÜBEREMPFINDLICH
G Verlassenheitsgefühl [fühlt sich von seinen Eltern, Freunden ungeliebt [2/7]. [Häufig angezeigt bei Waisenkindern oder vernachlässigten Kindern, oder bei Erwachsenen mit solch einer Kindheit, oder bei Erwachsenen, die in der Kindheit viele Streitereien zwischen den Eltern miterlebt haben.] Träumt davon, sich im Wald oder zu Hause zu verirren!!
G Kinder, die aufgrund von Problemen beim Schreiben und Lesen in der Schule zurückbleiben. [Geistesabwesend beim Schreiben. Konzentration schwierig beim Schreiben. Stumpfheit beim Schreiben. Lesen, unfähig zum Lesen, bei Kindern]. *Calc.* hat Probleme mit dem Rechnen.
G EMPFINDLICH GEGEN STREITIGKEITEN. Friedensstifter [*Vithoulkas*]
G Unsicherheitsgefühl, führt zu Hyperaktivität. Problemkinder [Kinder mit tuberkulinischer Belastung!!– *Allen*]

A < NACHTS [unruhig, nervös; Schmerzen<]. Infolgedessen müder beim Erwachen als beim Zubettgehen. Schmerzen < nachts [Zahnschmerzen, Gesichtsschmerzen, rheumatische Schmerzen; der Patient muß aufstehen und umhergehen.]
A < abends [3]
A < MILCH
A Mangel an Lebenswärme, trotzdem Verlangen nach Aufenthalt im Freien [Gehen im Freien bessert die Gemütssymptome !!]
A > im Freien [3], aber < KALTE Luft [3]
A Mangel an Lebenswärme + Erkältungsneigung = Schnupfen, Zahnschmerzen, Halsschmerzen, Husten] < vor Menses

Mag-c.

A SAUER [Stimmung, Geschmack im Mund, Schweiß, Absonderungen]
A Verlangen nach FLEISCH + Abneigung gegen Gemüse; oder umgekehrt.
A Scharfe, schießende Schmerzen. Schmerzhafte Müdigkeit, vor allem der Beine und Füße. „Schwere, müde Beine"
A Nervliche Erschöpfung. „Nervös, aufgebläht und schlaff".[*Boger*]
A Schmerzen & SCHWEISS [*Cham.*]

K GRÜNLICHE Diarrhoe, schaumig, unverdaut, wie Schaum auf einem Froschteich, mit vorangehenden krampfartigen Schmerzen im Abdomen, die ihn zum Zusammenkrümmen zwingen
K Menses fließt nur nachts, oder fließt VERMEHRT NACHTS. „Menses fließt nur in Abwesenheit der Schmerzen."

REPERTORIUM

GEMÜT: *Beschwerden*, Freundschaft, betrogene [1]. *Angst*, abends, Bett, im, gebessert durch. [2/1], Schlaf, vor [2]. *Verzweiflung*, Schmerzen, bei den [1]. *Widerwillen*, allem, vor [1]. *Reizbarkeit*, Freien im, gebessert durch [1]; Kindern, bei [3], Kummer, durch [1; *Kali-br.*], Gehen, beim, Freien gebessert durch, im [1/2]. *Eifersucht*, Redseligkeit, mit [1]. *Kleptomanie*, Schleckereien, etwas zum Naschen, stiehlt [1; Nat-c.; Tub.]. *Menses*, Gemütssymptome <, während [1]. *Ruhelosigkeit*, Bett, im, treibt aus dem [2] Sitzen, im [1]. *Schreien*, Schlaf, im [2]. *Auffahren*, Liegen, beim, Rücken, auf dem [1], Seite, auf der, rechten [1/1], Geräusche, durch [3], Berührung, bei [1]. *Schlagen*, sich, schlägt seinen Kopf gegen die Wand und Gegenstände [1]. *Gehen*, Freien, im, > Gemütssymptome [2]. *Weinen*, Schwangerschaft, in der [2]
KOPF: *Blutandrang*, Rauchen, durch [2; *Bell.*]. *Hautausschläge*, juckend, Wetter, bei regnerischem [2/1]. *Jucken*, Kopfhaut, nassem Wetter, bei [2/1]. *Schmerz*, drückend, Stirn, überfüllten Zimmer, im mit Menschen [2; *Plat.*], Rauchen [2]
NASE: *Schnupfen*, Menses, vor [2]. *Verstopfung*, nachts, weckt ihn auf [2], Menses, vor den [2]
GESICHT: *Schmerz*, nachts, Ruhe, in der [2], Sitzen < [2], Gehen > [2], Gehen, Freien, im gebessert durch [2]
MUND: *Geschmack*, sauer, Schwangerschaft, in der [2]
INNERER HALS: *Entzündung*, Menses, vor [2/1]. *Schmerz*, wund schmerzend, Menses vor [2]. *Geschwüre*, Menses, vor den [2]
MAGEN: *Aufstoßen*, Kohl, nach [3/1]; sauer, Menses, während [2/1]. *Auftreibung*, nachts [2]. *Erbrechen*, Suppe, nach der [2; Ars.]
ABDOMEN: *Auftreibung*, nachts [2]. *Schmerz*, wund schmerzend, Hypochondrien, nachts [2]; schneidend, Nabelgegend, Flatus, Abgang von > [2/1]
REKTUM: *Schmerz*, nachts, 4.00 Uhr [2/1]; stechend, Flatus, Abgang von > [2; *Coloc.*]
STUHL: *Unverdaut*, Milch, nach [2]. *Wäßrig*, grün, Schaum, mit [2]. *Weiß*, talgartige Massen [2]
HARNBLASE: *Urinieren*, unwillkürlich, Aufstehen vom Sitzen, beim [2]

Mag-c.

WEIBLICHES GENITAL: *Menses*, nachts [3], reichlich, nachts [3], Schmerzen, fließt nur bei Abwesenheit der Schmerzen [2/1], spärlich, tagsüber [3; *Bov.*]
RÜCKEN: *Schmerz*, Wehtun, Lumbalregion, Menses, vor [2] zerbrochen, wie, Lumbalregion, nachts [2; Ferr-i.]
EXTREMITÄTEN: *Schweregefühl*, Fuß, Sitzen, im [3], Gehen > [3]
SCHLAF: *Träume*, verirrt zu haben, sich, Wald, in einem [1/6], Hause, zu [1/1]. *Schläfrigkeit*, Sprechen, beim [2]. *Schlaflosigkeit*, Unbehaglichkeit, durch, Angst mit Hitze führt, muß sich entblößen, was zu Frösteln und [3/1]
SCHWITZEN: *Abzuwaschen*, schwer [2; *Merc.*]
ALLGEMEINES: *Hitze*, Gefühl von, Essen nach, warmen Speisen, von [2]. *Schwäche*, Menses, vor [2], Menses, während [2]

SPEISEN UND GETRÄNKE

ABNEIGUNG: Artischoken [2]; Gemüse [2]; Brot [1]; Butterbrot [1]; Butter [1]; gekochte Speisen [1]; grünes Obst [1]; grüne Speisen [1]; Fleisch [1]; Hammelfleisch [1]; Milch [1]; warme Speisen [1]
VERLANGEN: Brot [2],; Butterbrot [2]; Obst [2]; Fleisch [2]; saure Speisen [2]; merkwürdige Dinge; Schwangerschaft; in der [2]; Butter [1]; kalte Getränke [1]; Delikatessen [1]; Saftiges [1]; Milch [1]; Gemüse [1]
VERSCHLIMMERUNG: Kohl [2]; Milch [2]; warme Speisen [2]; Kaffee [1]; kalte Getränke [1], Fett [1]; Obst [1]; heiße Speisen [1]; Fleisch [1]
BESSERUNG: Heiße Speisen [1]

KERN DES MITTELS

1. Verlassenheitsgefühl oder Angst, verlassen zu werden. Friedensstifter
2. < nachts. < Milch
3. Sauer
4. > Gehen im Freien [> Gemütssymptome]
5. Tuberkulinisch
6. Der ganze Körper ist müde und schmerzhaft, vor allem die Beine und die Füße.

EIGENE NOTIZEN:

MAGNESIUM MURIATICUM
Magnesiumchlorid   *Mag-m.*

REGION
NERVEN. LEBER. Verdauung. *Beckenorgane [Uterus; Rektum]*. Frauen. * *Rechte Seite*. Linke Seite

MODALITÄTEN
VERSCHLIMMERUNG: LIEGEN AUF DER RECHTEN SEITE. *Nachts. Geräusche.* Im Meer baden. *Essen. Salzige Speisen.* MILCH. Warmes Zimmer. Schließen der Augen
BESSERUNG: HARTER DRUCK [festes Bandagieren > Kopfschmerzen]. Gekrümmtes Liegen. *Herunterhängen. Sanfte Bewegung.* Kühle Luft, im Freien [außer bei Kopfschmerzen]

LEITSYMPTOME

G „Mögen keinerlei KONFRONTATION. Haben eine Abneigung gegen Konfrontationen und Aggressionen, sowohl bei sich selbst als auch bei anderen. Wollen Frieden. Sehr diplomatisch." [*Morrison*]

G Starkes VERANTWORTUNGSBEWUSSTSEIN. „Diese Menschen sind nicht geschaffen für all den Ärger und die Probleme, die durch das Übernehmen von Verantwortung entstehen. All dies bereitet ihnen viel Angst und viele Sorgen. NACHTS, wenn sie sich zum Schlafen hinlegen, steigt die ANGST hoch. ÜBERWÄLTIGENDE Angst" [*Morrison*].

G „Grundlegendes, zentrales emotionales Ungleichgewicht und emotionale Unausgeglichenheit. Sie sind ihren Trieben und Impulsen hilflos ausgeliefert" [*Whitmont*]. *Unterdrückte, verborgene Aggressionen.* [„Furcht ist oft die Reaktion auf die eigene unterdrückte, unbewußte Gewalt." – *Whitmont*]. „Nicht selten zeichnet sich der Gemütszustand durch eine *scheinbar ruhige und gelassene Stimmung* aus. Das vehemente, leicht zu reizende GEWALTPOTENTIAL ist entweder hinter einer Maske verborgen oder die STÜRMISCHEN EMOTIONEN sind durch eine mit der größten Willenskraft aufgezwungene Diszpilin erfolgreich VERDRÄNGT worden..Sie stehen vielleicht plötzlich am Rande eines Nervenzusammenbruchs." [*Whitmont*]

G Besonders ausgeprägte Neigung zu DEPRESSIONEN, vielleicht zeitweise von Gewaltausbrüchen unterbrochen. [„Bei manisch-depressiven Menschen ein sehr erfolgversprechendes Mittel, daher sollte es hier auf alle Fälle versucht werden." – *Whitmont*]

A < NACHTS [vor allem Angst, aber auch Schmerzen und Koliken]
A MANGEL AN LEBENSWÄRME, aber Verlangen nach frischer Luft [3]
A < MILCH, fette Speisen, Salz
A > Harter DRUCK [Bandagieren] [3]. < Berührung

Mag-m.

A MÜDE beim Erwachen [erwacht in einem fast toxischen Zustand; der Kopf fühlt sich wie verstopft an; Abneigung zu sprechen; braucht eine Stunde um zu sich zu kommen]. „Der unerfrischendste Schlaf aller Mittel in unserer Materia Medica." [*Morrison*]
A < AM MEER; Baden im Meer [=> Blutandrang in der Brust, Obstipation, Husten, Urtikaria]

K Neigung zu Leberbeschwerden
K Kopfschmerzen > Binden des Kopfes [wenn um die Augen, dann > Druck auf die Augäpfel]; & Durst [3] & Aufstoßen [3]
K Hautausschläge im Gesicht, vor allem Pickel und Akne, < vor Menses; Jucken nachts
K Menstruationsschmerzen > Druck auf den Rücken oder Reiben des Rückens

REPERTORIUM

GEMÜT: *Angst*, abends, Bett, im, Schließen der Augen, beim [2/1], Freien, im gebessert durch [2], Schließen der Augen, beim [2], Haus, im [2], Lesen, beim [2; *Sep.*]. *Wahnidee*, Freunde, er habe keine [1; Sars.]. *Erregung*, Menses, während [2]. *Phantasien*, Lesen, beim [2/1]. *Ruhelosigkeit*, abends, Bett, im [3], Schließen der Augen in der Nacht < [3]. *Empfindlich*, Geräusche, Stimmen, gegen [2]
KOPF: *Hautausschläge*, juckend, nachts < [2], Menses vor den [2/1]. *Schmerz*, Binden, Kopfes des > [2], Zuhören von Gespächen und Vorlesen, beim [2/1], Druck, äußerlicher, harter Druck bessert [2]; berstend, pressen, muß mit den Händen [2], Einhüllen bessert [2/1]
AUGEN: *Schmerz* um die Augen [3]
NASE: *Katarrh*, Freien > im [2]. *Verstopfung*, nachts [2]
GESICHT: *Farbe*, blaß, Menses, während [2]. *Hautausschlag*, nachts < [2; *Ars.*], Menses vor [2]; Pickel, Menses, vor den Menses < [2/1]
INNERER HALS: *Klumpens*, Gefühl eines, Aufstoßen > [2]
MAGEN: *Aufstoßen*, Kopfschmerz, bei [3] Knoblauch, wie [2]. *Schmerz*, Milch, nach [3]. *Durst*, Kopfschmerz, bei [3]
ABDOMEN: *Auftreibung*, Stellen, an kleinen [2]. *Schmerz*, Menses, während, Reiben des Rückens, gebessert durch [2/1]; Hypochondrien, rechts, Liegen, schmerzhaften Seite, auf der > [2], erstreckt sich nach hinten [3]; Hypochondrien, Liegen, rechten Seite, auf der [2], Liegen, linken Seite, auf der [3], erstreckt sich zum Schulterblatt [2]; Leber, Liegen, beim, rechten Seite, auf der > [3], Liegen, linken Seite, auf der [2]; abwärtsdrängend, Hypochondrium, rechts, Liegen auf der linken Seite, beim [2].
REKTUM: *Obstipation*, schlüpft zurück, der Stuhl [2]
STUHL: *Knotig*, klumpig, Schleim bedeckt, mit [2] *Unverdaut*, Milch, nach [3; *Mag-c.*]
HARNBLASE: *Urinieren*, häufig, tagsüber [2]
WEIBLICHES GENITAL: *Menses*, schwarz, pechartig [2], geronnen, dunkle Klumpen [2]. *Schmerz*, Uterus, Druck, Rücken, auf dem > [2/1]; krampfartig, Uterus, Leukorrhoe, gefolgt von [2; *Con.*]
BRUST: *Blutandrang*, Baden im Meer, beim [2/1]. *Schmerz*, Herz, Bewegung > [2/1], Sitzen, im [2/1]. *Herzklopfen*, Sitzen [2], Gehen > [2]

Mag-p.

EXTREMITÄTEN: *Gefühllosigkeit*, Arme, rechts, Liegen, beim, linken Seite, auf der [2/1].
Kribbeln, Arme, morgens, Erwachen, beim [2]
SCHLAF: *Erwachen*, Erschütterungen, durch [2; Manc.]
ALLGEMEINES: *Baden*, Meer, im < [2]. *Blutwallungen*, Sitzen, im [2/1]

SPEISEN UND GETRÄNKE

VERLANGEN: Süßigkeiten [2]; Gemüse [2]; Delikatessen[1]
VERSCHLIMMERUNG: Milch [3]; Fett [2]; Obst [2]; Butter [1]; kalte Speisen [1]; Fisch [1]; heiße Speisen [1]; Fleisch [1]; Salz [1]; warme Speisen [1]
BESSERUNG: Heiße Speisen [1]

KERN DES MITTELS

1. Abneigung gegen Konfrontationen und Aggressionen; verabscheut Streit. Die Gewalt ist im Inneren verborgen oder maskiert; sie äußert sich in gelegentlichen Wutausbrüchen.
2. Angst < nachts
3. Mangel an Lebenswärme, trotzdem Verlangen nach Aufenthalt im Freien und > im Freien
4. Müde beim Erwachen
5. > harter Druck
6. < Milch, fette Speisen und Salz [am Meer]

EIGENE NOTIZEN:

MAGNESIUM PHOSPHORICUM
Magnesiumphosphat   *Mag-p.*

REGION
NERVEN [Gesicht; Kopf]. *Muskeln.* * *Rechte Seite*

MODALITÄTEN
VERSCHLIMMERUNG: KÄLTE [Luft; Entblößen; Zugluft; Wasser]. *Berührung. Periodizität.*
NACHTS. *Erschöpfung.* Bewegung
BESSERUNG: WÄRME. HEISSES BADEN. *Druck.* Zusammenkrümmen. Reibung

Mag-p.

LEITSYMPTOME

G Von der Persönlichkeit her wie *Phosphorus*, mehr extrovertiert. Sie können reizbarer sein und ähnliche Ängste wie *Phosphorus* haben [Gewitter, Dunkelheit].
G Ähnlich *Calc. phos.* [dünn, schwach, nervös und empfindlich], „dennoch ist für sie die feurige IMPULSIVITÄT von *Magnesium* typischer als die Passivität von *Calcarea.*"[*Whitmont*]
G „Sehr EMPFINDSAME künstlerische oder intellektuelle Menschen, extrem nervös, gefühlsstark, unruhig, spastisch und neurotisch mit Krämpfen und Koliken am ganzen Körper" [*Whitmont*].
G „SPRICHT STÄNDIG von ihren SCHMERZEN." [*Boger*]

A < NACHTS
A MANGEL AN LEBENSWÄRME [aber im Gegensatz zu *Mag-c.* und *Mag-m.* **nicht** besser im Freien]. < KÄLTE im allgemeinen
A KRAMPFARTIGE oder schießende, wandernde und stechende [neuralgische] Schmerzen. AUSSTRAHLEND
A < Berührung und Kälte; > HARTER DRUCK und Hitze [vor allem SCHMERZEN].
A PLÖTZLICHE Schmerzattacken; in Wellen; *lassen ihn aufschreien; führen zu Unruhe.* Die Schmerzen erscheinen plötzlich und verschwinden plötzlich.
A AUSSTRAHLENDE Schmerzen
A Ruhelos durch die Schmerzen [*Mag-c.*], während die Unruhe bei *Mag-m.* mehr durch die Angst entsteht.

K UNSTETE, wandernde WACHSTUMSSCHMERZEN
K Kopfschmerzen BEGINNEN im Nacken [oder im Hinterkopf], erstrecken sich über den Kopf und setzen sich über dem RECHTEN Auge fest; < 16.00 – 20.00 Uhr, > Wärme und Druck; & gerötetes Gesicht. Es ist schwierig von *Sil.* zu unterscheiden, aber *Sil.* hat keine Besserung durch Druck. Schulmädchenkopfschmerz
K Prämenstruelle Schmerzen [< rechts] > bei Einsetzen des Regelflusses
K Schwindel bei Anstrengung der Augen. Akkommodationsstörungen bei Kopfschmerzen

REPERTORIUM

GEMÜT: *Schreien*, Schmerzen, bei den [1]. *Spricht*, sich selbst, zu [1]. *Weinen*, konvulsivisch [2/1]
SCHWINDEL: *Anstrengung*, Augen, bei Anstrengung der [2]
KOPF: *Schmerz*, Hitze >, heiße Anwendungen [3], Druck, äußerer, harter Druck > [3], steigt plötzlich, sinkt plötzlich [1], Stirn, warme Anwendungen > [1]; Hinterkopf, erstreckt sich zum Kopf [1]; stechend, Stirn, Augen, über den, rechts [2]
AUGEN: *Lähmung*, Lider der, Oberlid, rechts [1]
SEHEN: *Akkommodation*, gestörte, Kopfschmerz [2/1]. *Funken*, Kopfschmerz, während [3]
OHR: *Schmerz*, Bettwärme, Einhüllen >, und [2]

Manc.

GESICHT: *Schmerz*, nachts, Bett, treibt ihn aus dem [2]; Bett, im < [2]; kalte Luft < [3], Einwirkungen von Kälte, durch [2], Zugluft < [2], Wind <, trockener, kalter [3]
MAGEN: *Aufstoßen*, Speisen, von, Essen, sofort nach [2]. *Schluckauf*, Fieber, während [2]
ABDOMEN: *Schmerz*, Beugen, muß sich zusammenkrümmen [2], ausstrahlend [3], Getränke, warme > [2]
WEIBLICHES GENITAL: *Schmerz*, Uterus, Menses, vor [2], Druck > [2]
ATMUNG: *Asthmatisch*, Blähungen, durch [1]
EXTREMITÄTEN: *Krämpfe*, Hand, Schreiben, beim [3]; Finger, Klavierspielen oder beim Geigenspielen, beim [2/1], Schreiben, beim [2]. *Schmerz*, Beine, Ischialgie, Druck > [3], plötzlich, kommt und geht [2], Berührung, < [2], Gehen, Hahnengang, Hahnentritt [1], unsicher [2]
ALLGEMEINES: *Schmerz*, ausstrahlend [2]

SPEISEN UND GETRÄNKE
ABNEIGUNG: Kaffee [1]
VERSCHLIMMERUNG: Kalte Getränke [2]

KERN DES MITTELS

1. Empfindlich und nervös; impulsiv und feurig [weniger verschlossen als [*Mag-c.* und *Mag-m.*
2. Rechtsseitige Beschwerden [Kopf, Ohren, Gesicht, Brust, Eierstock, Ischiasnerv]
3. Mangel an Lebenswärme, nicht > im Freien. < Kälte
4. Krampfartige oder schießende Schmerzen; & Zusammenschnürungsgefühl
5. > harter Druck, Zusammenkrümmen, Wärme. < Berührung, Kälte

MANCINELLA
Manchinellenbaum, Manschapfel   *Manc*

REGION
Gemüt. Oberflächen [Schleimhäute; Hals; *Haut*]

MODALITÄTEN
VERSCHLIMMERUNG: Kälte [Füße; Getränke]. Feuchtigkeit. Berührung. Pubertät. Klimakterium
BESSERUNG: Reiben. Gehen

Manc.

LEITSYMPTOME

G FURCHT VOR GEISTESKRANKHEIT; kann dunkle Gedanken oder schlechte Gedanken nicht aus dem Kopf bekommen. Furcht < in der Dunkelheit [Wahnidee eines dunklen Teufels im Inneren]
G Furcht vor dem TEUFEL [vom Teufel geholt zu werden, Furcht vor teuflischen Geistern, als sei sie vom Teufel besessen]. Dieser Zustand kann durch Sehen von Horrorfilmen ausgelöst oder verstärkt werden.
G Fixe Ideen, sich selbst zu schneiden oder zu verletzen. Selbstpeinigung
G FURCHT VOR KONTROLLVERLUST [„Es handelt sich um einen schwachen Intellekt, in den Gedanken eindringen, ohne daß der Patient diese Gedanken kontrollieren kann, wie bei *Lac-c.* und *Arg-n.* Es handelt sich somit um eine mentale Schwäche, unerwünschte Gedanken herauszufiltern." *Morrison*]. ZWANGHAFTE Gedanken
G Plötzliches SCHWINDEN DER GEDANKEN, „vergißt von einem Augenblick auf den anderen, was sie tun wollte."
G Schüchterne Ängstlichkeit. [vgl. „Würgegefühl in der Kehle beim Sprechen"]
G „Niedergedrückt bei sexueller Erregung" [*Boger*]. „*Mancinella* hat viele Wahnideen und Vorstellungen über Sexualität, häufig vermischt mit Gefühlen vom Bösen." [*Morrison*]

A Warmblütig. < Hitze
A < Pubertät oder Klimakterium [Zeitabschnitte großer Veränderungen und niedrigem Selbstwertgefühl; „Phasen, in denen der Intellekt nicht gut ausgebildet ist."] „Zu beachten bei depressiven Zuständen in der Pubertät und im Klimakterium, bei vermehrter Sexualität." [*Boericke*]
A BRENNENDE SCHMERZEN
A < Trinken von KALTEM WASSER [< brennende Schmerzen]

K Abneigung gegen enge Kragen [aufgrund des Erstickungsgefühls am Hals]
K Beißende Blasen an den Fußsohlen. Scharfer, klebriger Fußschweiß
K Brennender Schmerz in den Augen, < beim Schließen der Lider
K Leeregefühl im Kopf [vgl. Unfähigkeit, schlechte Gedanken fernzuhalten]

REPERTORIUM

GEMÜT: *Antworten*, Abneigung zu [3]. *Froh*, Verlangen fröhlich zu sein, vergeblich [2/1]. *Wahnidee*, Teufel, er werde geholt vom [1/3]. *Furcht*, nachts, Mitternacht [1; Con.], Gespenstern, vor [2], Geisteskrankheit, vor [4]. *Nymphomanie*, Menopause in der [1]. *Pubertät*, geistige Störungen in der [1/4]. *Traurigkeit*, Mitternacht, nach [1; Rhus-t.]. *Mitfühlend* [1]
SCHWINDEL: *Schweben*, als würde er [2]
KOPF: *Liegen*, als würde er auf etwas Hartem [2]
AUGEN: *Schmerz*, brennend, Schließen der Lider, beim [2]
NASE: *Gerüche*, Zwiebeln nach [1]

Manc.

MUND: *Schmerz*, brennend, Zungenwurzel [1]. Speichel, brennend [1/1]
HALS: *Würgen*, Sprechen, beim [2; Meph.]. *Hitze*, erstreckt sich zum Magen [1/7]. *Schlucken*, unmöglich durch Würgen [1]
MAGEN: *Aufstoßen*, laut, Bücken, beim [1/1]. *Völlegefühl*, nach Essen, wenig [2]. *Hitzewallungen*, erstrecken sich nach oben [2]
ABDOMEN: *Auftreibung*, kleinen Stellen, an [1; Mag-m.]. *Schmerz*, krampfartig, Trinken von Wasser, nach [2]. *Rumoren*, Bewegung, bei [2; Lyc.]
BRUST: *Herzkopfen*, Herumdrehen im Bett, beim [2]
RÜCKEN: *Schläge*, Zervikalregion, Erwachen, beim [2/1]. *Steifheit*, Zervikalregion, Erwachen, beim [1]
EXTREMITÄTEN: *Ungeschicklichkeit*, Hände [2]. *Hautausschläge*, Fuß, Sohle, abschilfernd [2]. *Gefühllosigkeit*, Hände, Erwachen, beim [1]
HAUT: *Brennen*, Teile, auf denen er liegt [1]
SCHLAF: *Erwachen*, Erschütterungen, durch [1; Mag-m.]

SPEISEN UND GETRÄNKE

ABNEIGUNG: Alkohol [1]; Brot [1]; Fleisch [1]; Wasser [1]; Wein [1]
VERLANGEN: Salziges [2]; merkwürdige Dinge [2]; kalte Getränke [1]; Tabak [1]

KERN DES MITTELS

1. Unfähigkeit, böse, dunkle Gedanken zu kontrollieren oder von sich fernzuhalten, aufgrund einer Schwäche des Intellekts, führt zu Furcht vor Geisteskrankheit [bzw. der Furcht, böse zu sein]
2. Depression [quälende Gedanken] & sexuelle Erregung
3. < Dunkelheit, nachts
4. Würgegefühl im Hals
5. Brennen, Beißen
6. < kalte Getränke

EIGENE NOTIZEN:

Mand.

MANDRAGORA
Alraune   *Mand.*

REGION
Magen, Zwölffingerdarm und Leber-Gallenregion. Kreislaufsystem. Bewegungsapparat.
* Rechte Seite

MODALITÄTEN
VERSCHLIMMERUNG: Feuchtigkeit. Kälte. Hitze [< Kopf]. Leichte Berührung. Zu Beginn der Bewegung. Stürmisches Wetter; vor Sturm [Herzschmerzen]. Nach Mitternacht; *3.00 – 5.00 Uhr*
BESSERUNG: Urinieren. Liegen. Ruhe. Warme Anwendungen. *Zurückbiegen des Oberkörpers* [> Bauchkolik, Ischialgie]. Fortgesetzte Bewegung [> rheumatische Schmerzen]. Starker Druck. Essen [> Magensymptome]

LEITSYMPTOME

* Kaltes oder abgeschwächtes Belladonna [*Julian*]
G WECHSELNDE Stimmungen; Depression, Perioden von Weinen abwechselnd mit Euphorie und gesteigerter Lebensenergie und geistiger Aktivität oder rastloser Unruhe
G Gemütssymptome & Übelkeit und Gefühllosigkeit
G Gemütssymptome [vor allem TRAURIGKEIT, Reizbarkeit, Nervosität] > Urinieren
G Überempfindlich gegen GERÄUSCHE und Gerüche
G Eigentümlicher Widerspruch von Schläfrigkeit und Schläfrigkeit mit gleichzeitiger starker Erregung oder Reizbarkeit

A MANGEL AN LEBENSWÄRME
A 3.00 – 5.00 Uhr [allgemeine Verschlimmerungszeit]
A *Rechte Seite*
A Krampfbereitschaft, Gefühllosigkeit und Übelkeit

K „*Mandragora* gehört zu den Mittel mit dem meisten Schwindel in unserer Materia Medica [zusammen mit *Phos.*, *Con.*, *Magnesium*]. Es hat Ohnmachtsneigung und Ohnmachtsanfälle; der Schwindel ist oft typisch für Morbus Meniere. Er kommt in plötzlichen Anfällen, die den Patienten zum Hinlegen nötigen; häufig wird der Schwindel beim Hinlegen jedoch schlimmer, ebenso beim Herumdrehen, bei Bewegung, beim Hinuntersteigen von Treppen, und er ist schlechter beim Erwachen. Besser im Freien. Sehr häufig hat der Schwindel seelische Ursachen, der Patient äußert ein *Gefühl der Unsicherheit,* vermutlich aufgrund der

Mand.

Schwindelgefühle; Beschwerden nach Angst und Anspannung, Schwindel mit Depressionen, oder mit Weinanfällen, Klingeln in den Ohren, oder mit Durchfall." [*Whitmont*]

K Kopfschmerzen durch Blutandrang [& Schwindel] > kalte Luft und kalte Anwendungen; < Aufenthalt in der Sonne, durch Alkohol, Tabak. Kopfschmerzen & Durchfall. *Kopfschmerz, wenn der Magen leer ist*

K Herzsymptome & Darmsymptome, Meteorismus, Auftreibung, > durch Diarrhoe

K Bauchschmerzen [< rechts] > ZURÜCKBIEGEN DES OBERKÖRPERS

K Die Glieder fühlen sich schwer, wie geprellt und wund an, wie nach einer Anstrengung der Muskeln. Zerschlagenes und erschöpftes Gefühl wie nach einer Grippe. Besser durch Bewegung

K Lumbago, Ischialgie, brennende Schmerzen, < rechte Seite, < Sitzen, > Druck, < zu Beginn und > durch fortgesetzte Bewegung; kann nicht im Bett bleiben, muß aufstehen und nachts umhergehen. > Wärme, > Zurückbiegen des > Oberkörpers; < aufrechte Haltung, < Beine herunterhängen lassen

K Diarrhoe nach gekochten fetten Speisen

REPERTORIUM
Wird im Repertorium von *Kent* nicht erwähnt.

SPEISEN UND GETRÄNKE
ABNEIGUNG: Alkohol [2]; Fett [2]; Kaffee [1]; Geruch von Gebratenem [1]
VERLANGEN: Stark gewürzte Speisen [2]; Fleisch [2; „sogar bei einem Vegetarier"]; Süßigkeiten [2]; Käse [1]
VERSCHLIMMERUNG: Kaffee [1]; Fett [1]; Süßigkeiten [1]

Quellen: Whitmont: *Psyche and Substance*. Julian: *Dictionary of Homeopathic Materia Medica*

EIGENE NOTIZEN:

Mang.

MANGANUM
Mangan   *Mang.*

REGION
INNENOHR; Eestachische Röhre. *Larynx und Trachea.* Beine. *Periost.* [*Gelenke; Knöchel; Schienbein*]. Ferse. Haut. Augen. *Blut.* Gallenblase. * *Rechte Seite.* Linke Seite

MODALITÄTEN
<u>VERSCHLIMMERUNG</u>: Ändert sich mit dem Wetter. *Berührung. Kälte. Feuchtigkeit. Nachts. Sprechen. Federbett.* Bücken. Bewegung. Pressen zum Stuhl. Lesen. Lachen
<u>BESSERUNG</u>: *Hinlegen.* Im Freien. Auswurf

LEITSYMPTOME

G Angst > HINLEGEN. „Ängstlich, besorgt, schreckhaft und unruhig, fühlt sich aber VOLL-KOMMEN WOHL IM LIEGEN. Steht er aber auf, so kehren Angst und Unruhe wieder." [*Kent*]
G Traurigkeit > traurige Musik. Hört gerne klassische Musik, vor allem Orgelmusik.

A Extreme EMPFINDLICHKEIT DER KNOCHEN [oder jedes Körperteils] bei BERÜHRUNG
A Mangel an Lebenswärme
A < wolkiges Wetter [2]. < trockenes Wetter [2].
A < NACHTS [vor allem Schmerz wie wund und große Empfindlichkeit in den Knochen und Gelenken]
A > LIEGEN. [„Alle Symptome lassen beim Hinlegen nach."; vor allem Husten, Kitzeln in den Atemwegen]
A < FEUCHTKALTES Wetter [Kopfschmerzen, Taubheit, chronische katarrhalische Trockenheit der Nase, Husten, Heiserkeit, Stimmverlust] [„Jede Erkältung ruft eine Bronchitis hervor."– *Boericke*]

K „Lähmung mit der Neigung, nach vorne zu laufen, wenn er zu gehen versucht."[*Clarke*].
K „Alles schlägt sich auf die OHREN." [*Boger.*] „Schmerzen erstrecken sich von anderen Teilen zu den Ohren und konzentrieren sich darin." [*Clarke*]. [Zum Beispiel anfallsartiger Husten durch Kratzen im Gehörgang]. „Jucken in den Ohren durch Sprechen, Schlucken, Lachen, oder durch alles, durch das die Halsfunktionen in Aktion treten."
K Schwerhörig, wie durch Verstopfung der Ohren, > Naseschneuzen, < oder > mit Wetterwechsel. Taubheit < feuchtes Wetter
K Liegen im Federbett < Asthma.
K ANÄMIE. Perniziöse Anämie

Mang.

K „Prellungen, WUNDHEITSGEFÜHL BLEIBT lange erhalten, und *Arn.* verschafft keine Linderung" [*Mathur*]
K Wachstumsschmerzen und schwache Knöchel [*Boericke*]
K Jucken > Kratzen. Chronisches Ekzem & Amenorrhoe; < Menstruation oder Klimakterium
K Rheumatismus mit glänzendroter Schwellung der Gelenke

REPERTORIUM

KOPF: *Schmerz*, Verwirrung, mit geistiger, unfähig, seine Gedanken zu sammeln [2], Berührung > [2], im warmen Zimmer > [3], bewölktem Wetter, bei [2], naßkaltem Wetter, bei [2]
AUGEN: *Trockenheit*, helles Licht, beim Blicken in [3/1]. *Schmerz*, beim angestrengtem Blicken auf nahe Gegenstände [2], Sonnenlicht < [2]; brennend, tagsüber, nur [2]
OHR: *Geräusche*, Bücken, beim [2]. *Schmerz*, Wetterwechsel, bei [2]
HÖREN: *Schwerhörig*, Schneuzen der Nase > [2], nasses Wetter < [2]
NASE: *Verstopfung*, nassem Wetter, bei [2]
ZÄHNE: *Schmerz*, erstreckt sich zu anderen Teilen [3/1]
ÄUSSERER HALS: *Schweiß* [3]
HARNBLASE: *Harndrang*, tagsüber [2]
KEHLKOPF UND TRACHEA: *Empfindlichkeit*, Kehlkopf, kalte Luft, gegen [2]. *Kitzeln*, Kehlkopf, Liegen > [3; *Euphr.*]. *Stimme*, heiser, Überanstrengung der Stimme, bei [2], Singen, durch [2], Sprechen, durch [2]; rauh, Rauchen, gebessert durch [2/1]
HUSTEN: *Mittags*, Liegen > [3/1]. *Tiefliegen*, gebessert durch [3]. *Trocken*, Liegen auf dem Rücken > [2/1], Lesen, bei lautem [2]. *Liegen*, Rücken, auf dem > [2]
EXTREMITÄTEN: *Schmerz*, Gelenke, nachts [2], Erkälten, durch [2], Berührung, < [2]
HAUT: *Jucken*, Schweiß < [3], schwitzende Teile [3]

SPEISEN UND GETRÄNKE

VERLANGEN: Bier [1]; Milch [1]; saure Milch [1]; saure Speisen [1]
VERSCHLIMMERUNG: Kalte Speisen [2]; Kaffee [1]; kalte Getränke [1]
BESSERUNG: Heiße Speisen [2]; warme Getränke [2]

KERN DES MITTELS

1. > Hinlegen [geistige und körperliche Symptome, außer Schmerzhaftigkeit der Knochen und Gelenke]
2. Traurigkeit > traurige Musik
3. Wundes Gefühl
4. < naßkaltes Wetter
5. Alles schlägt sich auf die Ohren.

EIGENE NOTIZEN:

Med.

MEDORRHINUM
Gonokokkeneiter   *Med.*

REGION
Gemüt. Nerven. Schleimhäute. Lymphgefäße. Bindegewebe [Lungen; Becken; Gelenke]. *Wirbelsäule.* Nieren. Linker Eierstock

MODALITÄTEN
<u>VERSCHLIMMERUNG</u>: *Feuchtigkeit;* Kälte. *Tagsüber.* 3.00 – 4.00 Uhr morgens. Nach dem Urinieren. Berührung. Geschlossener Raum. Denken an die Krankheit. Hitze. Sonne. Gewitter. Geringste Bewegung. Schwitzen. Strecken. Kopf nach vorne Beugen. In Salzwasser baden
<u>BESSERUNG</u>: LIEGEN AUF DEM ABDOMEN. Nach hinten biegen [> Verstopfung]. *Frische Luft.* Entblößen. *Hartes Reiben.* Am Meer. Feuchtigkeit. Sonnenuntergang

LEITSYMPTOME
G EILE [die Zeit vergeht zu LANGSAM] [„Ständig in Hetze und ERWARTUNGSSPANNUNG, ohne konkreten Grund hierfür, dabei fehlt der Wunsch, die Dinge in die Realität umzusetzen."– *Barbancy*]
G Alles erscheint UNWIRKLICH, wie in einem Traum. Fühlt sich WEIT WEG. Verwirrung in Bezug auf seine Identität. Gefühl einer unerträglichen inneren LEERE. Gefühl, überflüssig zu sein oder abgelehnt zu werden. Wahnidee, verdammt zu sein. All dies führt zu dem Bestreben zu entfliehen.
G EXTREME; gehen über alle Grenzen hinaus. Schrankenlos [aufgrund mangelnder Orientierungspunkte – durch die Eltern oder in sich selbst]
G Gegensätzliche Extreme in EINER Person: leidenschaftlich, verrückt, wild, starkes sexuelles Verlangen, mangelnde Selbstkontrolle, grausam, ungeduldig, EGOZENTRISCH. Überwältigt von den eigenen inneren ungeformten Impulsen – im Gegensatz zu: Rückzug von der äußeren Welt in eine innere Traumwelt [egozentrisch, fühlt sich weit weg, wie in einem Traum, vergeßlich, geistesabwesend, empfänglich für Schönes, hübsche Dinge, Natur, Blumen etc.]
Oder BEIDE Seiten in einer Person
G Meidet VERANTWORTUNG.
G Weint beim Erzählen ihrer Symptome [aufgrund der VERWIRRUNG].
G Furcht vor DUNKELHEIT. [Wahnidee, jemand sei hinter ihr – Furcht, jemand sei hinter ihr]
G BEISST FINGER- und FUSSNÄGEL.

A „Können einen Mangel an Lebenswärme haben oder warm sein; häufig warm." [*Morrison*].
Verlangen nach frischer Luft
A > ABENDS; Nachtmenschen
A > Absonderungen

Med.

A FISCHIGER Geruch [von Absonderungen]
A Starkes Verlangen nach allen möglichen UNTERSCHIEDLICHEN Dingen [z.B. Süßigkeiten + Saures + Gewürztes + Salz]
A > AM MEER
A > Liegen auf dem ABDOMEN oder in Knie-Ellbogen-Lage
A Frühzeitiges MASTURBIEREN
A GONORRHOE in der Vorgeschichte, in der eigenen oder in derjenigen der Familie
A Zwerghafte Kinder; lernen langsam Sprechen; Kinder, die weiterhin krabbeln. Furcht vor Dunkelheit [sehr unsicher; halten immer ein Spielzeug fest an sich gedrückt]. Sehr durstig. Asthma + Nägelbeißen

K CHRONISCHE oder wiederkehrende Infektionen von Vagina oder Blase [Beckenorgane].
K Überempfindlichkeit der FUßSOHLEN
K Ständiges Räuspern [jedes Mal, wenn er zu sprechen beginnt]
K Fast ein Spezifikum bei Reiter-Syndrom [Urethritis + Konjunktivitis + Arthritis]
K Kälte der Brüste, vor allem der Brustwarzen [der übrige Körper ist warm, vor allem während Menses]
K Verkrüppelte Nägel
K Brennende Hände und FÜSSE; will sie entblößen.
K Asthma wird nur erleichtert durch Liegen auf dem Abdomen und Herausstrecken der Zunge [*Allen*]

REPERTORIUM

GEMÜT: *Antwortet,* wiederholt erst die Frage [2]. *Angst,* Seelenheil, um das [2]. *Beißen,* Nägel [3]. *Hellsehen* [2]. *Wahnidee,* unwirklich, alles erscheint unwirklich [2]. *Stumpfheit,* Kindern, bei [2]. *Heiterkeit,* nachts [2/1]. *Furcht,* allein zu sein, nachts [2], Dunkelheit, vor der [2]. *Vergeßlich,* Namen, seinen eigenen Namen [2]. *Ungeduld,* Kleinigkeiten, um [2]. *Zurückhaltend,* reserviert [2]. *Abergläubisch* [2]. *Waschen,* Hände, wäscht sich ständig die [2]. *Weinen* > [2]. *Wildes* Gefühl im Kopf [2]
KOPF: *Brodeln,* Gefühl von [1]. *Bohrt* den Kopf in das Kissen [2]. *Bewegungen* des Kopfes, seitwärts, wiegt den Kopf von einer Seite auf die andere, um die Schmerzen zu lindern [2]. *Schmerz,* Rollen des Kopfes von einer Seite auf die andere > [1]
AUGEN: *Schließen* der Augen, Verlangen, sie zu schließen [2]. *Hitze,* Lider [2]. *Schmerz,* herausgezogen, als würde es [1; *Glon.*]. *Vorwölbung,* Gefühl von [2]. *Starren,* Gefühl, als würde er [1/1]. *Schwellung,* Lider, Oberlider [2]
NASE: *Verstopfung,* Nasenwurzel, an der [1]. *Schniefen* [2]
GESICHT: *Hautausschläge,* Herpes, Mund, Mundwinkel [1]. *Schwitzen,* Schlaf, im [1]
ZÄHNE: *Karies,* schnell [3]
ÄUSSERER HALS: *Spasmen* in den Seiten des Halses [2; *Carb-ac.*]
MAGEN: *Appetit,* Heißhunger, Essen, nach, bald [2]. *Übelkeit,* Trinken > [2]
ABDOMEN: *Schmerz,* Leber, erstreckt sich zu Schulter, rechte [2]

Med.

REKTUM: *Obstipation*, zurücklehnen, damit Stuhl abgeht, muß sich [2/1]. *Feuchtigkeit*, Heringslake, riecht wie [2; *Calc.*]
NIEREN: *Blubberndes* Gefühl in der Nierengegend [2]. *Schmerz*, Urinieren nach > [2]
URIN: *Reichlich*, Schmerz, Rücken, Urinieren >, mit Schmerz im [2; Lyc.]
MÄNNLICHES GENITAL: *Verhärtung*, Hoden, Nebenhoden [2]
WEIBLICHES GENITAL: *Koitus*, Genuß fehlend [2]. *Vergrößerung*, Ovarien [2], links [2]. *Entzündung*, Ovarien, Gonorrhoe, nach unterdrückter [3; *Canth.*]. *Menses*, abzuwaschen, schwer [2; *Mag-c.*]
ATMUNG: *Atemnot*, Ausatmen [2], angefächelt werden, möchte [2], Liegen, beim, Knie-Ellbogen-Lage > [2/1]
HUSTEN: *Liegen*, beim, Abdomen, auf dem, > [2]
BRUST: *Kälte*, Mammae [2], Brustwarze [1/1]
RÜCKEN: *Hitze*, Hitzewallungen, Wirbelsäule, Zervikalregion [2]. *Schmerz*, brennend, Zervikalregion, erstreckt sich den Rücken nach unten [2/1]; Dorsalregion, Schulterblätter, zwischen [2]; Lumbalregion, Menses, während [1; Phos.]
EXTREMITÄTEN: *Kälte*, warmes Bett ist jedoch unerträglich [2]. *Angefächelt* werden, möchte, daß Hände und Füße [3/1]. *Hitze*, Fuß, brennend, entblößt ihn [3]. *Schweregefühl*, Beine, Treppensteigen, beim [2]. *Schmerz*, Gewitter < [3]; Gelenke, rheumatisch, Gonorrhoe, nach unterdrückter [3]. *Empfindlichkeit*, Fuß, Sohle [3]. *Entblößen*, Neigung zum [3]
SCHLAF: *Schlaflage*, Knie, Gesicht ins Kissen gepresst, und [1]
FROST: *Frösteln*, Harndrang, bei [2; Hyper.], Urinieren, vor [2; Nit-ac.], Urinieren, nach, > [1/1]
HAUT: *Jucken*, Kratzen, blutet, muß kratzen, bis es [2]. *Warzen*, gestielt [2]
ALLGEMEINES: *Sturm*, Annäherung von [2], während [2]

SPEISEN UND GETRÄNKE

ABNEIGUNG: Kalte Getränke [2]; kalte Speisen [2]; Auberginen [2]; Süßigkeiten [1]
VERLANGEN: Alkohol [2]; Ale [2]; Bier [2]; Fett [2]; Fett + Süßigkeiten [2]; Fisch [2]; grünes Obst [2]; Eis [2]; Zitronen [2]; salzige Dinge [2]; Salz + Süßigkeiten [2]; Saures [2]; Süßigkeiten [2]; Schokolade [1]; Fett + Salz [1]; saftige Dinge [1]; Orangen [1]; Kartoffeln [1]; rohe Zwiebeln [1]; Rauchen [1]; warme Getränke [1]

KERN DES MITTELS

1. Eile und Erwartungsspannung. Wie in einem Traum, alles erscheint unwirklich. Extreme
2. > abends. > Liegen auf dem Abdomen
3. > am Meer
4. Verlangen nach frischer Luft.
5. Chronische oder wiederkehrende Erkrankungen der Beckenorgane [vor allem nach unterdrückter Gonorrhoe in der eigenen Krankengeschichte oder der der Familie]
6. Verlangen nach allen möglichen verschiedenen Speisen

EIGENE NOTIZEN:

MERCURIUS
Quecksilber   Merc.

REGION
BLUT. *Schleimhäute*. DRÜSEN [buccal-; SPEICHEL-; TONSILLEN; HALS; LYMPH-; SCHLEIM-HÄUTE; *Leber*; Nieren]. GENITALIEN. *Bindegewebe. Gelenke.* Knochen. Haut. * *Linke Seite.* Rechte Seite

MODALITÄTEN
VERSCHLIMMERUNG: NACHTS. Nachtluft. SCHWITZEN. LIEGEN AUF DER RECHTEN SEITE. WENN ERHITZT; < Bett oder offenes *Feuer; warmes Zimmer*. EMPFINDLICH GEGEN [ZUGLUFT; am *Kopf*; Wetter*wechsel*; bewölktes oder *kalt- feuchtes Wetter*; Erkältung; *Hitze und Kälte*]. Nasse Füße. Feuerschein. Künstliches Licht. Während Stuhlgang. Während Urinieren. Naseschneuzen
BESSERUNG: Mäßige Temperaturen. Ruhe. Morgens. Kratzen

LEITSYMPTOME

G INSTABILITÄT auf allen Ebenen
G Inneres GETRIEBENSEIN mit LANGSAMKEIT im Handeln [als ob er alles genau überlegen würde]
G „ÄUSSERST VERSCHLOSSEN. Es ist, als würde man keinen wirklichen Kontakt zum Patienten bekommen, mißtrauisch, vorsichtig, verletzlich." [*Morrison*]
G Stottern: „Möchte sich mitteilen, kann es aber nicht, daher hält er sich zurück. Das Gesagte kommt als Gestotterte heraus." [*Morrison*]
G Furcht, VON HINTEN ANGEGRIFFEN zu werden. Wahnidee, JEDER SEI EIN FEIND
G Verlangen, Ordnung in einer chaotischen Welt zu schaffen. Möchte, daß jeder seinen Platz kenne und auf diesem BLEIBE; sehr KONSERVATIV. Erträgt es nicht, wenn die öffentliche Ruhe gestört wird; sehr empfindlich gegenüber Ungerechtigkeit. Braucht ein geregeltes Leben und eine stabile Gesellschaft, um seine innere Instabilität auszugleichen. IMMER unzufrieden [3], unzufrieden mit allem [3]. Alles oder nichts; werden revolutionäre Anarchisten [aus schierer Notwendigkeit oder aus Impulsivität].
G Mangel an SELBSTVERTRAUEN [zittert innerlich]; leicht verlegen
G Sehr empfindlich gegen Kritik und Widerspruch; kann gewalttätig werden [Verlangen, die Person, zu töten, die widerspricht [2]; Haß auf Personen, die ihn beleidigt haben [1]]
G Innerer Konflikt zwischen dem Wunsch nach Recht und Ordnung und den gewalttätigen Impulsen. Sich zurückzuhalten kostet sehr viel Energie => Vergeßlichkeit

Merc.

A INSTABILITÄT ist in 55 Allgemeinrubriken mit Verschlechterung aufgeführt und nur in 7 mit Besserung!
A Empfindlich gegen HITZE UND KÄLTE; Temperaturextreme. FRIERT so schnell, wie er ÜBERHITZT ist.
A < NACHTS. > nach dem Schlaf [2]
A < LIEGEN auf der rechten Seite [3]
A SCHWEISS am ganzen Körper; OHNE Erleichterung. Schweiß ölig, faulig, färbt die Wäsche gelb. Schwitzt LEICHT.
A DRÜSENSCHWELLUNGEN
A UNGEHINDERT FLIESSENDE SEKRETIONEN, dünn, schleimig, scharf, brennend, faulig oder dick, gelb-grün
A „Erkältungen gehen nach oben oder greifen die Augen an." [*Boger*]

K Viel SPEICHELFLUSS; fließt während des Schlafs; schlechter Geschmack
K Breite, schlaffe Zunge, ZAHNEINDRÜCKE
K Colitis ulcerosa [Hauptmittel]
K Stuhl: Gefühl, nie fertig zu sein, besonders bei Diarrhoe. Tenesmus vor, während **und** nach Stuhlgang. Veränderliche Stühle
K Nasenkatarrh erstreckt sich zu den Stirnhöhlen.

REPERTORIUM

GEMÜT: *Anarchist*, revolutionär [3/1]. *Angst*, Suizidneigung mit [2]. *Klagen*, Verwandte und seine Umgebung, über [2/1]. *Verwirrung*, verläuft sich in bekannten Straßen [2]. *Wahnidee*, Feind, jeder sei ein [2; Plat.], Feind, umgeben von Feinden [2]. *Furcht*, Gesundheit geliebter Menschen [1/3], Gesundheit, geliebter Menschen ruiniert zu haben .[3]. *Gehemmt* [2]. *Töten*, Verlangen zu, widerspricht, den, der ihr [2/1]. Ehemann zu töten, Impuls den geliebten [2/3]. Menses, während [2; X-ray], Beleidigung zu töten, plötzlicher Impuls wegen einer geringen [2]. *Bestimmtheit* [2]. *Suizidneigung*, Menses, während [2; Sil], Anblick von Schneidewerkzeug, beim [2/1]
SCHWINDEL: *Liegen*, Rücken auf dem [2]
KOPF: *Schmerz*, Bett im, Einschlafen beim [2], brennend, Liegen Bett im < [2/1]. *Schweiß*, der Kopfhaut, stinkend [2], ölig [2; *Bry.*], sauer [2]
AUGE: *Geschlossen*, krampfhaft, beim Blicken [2/1]. *Kälte* < [3]. *Feuer* <, Blick ins [2]. *Hitze* < [3]. *Entzündung*, Bettwärme < [3]. *Tränenfluß*, Feuer, beim Blick ins [2]. *Schmerz*, Licht [2]; Tageslicht [2]; Wetter, nasses Wettter < [2]. *Photophobie*, Feuerschein bei [3; Euphr.]. *Röte*, Lider, nachts [3; Cench.]
SEHEN: *Trübsichtigkeit*, Feuerschein < [2; *Nat-s.*], Sonnenlicht < [2]
OHR: *Schmerz*, kalt, Erkälten durch [2], Halsentzündung mit [2]
NASE: *Schnupfen*, Luft, Zugluft durch [2], kalt, Luft < [3], warm, Luft < [3], kalt, Abkühlen beim [2], Absonderung mit, Bücken beim [2], warm, Zimmer [2], Schweiß, mit [2], Halsentzündung, mit [3], Wetter, nassem Wetter, bei [2]. *Schmerz*, Nasenwurzel, Kopfschmerzen, mit [2]. *Druck* der Brille < [2]

Merc.

GESICHT: *Hautausschläge*, Krusten mit, Mund um den [2]. *Schmerz*, Schneuzen der Nase < [3/1]. *Schwellung*, Menses vor [2]
MUND: *Geruch*, übelriechend, Menses, während [2]. *Speichelfluß*, Menses, während [2]. *Sprache*, stotternd, schnell und [2/1]
ÄUSSERER HALS: *Luft*, empfindlich gegen[2]. *Schmerz*, brennend, Halsdrüsen [3].
MAGEN: *Leeregefühl*, Druck durch [3/1]. *Sodbrennen*, nachts [2]; nachts, in der Schwangerschaft [2/1]
ABDOMEN: *Fallen*, Gefühl als würden die Därme, Drehen von einer Seite auf die andere, beim [2/3]. *Schmerz*, Liegen, rechten Seite, auf der [2]
REKTUM: *Diarrhoe*, Gelbsucht, bei [2]; Zucker, nach [2]
HARNBLASE: *Urinieren*, Dysurie nachts [2/3], Schwitzen, beim [2]
WEIBLICHES GENITAL: *Schwellung*, Schwangerschaft in der [2; *Podo.*]
RÜCKEN: *Zugluft* vertragen, kann keine [2]. *Schmerz*, reißend, Steißbein, drücken auf Abdomen, gebessert durch [2/1]
EXTREMITÄTEN: *Hautausschläge*, Handrücken, Risse [2/1], Krusten gelbe [2, *Mez.*], Ekzem [2], juckend [2]; juckend nachts [2/1]. *Schmerzen*, nachts, Bett, treibt aus dem [3], rheumatisch, mit Schweiß [3], Bettwärme < [3]. *Schwellung* Hand, Menses, während [2; *Graph.*], Fuß, Menses, während [2]. *Zittern*, Hand, Halten, Gegenständen von [3], offen, ohne etwas zu halten [3] hochheben, beim weit [3]
SCHWEISS: *Trinken*, warmen Getränken von [2]. *Fettig*, nachts [3]. *Reichlich*, Gehen beim [2]. *Färbt* die Wäsche, auszuwaschen schwierig [2/3]. *Steif*, macht die Wäsche [3].
HAUT: *Hautausschläge*, brennend, Berührung < [2/3]
ALLGEMEINES: *Schlaffes* Gefühl, festen Teilen in [2]. *Hitzewallungen*, Übelkeit, mit [2/3]

SPEISEN UND GETRÄNKE

ABNEIGUNG: Weinbrand [2]; Butter [2]; reifer Käse [2]; Kaffee [2]; gehaltvolle und fette Speisen [2]; salzige Speisen [2]; Süßigkeiten [2]; Wein [2]; alkoholische Getränke [1]; Rindfleisch [1]; gekochte Speisen [1]; Getränke [1]; Muttermilch;[1] feste Speisen [1]; warme Speisen [1]
VERLANGEN: Butterbrot [3]; kalte Getränke [3]; Bier [2]; Zitronen [2]; flüssige Speisen [2]; Milch [2]; Alkohol [1]; Brot [1]; Butter [1]; Fleisch [1]; Süßigkeiten [1]; Whiskey [1]
VERSCHLIMMERUNG: Kaffee [2]; kalte Speisen [2]; heiße Speisen [2]; Pflaumen [2]; Süßigkeiten [2]; Wein [2], geschwefelt [2]; Brot [1]; kalte Getränke [1]; Fett [1]; Fleisch [1]
BESSERUNG: Saure Speisen [2]

KERN DES MITTELS

1. Instabilität. Konservativ. Schwierigkeiten, die Selbstkontrolle zu bewahren
2. Leichtes Schwitzen; ohne Erleichterung. Reichliche Absonderungen
3. Empfindlich gegen Hitze und Kälte; ebenso leicht erhitzt wie fröstelnd
4. < nachts
5. Drüsenbeteiligungen
6. < Liegen auf der rechten Seite

Mez.

MEZEREUM
Seidelbast *Mez.*

REGION
HAUT. Nerven – Knochen [*Kopf*; Gesicht; Kiefer]. Schleimhäute [Mund; Magen]. Eine Seite.
* LINKE SEITE. Rechte Seite   auch Neurodermitis

MODALITÄTEN
VERSCHLIMMERUNG: NACHTS. *Unterdrückungen.* BETTWÄRME; *Feuer,* etc. *Kalte Luft*; Zugluft; Feuchtigkeit. Bewegung. *Berührung.* Quecksilber. Impfung. Kaltes Waschen. Warme Speisen.
BESSERUNG: Einhüllen [Kopf] [Nerven, *Knochen*]. Essen. Im Freien. Bücken. Ofenhitze. Milch

LEITSYMPTOME

G Vom MAGEN AUFSTEIGENDES überwältigendes Angstgefühl. Spürt die Gefühle im Magen: Angst, beklemmendes Gefühl von Schwäche, Leere und Hinfälligkeit [Solarplexus]
G Alles erscheint tot, nichts lebendig.

A „Bei Beschwerden von blonden, unentschlossenen Personen mit phlegmatischem Temperament" [*Mathur*]
A Sehr großer MANGEL AN LEBENSWÄRME [kalt bis auf die Knochen], dennoch Hautausschläge und Kopfschmerzen < Bettwärme, warmes Zimmer etc.
A Verlangen nach FETT [Speck + Schinkenfett]
A Folgen von unterdrückten Ausschlägen [=> Verlust des Gehörs, Asthma, Husten, neurologische Störungen, Neuralgien etc.] Keine inneren oder anderweitigen Beschwerden, solange der Ausschlag vorhanden ist.
A PLÖTZLICHE Schmerzen, dann Frösteln, wundes oder taubes Gefühl [*Boger*]. Oder Kratzen [wegen des heftigen Juckens], GEFOLGT von Taubheit oder Kältegefühl
A < leichte Berührung [2]

K Ausschläge, Ekzeme: Augenlider, Haaransatz, Unterarme und Hände, Unterschenkel; < Bettwärme, warmes Zimmer, nachts, warmes Bad; > im Freien. Jucken wechselt die Stelle beim Kratzen. Ausschläge < im Sommer. Brennendes Jucken, & Kälte der Teile. Juckende Ausschläge nach IMPFUNG
K Dicke Krusten, mit Rissen, aus denen dicker, weißer Eiter heraussickert
K Schmerzen im Schienbein [oder generell in Knochen] < nachts
K Herpes zoster mit Brennen, neuralgische Schmerzen [Interkostalneuralgie], halten nach dem Verschwinden des Hautausschlages an. „Neuralgie *nach* Gürtelrose" [*Boger*]

Mez.

K Gesichtsschmerzen [Prosopalgie], brennende, schießende Schmerzen, & Speichelfluß und Steifheit der Kaumuskulatur; < Sprechen und Essen, < warme Speisen und warmes Zimmer, > Strahlungshitze. Gewöhnlich einseitig; Schmerz erstreckt sich zu Auge, Ohr, Zähnen, Nacken und Schulter.
K Kopfschmerz erstreckt sich von der Nasenwurzel zur Stirn.
K Magenschmerz > Milch [*Boger*]

REPERTORIUM

GEMÜT: *Angst*, allein, wenn [2], qualvolle Angst, muß sich hinlegen [2]. *Gesellschaft*, Verlangen, allein, wenn, < [2]. *Verwirrung*, durch Unterbrechung [2; Berb.]. *Stumpfheit*, nach dem Essen besser [2]. *Furcht*, vom Magen aufsteigend [3]. *Gedanken* vergehen beim Sprechen [2]
SCHWINDEL: *Schweben*, als würde er [2]
KOPF: *Hautausschläge*, Krusten, weiß, mit dickem weißem Eiter darunter [3/1]; Schuppen, weiß [2]. *Hitze*, Scheitel, an kleinen Stellen [2]. *Jucken*, der Kopfhaut nachts [2], wechselt Ort, nach Kratzen [2]. *Gefühllosigkeit*, am Scheitel [2]. *Schmerz*, im warmen Bett [2]; Stirn, über Augen, gefolgt von Gefühllosigkeit [2/1]
AUGEN: *Hautausschläge*, an den Lidern, Ekzem [2]. *Jucken*, Lider abends [2; **Puls**.]. *Schmerz*, wie überanstrengt [2; *Ruta*]. *Röte*, morgens [2]. *Reiben*,Verlangen zu [2]
OHREN: *Kälte*, im Gehörgang, wie durch Wind [2]. *Wind*, empfindlich gegen [2]
NASE: *Schmerz*, Nasenwurzel, mit Kopfschmerz [2], erstreckt sich zur Stirn [2/1]
GESICHT: *Hautausschläge*, Ekzem, um den Mund [2]; juckend, nachts < [2]6. *Hitze*, nachts [2]. *Jucken*, beim Warmwerden [2; Puls.]. *Taubheit*, Wange, folgt auf Schmerzen [2; *Caust*.]. *Schmerz*, mit Gefühllosigkeit [2], Druck, gebessert durch [2], Ruhe in einem dunklen Zimmer, gebessert durch [2/1], warme Anwendungen, gebessert durch [2], warmes Bett < [2], warmes Zimmer < [2]. *Herpes*, mit Brennen und Jucken [2/1]
MAGEN: *Übelkeit*, im warmen Zimmer [2]. *Schmerz*, brennend, nach Essen > [2]9. *Geschwüre* [2]. *Erbrechen*, Speisen, durch Husten [2]
REKTUM: *Schmerz*, erstreckt sich zum Abdomen [2]; stechend, erstreckt sich nach oben, nach Stuhlgang [2].
HARNBLASE: *Urinieren*, häufig, morgens [2].
HUSTEN: *Anhaltend*, Erbrechen, gebessert durch [2/1]. Durch *Essen*, bis er sich übergibt [2/1].
BRUST: *Hautausschläge*, Herpes zoster [2]4. *Ameisenlaufen*, warme Speisen [2/1], warmes Zimmer [2/1]. *Schmerz*, Herpes zoster, nach [2; *Ran-b*.]
RÜCKEN: *Verletzungen*, des Rückgrats, Steißbein [2]. *Schmerz*, wund, Steißbein, durch Verletzung [2]
EXTREMITÄTEN: *Verfärbung*, Arme, Leberflecken, werden dunkel [2/1]
SCHLAF: *Schlaflosigkeit*, durch Jucken [2]
HAUT: *Brennen*, durch Schweiß [3]. *Jucken*, ohne Hautausschlag [3], Kratzen, wechselt den Ort beim Kratzen [2]
ALLGEMEIN: *Abmagerung* erkrankter Teile [2]. *Berührung*, leichte, < [2]

Mosch.

SPEISEN UND GETRÄNKE
ABNEIGUNG: Fleisch [2]; Milch [2]
VERLANGEN: Speck [2]; Kaffee [2]; fetter Schinken [2]; Schinkenfett [2]; Wein [2]; kalte Getränke [1]; Senf [1]
VERSCHLIMMERUNG: Heiße Speisen [2]; warme Speisen [2]; Bier [1]
BESSERUNG: Heiße Speisen [2]; Milch [1]; Wein [1]

KERN DES MITTELS

1. Furcht, Angst, banges Gefühl vom Magen aufsteigend
2. Sehr großer Mangel an Lebenswärme [kalt bis auf die Knochen], aber < Bettwärme, warmes Zimmer, warme Speisen [besonders bei Jucken und Kopfschmerzen]
3. Verlangen nach fettem Schinken und Speck
4. Schmerzen oder Jucken gefolgt von Frösteln, Empfindung wie wund oder Taubheit/Gefühllosigkeit
5. Neuralgische Schmerzen nach Herpes zoster

EIGENE NOTIZEN:

MOSCHUS
Bisam   *Mosch.*

REGION
NERVEN [SENSORISCHE; *Genitalbereich*]. Atmung. Kreislauf. * *Rechte Seite.* Linke Seite

MODALITÄTEN
VERSCHLIMMERUNG: Aufregung. Kälte; im Freien, in kalter Luft. Unterdrückungen; Menses, etc. Während des Essens
BESSERUNG: Im Freien in frischer Luft. Reiben. Erwärmung. Wärme im allgemeinen

Mosch.

LEITSYMPTOME

* „Moschus heilt hysterische Mädchen, die in das Erwachsenenalter eintreten, ohne jemals gehorchen gelernt zu haben. Sie sind eigensinnig, dickköpfig und selbstsüchtig. Wenn sie gewohnt sind, ihre Zuflucht zu List und Schleichwegen zu nehmen, um von der frühen Kindheit bis zum 18. Lebensjahr jede Laune gewährt zu bekommen, eignen sie sich zur Behandlung mit *Moschus*, *Asa foetida*, *Ignatia* und *Valeriana*. Sie füllen nicht nur ganze Bände mit vorhandenen und eingebildeten Symptomen, sondern sie produzieren auch nach Belieben einen kaleidoskopartigen Komplex von Symptomen, die ständig an Intensität und Quantität zunehmen, bis sie alle Wünsche erreicht haben und bis derjenige, der sich ihnen entgegenstellen will, sei es die Kinderfrau, der Arzt oder die irregeführte Mutter, überwältigt und entmutigt wird und den Rückzug antritt. Wie sehr sie auch behaupten mögen, ehrlich und wahrhaftig zu sein, so sind doch ihre vorgebrachten Gefühle unglaubwürdig. Sie haben so lange mit ihren Empfindungen und Einbildungen gespielt, daß es ihnen nicht mehr gelingt, einen wahren Bericht zu geben. Man trifft auf ganz irreführende und unerwartete neuropathische Phänomene. Der Arzt kann diese Fälle mit seiner landläufigen Erfahrung nicht mehr meistern und nicht unterscheiden, was außergewöhnlich und was herkömmlich ist." [*Kent*]
* „Eignet sich für verwöhnte, empfindliche Naturen." [*Clarke*]
* **G** Tiefe psychsche Zustände mit SIMULIEREN VON KRANKHEITEN oder Erzählen von Lügengeschichten zum Erreichen eines Zieles. HYSTERIE [= bewußtes oder unbewußtes Bedürfnis, die Umgebung zu dominieren]. Wahnidee, ALLE SEIEN GEGEN SIE, würden sich ihr widersetzen [1/1]. Macht ständig Szenen. „Eingebildete Leiden" [*Boger*]
* **G** Krampfartige, nervöse Beschwerden; Lachen, Weinen, Schluckauf, Zuckungen, Ersticken, OHNMACHT etc.
* **G** Eilig, zittrig und UNGESCHICKT
* **G** Ärger; spricht ERREGT oder zankt, bis sie *ohnmächtig* oder blau im Gesicht wird.

* **A** MANGEL AN LEBENSWÄRME; kalte Luft => Frösteln. „Äußerliches Frösteln mit innerer Hitze" [*Guernsey*]
* **A** < KÄLTE im allgemeinen. < bei Abkühlung [3]. Gefühl von kaltem Wind [2]. Gefühl von Luftzug 2]
* **A** > während Menses [2]
* **A** STECHENDER Schmerz [3]
* **A** Schläfrig am Tag, schlaflos in der Nacht; erwacht jede Minute.
* **A** Schwäche, die in der Ruhe mehr empfunden wird als bei Bewegung
* **A** Kribbeln mit Schweregefühl in den Gliedern

* **K** Plötzliches nervöses Erstickungsgefühl oder ängstliches Herzklopfen; möchte eine TIEFEN ATEMZUG nehmen; > AUFSTOSSEN
* **K** Kopfschmerz & Kälte, Ohnmacht und Polyurie
* **K** Eine Wange rot, aber KALT, die andere Wange blaß und HEISS

Mosch.

K Erbrechen < Erbrechen; „Erbrechen des soeben Gegessenen, worauf immer mehr und mehr Erbrechen folgt." [*Guernsey*]

REPERTORIUM

GEMÜT: <u>Beleidigend</u>, zänkisch bis die Lippen blau werden und die Augen starr und sie in Ohnmacht fällt. [2/1]. <u>Antwortet</u> verworren, als würde er an etwas anderes denken [1/3] <u>Klagen</u> [2]. <u>Wahnidee,</u> blind, er sei [1; *Verat.*], hören, er könne nicht [1; Verat.], Verletzung, Finger und Zehen seien abgeschnitten, seine [1/1]. <u>Destruktivität</u>, Zerstörungswut [1]. <u>Erregung</u>, Wein, wie durch [1/4]. <u>Simuliert</u>, krank zu sein [1]. <u>Hysterie</u>, Ohnmacht [2], Menses vor [2]. <u>Selbstsucht,</u> [1]. <u>Sprache</u>, hastig [2]. <u>Bewußtlosigkeit</u>, vorübergehend [2]. <u>Heftig</u>, Gewalttaten, Raserei führt zu [1]
SCHWINDEL: <u>Kaffee</u>, nach [1] <u>Husten</u>, beim [2]. <u>Hochgehoben</u>, wie [1]. <u>Stürzen</u>, als würde er aus großer Höhe [1/3]
KOPF: <u>Kälte</u>, beginnt im Kopf, breitet sich vom Kopf aus [1; *Valer*]. <u>Klopfen</u>, Schmerz, als würde im Kopf geklopft, geschlagen [1/1]. <u>Bewegungen</u> des Kopfes, Nicken mit dem Kopf [2]. <u>Schmerz</u>, Ohnmacht, nach [1/1]; Stirn, abwechselnd mit Schmerz im Hinterkopf [1/4] Hinterkopf, Liegen, beim, Kopf, tief gelagertem Kopf, gebessert durch, mit [2/1], beim Sitzen [2] Nagel, wie durch einen, Hinterkopf [2]; drückend, wie durch ein Band [2]
GESICHT: <u>Kälte</u>, eine Seite, andere Seite heiß und blaß, eine Seite kalt und rot [2/1]. <u>Verfärbung</u>, bläulich, Lippen, Schelte, durch [2/1]. <u>Hitze</u>, kalt, eine Seite kalt, die andere heiß [2]. <u>Zucken</u>, Mund, um den [1]
MAGEN: <u>Aufstoßen</u>, wie Knoblauch [1]. <u>Übelkeit,</u> Koitus, nach [1; *Kali-c.*], Denken daran < [1]. <u>Erbrechen</u>, Koitus, nach [1/1]
REKTUM: <u>Obstipation</u>, Kaffee, nach [2/1]
WEIBLICHES GENITAL: <u>Sexuelles</u> Verlangen, vermehrt, Entbindung, bei der [2], Menses, während [2], heftig [2]. <u>Taubheit</u> [1/3]. <u>Schmerz</u>, Uterus, Blutfluß, gebessert durch [1]
BRUST: <u>Spasmen</u>, Zwerchfell [2]
EXTREMITÄTEN: <u>Kälte</u>, Hände, eine Hand, der anderen, Schwitzen mit [1/3], und andere Hand kalt [2]. <u>Schwäche</u>, Knie, Stehen, im [2]
SCHWEISS: <u>Geruch</u>, Moschus, nach [1]
HAUT: <u>Kälte</u>, nachts [2]; Gefühl von [2]
ALLGEMEIN: <u>Luft</u>, Gefühl von Luftzug, Gefühl angefächelt zu werden [2]. <u>Konvulsionen</u>, kalt, Abkühlung durch [1], Kälte, Körpers, des [1]. <u>Ohnmacht</u>, Menses, während [2]. <u>Menses</u>, während, gebessert durch [2]. <u>Schmerz</u>, verschiebt sich zum Teil, auf dem er liegt [1], wund schmerzend, Teile, auf denen er liegt [2]. <u>Zittern</u>, Geräusche, durch [1]

SPEISEN UND GETRÄNKE

VERLANGEN: Bier [1]; Weinbrand [1]; Käse [1]; Kaffee [1]; Kaffee, schwarz [1/1]
VERSCHLIMMERUNG: Anblick von Speisen [1]

KERN DES MITTELS

1. Hysterische Erregung. Simulieren von Krankheiten
2. Ohnmacht und Schwindel
3. Die Schwäche macht sich in Ruhe mehr bemerkbar als bei Bewegung.
4. Unregelmäßige Blutverteilung; eine Seite kalt, die andere heiß
5. Äußere Kälte mit innerer Hitze

EIGENE NOTIZEN:

MUREX

Purpurschnecke   *Murx.*

REGION
WEIBLICHE SEXUALORGANE. Nieren. * Rechte Seite

MODALITÄTEN
VERSCHLIMMERUNG: Berührung. In der Sonne. Sitzen. *Abort.* Anstrengung. Nach dem Schlafen. Muß sich hinlegen, aber Hinlegen < alle Symptome. Während der Menses. Menopause. Nach dem Essen. Nachts
BESSERUNG: Vor der Menses. Essen. Sitzen und Kreuzen der Beine. Gehen. Bei Ausfluß. Stütze. Druck

LEITSYMPTOME

G Eine *Sepia* mit äußerst STARKEM SEXUALTRIEB, sogar bis zur Nymphomanie. „Schon durch den geringsten Kontakt mit den Geschlechtsteilen sexuell heftig erregt; übermäßiger Geschlechtstrieb" [*Allen*]
G Starke Depressionen im Klimakterium
G Traurigkeit besser durch LEUKORRHOE
A Weder Mangel an Lebenswärme noch warmblütig

Murx.

A Schmerzen DIAGONAL [vom rechten Ovar zur linken Brust, von der rechten Schulter zum linken Ovar]
A Erkrankungen bei Frauen, begleitet von plötzlicher Erschöpfung, Schwäche und Ohnmachtsgefühl
A REICHLICHE Ausscheidungen [vor allem Menses und Urin]
A Reichliches SCHWITZEN während MENSES

K Flaues Gefühl im Magen, nicht besser durch Essen. [„Starker Hunger, sogar nach dem Essen." – *Boger*]. Beschwerden mit Schwächegefühl, Gefühl der Hinfälligkeit im Magen
K Harn riecht wie Baldrian.
K Wunder Schmerz, große Empfindlichkeit im Uterus; ist sich ihrer Gebärmutter bewußt [*Helon., Lyss.*].
K UTERUSBESCHWERDEN sehr ÄHNLICH zu denen von *SEPIA*: abwärtsdrängende Schmerzen im Uterus, besser durch Kreuzen der Beine, schlechter durch Stehen, besser durch Druck auf die Vulva..
Vergleich zwischen *Sepia* und *Murex*: Sepia: Abneigung gegen Koitus / *Murex*: Starke sexuelle Erregung. *Sepia*: Menses schwach und spärlich / *Murex*: Menses häufig und reichlich mit großen Klumpen.
K Übermäßige Harnausscheidung, muß nachts häufig zum Urinieren aufstehen und großer Hunger, muß essen.

REPERTORIUM

GEMÜT: *Nymphomanie* nach unterdrückten Menses [2]. *Traurigkeit* vor Menses [2]
KOPF: *Schweregefühl*, abwechselnd mit klarem Verstand [1/1]. *Schmerz*, morgens beim Erwachen, beim ersten Öffnen der Augen mit vorangehenden, unangenehmen Träumen [1/1]
GESICHT: *Hitze*, brennend, und Röte der linken Seite [1]
MAGEN: *Appetit*, vermehrt, tagsüber [1/3]
ABDOMEN: *Schmerz*, abwärtsdrängend, Übereinanderlegen der Glieder > [2], während Menses [2], Stehen beim [2]; drückend, Hypogastrium, während Menses [2]
HARNBLASE: *Harndrang*, nachts, beim Erwachen [1]
WEIBLICHES GENITAL: *Bewußtsein* des Uterus, ist sich dessen bewußt [2/3]. *Sexuelles* Verlangen heftig [3]. *Uterusverlagerung* [2]. *Leukorrhoe*, abwechselnd mit Gemütsstörungen [1/1], in der Schwangerschaft [2]. *Schmerz*, Ovarien, erstreckt sich diagonal nach oben [2]; Uterus, erstreckt sich zur Mammae [1], erstreckt sich zur Mammae links [1/1], erstreckt sich zur Brust [2; *Lach.*], erstreckt sich nach oben [2]; abwärtsdrängend, Uterus, Übereinanderlegen der Beine > [1], Drücken auf die Vulva > [3], Stehen < [2]
BRUST: *Schwellung*, Mammae, vor Menses [1]
EXTREMITÄTEN: *Schweregefühl*, Beine, wie durch Ermüdung [1], nach Gehen [1]. *Schmerz*, Oberschenkel, erstreckt sich nach unten [2]
SCHWITZEN: *Menses*, während [1]. *Reichlich*, während Menses [2]

Mur-ac.

KERN DES MITTELS

1. Ähnlich *Sepia*, aber mit heftiger sexueller Erregung und reichlichem Menstruationsfluß
2. Traurigkeit > Leukorrhoe
3. Diagonal verlaufende Schmerzen
4. Ist sich ihrer Gebärmutter bewußt.
5. Großer Hunger; Gefühl von Hinfälligkeit im Magen

EIGENE NOTIZEN:

MURIATICUM ACIDUM
Salzsäure   *Mur-ac.*

REGION
BLUT. MUSKELN [HERZ; ANUS]. SCHLEIMHÄUTE [*Verdauungstrakt*; MUND]. ZUNGE. Gehirn. * *Linke Seite*. Rechte Seite

MODALITÄTEN
<u>VERSCHLIMMERUNG</u>: *Berührung. Nasses Wetter.* Gehen. Kalte Getränke; Baden. Sitzen. Menschliche Stimme. Vor Mitternacht. Liegen auf der rechten Seite [Schwindel]. Beim Schwitzen. Nach dem Schlaf. Während Menses. Beim Urinieren
<u>BESSERUNG</u>: Bewegung. Wärme. Liegen auf der linken Seite

LEITSYMPTOME

▲ SCHWÄCHE, DIARRHOE & [anhaltendes] FIEBER, akut oder chronisch [z. B. adynamische Fieber, AIDS, Endstadien]. Behält einen klaren Kopf; fast KEINE Angst
▲ Große SCHWÄCHE – sobald er sich hinsetzt, fallen ihm die Augen zu; rutscht im Bett nach unten, der Unterkiefer fällt herab etc. Schwäche während Fieber [2]

Mur-ac.

A Erschöpfung der Muskeln. „Heilt Muskelschwäche, die die Folge von exzessivem Opium- und Tabakgenuß ist." [*Allen*]
A BLÄULICHE Körperteile; Zunge, Hämorrhoiden, Geschwüre, etc.
A BRENNEN
A Dünne, scharfe, faulige Absonderungen
A Anblick von oder Denken an FLEISCH ist unerträglich.
A Reichlicher SCHWEISS beim UMDREHEN im Bett von der linken auf die rechte Seite

K Lippen wund, rissig und schorfig
K UNWILLKÜRLICHER Stuhlabgang beim Urinieren oder beim Blähungsabgang. Kann nicht urinieren, ohne daß der Darm gleichzeitig zur Stuhlentleerung drängt.
K Sehr schmerzhafte Hämorrhoiden > Hitze. Schmerzhaftigkeit des Anus bei Menses, < geringste Berührung
K Aphthöse Stomatitis mit Speichelfluß, & SCHWÄCHE UND FIEBER
K SCHWINDEL < Liegen auf der rechten Seite, > Drehen auf die linke Seite; & Leberbeschwerden
K Herzklopfen wird im GESICHT gespürt.

REPERTORIUM

GEMÜT: *Gedanken versunken* in, Menses, während [1/1] [durch Schwäche]. *Furcht*, tagsüber, nur [1/3]. *Gesten*, Greifen, zupft an, Bettzeug [2]. *Stöhnen*, Schlaf, im [2]. *Zurückhaltend*, reserviert, Menses, während [1; Am-c.] [durch Schwäche]. *Traurigkeit*, Menses, während [1]. *Sprechen*, abgeneigt zum Sprechen, möchte still sein, Menses, während [1].*Gedanken* drängen auf ihn ein und schwirren durcheinander, Arbeit, bei der [1; *Sulph.*]
SCHWINDEL: *Liegen*, Seite, auf der rechten Seite < [2; *Phos.*]; *Übelkeit*, mit, Liegen, beim, Seite oder auf dem Rücken, auf der rechten [2/1]
KOPF: *Schmerz*, Gähnen, gebessert durch [3]; Hinterkopf, Aufstehen, Bett <, vom [2/1]
AUGEN: *Schmerz*, brennend, morgens, Waschen [2; *Sulph.*]
OHR: *Geräusche*, Knacken, nachts [2/1]
HÖREN: *Überempfindliches* Gehör, Stimmen und Sprechen, gegen [2]
GESICHT: *Farbe*, rot, Koma, im [2/1], plötzlich [2]. *Aufgesprungene* Lippen [2]. *Schweregefühl*, Unterlippe [2; *Graph.*]. *Schmerz*, brennend, Lippen, Unterlippe [2]. *Schwellung*, Lippen, Unterlippe [2]
MUND: *Aphthen*, Kindern, bei [2]. *Schwere*, der Zunge [2]. *Lang*, Gefühl, als sei die Zunge zu [2]. *Schwellung*, Zunge, Gefühl von [2]. *Geschmack*, Eier, wie faule [3]
INNERER HALS: *Schmerz*, brennend, Husten, nach [2]
MAGEN: *Leeregefühl*, Hunger, ohne [2]
ABDOMEN: *Zirrhose*, der Leber, Leberzirrhose [2]. *Schwere*, wie eine Last, ein Gewicht, Stuhlgang, nach [2]

Mur-ac.

REKTUM: *Aphthen* am Anus [2]. *Diarrhoe*, Bier, nach [2], Opium, nach [2]. *Hämorrhoiden*, bläulich [3], Kindern, bei [2/1] Bewegung < [2], Entbindung < [2], treten hervor, Stuhlgang, während [2], Berührung < [3], treten hervor, Urinieren, während [2], Gehen < [3], Wärme, äußerliche, gebessert durch [2; *Ars.*; *Sep.*], Wischen, nach dem Stuhlgang < [3]. *Schmerz*, warmen Baden, beim, bessert [2]. *Prolapsus*, Diarrhoe, bei [2], Urinieren, während [3], Erbrechen, beim [2]
HARNBLASE: *Urinieren*, verzögert, pressen muß, heraustritt, muß so fest pressen, damit der Urin zu fließen beginnt, daß der Anus [3/1]
WEIBLICHES GENITAL: *Empfindlichkeit* [2]
EXTREMITÄTEN: *Kälte*, Finger, nachts [2/1]. *Bewegung*, Hände, spielt mit den Händen [2/1]. *Gefühllosigkeit*, Finger, nachts [2]. *Schmerz*, brennend, Zehen, Zehenspitzen [2]. *Schweiß*, Fuß, abends, Bett im [2]
FIEBER: *Continua*, Typhus abdominalis [2]
SCHWITZEN: *Mitternacht*, vor [2]. *Schlaf*, Beginn des Schlafes, zu [3]
ALLGEMEIN: *Schwäche*, Fieber, während [2], lähmungsartig, Hinuntergleiten im Bett [3]

SPEISEN UND GETRÄNKE

ABNEIGUNG: Fleisch [3]; Anblick von oder Gedanke an Fleisch [2]
VERLANGEN: Alkohol [2]; Weinband [1]
VERSCHLIMMERUNG: Obst [2]; Bier [1]; kalte Getränke [1]; kalte Speisen [1]

KERN DES MITTELS

1. Erschöpfung. Schwäche, Diarrhoe und anhaltendes Fieber
2. Unfreiwilliger Stuhlabgang beim Urinieren
3. Brennen und Wundheitsgefühl
4. Bläuliche Teile
5. Dünne, scharfe, faulige Absonderungen

EIGENE NOTIZEN:

Naja

NAJA
Kobra *Naja*

REGION
Kleinhirn. Medulla. NERVEN [HERZ [Mitralklappe]; *Atmung*; *innerer Hals*]. * Linke Seite [*Eierstock*; Schläfen; Arm]. Rechte Seite

MODALITÄTEN
<u>VERSCHLIMMERUNG</u>: *Liegen auf der linken Seite*. Nach dem Schlaf; nach Menses. Luft [*kalte; Zugluft*]. Druck der Kleidung. Alkohol. Fahren in einem Wagen. Anstrengung. Sprechen. Gehen. Nachts. Berührung. 15.00 Uhr
<u>BESSERUNG</u>: *Fahren* [oder *Gehen*] *in frischer Luft*. Niesen. Liegen auf der rechten Seite

LEITSYMPTOME

G „Die Wesenszüge sind vollkommen anders als die von *Lachesis*. Es hat nicht die Intensität, die Haßgefühle und die Agressivität von *Lach.*, die Persönlichkeit ist eher weich wie *Pulsatilla.*" [*Morrison*]. „*Naja* neigt nicht in dem Maße zu Blutungen wie *Lach.* oder *Crot-h.* *Naja* hat mehr nervöse, *Lach.* mehr septische Symptome." [*Kent*]
G Brütet ständig über eingebildete Probleme
G Furcht vor Regen

A Sehr EMPFINDLICH GEGEN KÄLTE
A Kann unmöglich auf der LINKEN SEITE LIEGEN.
A Zusammenschnürungsgefühl [Hals, Brust, Kehlkopf, etc.]
A Schmerzen, Beschwerden erstrecken sich von LINKS nach RECHTS [Ovarialschmerzen, Hals, Gelenkbeschwerden]

K Fast ein Spezifikum für Herzklappenfehler. „Es ist bei Herzleiden mit sehr wenig Symptomen das nützlichste aller hierfür bekannten Mittel " [*Kent*]
K Herzklopfen VERHINDERT DAS SPRECHEN [wegen des Erstickungsgefühls].
K Schmerz wie durch einen SCHLAG auf HINTERKOPF und NACKEN
K Schmerz vom linken EIERSTOCK zum HERZEN
K Asthma cardiale oder Husten
K Herzschmerzen erstrecken sich zum Nacken, zum linken Schulterblatt oder zur linken Schulter
K „Asthma: cardiale mit Atemnot und der Unfähigkeit sich hinzulegen, > Aufsitzen; beginnt mit Schnupfen; & Einschnürung der Kehle." [*Mathur*]

Naja

K „Nervöses chronisches Herzklopfen, besonders nach Sprechen in der Öffentlichkeit" [*Allen*].

K Geschwollene oder schweißige Hände und Füße & kardialer [trockener, hackender] Husten [< geringste Anstrengung]

REPERTORIUM

GEMÜT: *Angst*, Bewegung, gebessert durch [1]. *Wahnidee*, verletzt durch seine Umgebung [2], bildet sich ein, er hätte gelitten [1], Einfluß höherer Macht, er stände unter dem [2], Schwierigkeiten, brütet über eingebildete Probleme nach [2; *Ign.*], Unrecht, er habe Unrecht erlitten [1/4]. *Dualität*, Gefühl der [2]. *Erregung*, wie durch Wein [1]. *Spielen*, spielerisch [1]. *Traurigkeit*, bei Kopfschmerzen [1]. *Weinen*, nach der geringsten Gemütsbewegung [1]. *Wille*, zwei Willen, Gefühl er habe [1]. *Verkehrt*, alles erscheint [2]

KOPF: *Schmerz*, Menses, nach [1], Aussetzen bei, der Menses [1]; wie durch Schläge am Hinterkopf [3]

AUGEN: *Blaufärbung*, Lider [1]. *Schmerz*, ziehend, erstreckt sich zu Hinterkopf [2; *Lach.*]

OHR: Geräusch, Kopfschmerzen, bei [2], Erwachen, beim [1]; Klingeln, bei Kopfschmerzen [2]

NASE: *Schnupfen*, jährlich [= Heuschnupfen] mit asthmatischer Atmung [2], Heuschnupfen, im August [1], im Frühling [1]. *Trockenheit*, Schneuzen der Nase, aber ohne Absonderung, zwingt zum [1]. *Verstopfung*, tagsüber [2; *Mag-c.*]. *Niesen*, mit Heuschnupfen [2]

INNERER HALS: *Würgen*, Einschlafen, beim [2]. *Trockenheit*, beim Erwachen [1]. *Hitze* erstreckt sich zum Magen [1]. *Entzündung*, links [2], erstreckt sich nach rechts [1]. *Schlukken*, Neigung zum, ständige, nachts [1/3]. *Schlucken*, schwierig, nachts [1; *Alum.*]

MAGEN: *Hitzewallungen*, leerem Magen, bei [1/1]. *Übelkeit*, nachts, Hinlegen, nach dem [1]. *Schmerz*, Freien im, > [1/1]

ABDOMEN: *Leeregefühl*, Druck, gebessert durch [1/3]. *Schmerz*, erstreckt sich zum Rücken, Kreuz [1]

HARNBLASE: *Kugel* darin, Gefühl einer [1/3]

WEIBLICHES GENITAL: *Schmerz*, Ovarien, links, erstreckt sich nach rechts [1], zu Uterus [1/2]; krampfartig, Ovarien, links [2; *Coloc.*]; wund, Vagina, Koitus, während [2]

KEHLKOPF UND TRACHEA: *Haar* in der Trachea, Gefühl eines [1; *Sil.*]. *Empfindlichkeit*, Kehlkopf, kalte Luft gegen [2], Berührung, gegen [2]. *Spannung*, im Kehlkopf, Bett, im [1/1]. *Stimme*, heiser, nachts [1]

ATMUNG: *Atemnot*, Liegen beim, Seite, linken, auf der [1]. *Schnappen*, nach Luft, Dösen, beim [1/1]. *Behindert*, Stiche, durch, Herzen, im [2]

HUSTEN: *Reflexhusten*, Herzerkrankungen, bei [3]

BRUST: *Flattern*, morgens [1; *Stry.*] nachts [1/1], Erwachen, beim [1; *Kali-i.*], Schreiben, beim [1/1]. *Beklemmung*, Herz, Liegen, beim, Seite, auf der linken [2]. *Schmerz*, Herz, erstreckt sich zu Schulterblatt, links [2], zu Hand, linker [2], zum Rücken [2], zu Nacken und Schulter [2/1]. *Herzklopfen*, Bewegung, der Arme < [2], Sprechen, unfähig zu [3/1], Sprechen, beim [3], heftig, beim Herumdrehen, im Bett [2], Wein durch [2; *Nux-v.*]

Nat-a.

EXTREMITÄTEN: *Verfärbung*, Arme, gesprenkelt [1], Hand marmoriert [1; **Lach**.]
ALLGEMEIN: *Konvulsionen*, epileptisch, Aura, Herzen, vom [1/3]. *Zyanose*, bei Kleinkindern [2]. *Ohnmacht*, Obst, saures, gebessert durch [1/1]. *Seite*, links, dann rechts [1]. *Schwäche*, Kopfschmerzen, durch [1]

SPEISEN UND GETRÄNKE
VERLANGEN: Zucker [2]; Alkohol [1]
VERSCHLIMMERUNG: Tabak [1]
BESSERUNG: Saures Obst [1]; Tabak [1]

KERN DES MITTELS
1. Nervös, erregt, sanft. Besitzt nicht die Intensität von *Lachesis*.
2. < Liegen auf der linken Seite
3. Herzbeschwerden mit nur wenigen Symptomen
4. Von links nach rechts
5. Kälteempfindlich

EIGENE NOTIZEN:

NATRIUM ARSENICOSUM
Natriumarsenit   *Nat-a.*

REGION
Nerven. Blut. Verdauungstrakt. Leber. Harnwege. Haut. Schleimhäute. * Linke Seite. Rechte Seite

MODALITÄTEN
VERSCHLIMMERUNG: KÄLTE [*Luft; Getränke, Speisen,* Winter; FEUCHTES WETTER]. Geistige Anstrengung. Steigen. Hinlegen. Druck. *Bewegung. Tagsüber.* Nachts [Verstopfung der Nase und Frösteln].
BESSERUNG: Warme Luft. Abgang von Flatus. Stuhlgang

Nat-a

LEITSYMPTOME

* * Alle Natrium-Verbindungen sind überempfindlich und verschlossen. Bei *Nat-a.* herrschen Nervosität und Ängstlichkeit vor.
* **G** NERVÖS. Alle möglichen ÄNGSTE: Furcht vor Krankheit, Furcht vor bevorstehendem Unheil, Furcht, daß etwas geschehen werde
* **G** „Die Nervosität zeigt sich durch ihre allgemeine körperliche Ruhelosigkeit. Ihre Hände sind unruhig, ihre Finger sind unruhig, und oft ist das ein leichtes Zucken der Schulter, des Arms oder der Gesichtsmuskulatur während des Gesprächs." [*Borland*]

* **A** Sehr großer MANGEL AN LEBENSWÄRME; erkälten sich leicht. „Sie lieben es so warm wie nur irgend möglich, dennoch fühlen sie sich nach einer emotionalen Erregung besser in der frischen Luft."[*Borland*]
* **A** „Immer schlechter im Winter und sehr empfindlich gegen FEUCHTE Kälte." [*Borland*]
* **A** < KÖRPERLICHE Anstrengung
* **A** < tagsüber [2]
* **A** Absonderungen dünn, ZÄH und GELB, praktisch immer übelriechend
* **A** DURST während Magenschmerzen
* **A** Überempfindlich gegen WARME GETRÄNKE [auch wenn keine Magenschmerzen vorhanden sind] => Brennen im Magen
* **A** < MORGENS, beim Erwachen [Kopf – Hitze; Kopf – Schmerz; Auge – Vergrösserungsgefühl; Auge – Tränenfluß; Auge – Schmerz; Auge – Rötung; Auge – Schwellung; Ohr – Geräusche im Ohr; Ohr – Schmerz; Nase – Verstopfung; Gesicht – Schwellung; Hals – Trokkenheit; Rektum – Diarrhoe; Husten – anfallsweise; Auswurf – klumpig]
* **A** Gefühl von RAUCH [Augen, Luftröhre, Lungen]

* **K** Kopfschmerz, speziell über dem rechten Auge, durch TABAKRAUCH
* **K** Wogendes, schwebendes Gefühl beim Drehen des Kopfes
* **K** Asthmaanfälle, speziell bei Kindern, bei vorangegangem Nasenkatarrh mit VERSTOPFUNG der Nase [< nachts] und begleitet von Trockenheit der Augen
* **K** Dumpfer Schmerz in der Stirn, über den Augen und an der Nasenwurzel; beim Erwachen am Morgen; & Verstopfung der Nase
* **K** „Anfällig für akute Verdauungsstörungen mit BRENNENDEN Schmerzen im Magen und mit Erbrechen, entweder eine akute Gastritis oder ein Magengeschwür" [*Borland*]. Besonderheit: Leeregefühl OHNE Hungergefühl, besonders bei den Magenbeschwerden

REPERTORIUM

GEMÜT: *Gewissenhaft*, peinlich genau in bezug auf Kleinigkeiten [1]. *Wahnideen*, vernachlässigt, Pflichten vernachlässigt, er habe seine [1], Unrecht, begangen, er habe Unrecht [1]. *Stumpfheit*, Gehen, Freien, im, gebessert durch [1]. *Tadelt*, sich selbst [1], andere [1]. *Ruhelsigkeit*, nachts, Mitternacht, nach, 1.00 Uhr [1/5]; 3.00 Uhr [1/8]. *Sprechen*, Abneigung gegen Sprechen, Kopfschmerzen, bei [1]

Nat-a.

KOPF: *Bewegungen* im Kopf, Drehen des Kopfes, schnellen Drehen, beim [1/1]. *Schmerz*, Tabakrauchen, durch [3], Stirn, in der, Augen, über den Augen, beim Erwachen [1/5], Schläfen, Sonne, durch Aufenthalt in der [1/1]
AUGE: *Vergrößerungsgefühl*, morgens [1/1]. *Tränenfluß*, morgens, Erwachen beim [1; Sep.]. *Schmerz*, Sonnenlicht < [2], Wärme bessert [2/16], Schreiben, beim [2], brennend, Rauch, wie durch [1]
SEHEN: *Trübsichtigkeit*, trübes Sehen, Wischen der Augen, gebessert durch [2/11].
NASE: *Schnupfen*, Absonderung, ohne, abwechselnd mit Fließschnupfen [2]. *Verstopfung*, morgens [2]; nachts [2]. *Schmerz*, brennend, Schneuzen der Nase, nach Ausschneuzen dikken Schleims [1/5]
GESICHT: *Schwellung*, morgens, Erwachen beim [1/5]
ÄUSSERER HALS: *Kälte*, Schilddrüse, in der Gegend der [1/1]
MAGEN: *Schmerz*, brennend, Speisen und Getränken, nach warmen [1/1]. *Durst*, kleine Mengen auf, oft [2]
REKTUM: *Diarrhoe*, kalt, Abkühlung, bei [1], Milch, nach [3]
ATMUNG: *Atemnot*, Rauch wie durch [1]
HUSTEN: *Rauch*, Gefühl von Rauch in der Trachea, durch [1]
BRUST: *Beklemmung*, Herz, Anstrengung, bei der geringsten [2]. *Schmerz*, Achselhöhle, Gegend der, erstreckt sich zu, Arme hinab, die [2; Jug-c.]. *Rauch* in der Brust, wie [2]
RÜCKEN: *Schmerz*, Dorsalregion, Schulterblätter, zwischen, Beugen, beim, vorne, nach, gebessert durch [1/1]
EXTREMITÄTEN: *Verkrüppelte*, deformierte Nägel, Zehennägel [2]

SPEISEN UND GETRÄNKE

ABNEIGUNG: Gehaltvolle und fette Speisen [1]; Fleisch [1]; Rauchen [1]
VERLANGEN: Bier [1]; Brot [1]; kalte Getränke [1]; Saftiges [1]; Pickles [1]; Erfrischendes [1]; Süßigkeiten [1]
VERSCHLIMMERUNG: Fett [2]; Obst [2]; Milch [2]; Schweinefleisch [2]; warme Getränke [2]; Butter [1]; kalte Getränke [1]; kalte Speisen [1]; Essig [1]

KERN DES MITTELS

1. Nervös, ruhelos, gewissenhaft, peinlich genau in bezug auf Kleinigkeiten
2. Sehr großer Mangel an Lebenswärme
3. < morgens beim Erwachen
4. Gefühl von Rauch
5. Durst bei Magenschmerzen; warme Getränke => Brennen

EIGENE NOTIZEN:

NATRIUM CARBONICUM
Natriumcarbonat   Nat-c.

REGION
VERDAUUNG. *Nerven.* Haut. Hände [Handrücken]. Fersen. *Fußknöchel. Schleimhäute.*
* *Rechte Seite.* Linke Seite

MODALITÄTEN
<u>VERSCHLIMMERUNG</u>: HITZE [*Sonne, Wetter* [Kopf]; schwüles Wetter; Gaslicht]. *Periodizität;* Winter [Körper]. 5.00 Uhr morgens. Musik. *Geistige Anstrengung.* Masturbation. Diätfehler. *Milch. Zugluft.* Gewitter. Wetterwechsel. Feuchtes Wetter. Vollmond. Jeden zweiten Tag
<u>BESSERUNG</u>: Bewegung. Reiben. Druck. Essen [flaues Gefühl]. Kratzen. Wischen mit der Hand

LEITSYMPTOME

* Alle Natrium-Verbindungen sind überempfindlich und verschlossen. Bei *Nat-c.* stehen Selbstlosigkeit und Liebenswürdigkeit an erster Stelle
G FEINHEIT/ZARTHEIT und WÜRDE
G SELBSTÄNDIG; unabhängig, trotzdem sehr SANFT und FREUNDLICH
G SELBSTLOS. Neigung, sich AUFZUOPFERN [„Menschen, die sich selbst für andere hingeben"]. „Vielleicht das selbstloseste aller Mitteln der Materia Medica [wie *Staphisagria*]. Sie brauchen das Geben auf tiefe Weise, versuchen zu geben ohne Anerkennung dafür zu bekommen." [Morrison]. HINGABE
G MITFÜHLEND; sorgen für andere, ohne etwas zurückzuverlangen, bleiben im HINTERGRUND.
G HEITER, FROH, sogar, wenn sie traurig sind. „Versuchen so zu tun, als seien sie fröhlich, weil sie dich nicht mit ihrer Traurigkeit belasten möchten." „Aber im Inneren kann ein starkes Gefühl von Kummer und Leid sein." „Können das Leiden in Stille genießen; „eine Art von süßem Leiden" [aber mit Würde!!]
G Sehr SENSIBEL für die UMGEBUNG und für STIMMUNGEN
G Rückzug und Abgeschiedenheit [vermeidet den Anblick von Menschen; „wählerische Einstellung"] [Folge der Übersensibilität]. Selbstverleugnung kann zu ENTFREMDUNG führen. [Wahnidee: TRENNUNG ZWISCHEN SICH UND ANDEREN – 1/1]
G Mentale Erschöpfung, schwieriges Verstehen durch zuviel Studieren [geistige Anstrengung]
G Stumpfheit > Essen. Trotzdem Reizbarkeit und Traurigkeit *nach dem Essen* [aufgrund von Verdauungsstörungen].

A ÜBEREMPFINDLICH gegen GERÄUSCHE, MUSIK, GEWITTER [„Wird sehr nervös und versteckt sich im Keller."], SONNENHITZE, KÄLTE, MILCH, Diätfehler, bestimmte Personen

Nat-c.

A MANGEL AN LEBENSWÄRME, trotzdem < beim Aufenthalt in der Sonne
A < HITZE und KÄLTE. Hitze < Kopfschmerz, Blutdruck, Haut, Schwäche. Kälte < Katarrhe, Gelenke, Verdauung
A Hitze [Sommer; Sonne] => SCHWÄCHE
A > REIBEN
A < ANNÄHERUNG eines Sturmes [2]
A > NACH dem Essen [3]
A ZITTERN, äußerlich, bei Schmerzen [3]
A Durstig, besonders akut während Magenverstimmung
A Schwitzt leicht oder Trockenheit der Haut.
A VERDAUUNGSSCHWÄCHE

K Schwache Fußknöchel [leichtes Verrenken und Verstauchen]
K Kopfschmerzen abwechselnd mit Magenschmerzen
K Flatulenz und Diarrhoe durch Milch
K Der Magen schmerzt bei BERÜHRUNG
K Leeres. nagendes, hungriges Gefühl im Magen um 5.00 Uhr morgens; muß das Bett verlassen und einige Kekse essen. Leere und Hungergefühl auch um 10.00 Uhr – 11.00 Uhr morgens und um 22.00 – 23.00 Uhr [vor dem Schlafengehen]. „Gierig, immer am Knabbern" [*Phatak*]

REPERTORIUM

GEMÜT: *Geistesabwesend*, morgens [2]. *Angst* durch Musik [2; Dig.], durch die Schmerzen [2/9], Klavierspielen, beim [2/1] Furcht Gewitter, vor [2]. *Abneigung* Ehemann, gegen [2/7], Familienmitglieder, gegen [2], Menschen, bestimmte, gegen [2]. *Gesellschaft*, Abneigung gegen, allein, wenn, besser [2/31]. *Verwirrung*, geistige, Sonne, in der [2/2]. *Stumpfheit*, Essen, nach dem, besser [2/7]. *Entfremdet*, Familie, von seiner [2/15]. *Furcht*, Männern vor [3], Musik, durch [2/10]. *Kummer* verursacht Magenbeschwerden [2], Ruhelosigkeit, Lesen beim [2/3], Traurigkeit, Diätfehler, durch [3/1]. *Empfindlich*, Sinneseindrücke, gegen [2]. *Weinen*, durch Musik [2]
SCHWINDEL: *Warm*, Zimmer, im warmen [3]
KOPF: *Schmerz*, Wetter, warmem Wetter; beginnt bei [3], Stirn, in der; Drehen beim, Kopfes des, schnellen Drehen bei [3]
AUGE: *Schmerz*, brennend, Stuhlgang nach [2]
SEHEN: *Farben* vor den Augen, schwarz, Flecken, Schreiben beim [2]. *Lichtblitze*, morgens, Erwachen beim [2]; Schließen der Augen, beim [2]. *Blitze*, Erwachen, beim [2]
OHR: *Völlegefühl*, Essen beim [2]
HÖREN: *Überempfindliches* Gehör,Geräusche, gegen, Rascheln von Papier [2/9], Musik, gegen, Menses während den [2]
ZÄHNE: *Schmerz*, Süßigkeiten nach [2]
MAGEN: *Leeregefühl*; vormittags, 10.00 Uhr bis abends [2; Mur-ac.]. *Schmerz*, Berührung [3]. *Durst*, Essen nach [1]. Schmerz, während der Schmerzen [2]

Nat-c.

STUHL: *Herausschießend*, in einem Strom [2]. *Gelb*, orange, Fruchtfleisch einer Orange, wie das [2]
HARNRÖHRE: *Schmerz*, Urinieren, Ende des Urinierens, zu [3]; brennend, Stuhlgang nach [2/1], brennend, Urinieren, Ende des Urinierens, zu [3]
WEIBLICHES GENITAL: *Leukorrhoe*, Koitus nach [1]. *Schmerz*, abwärtsdrängend, Uterus und Uterusregion, herauskommen, als würde alles, Stuhlgang, vor [2/1]. *Pulsieren*, Koitus nach [2]
HUSTEN: *Trocken*, nachmittags, beim Eintritt in ein warmes Zimmer [1]
BRUST: *Angst* in der Brust, Klavierspielen durch [1]. *Herzklopfen*, Geräusch, durch jedes fremde [2]
RÜCKEN: *Schmerz*, ziehend, Zervikalregion, Menses vor den [2; Nux-v.]. *Spannung*, Zervikalregion, Menses vor den [2]
EXTREMITÄTEN: *Hitze*, Hand, Handrücken [3]. *Ruhelosigkeit*, geistige Anstrengung > [2]. *Schwäche*, Knöchel, Gehen, beim [2]
SCHWITZEN: *Nachts* [22.00 Uhr – 6.00 Uhr], abwechselnd mit Trockenheit der Haut [3; Apis]. *Brennend* [3]
ALLGEMEINES: *Sturm*, während Sturm [3]. *Zittern*, äußerlich, bei Schmerzen [3/8]. *Schwäche*, Hitze, Sonnenhitze, in der [3, **Sel.**]. Hitze, Sommerhitze, in der [3/11], geistige Anstrengung [3], Gehen, beim, Sonnenhitze in der [2, *Lach.*]

SPEISEN UND GETRÄNKE

ABNEIGUNG: Milch [3]; Kaffee [1]; gehaltvolle und fette Speisen [1]; Fleisch [1]
VERLANGEN: Bier [2]; kalte Getränke [2]; Süßigkeiten [2]; Brot [1]; Delikatessen [1]; Fett [1]; Fett + Süß [1]; Kartoffeln [1]; Tabak [1]
VERSCHLIMMERUNG: Kalte Getränke [2]; kalte Getränke [2]; wenn erhitzt; [2]; kalte Getränke bei heißem Wetter [2]; trockene Speisen [2]; Fett [2]; Obst [2]; Milch [2]; Schweinefleisch;[2]; Kartoffeln [2]; Gemüse [2]; Butter [1]; kalte Speisen [1]; Mehlspeisen [1]; schwere Speisen [1]; Honig [1]; Pfeffer [1]; saure Speisen [1]; Essig [1]; Tabak [1]
BESSER: Tabak [1]

KERN DES MITTELS

1. Feinheit, Würde und Hingabe
2. Selbstlos und mitfühlend; leidet in Stille.
3. Übersensibel gegen äußere Einflüsse
4. < Hitze und Kälte
5. Verdauungsschwäche und Schwäche der Fußknöchel
6. Nagender Hunger > nach dem Essen

EIGENE NOTIZEN:

Nat-m.

NATRIUM MURIATICUM
Natriumchlorid   *Nat-m.*

REGION
ERNÄHRUNG [*Verdauungstrakt*; GEHIRN; BLUT; MUSKELN]. GEMÜT. HERZ. DRÜSEN [SCHLEIM-; Milz; Leber]. Haut. * Linke Seite. Rechte Seite

MODALITÄTEN
<u>VERSCHLIMMERUNG</u>: PERIODISCH [9.00 – 11.00 Uhr; *mit der Sonne*; nach Menses; an abwechselnden Tagen]. HITZE [*Sonne*; *Sommer*; Feuchtigkeit]. *Anstrengung*; Augen; geistige. Starke Gemütsbewegungen. *Mitgefühl*. *Pubertät*. Chinin. Alte Fälle von Malaria. Silbersalze. *Am Meer* oder Seeluft. Weinen. Hinlegen, vor allem auf die linke Seite
<u>BESSERUNG</u>: Im Freien. Kühles Bad. *Schwitzen*. Ruhe. Vor dem Frühstück. Tiefes Atmen. Am Meer. Druck; Liegen auf etwas Hartem. Ohne regelmäßige Mahlzeiten [Fasten]. Liegen auf der rechten Seite. Enge Kleidung

LEITSYMPTOME

* Alle Natrium-Verbindungen sind überempfindlich und verschlossen. Bei *Nat-m*. überwiegen Abwehrhaltung und Groll. „Nicht verletzen – nicht verletzt werden" ODER „Verletzen – nicht verletzt werden."
G Große VERWUNDBARKEIT – leicht VERLETZT. Furcht vor ABLEHNUNG
G Verlangen nach EINSAMKEIT. VERWEILT bei vergangenen, unangenehmen Ereignissen; kann oder will alte Kümmernisse nicht vergessen. Ruft sie sich immer wieder ins Gedächtnis zurück, vor allem durch traurige MUSIK. Hält an traumatischen Erfahrungen fest [„ein Gedanke hängt sich fest, verhindert den Schlaf, weckt Rachegefühle etc."– *Boger*]. STILLER KUMMER
G Sehr VERANTWORTUNGSBEWUSST; Schuldgefühle. Mitfühlend [Nehmen den Kummer und die Probleme von anderen Menschen in sich auf und grübeln darüber, wenn sie allein sind.]
G SACHLICH und kontrolliert auf der GEISTIGEN Ebene, UNREIF auf der emotionalen Ebene [„Mangel an Gleichgewicht– kann entweder übermäßig gewissenhaft sein oder jedes Interesse verlieren; überherzlich oder kein Interesse an Menschen in ihrer Umgebung; tränenreich oder völlig furchtlos; wird mit allem fertig oder braucht bei allem, was sie tut, Unterstützung; weint beim geringsten Anlaß oder ist durch nichts zum Weinen zu bringen." [*Borland*]
G Die Mauer um *Nat-m*. kann nach Alkoholgenuß oder beim Sex fallen. [„Sie können in das gegenteilige Extrem umschlagen; übermäßig geschwätzig nach Alkoholgenuß; jemand, der nach einem Trunk meint, jeden zu lieben, ist meistens *Nat-m.*; es ist eines der Hauptmittel, das zu Obszönitäten in der Sexualität neigt." [*Morrison*]]

Nat-m.

G DEFENSIV und vorsichtig. [„Sie haben ein selbstsicheres Auftreten, fast eine Oppositionshaltung. Sie gehören nicht zu den freundlichsten Patienten und scheinen genau auf der Hut zu sein. Sie beantworten die Fragen normalerweise ziemlich kurz, oft schroff und geben am Anfang der Befragung nichts preis." – *Borland*]

G < TROST [„Man sagt, sie könnten Trost überhaupt nicht ertragen; in Wirklichkeit sehnen sie sich nach Trost von den *richtigen Menschen*." – *Borland*]. „Das charakteristische Unterscheidungsmerkmal der Gemütsverfassung von *Nat-m.* ist im *emotionalen Konflikt der Integration seiner Persönlichkeit* zu sehen. Er ist immer auf seine eigenen Hilfsquellen angewiesen, entweder bewußt, indem er jedes dargebotene Mitgefühl oder jede dargebotene Freundschaft zurückweist oder unfreiwillig, durch den Verlust einer geliebten Person, die gewöhnlich seine emotionale Stütze war. Dieser Zustand der Isolation und Einsamkeit wird durch den Umstand verstärkt, daß er sich nach Liebe, Mitgefühl und Gemeinschaft mit anderen sehnt; es ist jedoch, als verbiete ihm eine innere Stimme, dies anzunehmen [emotional, hysterisch, tränenreich, Verlangen nach Mitgefühl, versteckter Kummer, Weinen im Verborgenen etc.] *und die ihn dazu drängt, die Quelle der Kraft in sich selbst zu finden*. Dieses Loslösungsbestreben ist größer als sein gefühlsbedingtes Sehnen nach Verbundenheit, er ist im inneren Kampf zerrissen ... die Erfahrung von Getrenntsein und Einsamkeit muß als Stufe zur Selbstfindung durchschritten werden." [*Whitmont*]

A Hauptsächlich WARM; kann aber auch einen Mangel an Lebenswärme haben.
A < HITZE, vor allem SONNENHITZE.
A Starkes Verlangen nach SALZ
A AM MEER < oder >
A Großer DURST; auf kalte Getränke
A < 10.00 Uhr
A Schmerzen erscheinen und verschwinden ALLMÄHLICH [2].
A > nach Schwitzen [3]
A Absonderungen „wie das Weiße vom Ei"

K Kopfschmerzen [Zentrum der Beschwerden]; *hämmernd*, berstend, wahnsinnig machend; *über den Augen*; *beim Erwachen*; & teilweise Taubheit oder Sehstörungen; < Lesen, < Bewegung, sogar der Augen, < Licht, < Geräusche, < Sonne, < Menses, < 10.00 Uhr bis 3.00 Uhr; > Liegen in einem dunklen Zimmer, > Druck auf die Augen
K Herpes labialis
K Trockenheit der Vagina
K Landkartenzunge
K Tränenfluß im Wind; beim Husten; beim Lachen
K Tiefer Riß in der Mitte der Unterlippe
K Fettige Gesichtshaut
K Rückenschmerzen > Liegen auf etwas Hartem; > harter Druck
K Bauchschmerzen > enge Kleidung

Nat-m.

REPERTORIUM

GEMÜT: *Beschwerden* durch Enttäuschung, alte [4], durch Kummer, kann nicht weinen [3]. *Angst*, Eile mit [3/1]. *Gesellschaft*, Abneigung gegen, Fremden, Abneigung gegen die Anwesenheit von, Urinieren beim [4]. *Wahnidee*, bemitleidet, bedauert und weint, er würde aufgrund seines Unglücks [2/1]. *Maskulin* aussehende Mädchen [2]. *Traurigkeit*, Heißhunger, mit [2/1], *Einsamkeit*, liebt die [3/1]. *Schlafwandeln*, schlagen, um aus Rache andere Schlafende zu [3; Nit-ac.]. *Gedanken*, hartnäckig, unangenehmen Themen verfolgt, von [3]. *Weinen*, vergangene Ereignisse, beim Denken an [2], bemitleidet, wenn er glaubt, er würde [2/1]

SCHWINDEL: *Chronisch*, Kopfschmerzen, mit einseitigen [2/1], *Kaffee*, nach [3], während der *Schwangerschaft* [3]

KOPF: *Schweregefühl*, Hinterkopf, zieht die Augen zusammen [3/1]. *Schmerz*, hämmernd, morgens [3/1], Lachen, durch [2]. *Pulsieren*, Hämmer, erwacht jeden Morgen wie durch kleine [2; Psor.] Schweiß, > [2; Ars.]

AUGEN: *Geschlossen*, krampfhaft, Schmerzen, durch, Kopf, im [2]. *Zusammengezogen*, Gefühl wie [3]. *Schweregefühl*, Menses, vor [2; Lac-d.]. *Zucken*, Lider, Menses, vor den [2/1]

SEHEN: *Zickzacklinien* [3]

NASE: *Absonderung*, eiweißartig [3]weiß, Eiweiß, wie [3; Aur.]

GESICHT: *Hautausschläge*, Bläschen, Mund, um den [3], Nase, Nasenflügel [3]

MAGEN: *Aufstoßen*, süßlich, Menses, vor den [2/1]. *Übelkeit*, Salz, beim Gedanken an [2/1]. *Schmerz*, krampfartig, Kleidung, enge > [2; Cupr.]

HARNBLASE: *Zusammenschnürung*, Urinieren, nach [2; Cub.]. *Krampf*, Urinieren, nach [2; Caust.]

HARNRÖHRE: *Schmerz*, brennend, Menses, während [2/1]

URIN: *Milchig*, Menses, nach [2/1]

WEIBLICHES GENITAL: *Schmerz*, brennend, Uterus, Menses, vor [2]. *Prolapsus*, Uterus, morgens [3]

BRUST: *Herzklopfen*, Menses, nach [2] Geräusch, durch jedes fremde [3], unerwiderte Leidenschaften, durch [3].

RÜCKEN: *Schmerz*, stechend, Lumbalregion, Menses, vor den [2/1] erstreckt sich zum Uterus [2].

EXTREMITÄTEN: *Aufgesprungene* Finger [3], um die Fingernägel herum [3]. *Ruhelosigkeit*, Füße, Gehen > [2]. *Zittern*, Menses, vor [2].

SCHLAF: *Gestört*, Träume, durch, mittags, Mittagsschlaf, beim [3].

TRÄUME: *Ängstlich*, Weinen im Schlaf, mit [2], Menses, während [2]. *Einbrecher*, und schläft nicht wieder ein bevor das Haus durchsucht ist [3; Sanic.], Räuber, Menses, während den [2/1]. Durstig zu sein [3]

HAUT: *Hautausschläge*, Überhitzung, durch [3]

ALLGEMEINES: *Ohnmacht*, überfüllten Zimmer, in einem [2], Zimmer, im warmen [2]

Nat-m.

SPEISEN UND GETRÄNKE
ABNEIGUNG: Brot [3]; Huhn [3]; Kaffee [2]; Fett und reichhaltige Speisen [2]; Honig [2]; Fleisch [2]; Milch [2]; Öl [2]; salzige Speisen [2]; schleimige Speisen [2]; Tabak [2]; Gemüse [2]; Wasser [2]; Bohnen [1]; Bier [1]; Fisch [1]; Rauchen [1]; Wasser, kaltes [1]; Wein [1]
VERLANGEN: Salzige Dinge [3]; Bier [2]; bittere Getränke [2]; bittere Speisen [2]; Brot [2]; Mehlspeisen [2]; Fisch [2]; Fisch, salziger [2]; Milch [2]; Austern [2]; Pfeffer [2]; Sauerkraut [2]; saure Speisen [2]; Essig [2]; Schokolade [1]; Kaffee [1]; kalte Getränke [1]; kalte Speisen [1]; Obst [1]; Zitronen [1]; Kalk [1]; flüssige Speisen [1]; Fleisch [1]; Salz und Süßigkeiten [1]; Suppen, warme [1]; Süßigkeiten [1]; Wein [1]
VERSCHLIMMERUNG: Mehlspeisen [3]; Brot [2], Kaffee, Geruch von [2]; Gurken [2]; Milch [2]; Olivenöl [2]; Schweinefleisch [2]; Tabak [2]; Erbsen und Bohnen [1]; Schwarzbrot [1]; Butterbrot [1], Butter [1]; Kohl [1]; Kaffee [1], kalte Speisen [1]; Fett [1]; Speisen, die Blähungen verursachen [1]; heiße Speisen [1]; Zwiebeln [1]; reichhaltige Speisen [1]; Sauerkraut [1], saure Speisen [1]; Essig [1]; warme Speisen [1]

KERN DES MITTELS
1. Defensiv, verschlossen, vorsichtig. Mauer um sich herum
2. Verweilt bei vergangenen unangenehmen Ereignissen. Stiller Kummer
3. Verlangen nach Salz
4. < Hitze, vor allem Sonnenhitze
5. Am Meer < oder >
6. Absonderungen wie das Weiße vom Ei. Herpetische Hautausschläge

EIGENE NOTIZEN:

Nat-p.

NATRIUM PHOSPHORICUM
Natriummonohydrogenphosphat   Nat-p.

REGION
Hinterkopf. Schleimhäute. Duodenum. Gallengänge. Gekröse. Genitalien. Nerven. Magen. Darm

MODALITÄTEN
<u>VERSCHLIMMERUNG</u>: Zucker. Kinder. Milch. Geistige Anstrengung. Gewitter. Gaslicht. Zugluft. Morgens und nachts. Samenerguß .Während Menses
<u>BESSERUNG</u>: Kälte. Im Freien. Druck

LEITSYMPTOME

* Alle Natrium-Verbindungen sind überempfindlich und verschlossen. Bei *Nat-p.* überwiegen Ängste und Kultiviertheit.
G Zu VERSCHLOSSEN für *Phosphorus*, aber zu ÄNGSTLICH für *Natrium muriaticum* [*Ghegas*]
G „Die am meisten Verfeinerten aller Natrium-Verbindungen, welche im allgemeinen ja schon sehr verfeinerte Menschen sind" [*Morrison*]
G „Ein wenig unzufrieden; reizbar bei Störungen; oft sehr ungeduldig, wenn Ratschlag erteilt wird, nicht bei Kritik, wie die anderen Natrium-Verbindungen, sondern bei freundlichen Ratschlägen; ziemlich ruhelos und zappelig trotz der Müdigkeit."
G Angespanntsein < jede geistige Anstrengung oder Versuch, sich zu konzentrieren

A Großes Verlangen nach GEBRATENEM [Eier, Fisch]
A SAUER; *Aufstoßen*, Erbrochenes, Magen, Stuhl, Leukorrhoe, Auswurf, Schweiß, etc. Übersäuerung; „überfütterte Kinder" [mit Milch und Zucker]
A < SAURE SPEISEN. < Essig [2]
A Tief- DUNKELGELBE Absonderungen. Gelber cremiger Belag an der ZUNGENBASIS
A Ungewöhnliche STEIFHEIT nach mäßiger Anstrengung [durch einen Überschuß an Milchsäure in den Muskeln]
A Gewitter < Schmerzen; => Zittern und Herzklopfen. KOPFSCHMERZEN WÄHREND GEWITTER
A < SAMENABGANG
A NERVÖSE SCHWÄCHE [3]

K Jucken; Nase, um Mund und Anus. Würmer. Das Kind bohrt in der Nase.
K Blasses Gesicht, ERRÖTET LEICHT. Oder Röte auf wechselnden Seiten [*Ferr-p.*]

Nat-p.

K Juckende Hautausschläge um die Gelenke, < Fußknöchel
K Abwechselnd Gelenk- und Herzschmerzen [*Boger*] „Bei Schmerz im großen Zeh sind die Herzschmerzen besser" [*Clarke*]
K Nächtliche Pollutionen, < Liegen auf dem Rücken
K Stuhldrang oder Harndrang nach KOITUS

REPERTORIUM

GEMÜT: *Wahnideen*, Schritte, hört [1], Schritte, hört, im Nebenzimmer [1/1], Möbel seien Menschen [nachts beim Erwachen], bildet sich ein [1/1]. *Vergeßlich*, sexuellen Exzessen, nach [2]. *Gleichgültigkeit*, geliebte Personen, gegen [1]. *Traurigkeit*, Masturbation, durch [1], Musik durch [1]. *Auffahren*, Schläge durch den Körper, während er hellwach ist [1; Mag-m.]
KOPF: *Völlegefühl*, geistige Anstrengung durch [2]. *Schmerz*, Menses nach [2], Gewitter, während [2]
AUGE: *Schmerz*, drückend, Menses, während [1]
SEHEN: *Trübsichtigkeit*, Koitus, nach [2]
OHR: *Jucken*, muß kratzen bis es blutet [1]
NASE: *Absonderung*, gelb Choanen aus den [2]. *Geruch*, übelriechend morgens [1]
MUND: *Farbe*, Zunge, goldgelb, Basis [3] Zunge, gelb, goldgelb [1/1], *Haar*, Zunge [1] Zungenspitze [1; Sil.]
MAGEN: *Verdorben*, fetten Speisen nach [2] Milch, nach [1]. *Schweregefühl*, Menses, während [1]. *Übelkeit*, Urinieren > [1/1]. *Erbrechen*, sauer, Kopfschmerz bei [2]
ABDOMEN: *Schwächegefühl*, Stuhlgang nach [2]
REKTUM: *Unwillkürlicher* Stuhl, Flatus, Abgang von [3]. *Jucken*, warmen Bett im [2]. *Stuhldrang*, Koitus nach [1/1]
HARNBLASE: *Harndrang*, Koitus nach [2]
URETHRA: *Schmerz*, brennend, Koitus nach [1]
MÄNNLICHES GENITAL: *Schmerz*, Samenstränge, Samenabgang nach [2/1]. *Pollutionen*, periodisch, nachts, jede Nacht [3]. Koitus, nach [3]
WEIBLICHES GENITAL: *Leukorrhoe*, sahneartig [2], übelriechend, sauer [2; Hep.]
ATMUNG: *Seufzen*, Menses während [1]
BRUST: *Luftblase* beginnt im Herzen und strömt durch die Arterien [1/1]. *Herzklopfen*, Gewitter, bei [2, Phos.]. *Zittern*, Herz, beim Treppensteigen [2/1]
RÜCKEN: *Schmerz*, sexuelle Exzesse durch [2]. *Schwäche*, Lumbalregion, Ejakulation nach [2]
EXTREMITÄTEN: *Kälte*, Fuß, tagsüber, Menses während [1/1], Fuß, Menses während [1]
SCHLAF: *Ruhelos*, Menses während [1], Menses nach [1]
ALLGEMEINES: *Konvulsionen*, Samenabgang, beim [2]. *Hitzewallungen*, Menses während [1/1]. *Mattigkeit*, warmem Wetter, bei [1/1]. *Sturm*, während Sturm [1], *Zittern*, Gewitter, bei [1]. *Schwäche*, Sturm, Gewitter, bei [1], warmem Wetter bei, < [1]

Nat-s.

SPEISEN UND GETRÄNKE
ABNEIGUNG: Brot [2]; kalte Getränke [2]; Butterbrot [1]; Fleisch; Milch [1]; saure Speisen [1]
VERLANGEN: Kalte Getränke [2]; Alkohol [1]; Bier [1]; weichgekochte Eier[1]; Fisch [1]; Eier gebratene [1]; gebratener Fisch [1]; scharf [1]; gewürzte Speisen [1]
VERSCHLIMMERUNG: Fett [2]; Milch [2]; saure Speisen [2]; Zucker [2]; Essig [2]; bittere Speisen [1/1]; Butter [1]; kalte Getränke [1]; kalte Speisen [1]; Obst [1]

KERN DES MITTELS

1. Zu verschlossen für *Phosphor*, zu ängstlich für *Natrium muriaticum*
2. Verlangen nach gebratenen Speisen [Fisch, Eier], nach Dingen mit intensivem Geschmack
3. Sauer. < saure Speisen
4. Gelbe Absonderungen
5. Steifheit nach geringer Anstrengung
6. Nächtliche Pollutionen. < Samenabgang

EIGENE NOTIZEN:

NATRIUM SULPHURICUM
Natriumsulfat, Glaubersalz   *Nat-s.*

REGION
HINTERKOPF. Drüsen [LEBER; Galle, Pankreas, Darm; absteigender Dickdarm]. Brust [links; unten]. * Linke Seite. Rechte Seite

MODALITÄTEN
VERSCHLIMMERUNG: FEUCHTIGKEIT [*Wetter; Nachtluft;* Keller]. *Liegen auf der linken Seite. Verletzungen, Kopf; Wirbelsäule.* Heben. Berührung. Druck. *Später Abend.* Wind. Licht. FEUCHTWARMES Wetter. Frühling. Kalte Speisen und Getränke [Diarrhoe]. *Morgens.* Liegen auf dem Rücken

Nat-s.

BESSERUNG: Im Freien. Lageänderung Abgang von Flatus. Trockenes Wetter; trockenes, heißes Wetter. Nach dem Frühstück. Aufsetzen. Druck

LEITSYMPTOME

* Alle Natrium-Verbindungen sind überempfindlich und verschlossen. *Nat-s.* ist das am wenigsten empfindliche und das verschlossenste.
- G Systematischer Arbeiter. Bodenständig. Starkes PFLICHTGEFÜHL und VERANTWORTUNGSBEWUSSTSEIN
- G Gefühle werden nicht ins Leben eingebracht; nicht impulsiv, nicht spontan; sieht beide Seiten und vereinigt diese.
- G OBJEKTIV; realistisch; hält sich immer an die Tatsachen [*Nat-s.* ist in KEINER der Wahnidee-Rubriken.]
- G Nur durch MUSIK zu Tränen gerührt; bei gedämpftem Licht
- G GEISTIGE VERÄNDERUNGEN durch KOPFVERLETZUNGEN [Traurigkeit, Reizbarkeit, Verwirrung, Gedächtnisschwäche].
- G Traurigkeit & SELBSTMORDNEIGUNG. „Muß Selbstbeherrschung ausüben, um sich nicht zu erschießen."]

- A WARMBLÜTIG
- A > IM FREIEN [3]
- A < FEUCHTIGKEIT [kaltes nasses Wetter; Frühling, Herbst; nebliges Wetter, feuchtwarmes Wetter; Baden; Naßwerden; feuchte Räume; Keller; Wohnen nahe am Wasser, wasserhaltige Nahrungsmittel]
- A < 4.00 – 5.00 Uhr morgens; morgens beim Erwachen
- A REICHLICHE, GELBE, wässrige Absonderungen, oder DICKE gelbgrüne und eitrige Absonderungen
- A Chronische, körperliche Probleme aufgrund von KOPFVERLETZUNGEN [Epilepsie, Tinnitus aurium, Schwindel]
- A Verlangen nach oder Abneigung gegen JOGHURT

- K KOPFSCHMERZEN & Photophobie und Speichelfluß
- K Rumoren, Gurgeln im Darm, dann plötzlich schließender, geräuschvoller, spritzender Stuhlgang; *morgens nach dem Aufstehen*
- K Eines der Hauptmittel für ASTHMATISCHE BESCHWERDEN [mit Rasselgeräuschen] durch FEUCHTIGKEIT
- K Asthma & Diarrhoe bei jedem Anfall
- K Das zweite betroffene Organ ist die LEBER [akute oder chronische Hepatitis, Gallensteine, bitteres Aufstoßen, Koliken, Gelbsucht].
- K Hautleiden jeden Frühling

Nat-s.

REPERTORIUM

GEMÜT: *Beschwerden*, Verletzungen, Unfälle, durch [3]. *Froh*, Stuhlgang, nach [3]. *Verwirrt*, Kopfverletzung, nach [3/1], Stuhlgang, gebessert durch [2]. *Peinlich in Kleinigkeiten*, wählerisch[1]. *Furcht*, Geräusche, durch [2]. Sich zu *verletzen*, fürchtet sich, alleine gelassen zu werden, aus Furcht, [2]. *Töten*, sich selbst zu töten, plötzlicher Impuls [2]. *Lebensüberdruß*, muß Selbstkontrolle ausüben, sich beherrschen, um sich nicht selbst zu verletzen [3/1]. *Traurigkeit*, Musik, durch [1]. *Weinen*, Freien im > [2]
SCHWINDEL: *Kopfverletzungen*, nach [2]
KOPF: *Hitze*, Scheitel, Menses während [2; *Sulph.*], Denken, beim [2/1]. *Schmerz*, Verletzungen, nach mechanischen [3], Sommer, im [2]; drückend, Scheitel, Menses während [2]; wund, bei nassem Wetter [2]
AUGE: *Photophobie*, morgens [2] chronisch [2], Kopfschmerzen bei [3]
OHR: *Schmerz*, Wetter, feuchtem, bei [2], warmen Zimmer, im [2] warmen Zimmer, Eintritt aus der kalten Luft < [2/1]. *Verstopfungsgefühl*, Ventil, wie durch ein [2]
HÖREN: *Überempfindliches* Gehör, Geräusche, Rascheln von Papier [2]
NASE: *Absonderung* grünlich, Licht im [2/1]; dick, Choanen, aus den [2]; gelb, Choanen, aus den [2]. *Nasenbluten*, Menses vor [2], Menses während [2] *Jucken*, Nasenflügel [2] *Niesen*, Heuschnupfen, mit [2]
MUND: *Speichelfluß*, Kopfschmerz während [2]. *Empfindlichkeit*, gegen Berührung [2; **Hep.**]. *Geschmacksverlust*, morgens [2]
MAGEN: *Auftreibungen*, Aufstoßen > [2]. *Aufstoßen*, bitter, Essen, nach [2], bittere, Speisen kommen nach oben [2; **Lyc.**]. *Völlegefühl*, Atembeklemmung, mit [2]. *Erbrechen*, Galle, Ärger, Verdruss nach [2].
ABDOMEN: *Entzündung*, Leber, chronisch [3]. *Schmerz*, Leber, beim Atmen [2], Erschütterung < [2], Liegen auf der rechten Seite, > [1], Liegen auf der linken Seite < [2], Ärger, Verdruß, nach [2] Gehen, beim [2]; Seiten, rechts, Flatulenz von [3; *Colch.*], Druck > [2], krampfartig, Kneten des Abdomens > [2/1]; drückend, Seiten, Kneten > [3]
REKTUM: *Diarrhoe*, morgens, Aufstehen, nach dem [3], Herumgehen und [3], Getränke, kalte, nach [2] im Sommer [2], Gelbsucht, bei [2] Menses vor [2]. *Flatus*, laut, spritzendem Stuhl, bei [3], Stuhldrang, aber es geht nur Flatus ab [3]
ATMUNG: *Atemnot*, Blähungen durch [2], Menses, vor [2]. Türen und Fenster offen sind, will, daß [2], stürmischem Wetter, bei [2]
BRUST: *Flattern*, frische Luft bessert [3]
RÜCKEN: *Schmerz*, Sakralregion, Urins, beim Zurückhalten des [2/1]
EXTREMITÄTEN: *Schmerz*, Beine, Ischialgie [2]. Herumdrehen im Bett < [2/1]; Hüfte, Bükken beim [2], Hüfte, Herumdrehen beim, im Bett [2]
FROST: *Einwirkungen*, durch bestimmte, Regen von [3], Aufenthalt, durch Meer, am [2; *Nat-m.*], Sumpfgebieten, in [3], tropischen Ländern, in [2]
ALLGEMEINES: *Konvulsionen*, Verletzungen durch [2]. *Hitzewallungen* abends [2]. *Wetterwechsel* < [1], von kalt nach warm < [2]

Nit-ac.

SPEISEN UND GETRÄNKE
ABNEIGUNG: Bier [2]; Brot [2]; Joghurt [2/1]; Milch [2]; Fleisch [1]; stärkehaltige Speisen [1]; Rauchen [1]
VERLANGEN: Kalte Getränke [3]; Bier [2]; salziger Fisch [2]; Joghurt [2]; Eis [1]; gekochte Milch [1]; Kopfschmerzen nach sauren Speisen [1/1]
VERSCHLIMMERUNG: Mehlspeisen [3]; Obst [3]; Gemüse [3]; Kohl [2]; Kaffee [2]; kalte Speisen [2]; heiße Speisen [2]; Milch [2]; Kartoffeln [2]; gehaltvolle fette Speisen [2]; stärkehaltige Speisen [1]

KERN DES MITTELS

1. Objektiv, realistisch, keine Wahnideen. Traurigkeit & Suizidneigung
2. Warmblütig.
3. < Feuchtigkeit
4. < morgens nach dem Aufstehen; 4.00 – 5.00 Uhr morgens
5. Am meisten betroffene Organe: Lunge und Leber
6. Reichliche Absonderungen, dünn oder dick, gelb oder gelblich grün

EIGENE NOTIZEN:

NITRICUM ACIDUM
Salpetersäure   *Nit-ac.*

REGION
KÖRPERÖFFNUNGEN [Hals; Anus; Mund]. DRÜSEN [*Leber*; Prostata, Speicheldrüse]. Röhrenförmige Organe. *Blut.* Haut. Knochen * *Linke Seite*. Rechte Seite

MODALITÄTEN
VERSCHLIMMERUNG: Leichte [BERÜHRUNG; ERSCHÜTTERUNG; *Rattern von Wagen*; *Geräusche*]. *Bewegung.* Quecksilber. KÄLTE [*Luft*; Feuchtigkeit]. *Nachts*; Nachtwachen. Wetter- oder Temperaturwechsel. Geistige Anstrengung oder Schreck. Heißes Wetter. Beim Schwitzen. Gehen. Kälte & Hitze. Milch. Beim Erwachen

Nit-ac.

BESSERUNG: Gleitende Bewegungen. Mildes Wetter. Anhaltender Druck. Fahren im Wagen. Warmes Zudecken. Heiße Anwendungen

LEITSYMPTOME

G Inneres Unbehagen. GRUNDLEGENDE UNZUFRIEDENHEIT [1], UNZUFRIEDEN mit SICH SELBST [2]. ÄRGER über seine FEHLER [entmutigt mit Fluchen [1/1]]. Niemals fröhlich [1] Ruhelos aufgrund von Unzufriedenheit. Eine für die UMGEBUNG unerträgliche Ruhelosigkeit
G Überempfindlich gegen alle ÄUSSEREN EINDRÜCKE
G Sehr SELBSTSÜCHTIG – in sich selbst versunken [wegen innerem Unbehagen und Verzweiflung – Furcht vor einem Prozeß [2], Wahnidee, hat Menschen beleidigt [1] Wahnidee, sei an einem Prozeß beteiligt [2/1]]. Der KONTAKT zu anderen Menschen ist schwierig; karge emotionale Beziehungen
G FURCHT vor dem Tod [3]. ANGST um die GESUNDHEIT [3]. Jammern und Klagen [die eigenen Beschwerden sind immer SCHLIMMER als die von anderen Menschen; möchte sofort Hilfe haben.]
G VERWEILT bei vergangenen, unangenehmen Ereignissen [1] [erinnert sich an unangenehme Dinge]. Haß auf Personen, die ihn beleidigt haben [1]. GROLL, VERBITTERTE GEFÜHLE, Haß [1], ENTSCHULDIGUNGEN lassen ihn UNGERÜHRT [3]. RACHSÜCHTIG. BESCHULDIGT andere Menschen, aber „bemitleidet sich selbst."
G In den ersten Stunden nach dem ERWACHEN SCHLECHT GELAUNT, düster und schweigsam
G Heftiger ZORN. FLUCHEN, streitsüchtig, beleidigend
G Durch langes Leiden zerrüttet [z. B. durch langanhaltende Sorgen, durch Krankenpflege, durch Verlust eines lieben Freundes, durch Schlafmangel]

A SEHR GROSSER MANGEL AN LEBENSWÄRME
A < IM FREIEN [3], < Kälte allgemein [3]
A < NACHTS; nach 2.00 Uhr
A SPLITTERARTIGE Schmerzen; < BERÜHRUNG
A Absonderungen WUNDMACHEND, übelriechend, dünn; färben die Wäsche braun.
A WIDERLICHER GERUCH [Stuhl, Urin, Schweiß, Speichel]
A Schmerzen erscheinen und verschwinden PLÖTZLICH [3].
A Fissuren, Risse, Geschwüre. WARZEN
A Verlangen nach Fett und SALZ
A < MILCH [3]
A > FAHREN in einem Wagen oder mit dem Auto [z.B. Kopfschmerzen, Hörschwäche, Übelkeit, Diarrhoe, Herzklopfen; Konvulsionen]

K Ausgedehnte Schmerzen noch lange nach nach Stuhlgang [Analfissuren!]
K Übelriechender, wundmachender Fußschweiß
K Starke Akne. Tendenz zu Komedonen und Furunkeln
K Jucken der Vagina nach Koitus

Nit-ac.

REPERTORIUM

GEMÜT: <u>Grob</u>, [2]. <u>Ärger</u>, mit Zittern [2]. <u>Angst</u>, vor Menses [2], durch Nachtwachen [3], durch Schlafmangel [2; *Cocc.*], bei Gewitter [2]. <u>Unzufrieden</u>, Weinen bessert [2] <u>Erregung</u>, während einer Debatte [2; *Caust*]. <u>Erschreckt</u> leicht, beim Einschlafen [2]. <u>Reizbarkeit</u>, Trost < [2]. <u>Ruhelosigkeit</u>, nach Mitternacht [2]. <u>Empfindlich</u>, gegen Geräusch von Schritten [2], von Stimmen [2], von plätscherndem Wasser [3]. <u>Gedanken</u>, quälend [2]
SCHWINDEL: <u>Morgens</u>, muß sich hinlegen [2; **Puls**.]. <u>Schläfrigkeit</u>, bei [2]
KOPF: <u>Schmerz</u>, Geräusche, Rattern von Wagen [3; *Ther.*], Fahren im Wagen, gebessert durch [2], Fahren im Wagen, Geräusche und Erschütterung davon < [3/1]; Hinterkopf, Druck des Hutes < [2], beim Schütteln des Kopfes [2], Berührung der Haare < [2]
AUGEN: <u>Öffnen</u>, der Lider schwierig, morgens [2]. <u>Schmerz</u>, brennend, während Menses [2] Lidränder, morgens [2]. <u>Lähmung</u>, der Augenlider, morgens [2/1]
OHREN: <u>Geräusche</u>, Widerhall der eigenen Stimme [2]. <u>Schmerz</u>, mit Halsentzündung [3].
HÖREN: <u>Schwerhörig</u>, Tonsillen, vergrößert [2]
NASE: <u>Schnupfen</u>, mit Krupp [2]. <u>Absonderung</u>, wundfressend nachts [3]. <u>Nasenbluten</u>, beim Weinen [2]. <u>Schmerz</u>, beim Niesen [2]; wie ein Splitter bei Berührung [2; *Sil.*] <u>Niesen</u>, während Schlaf [2]
GESICHT: <u>Verzerrung</u>, beim Schlucken [3]. <u>Hautausschlag</u>, Komedonen, Nase [2]. <u>Hitze</u>, Lippen [2]. <u>Jucken</u>, Lippen [2]
MUND: <u>Geruch</u>, Übelkeit erregend [2]. <u>Verlust</u>, der Sprache, bei Uterusverlagerung [2/1]. <u>Schwellung</u>, Zahnfleisch, während Menses [2]
MAGEN: <u>Verdorben</u>, nach Milch [3]. <u>Aufstoßen</u>, während Menses [2]. <u>Übelkeit</u>, nach Milch [3].
ABDOMEN: <u>Hautausschläge</u>, Furunkel, Leistengegend [2]
REKTUM: <u>Verstopfung</u>, schmerzhaft [3]. <u>Wundheit</u>, durch den Stuhl [3]. <u>Schmerz</u>, brennend nach dem Urinieren [2]
URIN: <u>Geruch</u>, übelriechend, kräftig, scharf beißend, während Menses [2], wie Pferdeharn [3]
WEIBLICHES GENITAL: <u>Jucken</u>, beim Gehen < [3]; Vagina, nach Koitus [3; Agar.]
RÜCKEN: <u>Hautausschläge</u>, Furunkel, Schulterblattgegend [2]. <u>Schmerz</u>, während Liegen auf dem Abdomen gebessert [2] Lumbalregion, zu Beginn der Menses [2]. <u>Schwitzen</u> vor Menses [2]
EXTREMITÄTEN: <u>Rissige</u> Haut, Hände, tief und blutend [3]. <u>Schweiß</u>, Hand, reichlich [2], bei Verletzung des Rückgrats [3]; Fuß, nachts [2], wundfressend [2], bei Verletzung, der Wirbelsäule [3]. <u>Schmerz</u>, Fingernägel, splitterartige Schmerzen unter den Nägeln [3]; wund, Oberschenkel, während Menses [2]
SCHLAF: <u>Schlaflosigkeit</u>, nach Mitternacht, nach 2.00 Uhr [3], durch Kälte, der Füße [2], durch Erschütterungen [2]
SCHWITZEN: <u>Geruch</u>, nach Urin [3], nach Pferdeharn [3]. <u>Entblößen</u>, gebessert durch [2]
HAUT: <u>Narben</u> werden schmerzhaft bei Wetterwechsel [2; Carb-an.]. <u>Warzen</u>, blutend [2], jukkend [2], gezackt [3], groß [3], feucht [3], gestielt [3], weich [3]
ALLGEMEIN: <u>Blutwallungen</u>, durch Nervosität [2]. <u>Zittern</u>, während Menses [2]. <u>Schwäche</u>, durch Krankenpflege und Krankenwache [2]. <u>Mattigkeit</u>, während Menses [2]

Nux-m.

SPEISEN UND GETRÄNKE

ABNEIGUNG: Käse [3]; Brot [2]; kräftiger Käse [2]; Getränke [2]; Fleisch [2]; Eier [1]; fettes und reichhaltiges Essen [1]; gekochtes Fleisch [1]; Anblick und Geruch von Fleisch [1]; Süßigkeiten [1]
VERLANGEN: Fett [3]; Hering [3]; Kalk [3]; Salz [3]; Käse [2]; Fisch [2]; unverdauliche Dinge [2]; Limonade [2], [besonders Getränke mit Kohlensäure]; Süßigkeiten [2]; Brot [1]; Butter [1]; Holzkohle [1]; Fett und Salz [1]; Mehlspeisen [1]
VERSCHLIMMERUNG: Milch [3]; Brot [2]; Butterbrot [2]; kalte Speisen [2]; Fett [2]; gehaltvolle Speisen [2]; warme Speisen [2]; Schwarzbrot [1]; Butter [1]; Kaffee [1]; trockene Speisen [1]
BESSERUNG: Heiße Speisen [1]

KERN DES MITTELS

1. Ruhelos und unzufrieden. Egoistisch, verbittert, schuldigt an, bleibt durch Entschuldigungen ungerührt.
2. Angst um die Gesundheit; Furcht vor dem Tod
3. Sehr großer Mangel an Lebenswärme
4. Splitterartige Schmerzen
5. Übelriechende, wundmachende Absonderungen
6. Verlangen nach Fett und Salz

EIGENE NOTIZEN:

NUX MOSCHATA
Muskatnuß   *Nux-m.*

REGION
SINNESORGANE. *Gemüt.* NERVEN. WEIBLICHE GENITALIEN. *Verdauung.* Mund. Kinder und alte Frauen. * *Rechte Seite.* Linke Seite

MODALITÄTEN
VERSCHLIMMERUNG: Kälte [*Bad; Feuchtigkeit;* Zugluft; *Wind;* Nebel; Füße; Speisen; Wasser]. *Schwangerschaft.* Wechsel der Jahreszeiten. GEMÜTSBEWEGUNGEN. MENSTRUATION. Er-

Nux-m.

schütterung. Prellungen. Geringfügige Anlässe. Geistige Anstrengung oder Schock. Liegen auf der schmerzhaften Seite. Alkoholische Getränke. Nach Essen oder Trinken.
BESSERUNG: Feuchte Hitze. Warmes Zimmer. Trockenes Wetter. Warmes Einhüllen. Äußere Hitze

LEITSYMPTOME

G WECHSELNDE Stimmung; „abwechselnd Lachen oder Weinen"
G VERTRÄUMT, hellseherisch. „ABGEHOBEN", kämpft darum, wach zu bleiben. „Gefühl von drohender Auflösung" [*Phatak*] Redet laut zu sich selbst. TAGTRÄUME
G VERWIRRTHEIT; geistesabwesend. SCHWINDENDE Gedanken beim Lesen [2], beim Sprechen [2], beim Schreiben [3]
G Wahnidee: denkt, alles sei verändert [2], er schwebe in der Luft [2], alles sei sonderbar [2], wie im Traum [2]. „Sie erfüllt alle ihre Pflichten und dennoch fühlt sie sich wie in einem Traum."
G Hellsehen [2], Prophezeien [1/7]. „Antwortet genau auf Fragen ganz AUSSERHALB IHRER GEISTIGEN SPHÄRE, und wenn sie das Bewußtsein wiedererlangt, weiß sie nichts mehr darüber" [mediale Begabung?]

A Sehr großer MANGEL AN LEBENSWÄRME
A < IM FREIEN [3]. < KALTE Luft [3]. > WARMES Bett [3]
A < Naßwerden [2], < Naßwerden der FÜSSE [2]
A TROCKENHEIT; SCHLÄFRIGKEIT & SCHWINDELGEFÜHL
A DURSTLOS
A Beschwerden nach seelischem Schock, Kummer [z.B. Tod eines geliebten Menschen], enttäuschter Liebe, Schlaganfall
A Beinahe jeder Zustand [körperlich oder geistig] & ÜBERWÄLTIGENDE SCHLÄFRIGKEIT.
A FÄLLT IN OHNMACHT [Schmerzen, Anblick von Blut, in einem überfüllten Zimmer, nach Gemütsbewegungen, vor oder während Menses, durch Gerüche, bei Herzklopfen].
A GEISTIGE und körperliche Leiden in der Schwangerschaft: kompletter WANDEL der Persönlichkeit: Zorn in der Schwangerschaft [2], Erregung [2], Furcht [2], Traurigkeit [1], Bewußtlosigkeit [2], schwierige Konzentration, Verwirrtheit [2/1], Husten in der Schwangerschaft [2], Zahnschmerzen [2], Ohnmachtsanfälle [2], Völlegefühl im Magen [2], Übelkeit [2], Erbrechen [3], Sodbrennen [2], Diarrhoe [2], Kälte der Haut [2], Schläfrigkeit [2], sogar Menses [2]

K Enormes AUFGEBLÄHTSEIN – alle Speisen werden zu Gas.
K Schreckliche VERSTOPFUNG, sogar bei weichem Stuhl; der Stuhl muß mechanisch entfernt werden.
K [Gefühl von] TROCKENHEIT des MUNDES und des HALSES; die Zunge klebt am Gaumen; trotzdem KEIN DURST; < Schlaf; < während Menses
K Trockenheit der Augen; zu trocken um die Augen zu schließen.
K Leichte Sättigung; ein wenig zuviel essen = Kopfschmerzen [3].

Nux-m.

K Heiserkeit beim Gehen gegen den Wind [3]
K Der Kopf scheint sich auszudehnen, zu groß, scheint zu bersten, > harter Druck

REPERTORIUM

GEMÜT: *Antwortet*, denkt lange nach [2]. *Kindisches* Benehmen [2]. *Verwirrung*, Gehen, Freien, im [3]. *Wahnidee*, doppelt sein, doppelt zu [2]. *Gesten*, lächerlich oder albern, Stehen auf der Straße, beim [2]. *Halten*, gehalten zu werden, Verlangen [2]. *Lachen*, Freien, im [2], lächerlich, alles erscheint [2], Menses, vor [2; *Hyos.*]. *Auffahren*, elektrisch, Schläge durch den Körper, Schlaf im [2], Bewußtsein wiedererlangt, wenn er das [2]. *Zeit*, langsam, scheint länger, vergeht zu [2]
SCHWINDEL: *Schweben*, als würde er [2], *Schwinden*, Vergehen der Sinne [2]
KOPF: *Ausgedehnt*, Gefühl wie, Stirn [2]. *Fallen* des Kopfes, vorne, nach, Sitzen im [2]. *Lose*, locker, Gefühl als sei das Gehirn, Wetter, bei heißem [2], Schütteln des Kopfes, beim [2]. *Schmerz*, Essen, Überessen, nach [3]. *Wetter*, bewölktem Wetter, bei [2]
AUGEN: *Schmerz*, Dunkelheit > [2]. *Strabismus*, Gemütsbewegung oder Furcht < [2]. *Spannung*, um die Augen [2]
SEHEN: *Entfernt*, Gegenstände scheinen weit [2]. *Näher*, Gegenstände scheinen, aneinander [2/1]
HÖREN: *Entfernt*, Geräusche scheinen weit [1]
MUND: *Klebt* am Gaumen, die Zunge [3]. *Trockenheit*, während Menses [3, *Cedr.*], Gefühl von [3]; Zunge, nachts [3]. *Speichel*, Watte, wie [2/3]. *Speichelfluß*, Menses während [2] *Klebrig*, zäh, Zunge [3]
ZÄHNE: *Schmerz*, Erschütterung, durch [2, **Arn.**]
HALS: *Trockenheit*, Erwachen, beim [3]
MAGEN: *Verdorben*, geistige Anstrengung, durch [2]. *Auftreibung*, nach Widerspruch [2/1]. *Schmerz*, Menses vor [2]; drückend, Menses vor [2]
ABDOMEN: *Auftreibung*, geistige Anstrengung, durch [2; Hep.]. *Spannung*, Menses, während [3]
REKTUM: *Diarrhoe*, Getränke, kalte, Sommer, im [3], Hitze, feucht äußere Hitze > [2], Milch, gekochter Milch, nach [2]
WEIBLICHES GENITAL: *Menses*, unterdrückt, Anstrengung, durch [2; *Cycl.*].
ATMUNG: *Beschleunigt*, Kopfschmerzen, bei [3]. *Ängstlich*, Kopfschmerz, bei [3/1]. *Atemnot*, Stehen, Wasser, in [2]
BRUST: *Atrophie*, Mammae [2]. *Abmagerung*, Mammae [2; **Coff.**]. *Hitze*, Herzgegend, Hitzewallungen [2], Herzgegend, erstreckt sich, Körper, über den [2; Ars.]. *Beklemmung*, Schlaf, Einschlafen, beim [2/1]. *Schmerz*, nachts, Einschlafen, beim [2/1]. *Herzklopfen*, Gehen, beim > [2] *Schweiß*, Achselhöhle, rot [3]; Mammae, zwischen den, stinkend [2]. *Einziehung* der Brustwarzen [2]
RÜCKEN: *Spannung*, Zervikalregion, kalter feuchter Luft, bei [2/1]
EXTREMITÄTEN: *Blut*, Blutandrang zu, Hände [2]. *Kälte*, Fuß, Menses, vor [2/4, Fuß, Menses, während [2]; Fuß, Sohlen, Menses, während [2]
SCHLAF: *Tief*, Menses, während [3/3]. *Schläfrigkeit*, Stuhlgang, nach [2]

Nux-v.

ALLGEMEINES: *Konvulsionen*, geweckt wird, wenn er mit Gewalt aus der Trance [2]. *Ohnmacht*, Herzklopfen, während [3], Stehen, beim Kirche während, Menses, in der [2]

SPEISEN UND GETRÄNKE

VERLANGEN: Weinbrand [2]; Kaffee [2]; Alkohol [1]; stark gewürzte Speisen [1]
VERSCHLIMMERUNG: Alkohol [2]; kalte Getränke [2]; kalte Speisen [2]; Wein [2]; Bier [1]; heiße Speisen [1]; Milch [1] [=> Diarrhoe, speziell gekochte Milch]; warme Speisen [1]; Wasser [1]
BESSERUNG: Heiße Speisen [2]; warme Getränke [2]; Gewürze [1]

KERN DES MITTELS

1. Verträumt, verwirrt, schläfrig
2. Überwältigende Schläfrigkeit
3. < in der Schwangerschaft [geistige und körperliche Leiden; kompletter Wandel der Persönlichkeit]
4. Mangel an Lebenswärme
5. Gefühl von extremer Trockenheit des Mundes und des Halses, trotzdem kein Durst.
6. Gewaltiges Aufgetriebensein und Obstipation

EIGENE NOTIZEN:

NUX VOMICA
Brechnuß   *Nux-v.*

REGION
GEMÜT. Zerebrospinale Achse. NERVEN. VERDAUUNGSORGANE [Magen; LEBER; *Darm*]. ATMUNGSORGANE. Männliche Brünette. * RECHTE SEITE. *Linke Seite*

MODALITÄTEN
VERSCHLIMMERUNG: FRÜHER MORGEN [4.00 Uhr]. KÄLTE [IM FREIEN [trockene Luft]; *Zugluft*; Sitzen; Wind, ENTBLÖSSEN]. AUSSCHWEIFENDES LEBEN [KAFFEE; Gewürze; Alkohol; Drogen; *Völlerei*; *Abführmittel*]. Sitzende Lebensweise. Überessen. Mental [*Anstrengung*,

Nux-v.

Erschöpfung, Verdruß]. Gestörter Schlaf. GERINGFÜGIGE ANLÄSSE [*Ärger*; *Geräusche, Gerüche*, Licht, *Berührung*; DRUCK [*der Kleidung*, < Taille]]
BESSERUNG: UNGEHINDERT FLIESSENDE ABSONDERUNGEN. Mittagsschlaf. *Einhüllen des Kopfes*. Ruhe. Heiße Getränke. *Milch. Feuchte Luft*. Abends. Warmes Zimmer. Zudecken. Nach Stuhlgang. Flatus. Wärme. Lockern von Kleidungsstücken

LEITSYMPTOME

G STARKER INNERER *DRANG* [etwas zu erreichen; seinen eigenen Weg zu gehen] Abneigung gegen EINSCHRÄNKUNGEN
G EHRGEIZIG [will der Beste sein; häufig zwei Berufe, Beschwerden durch *enttäuschten Ehrgeiz*]. BEHERRSCHT von seinen ZIELEN. FANATISCH [eifernd]. VERKRAMPFT, kann sich nicht entspannen.
G UNABHÄNGIG [Furcht vor Heirat; Furcht vor Intimität]
G HEIKEL, PINGELIG. SUCHT NACH FEHLERN. TADELT ANDERE.
G REIZBAR [kann im Inneren verborgen sein] und UNGEDULDIG [haßt es, in einer Schlange zu warten; flucht und hupt im Straßenverkehr etc]. Die Zeit *DRÄNGT* [will keine Zeit vergeuden].
G ÜBEREMPFINDLICH gegen alle ÄUSSEREN EINDRÜCKE
G STREITSÜCHTIG bis hin zu GEWALT
G EIFERSÜCHTIG [beleidigend, der Ehemann beschimpft seine Frau vor den Kindern]

A Angezeigt in Fällen, die aufgrund allopathischer oder homöopathischer Behandlung verworren sind, und man nur eine ausgeprägte REIZBARKEIT feststellen kann
A Sehr großer MANGEL AN LEBENSWÄRME. < im Freien [3], < Kälte allgemein [3]
A ERWACHEN 3.00 – 4.00 Uhr morgens mit geistiger Aktivität. Gedankenandrang
A < Liegen auf dem RÜCKEN [3], > Liegen auf einer Seite [3]
A < BEWEGUNG [3]. > Beim SITZEN [3]
A Charakteristischer Schlaf: „Wacht zu früh auf, ist völlig klar im Kopf und kann nicht wieder einschlafen, schläft schließlich doch ein, fühlt sich beim Erwachen jedoch MISERABEL." Sehr REIZBAR beim ERWACHEN
A Beschwerden durch SCHLAFMANGEL
A Verlangen nach STIMULANTIEN [insbesondere Kaffee und Wein]. Braucht KAFFEE um zu arbeiten und ALKOHOL, um zu schlafen.
A Starker GESCHLECHTSTRIEB
A ERFOLGLOSER *DRANG* [Stuhldrang, [Verstopfung], Harndrang [Zystitis], zum Aufstoßen, zum Niesen, zum Erbrechen]. Gefühl, NICHT FERTIG zu sein [wie in ihrer Arbeit]. Schmerzen [Kopf, Magen, Abdomen, Rücken, Entbindung] & Stuhldrang
A > ungehindert FLIESSENDE ABSONDERUNGEN
A KRÄMPFE; KRAMPFARTIGE ZUSTÄNDE. SPASMEN. Rucke. Verdrehungen. Angespanntes Gefühl
A Schmerzen > HITZE [Magen, Blase, Abdomen]
A < ENGE Kleidung [Abneigung gegen Einschnürungen]

Nux-v.

A Trägheit [geistig und körperlich] nach dem ESSEN
A Schwerpunkte der Pathologie: Verdauungsstörungen, Kopfschmerzen, Schwindel

K Schnupfen während des Essens
K Heuschnupfen; erwacht mit Niesen, < im Zimmer, > im Freien. < Blumengerüche
K ERKÄLTUNGEN gehen auf die Brust. VERSTOPFUNG der Nase nachts
K Konvulsionen bei Kindern durch Stillen, nach einem Wutausbruch der Mutter
K Herzklopfen durch eingeklemmten Flatus

REPERTORIUM

GEMÜT: _Zorn_, morgens [2], antworten muß, wenn er [3], Unterbrechung, durch [2]. _Angst_, nachts, Mitternacht, nach [3], Kleidung lockern und die Fenster öffnen, muß die Kleidung [1], Flatus, durch [2; *Coff.*]. _Verwirrung_, alkoholische Getränke, durch [3]. _Hinterhältig_ [2]. _Wahnideen_, verstümmelte Körper, sieht [2]. _Furcht_, Meinung anderer; vor der [3; **Puls.**]. _Gedankenandrang_, abends, Bett, im [2]. _Eifersucht_, schlagen, treibt dazu, die Ehefrau zu [2]. _Töten_, Beleidigung zu töten, plötzlicher Impuls wegen einer geringen [2] _Zügellosigkeit_ [2]. _Verachtung_ [3]. _Sinne_ scharf [3]. _Empfindlich_, Licht, gegen [3], Geräusche, geringsten, gegen die [3], Geräusche, sprechen zu, Stimmen, gegen [3]. _Suizidneigung_, Mut, aber es fehlt ihm der [3], Schmerzen, durch [2]
SCHWINDEL: _Nachts_, weckt auf, aus dem Schlaf [3/1]. _Alkoholische_ Getränke, durch [3]. _Chronisch_ [2]. _Kaffee_, nach [2]. _Gegenstände_, drehen, Zimmer dreht sich, das [3]. _Geruch_ von Blumen, durch den [3]. _Rauchen_, durch [1]. _Gehen_, Essen, nach dem [2]. _Durchwachen_ und durch Schlafmangel [3; **Cocc.**]
KOPF: _Schmerz_, morgens, Aufstehen, gebessert durch [3], Erwachen, beim, Öffnen der Augen; beim ersten [2], Schmerz, Rausch, nach [3], Hinterkopf, morgens, Bett, im [2], Einhüllen des Kopfes, gebessert durch [3]
AUGEN: _Schließen_ der Augen, schwierig, ist [3]. _Schmerz_, Kopfschmerzen, bei, Hinterkopf, im [3/1]; brennend, Canthi, innere, morgens [3; Calc-s.]. _Photophobie_, morgens [3]. _Spannung_, um die Augen [2]
SEHEN: _Akkomodation_, gestörte, Überanstrengung [2/1]. _Verlust_ des Sehvermögens, Schwindel, bei [3]
NASE: _Schnupfen_, Luft, Freien im > [3]. Frösteln, mit [3], Absonderung, mit, tagsüber [3], morgens [3], Aufstehen, nach dem [3], ohne, nachts [3], ohne, nachts, Fließschnupfen tagsüber [3], tagsüber [3], Essen, nach [3], _Gerüche_, faulig, Speisen und Milch riechen [2; Par.]. _Niesen_, morgens, Bett, im [3]
GESICHT: _Verfärbung_, bläulich, zornig wenn [3]. _Hitze_, Schnupfen beim [3]
HALS: _Schmerz_, kalter Luft; beim Einziehen [3; *Bufo*]
MAGEN: _Auftreibung_, morgens [3]. _Aufstoßen_, schwierig [2]. _Sodbrennen_, morgens, Frühstück, vor dem [2/1]. _Übelkeit_, morgens, Bett im [3], Schmerzen, bei den, Abdomen, im [3], Unmöglichkeit, sich zu übergeben, mit [2/1], Speichelfluß, mit [2]. _Schmerz_, warme Anwendungen > [2] Getränke, warme gebessert durch [3]; krampfartig, Kaffeetrinkern, bei [2], krampfartig, Stuhldrang, verursacht [3/1]. _Erbrechen_, Herzklopfen mit [3]

Nux-v.

ABDOMEN: *Schmerz*, kalt, Abkühlung, durch [3], Stuhlgang, Drang, während [2]
REKTUM: *Obstipation*, Stuhldrang, ständiger [3], Arzneimittelmißbrauch, nach [3], sitzende Lebensweise, durch [3], Reisen, beim [2]. *Diarrhoe*, Luft, Zugluft, durch [3], alkoholischen Getränken, nach [3], warmes Bett bessert [2]. *Stuhldrang*, Urinieren, während [3].
HARNBLASE: *Harndrang*, vergeblich, Stuhldrang, mit [2], schmerzhaft, Stuhldrang [3]. *Urinieren*, unwillkürlich, Lachen, beim [2]
WEIBLICHES GENITAL: *Schmerz*, Wehen, Stuhldrang, verursacht [3]
HUSTEN: *Aufstehen*, vor [3]. *Heftig*, morgens, frühmorgens, im Bett [3]. *Warm*, Flüssigkeiten, durch warme > [3]
BRUST: Herzklopfen, Kaffee, nach [3]. Erregung, plötzlicher, nach [2]
RÜCKEN: *Schmerz*, nachts, Mitternacht, 4.00 Uhr, treibt ihn aus dem Bett [2/1], Drehen, Bett, aufsetzen, um sich herumzudrehen, muß sich [3; Kali-p.], warm, Anwendungen warme, gebessert durch [2], Sakralregion, Stuhlgang, Stuhldrang, mit [3], zerbrochen, wie Stuhlgang, vor [2/1]
EXTREMITÄTEN: *Schmerz*, Gelenke, morgens, Bett im [3]; Beine, kalt, Abkühlung, bei [3], Beine, Wärme, Bettwärme > [3]. *Lähmung*, Beine, Apoplexie, nach [3]
SCHLAF: *Einschlafen*, abends, Sitzen, im [3]. *Unerquicklich*, morgens [2]. *Erwachen*, Mitternacht, nach, 3 Uhr [3], 3.00 Uhr – 4.00 Uhr[2]
SCHWITZEN: *Schüttelfrost*, mit [3]. *Schlaf*, Erwachen nach > [3]
ALLGEMEINES: *Ohnmacht*, Gerüche, durch [3]

SPEISEN UND GETRÄNKE

ABNEIGUNG: Ale (= dunkles englisches Bier) [3]; Bier [3]; Kaffee [3]; Speisen [3]; Fleisch [3]; Tabak [3]; Wasser [3]; Brot [2]; Essen [2]; nach wenigem Essen [2]; Rauchen; [2] Tabak, Geruch von Tabak [2]; saure Speisen [1]; Säuren [1]; Alkohol [1]; Mischbrot [1]; alles [1]; Milch [1]; Süßigkeiten [1]; kaltes Wasser [1]
VERLANGEN: Alkohol; [3] Bier [3]; Weinbrand [3]; Kaffee [2]; Fett [2]; stark gewürzte Speisen [2]; Kalk [2]; Milch [2]; Holzkohle [1], kalte Getränke [1]; Fett + Süß [1]; Unverdauliches [1]; Pfeffer [1]; Rauchen [1]; Süßigkeiten [1]; Tabak [1]; Stärkungsmittel [1]; Stärke [1]; Whisky [1]; Wein [1]
VERSCHLIMMERUNG: Kaffee [3]; kalte Speisen [3]; Tabak [3]; Wein [3]; Bier [2]; Brot [2]; kalte Getränke [2]; Milch [2]; Rauchen [2]; Tabak, Geruch von [2]; Schwarzbrot [1]; Butterbrot [1]; trockene Speisen; [1] Mehlspeisen [1]; Fett; [1] heiße Speisen [1]; Zwiebeln [1]; Salz [1]; saure Speisen [1]; Kalbfleisch [1]; Essig [1]; warme Speisen [1]
BESSERUNG: Heiße Speisen [3]; warme Getränke [3]; Kaffee [2]

KERN DES MITTELS

1. Starker Drang; erfolgloser Drang; Gefühl, nicht fertig zu sein [Arbeit, Stuhlgang, Urinieren]. Schmerzen & Stuhldrang
2. Anspruchsvoll, ehrgeizig, reizbar, böswillig [wenn man sich ihm widersetzt], heftig

Olnd.

3. < am frühen Morgen [unerfrischt, reizbar, deprimiert, Schmerzen]
4. Sehr großer Mangel an Lebenswärme. Schmerzen > Hitze
5. Verlangen nach Stimulantien
6. Verkrampfungen

EIGENE NOTIZEN:

OLEANDER
Lorbeer   *Olnd.*

REGION
Verdauungstrakt. Haut. Kopfhaut. *Nerven* [zerebrospinale; motorische]. * LINKE SEITE

MODALITÄTEN
<u>VERSCHLIMMERUNG</u>: Nach dem Stillen. Reiben. Entkleiden. Morgens. Nach dem Essen. Fixiertes Sehen. Blicken nach unten. Blähungsabgang. Reiben der Kleidung. Orangen
<u>BESSERUNG</u>: Zur Seite blicken; Schielen. Kratzen. Im Liegen

LEITSYMPTOME

G ZERSTREUTHEIT. Langsames Begriffsvermögen. Verwirrung beim Lesen, wenn er es zu begreifen versucht [2/1], beim Denken daran < [2]. Verwirrung beim Versuch sich zu konzentrieren. Mangel an Ideen durch Überanstrengung. Geistige Anstrengung => Hitzewallungen
G Erträgt keinen WIDERSPRUCH. Neigung zu widersprechen. Heftige Gefühlsausbrüche, die schnell bereut werden

A MANGEL AN LEBENSWÄRME
A Viel DURST, besonders auf KALTES Wasser
A DRÜCKENDE Schmerzen. Spannung im ganzen Körper
A ZITTERNDE SCHWÄCHE [nach dem Stillen; Zittern der Glieder im Stehen; Zittern der Hand beim Schreiben; Zittern der Knie im Liegen]

Olnd.

A < ORANGEN, Zitrusfrüchte [Haut, Diarrhoe, allgemein]. * Hautausschläge < Tomaten [*Ghegas*]
A Beschwerden [z.B. Gastroenteritis] & empfindliche, leicht abschilfernde und aufgesprungene HAUT [„eine deutliche Indikation" – *Clarke*]. „Sehr empfindliche Haut; die geringste Reibung verursacht Wundsein und Abschilfern." [*Boericke*]
A Betäubende Schmerzen [3]
A < Aufstieg in GROSSE Höhen [2]

K Schwindel beim Fixieren eines Objektes. Schwindel beim Gehen: Füße wie eingeschlafen [2].
K KOPFSCHMERZ > Blicken auf die Seite oder Schielen. „Sieht Gegenstände nur, wenn er sie von der Seite aus ansieht."
K Gefühl, als würden die Augen nach HINTEN in den Kopf gezogen
K LEEREGEFÜHL in Magen, Abdomen und Brust; nach dem Essen; > Weinbrand. Leeregefühl im Magen durch STILLEN
K Rissige Haut durch Reibung der Kleidung
K Unwillkürlicher Stuhlabgang beim GERINGSTEN ABGANG von BLÄHUNGEN. „Kinder verschmutzen ihre Windel bei jedem Flatus."
K Eines der Hauptmittel bei „Erkrankungen der KOPFHAUT, besonders wenn sie am hinteren Teil des Kopfes liegen oder dort begonnen haben." [*Clarke*]
K Kratzen erst >, dann <
* „Auf den Kapverdischen Inseln werden die Blätter der *Oleander*blüten zusammen mit getrockneten Orangenschalen bei allen Arten von Fieber verwendet, um die Schweißproduktion anzuregen und den Ausschlag herauszubringen." [*Clarke*]

REPERTORIUM

GEMÜT: *Konzentration*, schwierig, Leere, hat ein Gefühl der [2]. *Stumpfheit*, geistige Anstrengung, durch [2]
SCHWINDEL: *Diplopie*, mit [2/1]. *Blicken*, beim, auf die Seite, nach rechts oder links [1], auf sich bewegende Gegenstände [1], bewegende Gegenstände [1], bei angestrengtem Blick [1], geradeaus > [1/1]
KOPF: *Hautausschläge*, schuppig [3], juckend [2], Schuppen [3] Krusten, Schorfe [3]. *Schweregefühl*, Liegen > [1]. *Jucken*, der Kopfhaut, tagsüber [3], nachts [3], Kratzen, gebessert durch [2]. *Schmerz*, Blicken, beim, starren Blick auf etwas, durch [1], nach unten [1], seitwärts > [1/1]
AUGEN: *Blinzeln*, gebessert durch [1/5]
SEHEN: *Diplopie* beim Blicken nach unten [1; *Arn.*]. *Bewegung* [2]
OHR: *Verklebung* zwischen Ohrmuschel und Kopf [1/1]. *Hautausschläge*, hinter den Ohren, Ekzem [2]
GESICHT: *Hitze*, links [2]
MAGEN: *Appetit*, vermehrt, Erbrechen, nach [1/5]. *Leeregefühl*, Stillen, nach dem [1; *Carb-an.*]. *Durst*, Erbrechen, nach [1; *Sul-ac.*]

Olnd.

ABDOMEN: *Leeregefühl*, Stuhlgang, nach [2]. *Gluckern*, Stuhlgang, vor [3]
REKTUM: *Schmerz*, brennend, Stuhlgang, vor [2]
STUHL: *Unverdaut*, Speise des Vortages [2/1]. *Dünn*, herausströmend [3]
RÜCKEN: *Schmerz*, Zervikalregion, nachts [2]
EXTREMITÄTEN: *Gefühllosigkeit*, Fußsohle, beim Gehen [1/3]. *Kribbeln*, Fuß, Sohle [2]. *Zittern*, Hand, Hunger, mit [1/1]
HAUT: *Brennen*, nachts [2]. *Verfärbung*, rot, Kratzen, nach [2]. *Hautausschläge*, Krusten, feucht [2]. *Gefühllosigkeit*, nach Kratzen [3]
ALLGEMEIN: *Steigen* hoch hinauf < [2]. *Zittern*, hungrig, wenn [1], Stillen, nach dem [2/1]. *Schwäche*, nach Krankenpflege [1], bei stillenden Frauen [1]

SPEISEN UND GETRÄNKE

ABNEIGUNG: Käse [2]; Rauchen [1]
VERLANGEN: Kalte Getränke [2]; Alkohol [1]; Weinbrand [1]; Orangen [1]
VERSCHLIMERUNG: Orangen [3]; Obst [2]; Brot [1]

KERN DES MITTELS

1. Verwirrung, Zerstreutheit. Neigung zu widersprechen
2. Mangel an Lebenswärme, trotzdem Verlangen nach kalten Getränken
3. Linke Seite
4. < Zitrusfrüchte
5. Zittrige Schwäche. Leeregefühl
6. Empfindliche Haut [als Begleitsymptom]

EIGENE NOTIZEN:

Op.

OPIUM
Schlafmohn Op.

REGION
GEMÜT. SINNE. NERVEN [*Gehirn;* zerebrospinal; des Sympathicus]. *Lungen. Atmung. Verdauungstrakt.* * Linke Seite. Rechte Seite

MODALITÄTEN
VERSCHLIMMERUNG: GEMÜTSBEWEGUNGEN. FURCHT. *Schreck.* Freude. ALKOHOL. Schlaf. *Unterdrückte Absonderungen. Verschwindende Hautausschläge. Wenn erhitzt.* HITZE. Heißes Bad. Während und nach dem Schlaf. Stimulantien. Kälte. Entblößen. Beim Schwitzen
BESSERUNG: Kälte. Dauerndes Gehen. Im Freien

LEITSYMPTOME

G Beschwerden durch Enttäuschung [2], Verlegenheit [2], Furcht [2], Schreck [2], SCHRECK durch ANBLICK EINES UNFALLS [4], Kummer [2], Kränkung [2], TADEL [4], SCHAM [3], Gemütsschock [2] – führt zum RÜCKZUG in eine innere Welt [z.b. ertränkt seine Probleme im Alkohol – Beschwerden von Alkoholismus]
G Die Furcht vor dem Schreck BLEIBT zurück; kann sich nicht davon lösen.
G RÜCKZUG in eine innere Welt [Wahnideen: er sei tot [2], er sei ein Verbrecher, der hingerichtet werden soll [3], er würde gleich verletzt werden [2], versucht zu fliehen [2], Wahnideen, er sei weg von zu Hause [2], er müsse dahin gelangen [2]. Verlangt nach nichts. „Starke Neigung, sich zu ängstigen, FURCHTSAMER Charakter." Vergleiche auf der körperlichen Ebene: Hautausschläge VERSCHWINDEN, und Krämpfe treten auf, durch Annäherung von Fremden.
G UNBERÜHRT von äußeren Einflüssen; Schmerzlosigkeit; Mangel an vitaler Reaktion.
G URTEILSVERMÖGEN von Situationen vermindert: TOLLKÜHN, unüberlegte Kühnheit. FURCHTLOS. Gleichgültig gegenüber Schmerz und Vergnügen

A Beschwerden & SOMNOLENZ
A < HITZE, KÄLTE [heißer Kopf, heißer Schweiß, Bett erscheint zu heiß etc]
A < Aufenthalt in der SONNE [2] < warmes Bett [3]
A Alle AUSSCHEIDUNGEN [Stuhl, Urin, Menses] sind VERMINDERT, außer denen der Haut.
A [Heißer] SCHWEISS
A < IM SCHLAF [Beschwerden beginnen im Schlaf]
A Große Schläfrigkeit nach einer Kopfverletzung; nach einer Operation [bleibt benommen]

Op.

K Gesicht DUNKELROT, aufgedunsen, heiß, schweißbedeckt; oder abwechselmd rot und blaß.
Enge Pupillen
K Paralytische ATONIE von Darm und Blase, nach Laparotomie
K Der Stuhl besteht aus harten schwarzen Kugeln.
K Schnarchende, röchelnde Atmung
K Husten trocken, stoßweise, mit vorausgehendem und nachfolgendem GÄHNEN
K Umgekehrte Peristaltik

REPERTORIUM

GEMÜT: *Verlangt* nach nichts [2]. *Verwegenheit* [1]. *Mutig* [2]. *Delirium*, Schlaf im [2]. *Wahnideen*, Körper, leichter als Luft, der Körper sei [2], Gesichter, sieht [3], Gesichter, sieht, Schließen der Augen, beim [2], ermordet, er würde ermordet werden [2], Visionen, schön [3]. *Verlegenheit*, Beschwerden durch, [2]. *Hause*, zu, Verlangen nach Hause zu gehen [2]. *Gleichgültigkeit*, klagt nicht [3], gegen Leiden [3]. *Raserei*, Berührung, erneuert durch [2]. *Tadelt* sich selbst [2]. *Auffahren*, beim Erwachen, erstickt, als würde er [2]. Unaufrichtig [3]
SCHWINDEL: *Angst*, bei [2]. *Schreck*, nach [2]
KOPF: *Eingeschlafen*, Gefühl wie, Ausschweifung, nach [2/1]. *Schweiß*, Kopfhaut, heiß [2]
AUGEN: *Offen*, Bewußtlosigkeit, während der [2/1]. *Reiben*, Verlangen zu [2]
GESICHT: *Verfärbung*, bläulich, mit Atemnot [2], Kopfschmerzen, bei [2], Raserei, Tobsuchtsanfall, bei [2]; dunkel [2]; rot, Konvulsionen, während den [3]. *Ausdruck*, verändert [2] glücklich [2], schläfrig [3]. *Zittern* [2] *Zucken*, Mund, Mundwinkel [2] *Venen*, erweiterte [2]
MUND: Trockenheit, Zunge morgens [3]. *Offen*, Schlaf, im [3]
MAGEN: *Schluckauf*, Schwangerschaft, in der [2, *Cycl.*]. *Eingezogen*, Gefühl wie [2]. *Erbrechen*, plötzlich [2]
ABDOMEN: *Verstopfungsgefühl* [3]
REKTUM: *Obstipation*, schwieriger Stuhlgang, schlüpft zurück, der Stuhl [3], Arzneimittelmißbrauch, nach [2], Schwangerschaft, in der [2], sitzende Lebensweise, durch [2], Stuhl bleibt lange im Rektum, ohne Stuhldrang [3]. *Diarrhoe*, Schreck nach [2], Freude, durch plötzliche [3, *Coff.*]. *Unwillkürlicher* Stuhl, Schreck, nach [3]
HARNBLASE: *Völlegefühl*, Harndrang ohne [2]. *Harnverhaltung*, Entbindung, nach der [2], Schreck, nach [3; Acon.]
NIEREN: *Harnsperre*, Fieber, mit [2], Schweiß, mit [3]
WEIBLICHES GENITAL: *Abort*, Schreck, durch [2]. *Sexuelles Verlangen* heftig, Orgasmus, unwillkürlich [2]. *Menses*, unterdrückt, Schreck durch [2]. *Prolapsus*, Uterus, Schreck nach [3, Gels.]
KEHLKOPF: *Stimme*, verloren, Schreck, durch [2]
HUSTEN: *Kalt*, Getränke durch, kalte, gebessert durch [2]. *Quälend*, Trinken [von Wasser], gebessert durch [2/1]

Op.

ATMUNG: *Angehalten*, Schlaf, Einschlafen bei [2], Schlaf im [3]. *Atemnot*, Luft, kalter Luft, in, gebessert durch [2], Konvulsionen, während [2]. *Langsam*, Konvulsionen, während [3/1] Schlaf, im [3]
BRUST: *Herzklopfen*, Schreck, nach [2], Kummer, durch [2]
EXTREMITÄTEN: *Blut*, Blutandrang zu Finger, Fingernägel [2]. *Kälte*, Bein, gerötetem Gesicht, mit [2/1]. *Zittern*, nach Schreck [3/1], erschreckt, wie [3]
SCHLAF: *Träumen*, Wachzustand im [2]
FIEBER: *Intensive* Hitze, Kopf und Gesicht, Körper kalt, von [2]
SCHWITZEN: *Trinken*, Wein > [2]. Schreck, durch [3]. *Reichlich*, Schlaf, im [2]. Raserei, Tobsuchtsanfall, bei [2]
ALLGEMEINES: *Konvulsionen*, Fallen mit, hinten, nach [3], Schreck, durch, Mutter, der [3, *Bufo*], Verletzungen, durch [2], Licht < [2], Schlaf, während [2]. *Zucken*, Schreck, nach [2, *Stram.*]

SPEISEN UND GETRÄNKE

ABNEIGUNG: Speisen [2]; Tabak [2]; Fleisch [1]; Zwiebeln [1]; Rauchen [1]
VERLANGEN: Weinbrand [3]; Alkohol [2]; Bier; [1] Brot; kalte Getränke [1]; Süßigkeiten [1]; Wein [1]
VERSCHLIMMERUNG: Alkohol [3]; Weinbrand [3]; Wein [3]; kalte Getränke [1]
BESSERUNG: Wein [2]; Kaffee [1]; kalte Getränke [1]; Essig [1]

KERN DES MITTELS

1. Rückzug, vor allem nach seelischem oder körperlichem Schock [Schreck, Scham, Anblick eines Unfalls, Tadel, Kopfverletzung, Operation]
2. Unberührt von äußeren Eindrücken; oder Kühnheit und Furchtlosigkeit
3. Somnolenz. Schnarchende Atmung
4. < Hitze, > Kälte
5. Alle Ausscheidungen sind unterdrückt, außer dem Schweiß.

EIGENE NOTIZEN:

ORIGANUM
Wilder Majoran *Orig.*

Orig.

REGION
WEIBLICHE GENITALIEN. GEMÜT

MODALITÄTEN
<u>VERSCHLIMMERUNG</u>: Abends beim Hinlegen [Schwindel]. Nachts [Durst]
<u>BESSERUNG</u>: Beschäftigung

LEITSYMPTOME

G EROTOMANIE; glaubt sich selbst verloren oder verachtet. Nahezu verblödet durch Masturbation
G Es ist ihm unmöglich, ruhig zu bleiben; Verlangen nach sportlichen Aktivitäten, was sie zum Rennen drängt
G Suizidneigung [1]; stürzt sich in die Tiefe [1].
G Sexuelle Gedanken drängen sich ihr auf und bestürmen sie; ABGENEIGT zu sprechen [Vergleiche: Wahnidee, er würde verachtet [2] und Wahnidee, liegt in den Ketten der Hölle [2/1]; [*Ori-v.*]].
G > Beschäftigung [1]

A Heftiges sexuelles Verlangen; große sexuelle Erregung, treibt sie zur Masturbation. „Sobald sie einen Mann trifft, dessen Äußeres ihr Gefallen findet, treibt es sie zur Selbstbefriedigung." „Masturbierte täglich; versuchte ihr Bestes, ihre sexuellen Neigungen zu überwinden und widmete sich vergeblich RELIGIÖSEN Übungen, um den Willen zu stärken."
A Masturbation bei jungen Mädchen [„durch Aneinanderreiben der Beine"]
A Laszive Träume
A < Unterdrückung von sexuellem Verlangen
A Reichlicher Durst nachts

K Schwellung und Jucken der Brustwarzen und Schmerzen in den Brüsten
K „Heißer Kopf; als die Hitze zunahm, drehte sich der Kopf unwillkürlich von einer Seite zur anderen."
K Leukorrhoe durch sexuelle Erregung und durch Masturbation

Ox-ac.

REPERTORIUM

GEMÜT: *Wahnideen*, er würde verachtet [2], er sei in der Hölle[2], in Ketten der Hölle [2]. *Verlangen* nach sportlichen Aktivitäten [1]. *Phantasien*, laszive [2]. *Homosexuelle*, Männer [1]. *Impuls* zu rennen, Dromomanie [2]. *Nymphomanie* [3], bei einem jungen Mädchen [2/1]. *Beschäftigung*, gebessert durch [1]
HARNBLASE: *Urinieren*,unwillkürlich, beim Niesen [1]
MÄNNLICHES GENITAL: *Neigung* zur Masturbation [3]
WEIBLICHE GENITALIEN: *Sexuelles* Verlangen, vermehrt, während Menses [2], heftig, zu Masturbation treibend [3], bei Witwen [3; **Apis**]. *Blähungen* aus der Vagina, Abgang von [1]. *Jucken*, wollüstig [3]. *Leukorrhoe*, durch Masturbation [1], durch sexuelle Erregung [1]. *Sterilität*, durch übermäßiges sexuelles Verlangen [2]
EXTREMITÄTEN: *Krämpfe*, Beine, abends [1; Sep.]
ALLGEMEIN: *Ohnmacht* während Koitus [1/3]

KERN DES MITTELS

1. Nymphomanie. Sich aufdrängende sexuelle Gedanken, laszive Träume. Führen zur Wahnidee, verachtet zu sein.
2. Masturbation [bei jungen Mädchen]
3. Impuls zu rennen
4. Durst nachts
5. Hitze im Kopf => Bewegungen des Kopfes

EIGENE NOTIZEN:

OXALICUM ACIDUM

Sauerampfersäure   Ox-ac.

REGION

Verdauungstrakt. Nabel. Nerven [Rückenmark; Herz]. Linke Seite; Lunge

MODALITÄTEN

VERSCHLIMMERUNG: Drandenken. Kälte. Berührung. Rasieren. Geistige Anstrengung. Saures Obst
BESSERUNG: Nach Stuhlgang

Ox-ac.

LEITSYMPTOME

G DENKEN an die BESCHWERDEN < [„Sobald er über seine Schmerzen nachdenkt, kehren sie wieder zurück. Und damit nicht genug – nicht nur das Denken an die Schmerzen und die Zustände löst diese aus, wenn sie momentan nicht vorhanden sind. Wenn der Patient z.b. ans Urinieren denkt, muß er sofort auf die Toilette und seine Blase erleichtern." – *Clarke*]
G NERVÖS und schlaflos. Neurasthenie

A Sehr großer MANGEL AN LEBENSWÄRME
A Beschwerden durch Essen von [saurem] Obst, besonders ERDBEEREN, Preiselbeeren, Äpfeln, Tomaten, Trauben, Rhabarber. [Saures Obst, aber vor allem Gemüse wie Rhabarber, Portulak und Spinat enthalten mehr als die durchschnittliche Menge an Oxalsäure!]
A < ZUCKER, Süßigkeiten
A Heftige folternde Schmerzen; streifenförmig, wie Blitze [neuralgisch], an KLEINEN STELLEN, brennend etc. [*Boger*] „Kein anderes Mittel verursacht heftigere Schmerzen." [*Kent*]
A Schmerz an KLEINEN STELLEN. Wunder Schmerz an umschriebenen Stellen
A TAUBHEITSGEFÜHL, MARMORIERTE Haut, äußere Kälte, blaue Nägel
A Äußerliches Taubheitsgefühl des ganzen Körpers [2]
A Empfindung von STRÖMENDEM BLUT [2/1]

K Herzklopfen oder andere Herzbeschwerden ABWECHSELND mit HEISERKEIT oder Verlust der Stimme
K Nasenbluten & Schwinden des Sehens
K Diarrhoe durch Kaffee
K Kopfschmerzen durch Wein
K Stechende Schmerzen durch den linken unteren Lungenlappen. [„Der Name der Erkrankung ist unerheblich – Pleuritis, Pneumonie, Schwindsucht – wenn dieser Schmerz vorhanden ist, wird *Ox-ac.* seine Arbeit tun." – *Clarke*]
K ANGINA PECTORIS. Scharfer, schießender Schmerz in der linken Lunge und im Herz, strahlt in das Epigastrium aus und dauert einige Sekunden an. Herzbeschwerden & eiskalte Hände, bläuliche Finger und Nägel
K Angina pectoris-Schmerz schießt zur linken Schulter über den Arm zu den Fingern hinunter.

REPERTORIUM

GEMÜT: *Kinder*, Verlangen, Kinder zu zeugen und zu haben [1/1]. *Konzentration* aktiv [2]. *Verwirrung*, Wein, nach [1]. *Heiterkeit*, Diarrhoe, bei [1/1]. *Denken*, Beschwerden, < [3]. *Gedanken*, schnell [2]
KOPF: *Hitze*, Diarrhoe, bei [1], Stuhlgang, Stuhldrang, bei [1]. *Schmerz*, Hinterkopf, Anstrengung, nach [2]; Scheitel, Bewegung, bei [2]; wund schmerzend, Stellen, an kleinen [2/3]
NASE: *Verfärbung*, Röte, glänzend [2], Röte, Nasenspitze, beginnt an der Nasenspitze und breitet sich aus [2/1]

Ox-ac.

MUND: *Kalt*, Zunge, kalte [2]. *Empfindlichkeit*, Zunge [2]. *Geschmack*, sauer, Schwangerschaft, in der [1/3]
MAGEN: *Sodbrennen*, Schwangerschaft, in der [1]. *Übelkeit*, Schmerzen, bei den, Abdomen, im [2]. *Schmerz*, Zucker, nach [1/1]; brennend, erstreckt sich zu, Ösophagus hinauf, den [1]
ABDOMEN: *Schmerz*, Nabelgegend, nachts [2]. *Rumoren*, morgens, Kaffee, nach [1/2]
REKTUM: *Diarrhoe*, Zucker, nach [1], Denken daran, beim [1/1]. *Stuhldrang*, Denken daran, beim [2; Iris]
HARNBLASE: *Harndrang*, Denken an, beim [2; Hell.]
ATMUNG: *Behindert*, Schießen in der Brust, mit [2/3]
HUSTEN: *Denken*, an, beim [2/3]
BRUST: *Schmerz*, untere Brusthälfte, links [3]; Lungen, links, unterer Teil [2; **Phos.**]; stechend, unterer Teil, links [3]. *Herzklopfen*, nachts, Bett, im [2], Liegen, beim [2], Denken, beim, daran [2]
EXTREMITÄTEN: *Kälte*, Hände, gefühllos und kalt [2]. *Verfärbung*, Finger, Fingernägel, livid [2]; Beine, bläulich [2]. *Schmerz*, Arme, Denken daran, beim [2/1]
ALLGEMEIN: *Gefühllosigkeit*, äußerlich, ganzen Körper, des [2]. *Schmerz*, wund, schmerzend, Stellen, an kleinen [2]

SPEISEN UND GETRÄNKE

ABNEIGUNG: Kaffee [1]; Rauchen [1]; Erdbeeren [1]; Wasser [1]
VERLANGEN: Tabak [1]
VERSCHLIMMERUNG: Kaffee [1]; Obst [1]; saures Obst [1]; Portulak [1]; Rhabarber [1]; Erdbeeren [1]; Süßigkeiten [1];Wein [1]

KERN DES MITTELS

1. < Denken an die Beschwerden
2. Schießende Schmerzen; Schmerzen an kleinen Stellen
3. Mangel an Lebenswärme; sehr empfindlich gegen Kälte. Fleckige Haut; bläulich
4. < saures Obst und Gemüse
5. Herzbeschwerden wechseln ab mit Heiserkeit

EIGENE NOTIZEN:

PALLADIUM
Palladium   *Pall.*

REGION
Rechter Eierstock. Gemüt * *Rechte Seite*

MODALITÄTEN
VERSCHLIMMERUNG: Gemütsbewegungen [starke; Kränkung] *Soziale Tätigkeiten.* Stehen. Anstrengung
BESSERUNG: Berührung. *Druck.* Ablenkung. Reiben. Nach dem Schlaf. Nach Stuhlgang [Rückenschmerzen]

LEITSYMPTOME

G LIEBT ANERKENNUNG; Verlangen nach der GUTEN MEINUNG ANDERER [1]; mißt dem große Bedeutung bei.
G Hält in Gesellschaft eine HEITERE STIMMUNG aufrecht; ist hinterher erschöpft.
G Leicht beleidigt [2]; ist leichte Beute für wirkliche oder eingebildete Kränkungen. BILDET SICH EIN, VERNACHLÄSSIGT zu sein.
G EGOISTISCH [2]. Möchte der MITTELPUNKT DES INTERESSES sein. Zwanghaftes Verlangen, anderen Menschen zu gefallen. Ist überzeugt von der eigenen Anziehungskraft [hochmütig]. Das Verhalten ist etwas übertrieben.
G EITELKEIT. Legt viel Wert auf die äußere Erscheinung. Große Probleme mit dem Älterwerden. Kann narzißtisch sein.

A RECHTE SEITE [Gesicht, Schläfen, Augen, Abdomen, Eierstöcke, Hüfte]
A Flüchtige Schmerzen
A Neigung zu Uterus- und Ovarialbeschwerden
A Jucken wechselt die Stelle beim Kratzen [Rücken, Arme, Abdomen, Oberschenkel, Knöchel, Lippen, Nasenflügel]

K Kopfschmerzen von einem Ohr zum anderen, quer über den Scheitel
K RECHTER Eierstock-Schmerz > Gesellschaft [2], > Beugen des Oberschenkels [2], > Liegen auf der linken Seite [2/1], < nach der Menses [2], < Bewegung [2], > Druck [1], > Reiben [1], < Stehen [1], erstreckt sich die Beine hinab [2]
K Asthmatische Atmung nach Gemütsbewegung [1]
K Husten durch das Gefühl von Brotkrümel in Hals und Kehlkopf
K Warzen an den Fingerknöcheln

Pall.

REPERTORIUM

GEMÜT: *Zorn*, Zittern, mit [1]. *Wahnidee*, sie würde nicht anerkannt, geschätzt [2]; er sei verlassen [1], beschimpft worden, er sei [2], er würde vernachlässigt [3]. *Ichbezogenheit*, Egoismus [2], Beschwerden von [2]. *Erregung*, Gesellschaft, in [2]. *Schmeichelei*, Verlangen nach [2/1]. *Grimassen* [1]. *Ungeduld*, Kopfschmerzen, bei [1]. *Reizbarkeit*, nimmt alles übel, sieht alles von der schlechten Seite [2]. *Unentschlossenheit*, morgens [1/3]. *Denken*, Beschwerden > [1]
SCHWINDEL: *Haus*, beim Eintritt ins [1]. *Schlaf* > [1]
KOPF: *Gefühllosigkeit*, Taubheitsgefühl, Scheitel [1]. *Schmerz*, Schlaf, nach gebessert [2], Schlaf; Mittagsschlaf, nach, gebessert [1; Kali-n.]; Denken an den Schmerz, beim, gebessert [1]; Scheitel, erstreckt sich, Ohr, einem Ohr zum andern, von [1/1]
AUGEN: *Trockenheit*, abends [1]. *Jucken*, abends [1], Reiben, nicht gebessert durch [1/1], um das Auge [1]. *Schmerz*, um die Augen [1]
NASE: *Geruch*, Geruchssinn, überempfindlicher Geruchssinn, unangenehme Gerüche [1]
INNERER HALS: *Brotkrümeln*, Gefühl von [1]
ABDOMEN: *Schwere*, wie eine Last, Liegen auf der linken Seite, gebessert durch [2/1]; Hypogastrium, Stehen, beim [1/1]. *Schmerz*, Leistengegend, Anziehen, Knie, gebessert durch, der [1]; Milz, Menses, während [1; Apis]; drückend, Liegen, linken Seite, auf der, gebessert durch [2/1]; wie wund, empfindlich, Menses nach [2]
HARNBLASE: *Völlegefühl*, Harndrang, ohne [1]
NIEREN: *Schmerz*, Harndrang nicht nachgegeben wird, wenn dem [1/3]; drückend, Sitzen, im [1; *Ter.*]
WEIBLICHES GENITAL: *Vergrößerung*, Ovarien, rechts [2]. *Entzündung*, Ovarien, rechts [2]. *Menses*, reichlich, Gehen < [2], Laktationsperiode, in der [2], Laktationsperiode, in der, Stillen des Kindes, beim [1; *Sil.*]. *Schmerz*, Ovarien, rechts [2], Gesprächen, bei lebhaften [3/1], Gesellschaft, gebessert durch [2/1], Beugen, des Oberschenkels, gebessert durch [2; *Coloc.*], Liegen, beim, Seite, auf der linken, besser, auf der [2/1], Menses, während [2], Menses, nach [2; **Lach.**], Bewegung < [2], Musik und Aufregung, durch [1/1], Druck, gebessert durch [1/3], Reiben, gebessert durch [1/1], Gesellschaft, in [3/1]; abwärtsdrängend, Uterus, Liegen, gebessert durch [1], Liegen, beim, linken Seite, besser, auf der [1/1], Menses, nach [1], Stehen < [2], Harndrang, mit [2]
RÜCKEN: *Jucken*, Kratzen, wechselt den Ort nach Kratzen [1; *Mez.*]
EXTREMITÄTEN: *Gefühllosigkeit*, Hand, nachts [1]. *Warzen*, Hand, Knöchel [1/1]
HAUT: *Verfärbung*, Flecken, Flohbisse, wie [1; *Acon.*]

SPEISEN UND GETRÄNKE

ABNEIGUNG: Bier [1]

KERN DES MITTELS

1. Liebt Anerkennung. Möchte der Mittelpunkt des Interesses sein.
2. Eitelkeit; Egoismus; übertriebenes Gehabe
3. Flüchtige Schmerzen. Jucken wechselt die Stelle nach Kratzen
4. Rechte Seite
5. Uterus- und Ovarialbeschwerden

EIGENE NOTIZEN:

PETROLEUM
Rohes Steinöl   *Petr.*

REGION
HINTERKOPF. HAUT [*Falten*; Kopfhaut; Gesicht; Genitalien]. Schleimhäute. Magen. Darm. Gemüt. Nerven. * *Linke Seite. Rechte Seite*

MODALITÄTEN
VERSCHLIMMERUNG: BEWEGUNG [AUTO; WAGEN; SCHIFF]. Wetter [*kaltes*; *Winter*; Wetterwechsel; feuchtes; *Gewitter*]. *Essen. Verdruß.* Kohl. Geistige Anstrengung. Tagsüber. Fasten. Während Schwangerschaft. Berührung
BESSERUNG: Warme Luft. Trockenes Wetter. Liegen mit erhöhtem Kopf. Sommer. Nach dem Essen

LEITSYMPTOME

G LEICHT ERREGBAR und schnell gereizt; STREITSÜCHTIG, besonders nach Alkoholgenuß
G UNENTSCHLOSSENHEIT; verirrt sich in bekannten Straßen.

A MANGEL AN LEBENSWÄRME; „Fürchtet die frische Luft."
A Abneigung gegen FETTE SPEISEN

Petr.

A < BLÄHENDE SPEISEN, besonders Kohl, Sauerkraut, Erbsen und Bohnen
A REISEKRANKHEIT
A Äußerst TROCKENE HAUT; < Winter. Tiefe blutende Risse [*Hände, Fingerspitzen,* Nasenlöcher, Hautfalten, Handgelenke, Ellenbogen, Gelenke, Genitalien, Brustwarzen]. Haut rauh und verdickt
A TROCKENHEIT [Ohren, Nase, Hals etc]
A ÜBELRIECHENDER SCHWEISS [Füße; Achselhöhlen– „der so scharf ist, daß man ihn bemerkt, sobald der Patient den Raum betritt." – *Kent*]
A Vermehrte ABSONDERUNG DER SCHLEIMHÄUTE [3]
A Die kleinsten Verletzungen eitern. Wunden heilen langsam [2].
A < vor und während GEWITTER
A Müdigkeit während Menses [2]

K Schwindel im Hinterkopf
K Übelkeit durch Hunger
K Leeregefühl [Magen, Abdomen] nach Stuhlgang [Diarrhoe]. Diarrhoe & ständiger Hunger
K Magensymptome > Essen [„nagender Schmerz im Magen, wenn er leer ist."]
K Diarrhoe nur tagsüber
K Kopfschmerz am Hinterkopf erstreckt sich zu Stirn und Augen, & Schwindel oder Sehstörungen und Schwäche- und Hungergefühl oder Magenschmerz
K „Besonders gut anzuwenden bei allen Magenproblemen von Schwangeren" [*Guernsey*]

REPERTORIUM

GEMÜT: *Zorn*, morgens [2], Gesicht, blassem, lividem Gesicht, mit [1]. *Angst*, Gesellschaft, wenn in [2], Menschenmenge, in einer [2]. *Verwirrung*, verläuft sich in bekannten Straßen [2]. *Zweifelt* [2]. *Vergeßlich*, Haus befindet, auf welcher Straßenseite sich sein [2]. *Eifersucht*, Weinen mit [1]. *Streitsüchtig*, betrunken, wenn [2/1]. *Skeptisch* [2]. *Auffahren*, Kleinigkeiten, über [2]
SCHWINDEL: *Liegen*, Kopf > durch hochgelagerten [2; Nat-m.]. *Übelkeit*, Liegen, beim, Kopf, mit tiefliegendem [2/1], Bücken, gebessert durch [2/1]
KOPF: *Blutandrang*, schnelle Bewegung, durch [2/1]. *Hautausschläge*, Ekzem, Hinterkopf [2]. *Haar*, Haarausfall, Hinterkopf, am [2]. *Schweregefühl*, Hinterkopf, Blei, wie voll [2]. *Schmerz*, Hinterkopf, morgens, Erwachen, beim [2], Blindheit, mit [2/1], Schütteln des Kopfes, beim [2], erstreckt sich zu Augen [2]
AUGEN: *Öffnen* der Lider, schwierig, morgens [2]. *Schmerz*, brennend, Anstrengung der Augen, bei [2]
SEHEN: *Trübsichtigkeit*, Anstrengung, bei, Augen, der [2]. Kopfschmerzen, während [2]
OHR: *Geräusche*, Menses, während [2]
NASE: *Risse*, Nasenlöcher, in den [2]. *Trockenheit*, Gefühl, von [2].
MAGEN: *Appetit*, vermehrt, Stuhlgang, nach [3]; *Heißhunger*, Diarrhoe, mit [3]: *Leeregefühl*, Diarrhoe, mit [2], Stuhlgang, nach [3]. *Schmerz*, Fasten, während [2], hungrig, wenn [2]. *Flaues* Gefühl, Essen, nach [2]

Petr.

ABDOMEN: *Schwächegefühl*, Stuhlgang, nach [3]
REKTUM: *Diarrhoe*, nachts, 4.00 Uhr [2] Essen, gebessert durch [2], Fahren, durch [2], Sauerkraut, nach [2; *Bry.*], Ärger, Verdruß, durch [2]. *Hautausschläge*, um den Anus, juckend [3]. Bettwärme < [2/1], Jucken, warmen Bett, im [2], um den Anus [3], im warmen Bett [2/1]
MÄNNLICHES GENITAL: *Hautausschläge*, Skrotum, juckend [3] Rhagaden [2/1], Bläschen [2], Oberschenkeln, zwischen den [2]. *Jucken*, Oberschenkeln, zwischen [2]. *Röte*, Skrotum [3], Oberschenkeln und [3]
WEIBLICHES GENITAL: *Exkoriation*, Perineum [2]. *Leukorrhoe*, Träume, mit erotischen [2/1]. *Schweiß* [2]
BRUST: *Hautausschläge*, Mammae, Brustwarzen, schorfig [2, *Lyc.*]
RÜCKEN: *Schwere*, Zervikalregion [2]. *Jucken*, Steißbein, Bettwärme < [2/1]. *Schmerz*, morgens, Bett im [2]; Lumbalregion, Stehen, aufrechtes Stehen unmöglich [2]; Steißbein, Sitzen, beim [2]; brennend, Zervikalregion, Schlucken, beim [2/1]; ziehend, Zervikalregion, erstreckt sich, oben, nach [2]; stechend, Dorsalregion, Schulterblätter, erstreckt sich zum Hinterkopf [3]
EXTREMITÄTEN: *Rissige* Haut, Hände, brennend [2], tief und blutend [3], juckend [2], Winter, im [3], Handflächen [2], Finger, Fingerspitzen [3]. *Krämpfe*, Unterschenkel, Wade, tagsüber [2; *Graph.*]; Fuß, Sohlen, nachts [2]. *Hitze*, Hand, Handfläche, während Menses [2, *Carb-v.*]; entblößt sie [2]. *Schmerz*, Beine, Beginn der Bewegung [2]. *Schweiß*, Fuß, Sohle, übelriechend [2]. *Rauheit*, Fingerspitzen [3/1]. *Steifheit*, morgens, Aufstehen, beim und nach dem [2; *Mag-c.*], Kopfschmerz im Hinterkopf [2/1]
SCHLAF: *Erwachen*, Hunger, durch [2]
HAUT: *Hautausschläge*, Winter, < [2]
ALLGEMEINES: *Hitze*, Hitzewallungen tagsüber [2]. *Zorn*, nach [2; *Phos.*]. *Blutwallung*, Ärger, Verdruß, nach [2]. *Mattigkeit*, Menses, während [2]

SPEISEN UND GETRÄNKE

ABNEIGUNG: Fette und gehaltvolle Speisen [3]; Fleisch [3]; Butter [1]; gekochte Speisen [1]; heiße Speisen [1]; warme Speisen [1]
VERLANGEN: Bier [2]; Weinbrand [2]; Delikatessen [1]; Süßigkeiten [1]
VERSCHLIMMERUNG: Kohl [3]; blähende Speisen [3]; Sauerkraut [3]; Bohnen und Erbsen [2]; Trockene Speisen [1]; Tabak [1]; Wein [1]

KERN DES MITTELS

1. Erregbar und schnell gereizt. Leicht verärgert
2. Mangel an Lebenswärme. Allgemeine Verschlechterung im Winter
3. Schrecklich trockene Haut; mit tiefen, blutenden Rissen
4. Übelriechende Schweiße
5. Abneigung gegen fette Speisen. < Blähende Speisen
6. Ständiger Hunger [während Diarrhoe, Übelkeit]

EIGENE NOTIZEN:

Ph-ac.

PHOSPHORICUM ACIDUM
Phosphorsäure   Ph-ac.

REGION
Gemüt. Nerven. Sexualorgane. Wirbelsäule [sensorische Nerven; Muskeln] Knochen. * Rechte Seite. Linke Seite

MODALITÄTEN
VERSCHLIMMERUNG: SCHWÄCHE durch [VERLUST VON KÖRPERSÄFTEN; *sexuelle Exzesse*; *Müdigkeit*; Fieber] GEMÜTSBEWEGUNGEN [*Kummer*; Kränkung; Schock; unglückliche Liebe; Heimweh; schlechte Nachrichten]. Zugluft. *Kälte*. Musik. Sprechen. Masturbation. Schneeluft. Übermäßiges Studieren. Geräusche. Säuren
BESSERUNG: Wärme. Kurzer Schlaf. Stuhlgang. Bewegung oder Druck [> Schmerzen]

LEITSYMPTOME
G Personen von SANFTEM, NACHGIEBIGEM Wesen, die leicht von Gefühlsregungen überwältigt werden oder die an den Folgen einer akuten Erkrankung leiden
  Dies führt zu:
G APATHISCH ausgebranntem ZUSTAND. TRÄGHEIT
G SCHWÄCHE, beginnt auf der emotionen Ebene. GLEICHGÜLTIGKEIT gegenüber allem [„Gleichgültigkeit gegenüber den täglichen Angelegenheiten bei Krankheit, Schwäche oder durch Kummer"].
G Langsames Begriffsvermögen. Kann seine Gedanken nicht sammeln; sucht nach Worten. Schlechtes Gedächtnis
G Beschwerden durch KUMMER [langanhaltender oder durch einen plötzlichen Verlust]
G Beschwerden durch ENTTÄUSCHTE LIEBE [lustlos, Abneigung zu sprechen, gibt knappe Antworten, wiederholt immer wieder die gleichen Sätze: „Das Leben ist sinnlos." „Ich will nicht mehr leben." „Alles ist düster." etc.] „Gleichgültig gegenüber den Dingen, die sie früher am meisten interessiert haben."

A MANGEL AN LEBENSWÄRME. < Kaltwerden
A > nach Schlaf [3]
A APPETITVERLUST durch KUMMER
A Mattigkeit nach dem Essen [3]
A Verlangen nach OBST, saftigen und ERFRISCHENDEN Dingen
A Reichlicher SCHWEISS nachts und gegen Morgen; als eine Folgeerscheinung
A MASTURBATION, wenn sich der Patient wegen seiner schuldhaften Neigung QUÄLT [*Nash*]. Masturbation & starkes Schuldgefühl

Ph-ac.

A Zu RASCHES WACHSTUM bei Kindern [& Schwäche durch Onanieren oder durch geistige Überanstrengung nach übermäßigem Studieren]
A AUSTROCKNUNG. „Schwach oder entkräftet, mit reichlichen Sekretionen" [*Boger*]
A Schmerzen wandern zu den Teilen, auf denen man liegt [vergleiche Allgemeines: Lageänderung > [2]].

K POLYURIE nachts [klarer, wässriger Urin, läßt man ihn stehen, wird er milchig]
K Gefühl eines ZERMALMENDEN GEWICHTS auf dem SCHEITEL
K Schulmädchenkopfschmerz [durch geistige Anstrengung und durch Überanstrengung der Augen]
K Schmerzlose, nicht schwächende Diarrhoe
K Entkräftende nächtliche Samenergüsse. BESCHÄMT darüber.
K Durch Blähungen bedingte Auftreibung des Abdomens, mit Rumoren und Gurgeln

REPERTORIUM

GEMÜT: *Beschwerden* durch Zorn, stillem Kummer, mit [2], Sorgen, Kummer, durch [2]. *Antwortet* kurz angebunden, barsch, schroff [2], einsilbig [3], denkt lange nach [2], langsam [3]. *Angst*, qualvolle, hinlegen, muß sich [2]. *Zweifel*, voller, über Genesung [2]. *Stumpfheit*, unfähig, lange zu denken [2]. *Essen*, weigert sich zu [3]. *Vergeßlich*, sexuellen Exzessen, nach [2]. *Gleichgültigkeit*, morgens, Erwachen, beim [2]. *Traurigkeit*, Masturbation, durch [3]. *Denken*, Abneigung gegen [3]. *Gedanken* vergehen morgens [2/1]
SCHWINDEL: *Liegen*, als ob die Füße sich nach oben bewegen würden [2; Stict.]. *Meditieren*, Nachsinnen, beim [2]
KOPF: *Blutandrang*, morgens, Erwachen, beim [2], Schreck oder Kummer, durch [2/1]. Haarausfall durch Kummer [2/1]. *Hitze*, Scheitel, Kummer, nach [2]. *Schweiß*, Hinterkopf [3]. *Schmerz*, Musik, durch [2], Schulmädchen, bei [3], Wetterwechsel, durch [2]; Hinterkopf, morgens, Bett, im [2]
AUGEN: *Öffnen* der Lider, schwierig, morgens [2]. *Gerstenkörner*, Oberlid [2]
OHREN: *Geräusche*, Liegen, beim, gebessert [3]
GESICHT: *Ausdruck*, ausdruckslos [2]
MUND: *Beißen*, Zunge, beißt sich auf die, nachts im Schlaf [2]
MAGEN: *Appetit*, Heißhunger, nachts [2]. *Leeregefühl*, Stuhlgang, nach [2]. *Kloß*, Gefühl eines, Essen, nach dem [2]. *Übelkeit*, Speisen, beim Anblick von [2], Gerüche, durch [2]. *Schmerz*, warme Getränke, gebessert durch [2]. *Flaues* Gefühl, Stuhlgang, nach [2].
ABDOMEN: *Flatulenz*, Säuren, nach [2/1]. *Pulsieren*, Stuhlgang, nach [2]. *Schwappen*, Plätschern [3]
REKTUM: *Diarrhoe*, Säuren, nach [2], Erwartungsspannung, nach [2], Wetterwechsel, bei [2], Abkühlung, bei [2], Erkältung, nach [2], Sommer, im [3], kalte Speisen < [2], festen Speisen, nach [3], Orangen, nach [2/1], Schulmädchen, bei [2; *Calc-p.*], Schwäche, ohne [3]
HARNBLASE: *Urinieren*, unterbrochen, Koitus, nach [2/1]; unwillkürlich, nachts, ersten Schlaf, im [2], Bewegung, während [2]

Ph-ac.

URIN: *Wolkig*, als ob Kreide eingerührt worden wäre [2]. *Reichlich*, Menses, während [3]. *Milchig*, Menses, vor [2/1], Stehenlassen, beim [2]. *Geruch*, übelriechend, scharf, beißend, Fieber, im [2].
MÄNNLICHES GENITAL: *Erektionen*, lästig, morgens, Stehen, im [2/1], unvollständig, Koitus, während [2]. *Sperma*, Ausfluß, von, Ergüsse nachts, nach Koitus [2]
WEIBLICHES GENITAL: *Jucken*, Menses, nach [2]
KEHLKOPF UND TRACHEA: *Stimme* schwach, Sprechen, nach [2]
HUSTEN: *Luft*, Zugluft, bei [2]. *Kitzelhusten*, Sprechen, beim [3]
BRUST: *Luft*, empfindlich, gegen [2/1]. *Kälte*, einhüllen, muß die Brust [2]. *Herzklopfen*, nachts, Bett, im [2], Kummer, durch [2], sexueller Erregung, bei [2/1], unerwiderte Leidenschaften, durch [2]
EXTREMITÄTEN: *Kälte*, Hände, geistiger Anstrengung, bei [2; *Lach.*]. *Schmerz*, Gelenke, Einwirkung von Kälte, nach [2]; Unterschenkel, Wachstumsschmerzen [3], Bettwärme > [2], Schienbein, nachts [2]; scharrig, schabend, Knochen [3]
ALLGEMEINES: *Reizbarkeit*, wenn zuviele Medikamente einen überempfindlichen Zustand hervorgerufen haben und die Arzneimittel nicht mehr wirken [2; **Teucr.**]. *Blutwallungen*, Nervosität, durch [2]. *Langsame* Heilung von Knochenbrüchen [2]. *Schwäche*, Liebe, durch unglückliche [2/1], Schlaf >[2] Sprechen, durch [2]

SPEISEN UND GETRÄNKE

ABNEIGUNG: Brot [2]; alkoholische Stimulanzien [1]; Bier [1]; Kaffee [1]; Mehl [1]; Wein [1]
VERLANGEN: Obst [3]; Saftiges [3]; Erfrischendes [3]; kalte Getränke [2]; Milch [2]; saure Speisen [2]; Stärkungsmittel [2]; warme Speisen [2]; Bier [1]; Kaffee [1]; heiße Speisen [2]; flüssige Speisen [1]; kalte Milch [1]; scharfe Dinge [1]
VERSCHLIMMERUNG: Schwarzbrot [2]; Kaffee [2]; kalte Getränke [2]; kalte Speisen [2]; Obst [2]; saures Obst [2]; heiße Speisen [2]; warme Speisen.[2]; Brot [1]; alter Käse [1]; trockene Speisen [1]; verdorbene Wurst [1]; Anblick von Speisen [1]; saure Speisen [1]; Essig [1]
BESSERUNG: Heiße Speisen [1]

KERN DES MITTELS

1. Apathie; Ausgebrannt; Lustlosigkeit. Durch Kummer, enttäuschte Liebe, nach erschöpfenden oder nach akuten Krankheiten. Gleichgültigkeit
2. Mangel an Lebenswärme
3. Verlangen nach Obst, erfrischenden und saftigen Dingen
4. Reichliche Sekretionen [Schweiß, Pollutionen, Diarrhoe, Urin]
5. Zermalmendes Gewicht auf dem Scheitel; Schwindel

EIGENE NOTIZEN:

PHOSPHORUS
Gelber Phosphor   Phos.

REGION
HOHLRÄUME [Kopf; LUNGE; Herz]. KREISLAUF [Blut; BLUTGEFÄSSE; Arterien.] SCHLEIMHÄUTE [MAGEN; DARM; Lunge – Unterlappen]. NERVEN [Gehirn; Rückenmark] Knochen [Kiefer; Schienbein; Wirbelsäule]. LEBER. * LINKE SEITE. LINKS UNTEN und RECHTS OBEN

MODALITÄTEN
<u>VERSCHLIMMERUNG</u>: LIEGEN AUF [der LINKEN oder schmerzhaften Seite; RÜCKEN] GERINGFÜGIGE ANLÄSSE [GEFÜHLE; Sprechen; Berührung; Gerüche; Licht]. KÄLTE [HÄNDE [in Wasser]; im Freien]. WARME SPEISEN. Salz. Pubertät. Wetter [*plötzlicher Wetterwechsel;* windig; kalt; Gewitter]. *Morgens und abends. Geistige Erschöpfung*
<u>BESSERUNG</u>: Essen. Schlaf. Kälte [*Speisen; Wasser;* Wasser ins Gesicht]. Reiben [Mesmerismus]. Aufsetzen. Liegen auf der rechten Seite. In der Dunkelheit

LEITSYMPTOME

G Extrovertiert, ausdrucksvoll. HERZLICH und MITFÜHLEND
G Zu OFFEN und leicht BEEINDRUCKBAR. Empfindlich gegen ALLE ÄUSSEREN EINDRÜCKE. Empfindlich gegen die Umgebung/Atmosphäre. Kann hellsichtig sein.
G Leicht abzulenken. Beeinflußbar. Schnelle Auffassungsgabe
G Voller BEFÜRCHTUNGEN und ÄNGSTE: Dunkelheit, Dämmerung, Tod, Alleinsein, Geister, Zukunft, um die Gesundheit, Krankheiten, um andere, Gewitter
G „Leicht erschöpft von unangenehmen Eindrücken." [*Boger*]

A Normalerweise MANGEL AN LEBENSWÄRME, kann auch warm sein. < KÄLTE im allgemeinen.
A Kalte Luft > Symptome von Kopf und Gesicht, aber < die von Brust, Hals und Nacken
A Starkes Verlangen nach KALTEN Getränken, EISCREME und SCHARF GEWÜRZTEN Speisen
A Großer DURST, vor allem auf kaltes Wasser
A > Reiben [3]. > Magnetismus [3]
A > SCHLAF, sogar KURZER Schlaf
A Flaues, leeres, schwaches Gefühl [Kopf, Magen, Brust, ABDOMEN]
A KALTES WASSER [Verlangen + gebessert durch]
A BRENNENDE SCHMERZEN; lokal; an kleinen Stellen. Brennende Hitze den Rücken hinauf
A Gefühl von HITZE beim Essen von WARMEN SPEISEN [3]
A ÜBEREMPFINDLICHKEIT der Sinne während Kopfschmerzen [vor allem des GERUCHSSINNES]; kann bei Kopfschmerz sogar besser denken [aufgrund des Blutandrangs zum Kopf].

Phos.

A < LIEGEN auf der LINKEN SEITE [vor allem Herzklopfen und Husten]. < Liegen auf dem RÜCKEN [3].
A BLUTUNGEN [Ekchymosen, Nasenbluten, Zahnfleischbluten, Apoplex, langes Bluten von kleinen Wunden]
A Bärenhunger; nachts [Erwachen durch Hunger]; *geht den Anfällen voraus* [z.b. bei Kopfschmerzen]
A Neigung zu HYPOGLYKÄMIE [eine Mahlzeit auslassen => Kopfschmerz, Schwäche, Zittern]
A Zu SCHNELLES WACHSTUM bei Kindern

K HITZE der HÄNDE [sucht zur Linderung eine kalte Stelle im Bett; streckt sie aus der Decke heraus.]
K Schwindel & heißer Kopf oder Blutandrang zum Kopf
K Absteigende Schnupfen [=> Heiserkeit, Husten, Bronchitis etc.]
K Husten < Temperaturwechsel
K Kropf & Herzklopfen
K Brennen zwischen den Schulterblättern

REPERTORIUM

GEMÜT: *Geistesabwesend*, zerstreut[2]. *Herzlich*, liebevoll, zärtlich, erwidert Herzlichkeit [2/1]. *Qualvolle* Angst, allein, wenn [2/1]. *Angst,* abends, Dämmerung, in der [2], allein, wenn [3], Erregung, durch [2; Asaf.], Liegen, Seite, auf der, links [3], Furcht, Gewitter, vor [2; *Nat-c.*], Gewitter, während [3], Hitze, gebessert durch [2; *Graph.*], *Verwirrung*, kaltes Bad > [2], Waschen des Gesichts > [2]. *Gedanken, versunken in* [1]. *Wahnideen*, Feuer, Flamme scheint durch ihn hindurchzugehen, eine [1/1]. *Stumpfheit*, denkt, lange zu denken, unfähig [3]. *Furcht*, Tod, allein, wenn, abends im Bett [2], eingebildeten Dingen, vor [2], Magen, aufsteigend vom [2]. *Gleichgültigkeit*, Kinder, gegen ihre [4], geliebte Personen, gegen [3]. *Magnetisiert*, Verlangen, magnetisiert zu werden [3]. *Musik*, Kopfschmerz durch [2]. *Nackt* sein, möchte [2]. *Traurigkeit*, Dunkelheit, in der [2]. *Empfindlich*, äußere Eindrücke, gegen alle [2], Licht [3], Pubertät, in der [2]. *Bewußtlosigkeit*, Gerüche, durch [2; **Nux-v.**]

SCHWINDEL: *Chronisch* [3]. *Anstrengung*, Augen, bei Anstrengung der [4]. *Blicken* beim, angestrengten Blicken, beim [3]. *Liegen*, linke Seite <, auf der [3]. *Geruch* von Blumen, von dem [2]. *Drehen*, Kopfes, beim Drehen oder Bewegen des, schnell [3]. *Warm*, Zimmer, Eintritt in ein warmes Zimmer, beim [2]

AUGEN: *Tränenfluß*, Stuhlgang, beim [3/1], Urinieren, beim [3/1].
SEHEN: *Flammenmeer* beim Schließen der Augen [3; Spig.]. *Blitze*, Dunkelheit, in der [3]. *Lichtblitze*, Einschlafen bei [3]
NASE: *Verstopfung*, Luft, Freien, im gebessert [3]. *Geruchsinn* überempfindlich, Kopfschmerzen, bei [3/1]
MAGEN: *Übelkeit*, Getränke, warme [3]. *Schmerz*, Getränke, kalte, nach, > [3], Speisen, warme < [3]
REKTUM: *Diarrhoe*, Speisen, kalte Speisem > [3/1]. *Offener* Anus, Gefühl wie offen [2]

Phos.

WEIBLICHES GENITAL: *Menses*, schmerzhaft, naß, Naßwerden der Füße [2].
KEHLKOPF: *Schmerz*, Sprechen, beim [3]. *Stimme*, heiser, Sprechen, verhindert das Sprechen [3]; verloren, schmerzlos [2/1], Sprechen, durch langes [2/1]
BRUST: *Herzklopfen*, Koitus, während [3], Liegen, Seite, rechten, auf der > [3]
RÜCKEN: *Schmerz*, Reiben > [3]; Lumbalregion, Reiben > [3]; krampfartig, Schulterblätter, zwischen [3]
EXTREMITÄTEN: *Kälte*, Hände, Menses, während [2]; Knie, nachts [3]. *Hitze*, Hand, Hitzewallungen, beginnen in den Händen [2/1]. *Gefühllosigkeit*, Hand, Erwachen, beim [2]; Fuß, Übereinanderlegen der Glieder, beim [2]. *Lähmung*, Beine, Apoplexie, nach [2; **Nux-v.**]
SCHLAF: *Tief*, Menses, während [2]. *Schlaflosigkeit*, Menses, während [2]
HAUT: *Lose*, herabhängen, als würde die Haut [3]
ALLGEMEINES: *Hitze*, Hitzewallungen, Gemütsbewegungen, durch [2; Lach.], warmen Wasser, wie mit bespritzt, Gedanke kommt, wenn ihm lebhaft ein [2/1]; Gefühl von, Essen nach, warmen Speisen von [3]. *Verletzungen*, Nerven, von, Schmerzen, mit großen [2; **Hyper.**]. *Blutwallungen*, Sinneseindrücke durch [2/1]. *Schwäche*, Hunger, durch [2], Schlaf > [2]

SPEISEN UND GETRÄNKE

ABNEIGUNG: Obst [3]; warme Getränke [3]; warme Speisen [3]; Bier; [2] Brot [2]; Butter [2]; Kaffee [2]; Fisch [2]; Mehl [2]; Knoblauch [2]; Fleisch [2]; Milch [2]; Milch gekochte[2/1]; Zwiebeln [2]; Austern [2]; Pudding [2]; Fisch salziger [2/1]; Süßigkeiten [2]; Tee [2]; Tabak [2]; Tomaten [2]; Gemüse [2]; Getreideprodukte [1]; gekochte Speisen [1]; Eier [1]; fettes Fleisch [1]; fette und gehaltvolle Speisen [1]; Hering [1/1]; Kartoffeln [1]; salzige Speisen [1]; Rauchen [1]
VERLANGEN: Kalte Getränke [3]; kalte Speisen [3]; scharf gewürzte Speisen [3]; Eiscreme [3]; Salziges [3]; Wein [3]; Alkohol [2]; Weinbrand [2]; Brausegetränke [2]; Käse [2]; Hühnchen [2]; Schokolade [2]; kalte Milch [2]; Gurken [2]; Milch [2]; rohes Fleisch; [2] Erfrischendes [2]; trockener Reis [2]; Salz + Süßigkeiten [2]; saure Speisen [2]; Süßigkeiten [2]; Zucker [2]; Whisky [2]; Bier [1]; Fett [1]; Fett + Salz [1]; Fett + Süßigkeiten [1]; Fisch [1]; Saftiges [1]; Vielerlei [1]; Austern [1]; pikante Speisen [1]
VERSCHLIMMERUNG: Knoblauch [3]; heiße Speisen [3]; Salz [3]; warme Speisen [3;] Butter [2]; Milch [2]; Gebäck [2]; Sauerkraut [2]; Tabak [2]; Schwarzbrot [1]; Brot [1]; Butterbrot [1]; Fett [1]; Obst [1]; Zwiebeln [1]; gehaltvolle Speisen [1]; saure Speisen [1]; Gewürze [1]; Süßigkeiten [1]; Essig [1]
BESSERUNG: Kalte Getränke [3]; Kaffee [1]; Wein [1]

KERN DES MITTELS

1. Zu offen und beeindruckbar [empfindlich gegen alle äußeren Einflüsse; scharfe Sinne]: mitfühlend, herzlich – viele Befürchtungen und Ängste
2. Kalte Getränke [Verlangen + Besserung durch]

Phyt.

3. Brennende Hitze [Hände; den Rücken hinauf] und Schmerzen [örtlich, an kleinen Stellen]
4. < Liegen auf der linken Seite
5. > Schlaf, sogar kurzer Schlaf [Nickerchen]
6. Verlangen nach stark gewürzten Speisen und Eiscreme

EIGENE NOTIZEN:

PHYTOLACCA
Kermesbeere   *Phyt.*

REGION
Drüsen [MAMMAE; Nasenrachenraum; *Hals*; *Tonsillen*]. Muskeln – *Bindegewebe* [NACKEN; Rücken; Gelenke]. Periost. Nieren. Zunge [Wurzel]. *Verdauungstrakt*.* Rechte Seite

MODALITÄTEN
<u>VERSCHLIMMERUNG</u>: Aufstehen vom Bett. Bewegung. Schlucken. Heiße Getränke. Kälte [*Feuchtigkeit*; *nachts*] Wetterwechsel. Schmerzen von Einbruch der Dunkelheit bis zum Anbruch des Tageslichts. Regnerisches Wetter. Stillen
<u>BESSERUNG</u>: Liegen auf dem Bauch. Kalte Getränke. Stützen der Brüste. Baden. Ruhe. Wärme. Trockenes Wetter

LEITSYMPTOME

A < KALTES, FEUCHTES Wetter
A < NACHTS
A WUNDHEITSGEFÜHL überall; < Augäpfel, Mammae, Nieren, Nacken, Schultern, Rücken, Unterarme, unterhalb der Knie
A WANDERNDE Schmerzen; schießend, lanzinierend, fliegen wie Stromstöße [Fibrositis-Syndrom]
A Schmerzen STECHEND, nach oben [2] und nach unten [2]
A Schmerzen erscheinen und verschwinden PLÖTZLICH.

Phyt.

A Rheumatische Beschwerden nach *Tonsillitis*. Harte, empfindliche und äußerst heiße rheumatische Schwellungen
A Geschwollene, harte DRÜSEN
A Krebsleiden [3]
A Ruhelosigkeit mit Verlangen nach Bewegung, aber Bewegung < [vgl. *Rhus-t.*]
A Steht zwischen *Rhus-t.* [< kaltes, feuchtes Wetter, > Wärme] und *Bryonia* [< Bewegung]

K MASTITIS; steinharte, schwere, geschwollene oder empfindliche Brust; Schmerzen < beim Stillen; Schmerzen strahlen über den ganzen Körper aus. Aufgesprungene Brustwarzen
K Harte Knoten in den Brüsten; & vergrößerte Achseldrüsen
K Chronische Absonderung aus den Brustwarzen [hält lange nach dem Stillen an]
K TONSILLITIS, wiederkehrend oder akut; dunkelrot [mit weißen Flecken auf den Tonsillen], < rechts; < warme Getränke, > kalte Getränke; Schmerz erstreckt sich beim Schlucken zum Ohr.
K Neigung zu SINUSITIS [zähe, fadenziehende Absonderungen, die sich nur schwer ablösen lassen].
K Angina pectoris; wenn der Schmerz im Herz aufhört und ein ähnlicher Schmerz im rechten Arm erscheint [*Clarke*].
K Geschärfter GEHÖRSINN [besonders rechtsseitig] während Kopfschmerzen [Stirn]

REPERTORIUM

GEMÜT: *Essen*, weigert sich zu [2] [wegen Mandelentzündung]. *Gleichgültigkeit* gegen die Entblößung ihres Körpers [2]. *Schamlos* [2]. *Unerträgliche* Schmerzen [2]. *Weinen* während Menses [2]
SCHWINDEL: *Sitzen*, aufrecht, beim, im Bett [2]
KOPF: *Exostosen* [2]. *Schmerz*, Stirn, erstreckt sich nach hinten [2]
AUGEN: *Blaufärbung* der Lider [2]. *Jucken*, Gaslicht < [2/1]. *Schmerz*, Anstrengung der Augen, durch [2]; brennend, im Freien > [2]. *Photophobie* morgens [3]
SEHEN: *Trübsichtigkeit* nach Diphterie [3].
NASE: *Schnupfen*, mit Halsentzündung [2]. *Absonderung*, dick, retronasal [2]. *Verstopfung*, nachts, weckt ihn auf [2], 3.00 Uhr [2/1], Fahren in einem Wagen [2; Asaf.]
GESICHT: *Schwellung* links [2]
MUND: *Trockenheit*, Zungenspitze [2]. *Schmerz*, Zunge, Wurzel [2], beim Herausstrecken [2] beim Schlucken [2]
ZÄHNE: *Zusammenbeißen* der Zähne, möchte während der Zahnung auf etwas Hartes beißen, was die Schmerzen lindert [3/1]. *Zusammenbeißen* der Zähne, ständige Neigung zum [3]. *Zahnung* schwierig [2]
INNERER HALS: *Verfärbung*, dunkel [3], violett, Tonsillen [2; *Lach.*], Röte, dunkelrot [2], Röte, Tonsillen [2]. *Schmerz*, kalte Getränke > [2], warme Getränke [3] erstreckt sich zum Ohr, beim Schlucken [2]; stechend, erstreckt sich zur Zungenwurzel [2/1]
ÄUSSERER HALS: *Schmerz*, wund, Halsdrüsen [2]

Phyt.

ABDOMEN: *Schmerz*, Hypochondrium, rechts, beim Liegen, kann nur auf dem Abdomen liegen [2; *Lept.*]
REKTUM: *Durchfall*, nach Limonade [2; *Cit-ac.*]
URIN: *Reichlich*, während Menses [2]
BRUST: *Abszeß*, Mammae, drohend bei alten Narben [3]. *Risse*, in Brustwarzen [3]. *Absonderung*, aus den Brustwarzen, blutiges Wasser [2; *Lyc.*]. *Völlegefühl*, Mammae [2]. *Verhärtung*, rechte Brust [2]. *Schmerz*, Mammae, während Menses [2]; Brustwarzen, beim Stillen [2], ausstrahlend über den ganzen Körper [2/1]
RÜCKEN: *Schmerz*, nassem Wetter, bei [2] Zervikalregion, erstreckt sich zum Hinterkopf [2]. *Steifheit*, morgens [2], nassem Wetter, bei [2; **Rhus-t.**] Zervikalregion, nachts [3]
EXTREMITÄTEN: *Hüftgelenksentzündung*, rechts [2]. *Schmerz*, bei Bewegung [2], nassem Wetter, bei [2]; Gelenke, im Freien [2; *Rhus-t.*]; Ansatzstelle der Sehnen [2]; Beine, Ischialgie, rechts [2], mit Gefühllosigkeit [2], nassem Wetter, bei [2]. *Ruhelosigkeit*, Beine, nachts [2] *Spannung*, Oberschenkel, Kniesehnen [2]
ALLGEMEIN: *Schmerz* erscheint plötzlich und verschwindet plötzlich [2]

SPEISEN UND GETRÄNKE

VERSCHLIMMERUNG: Heiße Speisen [1]; Limonade [1]
BESSERUNG: Kalte Getränke [1]; kalte Speisen [1]

KERN DES MITTELS

1. < feuchtkaltes Wetter
2. Wundheitsgefühl im ganzen Körper
3. Wandernde Schmerzen; umherschießend. < Bewegung
4. Drüsenerkrankungen
5. Zähe, fadenziehende Absonderungen
6. Nimmt eine Stellung ein zwischen *Rhus-t.* und *Bryonia*.

EIGENE NOTIZEN:

PICRICUM ACIDUM
Pikrinsäure   *Pic-ac.*

REGION
Nerven [*Gehirn*; Hinterkopf; Rückenmark; *Lumbalregion*]. *Nieren.* Sexualorgane. * Linke Seite. Rechte Seite

MODALITÄTEN
VERSCHLIMMERUNG: Anstrengung; *geistige* oder körperliche. Samenverluste. *Hitze.* Studieren. Nasses Wetter. Sexuelle Erregung. Bewegung
BESSERUNG: Ruhe. Kälte; Luft; Wasser. *Bandagieren.* In der Sonne

LEITSYMPTOME
G GEISTIGE ERSCHÖPFUNG; & Gleichgültigkeit und Mangel an Willensstärke, Abneigung zu sprechen, denken oder gegen irgendeine geistige Anstrengung
G Es fehlt an Willenskraft, etwas zu unternehmen.
G PRÜFUNGSANGST; nach langer geistiger Anstrengung und Sorgen

A Empfindlich gegen HITZE. Gefühl, als würde das Blut stagnieren
A > KALTE LUFT [> Kopf und körperliche Verfassung]
A BRENNENDE Schmerzen [entlang der Wirbelsäule, in den Beinen, in vielen Körperteilen]
A SCHWEREGEFÜHL [Hinterkopf, die Wirbelsäule hinunter, in den Beinen]
A < KÖRPERLICHE ANSTRENGUNG [3]
A Beschwerden durch GEISTIGE Arbeit: Schlaflosigkeit [2], Brennen zwischen den Schulterblättern [2], Brennen in der Wirbelsäule [2], Schwindel [1], Völlegefühl des Kopfes [1], Schmerz im Scheitel [3], drückende Kopfschmerzen [3], Diarrhoe [2]
A Müdigkeit durch geistige Anstrengung [das einzige dreiwertige Mittel]
A Beschwerden [z.B. Kopfschmerzen] & sexuelle Erregung
A Fortschreitende perniziöse Anämie; blasses, zitronengelbes Gesicht
A Schwäche durch Gelbsucht

K Kopfschmerzen durch geistige Anstrengung bei Schulkindern; & ERWEITERTE PUPILLEN
K Kopfschmerzen bei Studenten, Lehrern, Geistesarbeitern und überarbeiteten Geschäftsleuten.
K Kopfschmerzen & große nervöse Schwäche durch KUMMER und bedrückende Gefühle. [„Wird in diesen Fällen oft übersehen." – *Kent*]
K Kopfschmerzen & saures Aufstoßen
K Kleine Furunkel und Pusteln im äußeren Gehörgang

Pic-ac.

REPERTORIUM

GEMÜT: *Wahnidee*, vergrößert, Körper sei, Körperteile [1]. *Stumpfheit*, lange zu denken, unfähig [2]. *Unzüchtig* [2]. *Gedächtnisschwäche*, Arbeit, bei geistiger [2]. *Gedanken*, sexuelle [1]. *Unternimmt*, fehlt die Willenskraft, etwas zu unternehmen [2]
SCHWINDEL: *Beugen* des Kopfes, beim, vorne, nach [1]
KOPF: *Völlegefühl*, morgens [1]; Scheitel, Bücken [1/1]. *Schmerz*, Binden, Kopfes, des > [1], Schlaf, nach > [1]; Stirn, Bewegung, Augen, der [2]; Stirn, Augen, über den, geistiger Anstrengung, bei [3]; Hinterkopf, geistiger Arbeit, bei [2]; Scheitel, geistiger Anstrengung, bei [2]; drückend, geistige Anstrengung, durch [3]. *Pulsieren*, Freien, im > [2], Binden des Kopfes >, festes [1; Sil.], geistige Anstrengung, durch [2]. *Kleiner*, fühlt sich an [1]
AUGEN: *Offen*, schwierig offen zu halten [1]. *Schmerz*, Druck > [1]; brennend, Lesen, beim [1]
OHR: *Hautausschläge*, Gehörgang, im, Furunkel [3]
GESICHT: *Kribbeln*, Lippen [2]
MUND: *Trockenheit*, Zunge, nachts [2]
MAGEN: *Schmerz*, drückend, Stuhlgang, nach [2]
ABDOMEN: *Leeregefühl*, Stuhlgang, nach [2]. *Flatulenz*, Stuhlgang, nach [3]
REKTUM: *Diarrhoe*, geistiger Anstrengung, nach [2]
STUHL: *Fettig* [1]. *Klumpig* und flüssig [2]. *Breiig*, gelb [2]. *Dünn*, gelb [3]
MÄNNLICHES GENITAL: *Erektionen*, lästig, morgens, Erwachen, beim [1], exzessiv, Gedanken, bei lüsternen [3]. *Masturbation*, Neigung zur [2]
RÜCKEN: *Hitze*, geistiger Anstrengung, bei [2; Sil.]; Dorsalregion [3]; Schulterblätter, zwischen [2]. *Schmerz*, Beugen, vorne, nach, < [2/1]; Lumbalregion, Flatus >[2]; brennend, Bewegung >[2]; stechend, Beugen nach vorne im Sitzen, beim [1/1]
EXTREMITÄTEN: *Schweregefühl*, Arme, Anstrengung, bei [2]; Beine, Anstrengung, nach [3]. *Schmerz*, brennend, Beine, Rückseite [3; *Helon.*]
ALLGEMEINES: *Stagnieren*, Gefühl, als würde das Blut [2]. *Müdigkeit*, Anstrengung, geistige, durch [3]

SPEISEN UND GETRÄNKE
VERLANGEN: Kalte Getränke [1]

KERN DES MITTELS

1. Geistige Erschöpfung, Prüfungsangst. Folgen geistiger Anstrengung [und Angst]
2. < Hitze. > Kälte
3. Brennendes Gefühl und Hitze
4. Schweregefühl
5. Gesteigertes sexuelles Verlangen

EIGENE NOTIZEN:

PLATINUM
Platin   *Plat.*

REGION
WEIBLICHE GESCHLECHTSORGANE. Nerven [Vagus; sensorische; Trigeminus]. * EINE SEITE

MODALITÄTEN
<u>VERSCHLIMMERUNG</u>: GEMÜTSBEWEGUNGEN [*sexuelle;* Koitus; Kummer; Zorn]. BERÜHRUNG. *Nervliche Erschöpfung.* Abends. In der Ruhe. Während Menses. Stehen. Nach dem Aufstehen. Schwangerschaft. Fasten. Zurückbiegen des Oberkörpers. Warmes Zimmer
<u>BESSERUNG</u>: *Gehen im Freien.* Sonnenschein. Bewegung. Strecken

LEITSYMPTOME

G Sehr IDEALISTISCH [romantische Vorstellungen über das Heiraten und das Leben]. Beschwerden durch ENTTÄUSCHUNG [besonders sexuelle], Kummer, Verachtung, enttäuschten Ehrgeiz
FÜHRT ZU:
G VERWEILEN bei vergangenen, unangenehmen Ereignissen; „Vergangene Ereignisse quälen sie."
G Gefühl von Verlassensein, ALLEINGELASSENSEIN [Wahnidee, sie sei in einem fremden Land]
KOMPENSIERT DURCH:
G Auto-Erotik und Narzißmus. Eigenliebe. Gibt sich nur mit dem Allerbesten zufrieden. Alles von geringerem Wert
FÜHRT ZU:
G VERACHTUNG. Arroganz und Stolz. Überlegenheitsgefühl. [Stumpfheit und Gleichgültigkeit in Gesellschaft]
ODER ZU DEPRESSION:
G Traurigkeit > im Freien
G Allgemein > durch Weinen

A > GEHEN IM FREIEN. < HITZE
A < ABENDS [3]; vor dem Schlafengehen [2]
A Großer sexueller Drang. Exzessives sexuelles Verlangen, treibt zur Masturbation. Leicht erregt.
A Heftige, krampfartige, pressende, stoßende oder *betäubende* Schmerzen
A < während Fasten [3]

Plat.

A GEFÜHLLOSIGKEIT; örtlich [Kopfhaut, Gesicht, Steißbein, Waden etc.]; an einzelnen Stellen. Schmerzen & Taubheit
A Gefühllosigkeit + Steifheit + Kälte [vieler Körperteile]
A ZUSAMMENSCHNÜRUNG; Gefühl wie BANDAGIERT
A KÄLTE einzelner Teile [Gesicht, Augen, Ohren, etc.]
A KLEBRIGE Absonderungen [Tränen, Stuhl, Menses, etc.]
A Schmerzen erscheinen und verschwinden ALLMÄHLICH.
A WUNDER Schmerz bei DRUCK [3]
A < Trockenes Wetter [2]. > nasses Wetter [2]
A < zu BEGINN der Menses [2]
A Menses REICHLICH und von KURZER Dauer

K Schmerzhafte Empfindlichkeit der Sexualorgane; „kann keine Binde tragen." Vaginismus; kann keine Untersuchung ertragen; wird beim Geschlechtsverkehr fast ohnmächtig.
K Schwäche und Müdigkeitsgefühl in den Gliedern, besonders in der Ruhe

REPERTORIUM

GEMÜT: *Verächtlich* allem gegenüber [3]. *Wahnidee,* allein zu sein, Welt, allein auf der [2], gehören, sie würde nicht zu ihrer Familie [2/1], schrecklich, entsetzlich, alles erscheint [2/1], klein, Dinge erscheinen klein [3], steh unter dem Einfluß einer höheren Macht [1], Sprechen, Geistern, mit [3]. *Stumpfheit*, Gesellschaft in [2/1]. *Verweilt,* vergangenen, unangenehmen Ereignissen, bei, nachts [2]. *Wählerisch* [2]. *Furcht,* stranguliert, erwürgt zu werden [3/1]. *Abscheu,* Kinder, gegen [3]. *Idealistisch* [2]. *Gleichgültigkeit,* Gesellschaft, in [2]. *Töten*, Verlangen zu, plötzlicher Impuls zu töten [2]. *Lachen*, Ernstes, über [2]. *Traurigkeit,* Freien, im > [3], im warmen Zimmer [2]. *Gedanken*, drängen auf ihn ein und schwirren durcheinander, sexuelle [2]. *Weinen,* im Freien > [2]. *Weinen* > Symptome [2], Schmerzen, während der [2]
SCHWINDEL: *Herabsteigen,* beim, Treppen von [2]
KOPF: *Gefühllosigkeit*, Taubheitsgefühl, Gehirn [2], Gehen, im Freien > [2; Mang.]; Stirn [3]; Hinterkopf, gebunden, wie zu fest gebunden [2]; Schläfen [3]; Scheitel [2]. *Schmerz*, Zimmer, in einem, mit Menschen überfüllten [3]; Stirn, Gebrauch der Augen, beim [2/1]; drükkend, Stirn, Zimmer, im warmen [2]
SEHEN: *Akkomodation,* langsam [2]. *Flimmern*, Flackern, Kopfschmerzen, vor [2]
GESICHT: *Kälte*, rechts [3], Gefühl von [2], Kinn, Gefühl von [3/1]. *Taubheit,* Gefühllosigkeit, rechts [3], Wange [2], Jochbein [3/1]. *Schmerz*, steigt allmählich, sinkt allmählich [2; **Stann.**], Gefühllosigkeit, mit [2]. *Venen,* erweiterte, Kinn [2/1]
MAGEN: *Aufstoßen*, laut, nüchtern, wenn [3/1]
ABDOMEN: *Zusammenziehung*, Nabel, Schlaf im [2/1]
REKTUM: *Obstipation*, sitzende Lebensweise, durch [3], Reisen, beim [2]
STUHL: *Kugeln*, wie, schwarz [2]. *Hart*, verbrannt, wie [2]
MÄNNLICHES GENITAL: *Masturbation*, Neigung zur, Schlaf im [2]. *Sexuelles Verlangen*, heftig, Zittern, mit [3]. *Sodomie* [2/1]

Plat.

WEIBLICHES GENITAL: *Sexuelles Verlangen*, heftig, mit Orgasmus, unwillkürlich [3]; sexuelles Verlangen vermehrt, Jungfrauen, bei [3]. *Schweregefühl*, Menses, während [2]. *Leukorrhoe*, Masturbation, durch [2]. *Menses*, schwarz, pechartig [2], reichlich, kurzer Dauer, und von [2], unterdrückt, Emigrantinnen, bei [2]. *Schmerz*, Ovarien, Koitus, nach [2], Uterus, Koitus, nach [2/1], Uterus, kommt und geht allmählich [2; Stann.]; abwärtsdrängend, Uterus, Treppensteigen, beim [2/1], Gehen, beim < [2]; drückend, Ovarien, Menses wieder erscheinen, als würden die [2/1]. *Vaginismus*, Koitus, während [2]
RÜCKEN: *Gefühllosigkeit*, Taubheit, Steißbein, Sitzen im [3/1]
EXTREMITÄTEN: *Bandagiert*, umwickelt, Gefühl wie [3]. *Zusammenschnürung*, Oberschenkel, Bandage, wie durch eine festgezogene Bandage [3]; Knöchel [2]. *Krämpfe*, Knöchel, Gefühl, als würden die Extremitäten einschlafen [2/1]. *Schweregefühl*, Fuß, Sitzen im [2]. *Ruhelosigkeit*, Beine, abends [2], Sitzen, im [1]. *Entblößen*, Neigung zu, Beine nachts [2; Zinc.]
HAUT: *Kälte*, Gefühl von [2]
ALLGEMEIN: *Analgesie*, innerer Organe [3], erkrankter Teile [3]. *Gefühllosigkeit*, Stellen, einzelner [2; Lyc.]. *Schmerz*, wund schmerzend, Druck, bei [3]. *Faden*, Gefühl eines [2]. *Zittern*, Schmerzen, bei [2]. *Schwäche*, Bewegung, gebessert durch [2]

SPEISEN UND GETRÄNKE

ABNEIGUNG: Fleisch [2]; gegen alles [1]; Fleisch; Menses, während [1/1]
VERLANGEN: Kalte Getränke [1]; Tabak [1]
VERSCHLIMMERUNG DURCH: Kaffee [1]

KERN DES MITTELS

1. Enttäuschte Erwartungen [hauptsächlich sexueller Natur], die zu Überheblichkeit, Arroganz oder Depression führen
2. > im Freien; Gehen im Freien
3. Gefühl der Zusammenschnürung, wie bandagiert
4. Taubheitsgefühl [Prickeln, Ameisenlaufen] und Kälte
5. Klebrige Absonderungen

EIGENE NOTIZEN:

Plb.

PLUMBUM
Blei   *Plb.*

REGION
RÜCKENMARK und NERVEN [MUSKELN; ABDOMEN; *Nieren;* Nabel]. Blutgefäße. Blut.
* Rechte Seite. Linke Seite

MODALITÄTEN
<u>VERSCHLIMMERUNG</u>: Klares Wetter. *Anstrengung.* Bewegung. Gesellschaft. Greifen glatter Gegenstände. Aufregung. Nachts. Trinken. Gehen im Freien
<u>BESSERUNG</u>: Harter Druck. Reiben. Zusammenkrümmen

LEITSYMPTOME

G Langsames, schwieriges Begriffsvermögen
G STILLE MELANCHOLIE. Schweigsam
G Furchtsam, unruhig und ängstlich
G Geistige Erschöpfung durch körperliche Arbeit
G Ausschweifendes Leben; Menschen, die ihr ganzes Leben lang egoistisch und selbstsüchtig waren; sie genossen immer nur das Allerbeste. Apathisch; ärgerlich darüber, mit selbstzerstörerischen Impulsen. Starre, sklerotische Haltung und Bindungen. Riskantes, skandalöses Verhalten zieht sie an. Suchen den Reiz des Verbotenen [*Vithoulkas*].
G Kinder mit Gedächtnisschwäche [Probleme in der Schule], emotionaler Instabilität und psychomotorischen Unruhezuständen

A *Langsame, schleichende Prozesse,* häufig von sehr wechselhafter oder widersprüchlicher Natur
A Sehr großer MANGEL AN LEBENSWÄRME
A < abends [3]. < nachts [3]
A < beim Fasten [3]
A Beschwerden & KOLIKARTIGE Schmerzen
A < leichte Berührung. > HARTER Druck, Zusammenkrümmen und Wärme [vor allem kolikartige Schmerzen] [*Coloc., Mag-p.*]. Reiben > Krämpfe
A EINZIEHUNG [tatsächliche oder Gefühl von]: Augen, Magen, Abdomen, Nabel, Anus, Hoden
A UNEMPFINDLICHKEIT [gegen Ofenhitze, Schmerzen, Stiche]
A Schießende, fliegende, blitzartige Schmerzen, lassen ihn aufschreien; in ALLE RICHTUNGEN ausstrahlend
A Nimmt im Bett während des Schlafs MERKWÜRDIGE Stellungen und Positionen ein.

Plb.

A ARTERIOSKLEROSE; organische Herzerkrankung, durch Arteriosklerose bedingter geistiger Verfall, schlechtes Gedächtnis, vor allem für Namen
A NEUROLOGISCHE Erkrankungen [Morbus Parkinson, MS, Apoplexie]

K Tonsillitis [oder Verhärtung der Tonsillen]& Schwerhörigkeit
K Obstipation mit ständigem Stuhldrang; schwarze Kugeln
K Kälte der Extremitäten durch körperliche Anstrengung
K Verdickung der Sehnen in den Handflächen

REPERTORIUM

GEMÜT: *Gesellschaft*, Abneigung gegen, allein, wenn > [2]. *Wahnidee*, ruft jemand [2], Mörder, jeder um ihn herum sei ein [2/1]. *Langeweile*, stille [3/1]. *Gesten*, Gebärden, macht, Hände, sonderbare Posen und Haltungen [2/1]. *Gedächtnisschwäche*, auszudrücken, sich [3]. *Stilles* Wesen [2]. *Sprache*, langsam [2]
SCHWINDEL: *Epileptischem* Anfall, vor einem [2]
KOPF: *Schmerz*, Gesellschaft oder in einer Menschenansammlung [2], Obstipation, bei [2]; Stirn, Gesellschaft < [2/1]; Hinterkopf, Druck > [2]
GESICHT: *Verzerrung*, Mund [3]. *Glänzend*, ölig, wie [2]. *Zittern*, rechts dann links [2/1]
MUND: *Verfärbung*, Zahnfleisch, blaue Linie am Rand [3/1], violett [3]
INNERER HALS: *Verhärtung* der Tonsillen [2]. *Schmerz*, brennend, Ösophagus, Essen, einige Stunden nach [2/1]
MAGEN: *Aufstoßen*, süßlich, Wasser [2/1]. *Schmerz*, Druck > [2], ausstrahlend [2], erstreckt sich zu Leisten [3/1], erstreckt sich zu Gliedern [3/1]; brennend, Essen, nach, einige Stunden [2]. *Erbrechen*, Galle, Kopfschmerzen, mit [2]
ABDOMEN: *Schmerz*, kalt, durch Abkühlung [2], erstreckt sich zu allen Köperteilen [3/1]; Nabel, ausstrahlend vom Nabel [2]; krampfartig, Beugen nach vorne > [2], Obstipation, bei [2]. *Eingezogen*, Nabel [3]. *Rumoren*, Ileozökalregion [3/1]
REKTUM: *Obstipation*, Stuhldrang, ständiger [2]. *Zusammenschnürung*, Stuhlgang, während [3]. *Unwillkürlicher* Stuhl, nachts, Bett, im [2]. *Unbemerkter* Abgang von Stuhl [2]
STUHL: *Kugeln*, wie, schwarz [3]. *Knotig*, klumpig, Schleim, bedeckt, mit [2]
HARNBLASE: *Harnverhaltung*, Kolik, bei [3]. *Urinieren*, unwillkürlich, Konvulsionen, bei den [2]
NIEREN: *Harnsperre*, Fieber, mit [2]
MÄNNLICHES GENITAL: *Eingezogen*, Hoden [2]. *Sexuelles Verlangen*, vermehrt, leicht erregt [2]
WEIBLICHES GENITAL: *Schmerz*, Ovarien, Strecken der Glieder > [2/1]
EXTREMITÄTEN: *Nachschleppen*, Unterschenkel, der, Gehen, beim [2]. *Abmagerung*, erkranktes Glied [3]. *Empfindungslosigkeit*, Hand, Verbrennungen, gegen [2/1]; Finger, gegen Ofenhitze [2; Thuj.]. *Bewegung*, Beine, Kontrolle über die Bewegung, Verlust der [2]. *Gefühllosigkeit*, Beine, Gehen, beim [2]. *Schmerz*, Druck < [2], Druck > [2]; Gelenke, nachts > [2], Wärme, Bettwärme < [2]; Beine, erstreckt sich nach oben [2]; stechend, Reiben > [2/1]. *Lähmung*, Unterarm, Streckmuskeln [3]; Beine, Kolik, bei [2/1], Entbindung,

Podo.

nach der [2]. *Zittern*, Hand, Halten, Gegenständen, von [3], Mund führt, wenn er etwas zum [3]
HAUT: *Trocken*, Schwitzen, Unfähigkeit zu, Körperübungen, bei [3]
ALLGEMEINES: *Veränderung*, Lage, der > [2]. *Zittern*, Erregung des Gemüts, nach [2], Anstrengung, geringer, bei [2]

SPEISEN UND GETRÄNKE

ABNEIGUNG: Getränke [1]; alles, morgens [1]
VERLANGEN: Brot [2]; kalte Getränke [2]; salzige Dinge [2]; Süßigkeiten [2]; alkoholische Getränke [1]; Gebratenes [1]; Gebäck [1]; Roggenbrot [1]; Salz und Süßigkeiten [1]; saure Speisen [1]; Tabak [1]
VERSCHLIMMERUNG: Fisch [2]; kalte Speisen [1]
BESSERUNG: Heiße Speisen [2]

KERN DES MITTELS

1. Sklerotisch, langsam, apathisch; sucht den verbotenen Nervenkitzel.
2. Sehr großer Mangel an Lebenswärme. Kälteempfindlich
3. > Reiben. > Wärme, Zusammenkrümmen, harter Druck
4. Einziehung
5. Blitzartige, ausstrahlende Schmerzen

EIGENE NOTIZEN:

PODOPHYLLUM
Entenfuß   Podo.

REGION
Leber; *Duodenum*; Darm. REKTUM. * *Rechte Seite* [Ovarien; Schulterblatt; Hals]. *Linke Seite*

MODALITÄTEN
VERSCHLIMMERUNG: FRÜHMORGENS. *Essen. Heißes Wetter.* Zahnung. Trinken. Bewegung. Quecksilber. Baden oder Waschen. Überheben oder Anstrengung. Während Stuhlgang. 2.00 Uhr – 4.00 Uhr morgens

Podo.

BESSERUNG: *Reiben der Leber*. Liegen auf dem Abdomen. Abends. Beugen nach vorne. Äußere Wärme

LEITSYMPTOME

G Große, sogar deliröse Geschwätzigkeit während Fieberhitze und während Schüttelfrost
G Bildet sich ein, krank zu sein; denkt, er müsse gleich sterben. Meint, krank zu werden. DEPRESSION bei MAGENLEIDEN
G *Stöhnen im Schlaf. Rollen mit dem Kopf*

A < SOMMER [besonders Kopfschmerzen, Diarrhoe]
A < frühmorgens [Diarrhoe] 4.00 Uhr – 5.00 Uhr morgens
A > Liegen auf dem ABDOMEN [Diarrhoe, Bauchschmerzen]. „In den ersten Schwangerschaftsmonaten kann sie nur auf dem Abdomen bequem liegen." [*Allen*]
A GEWEBEERSCHLAFFUNG [Abdomen, Becken, Rektum] [„Als ob alle Teile nach unten gefallen wären." – *Kent*]
A SCHWITZEN während SCHMERZEN
A Schwäche durch MAGENSCHMERZEN

K REICHLICHE, GEWALTSAME [läuft sogar durch die Windel] und STINKENDE Diarrhoe [„Der Geruch dringt durch das ganze Haus." – *Kent*]
K Diarrhoe, der ein Wundheitsgefühl/eine Empfindlichkeit [< Druck], Krämpfe [muß sich zusammenkrümmen], ein Rumoren und GURGELN [„als würden sich Fische in einem Teich hin- und herwinden"], Übelkeit und Herzklopfen [Erwachsene] oder Gesichtsblässe [Kinder] VORAUSGEHEN
K ANALPROLAPS – vor oder bei Stuhlgang mit Diarrhoe; nach der Entbindung; bei Erbrechen; beim Bücken oder Heben
K UTERUSPROLAPS durch Überheben oder durch Anstrengung, durch Obstipation; nach der Entbindung
K Schwierige Zahnung [PRESST DAS ZAHNFLEISCH zusammen; Zähneknirschen; Diarrhoe]; Diarrhoe < nach dem Essen oder Trinken, oder < wenn er gebadet oder gewaschen wird
K Reichliche Diarrhoe während Menses & großes Wundheitsgefühl/Empfindlichkeit von Uterus und Abdomen; < Druck, sogar Kleiderdruck; > Reiben oder Massieren des Abdomens
K Kopfschmerz ABWECHSELND mit Diarrhoe, mit Leberbeschwerden. Obstipation abwechselnd mit Diarrhoe
K Schmerz in den Ovarien, besonders RECHTS, erstreckt sich zu den Oberschenkeln, < Ausstrecken der Beine

REPERTORIUM

KOPF: *Schmerz*, Obstipation, bei [2]. *Schweiß*, der Kopfhaut, Schlaf, während [2]
MUND: *Breit*, die Zunge scheint zu [2]. *Trockenheit*, Zunge, morgens, Erwachen, beim [2]. *Geruch*, übelriechend, nachts [2/1]

Podo.

ZÄHNE: *Zusammenbeißen* der Zähne, ständige Neigung zum [2]. *Zahnung* schwierig [2]
INNERER HALS: *Schmerz*, wund schmerzend, rechts, erstreckt sich nach links [2]
MAGEN: *Aufstoßen*, Eier, wie verdorbene, riecht wie [2]. *Übelkeit*, Stuhlgang, vor [2]. *Flaues* Gefühl, Stuhlgang, nach [3]. *Erbrechen*, Galle, nachts [2]
ABDOMEN: *Leeregefühl*, Stuhlgang, nach [3]. *Völlegefühl*, Hypochondrium, rechts [2]. *Glukkern*, Gurgeln, Stuhlgang, vor [3]. *Gefühllosigkeit*, Taubheit [2]. *Schmerz*, Hochziehen der Beine zum Oberkörper bessert [2]; Leber, Reiben, gebessert durch [3/1]; krampfartig, Obstipation, bei [2]; wund schmerzend, Stuhlgang, gebessert durch [2/1]
REKTUM: *Obstipation*, Schwangerschaft, in der [2], sitzende Lebensweise, durch [2]. *Diarrhoe*, morgens, Bett, treibt ihn aus dem [2], nachts, 4.00 Uhr [3], Baden, nach [2], Cidre, Apfelwein, nach [2], Speisen, festen, nach [2], saurer, Milch, nach [2/1], Austern, nach [2]. *Hitze*, Stuhlgang, während [3]. *Prolapsus*, Entbindung, nach [2; *Ruta*], Erbrechen, beim [2; *Mur-ac.*]
STUHL: *Lehm*, wie [2] *Kalkbrocken*, wie [3]. *Weiß*, Kreide, wie [3]
WEIBLICHES GENITAL: *Entzündung*, Ovarien, rechts [3]. *Gefühllosigkeit*, Ovarien [2; *Apis*]. *Schmerz*, abwärtsdrängend, Uterus und Uterusregion, herauskommen, als würde alles, Stuhlgang, während [2/1]. *Prolapsus* uteri, Entbindung, nach der [2], Heben, durch [2] Stuhlgang, während [3]. *Schwellung*, Schwangerschaft, in der [2; *Merc.*]
RÜCKEN: *Hitze*, Hitzewallungen, Stuhlgang, während [2/1], Stuhlgang, nach [2/1]. *Schmerz*, Lumbalregion, Stuhlgang, während, weichem Stuhl, bei [2], Stuhlgang, nach [2]; Sakralregion, Stuhlgang, während [2], Stuhlgang, nach [2]
ALLGEMEIN: *Konvulsionen*, Zahnung, bei der [2]. *Schwäche*, Schmerzen durch, Magen, im [2/1]

SPEISEN UND GETRÄNKE

ABNEIGUNG: Speisen; Geruch von [2]; Milch [1]
VERLANGEN: Kalte Getränke [2]; saure Speisen [2]
VERSCHLIMMERUNG: Obst [2]; Austern [2]; saures Obst [1]; Milch [1]

KERN DES MITTELS

1. < Sommer, < frühmorgens. > Liegen auf dem Abdomen
2. Reichlicher, übelriechender, herausschießender Stuhl
3. Erschlaffung
4. Abwechselnde Beschwerden [Kopfschmerz – Diarrhoe; Kopfschmerz – Leberbeschwerden; Obstipation – Diarrhoe]
5. Schwierige Zahnung
6. In erster Linie ein Akutmittel

EIGENE NOTIZEN:

Psor.

PSORINUM
Krätzebläschensekret *Psor.*

REGION
HAUT [-FALTEN; *Talgdrüsen*]. OHREN. DARM. Atmung

MODALITÄTEN
<u>VERSCHLIMMERUNG</u>: KÄLTE [*im Freien; Waschen*]. Wetter [*stürmisches; wechselhaftes;* Winter]. *Hitze* [im Bett; Anstrengung; *Wolle*; heiße Sonne]. UNTERDRÜCKUNGEN. Jedes Jahr. Berührung der eigenen Glieder. Periodisch. Kaffee
<u>BESSERUNG</u>: *Liegen mit dem Kopf nach unten*, mit weit ausgebreiteten Armen oder ruhig. Essen. Nasenbluten. Harter Druck. Warmes Zimmer. Reichlicher Schweiß

LEITSYMPTOME

G VERZWEIFLUNG; HOFFNUNGSLOSIGKEIT. PESSIMISTISCH [der geborene Verlierer, hilflos den Höhen und Tiefen des Lebens ausgeliefert]
G SCHRECKLICHE ANGST. Böse Vorahnungen
G MANGEL AN [Energie, Liebe, Geld, Willenskraft, Hoffnung, Wissen, Ehrgeiz, Reaktion, Heilungskraft, Lebensimpulsen etc.]
G VERLASSENHEITSGEFÜHL
G Verwirrung bezüglich seiner Identität, als ob der Kopf vom Körper getrennt sei [3]
A „Der große Unwaschbare" [*Sulph.*: „Der große Ungewaschene"]
A SEHR GROSSER MANGEL AN LEBENSWÄRME. Häufige Erkältungen. < Wetterwechsel [3]
A < Kälte und Hitze [2]. < Sommer. < Aufenthalt in der Sonne [2].
A < Beim HERANNAHEN eines STURMES – Gewitters. < währenddessen
A ÜBELRIECHENDE Absonderungen [Stuhl, Schweiß, Fußschweiß, Körpergeruch, Otorrhoe]
A STÄNDIGER Hunger; erwacht vor Hunger aus dem Schlaf. < wenn hungrig [2]
A Ein Bärenhunger geht den Anfällen [besonders Kopfschmerzen] voraus [oder begleitet sie].
A Beschwerden durch UNTERDRÜCKTE HAUTAUSSCHLÄGE [z.B. Bronchitis, Asthma, Epilepsie, Diarrhoe, Lähmung]
A Schwäche [& reichliches Schwitzen] bleiben nach akuten Krankheiten bestehen.

K Viele Hautprobleme; die Haut ist gewöhnlich trocken, schuppig, fettig und schmutzig aussehend; Abneigung, sich zu waschen und Waschen <.
K Empfindlich gegen ZUGLUFT am Kopf; will den Kopf bedeckt haben, sogar im Sommer.
K Wiederkehrende Tonsillitis durch Aufenthalt in der Kälte; & Schwerhörigkeit

Psor.

REPERTORIUM

GEMÜT: *Angst*, Schließen der Augen, beim [2]. *Sorgen*, voller, nachts [2/1]. *Verwirrung*, in bezug auf seine Identität, Kopf vom Körper getrennt, als wäre der [3]. *Furcht*, Gehen, Straße, Furcht vor dem Gehen über eine belebte Straße [1], Krebs [3], Tod, Herzsymptomen, bei [2]. Versagen, Mißerfolg, vor dem [2], Armut, vor [2]. *Gesten*, Gebärden, ringt die Hände [2]. *Reizbarkeit*, Menopause, in der [2]. *Eigensinnig*, Kinder, reizen, ärgern ihre Umgebung [2/1]. *Pessimist* [2]. *Ruhelosigkeit*, Kindern, bei, nachts, morgens frisch und munter, aber [2/1], Sturm, vor [2]. *Gedanken*, hartnäckig, Traum erschienen sind, denkt an Gedanken, die ihm zuerst im [2/1]. *Quält* jeden mit seinen Beschwerden [2]. *Wohl*, fühlt sich ungewöhnlich, bevor er krank wird
KOPF: *Blutandrang*, Nasenbluten, mit [2]. *Schmerz*, nachts, beim Erwachen [2], chronisch [2], Hunger, mit [2], Hautausschläge, unterdrückt [2], Wetter, Wetterwechsel, durch [2], Stirn, Augen, über den, links, dann rechts [2]; drückend, nachts, beim Erwachen [2], Frühstück, gebessert durch [2], Waschen, nach > [2], Müdigkeitsgefühl [2]
AUGE: Schmerz, Blicken, beim, angestrengt [2]. *Photophobie*, Gehen im Freien beim [2; *Clem.*]
SEHEN: *Akkomodation*, langsam [2]. *Verschwommen*, Kopfschmerzen vor [2]. *Farben*, schwarze, Ringe, Kopfschmerz vor [2/1], Flecken, Kopfschmerz vor [2/1]. *Tanzen* vor den Augen, Kopfschmerzen, vor den [2/1]. *Trübsichtigkeit*, Kopfschmerz, vor [2], Kopfschmerz, während [3]. *Flimmern*, Flackern, Kopfschmerzen, vor den [2/1]. *Flecken*, Kopfschmerz, vor [3/1].
OHR: *Absonderungen*, Folgeerscheinung, als [3]. *Geräusche*, Sausen, Brausen, Schwindel, mit [2]
NASE: *Trockenheit*, innen, Schneuzen der Nase, aber ohne Absonderung, zwingt zum [2].
MAGEN: *Appetit*, vermehrt, Kopfschmerz, vor [3], Kopfschmerz, mit [3], Übelkeit, vor Anfällen von [2]; Heißhunger, nachts [2], Schwangerschaft, in der [2]. *Schmerz*, Hunger, während [2]
ABDOMEN: *Herunterhängen*, als würden die Därme [2]. *Schmerz*, Essen > [2]
REKTUM: *Diarrhoe*, akuten Erkrankungen, nach [2], Wetter, Wetterwechsel, bei [2], Hautausschläge, unterdrückten, nach [2]. *Flatus*, übelriechend, Eier, wie faule [2]
MÄNNLICHES GENITAL: *Knötchen*, hart, braun, Hoden [2]
WEIBLICHES GENITAL: *Menses*, schmerzhaft, Menopause, kurz vor [3/1].
ATMUNG: *Atemnot*, Liegen, beim > [3], Rücken, auf dem, Armen >, mit ausgestreckten [2], Fahren > [2/1]
HUSTEN: *Berührung* bei, Gehörganges, des [2]
BRUST: *Schmerz*, Herz, Liegen, beim, Rücken auf dem > [2; *Cact.*]. *Herzklopfen*, Liegen, beim > [2], Seite, rechten, auf der > [3]
EXTREMITÄTEN: *Schweiß*, Handfläche, nachts [2/1], Anstrengung, bei [2; *Calc.*]
SCHWITZEN: *Anstrengung*, geistiger, bei [2]. *Reichlich*, Gehen, beim [3]

Puls.

SPEISEN UND GETRÄNKE
ABNEIGUNG: Schweinefleisch [2]; Tomaten [2]; gekochte Speisen [1]; Rauchen [1]; Tabak [1]; warme Speisen [1]
VERLANGEN: Alkohol [2]; Holzkohle [2]; Bier [1]; kalte Getränke [1]; Delikatessen [1]; saure Speisen [1]
VERSCHLIMMERUNG: Obst [2]; Milch [2]; saures Obst [2]; Kaffee [1]; Mehlspeisen [1]; Pfirsiche [1/]

KERN DES MITTELS

1. Verzweifelt, hoffnungslos, pessimistisch
2. Verlassenheitsgefühl. Mangel an [vielen Dingen]
3. Sehr großer Mangel an Lebenswärme. Sehr erkältungsanfällig
4. Faulige Absonderungen
5. > Essen. Ständiger Hunger
6. < unterdrückte Hautausschläge

EIGENE NOTIZEN:

PULSATILLA
Küchenschelle   *Puls.*

REGION
GEMÜT. VENEN. SCHLEIMHÄUTE [ZUNGE; MAGEN; DARM; WEIBL. GENITALIEN und UROGENITALTRAKT]. *Atmung. Rechtes Herz.* * RECHTE SEITE

MODALITÄTEN
VERSCHLIMMERUNG: WÄRME [LUFT; ZIMMER; *Kleidung;* BETT, WARME SPEISEN, WARME GETRÄNKE]. *Naßwerden der Füße.* UNTERDRÜCKUNGEN. ABENDS. RUHE. ZU BEGINN DER BEWEGUNG. LIEGEN; *auf einer Seite* [links]; auf der schmerzlosen Seite; mit dem Kopf flachgelegt. ESSEN [REICHHALTIGE SPEISEN; *lange danach;* FETTES, Eiscreme, Eier,

Puls.

übervoller Magen; SCHWEINEFLEISCH, Obst, Gebäck]. PUBERTÄT. SCHWANGERSCHAFT. *Vor Menses.* Während Menses. Eisen. Chinin. Herunterhängenlassen der Füße. Heftige Gemütsbewegungen. Nasses Wetter
BESSERUNG: KÄLTE; FRISCHE LUFT, IM FREIEN. Abdecken. AUFRECHTE KÖRPERHALTUNG. *Sanfte Bewegung. Nach richtigem Weinen.* Kalte Anwendungen. Reiben. Harter Druck. Liegen mit erhöhtem Kopf. KALTE GETRÄNKE; KALTE SPEISEN

LEITSYMPTOME

G HERZLICH, LIEBEVOLL; MILD, GEFÜHLSBETONT; TRÄNENREICH [abwechselnd mit Lachen].
G VERLASSENEHEITSGEFÜHL
G NACHGIEBIG, unterwürfig, kann nichts abschlagen. Will GEFALLEN. Mitfühlend, gibt jedoch, um zu bekommen. Kann rigide, moralistische und dogmatische Ideen haben [in einem späteren Stadium].
G GEWISSENHAFT IN KLEINIGKEITEN. Unentschlossen
G Furcht: ENGE PLÄTZE [Klaustrophobie]; in einer MENSCHENMENGE; bei ALLEINSEIN vor DUNKELHEIT, vor GEISTESKRANKHEIT
G Kann manipulieren, um Aufmerksamkeit zu bekommen. Gibt Verantwortung an andere ab. Selbstmitleid
G > TROST

A Mangel an Lebenswärme, trotzdem absolute UNVERTRÄGLICHKEIT von jeder Form von HITZE
A FRÖSTELN bei den SCHMERZEN [dennoch Abneigung gegen Hitze].
A > IM FREIEN. Verlangen nach frischer Luft [will Fenster und Türen offen haben]
A Unbeständige, wechselhafte Symptome
A Die Schmerzen VERSCHWINDEN ALLMÄHLICH – nach plötzlichem oder allmählichen Auftreten.
A REICHLICHE, DICKE, MILDE, GELB-GRÜNE ABSONDERUNGEN
A DURSTLOS
A > SANFTE BEWEGUNG > langsames Gehen [3]
A < zu Beginn der Bewegung [3]. > fortgesetzte Bewegungen [3]
A < Liegen auf der LINKEN Seite [3]. > LIEGEN AUF DEM RÜCKEN [3]
A FETTE und gehaltvolle Speisen [Abneigung und Verschlechterung]
A VERDAUUNGSPROBLEME
A < Essen bis zur SÄTTIGUNG
A Hat sich seit der Pubertät nicht mehr wohlgefühlt.

K ERRÖTET leicht.
K KRAMPFADERN. Venenfülle
K Stuhl veränderlich
K Menses dunkel, spät [in der Pubertät], spärlich, unregelmäßig

Puls.

K Husten morgens locker, abends dann trocken
K Chronischer Katarrh; Absonderungen dick, gelb, grünlich, übelriechend, < im warmen Zimmer, > im Freien. Verstopfte Nase nachts
K Schwächegefühl im Magen bei TEETRINKERN
K Otitis media bei Kindern; < nachts, < Hitze; Wimmern, wollen Trost.

REPERTORIUM

GEMÜT: _Angst,_ Kleidung lockern und die Fenster öffnen, muß die Kleidung [3], übertrieben [3], Haus im [3]. _Verwirrung_ geistige, Gehen im Freien > [3], warmen Zimmer, im [3], _Unehrlich_ [3]. _Weibisch_ [3]. _Neid_ [3]; und Haß [3]. _Furcht_ abends, in der Dämmerung [3], vor der Meinung anderer [3]. _Eifersucht,_ Beschwerden durch [3]. _Beten_ [3]. _Ruhelosigkeit,_ Gehen im Freien > [3]. _Traurigkeit_ im warmen Zimmer [3]. _Empfindlich,_ in der Fieberhitze [3]. _Bewußtlosigkeit,_ überfüllten Zimmer im, einem mit Menschen [3], im warmen Zimmer [3]
SCHWINDEL: _Heben_ einer Last, beim [3]. _Gegenstände_ scheinen weit weg zu sein [3]
KOPF: _Schmerz_ nach Essen [3], nach Überessen [3], warme Getränke < [3], Eiscreme, nach [3], liegt mit dem Kopf hoch gelagert [3], nach Aussetzen der Menses [3], im Sommer [3], schnellem Gehen, bei [3], langsamen Gehen, bei >[3]
AUGEN: _Absonderungen_ schleimig, eitrig, morgens, innere Augenwinkel [3]. _Trockenheit_ im warmen Zimmer [3]. _Jucken,_ Freien, im > [3/1]
SEHEN: _Trübsichtigkeit_ abends, bei Erwärmung durch Anstrengung [3/1]. _Nebelig,_ Reiben > [3].
OHREN: _Geräusche,_ Rauschen, synchron mit dem Puls [3]. _Pulsieren_ nachts [3]
HÖREN: _Schwerhörigkeit_ durch Erkältung [3]
NASE: _Schnupfen,_ Absonderung im warmen Zimmer [3]. _Absonderung,_ gelb, morgens [3]
GESICHT: _Schweiß,_ eine Seite [3]
MUND: _Trockenheit_ der Zunge, ohne Durst [3]. _Speichel,_ wie Watte [3]
MAGEN: _Aufstoßen,_ nach Essen von Butter [3], nach fetten Speisen [3], nach gehaltvollen, fetten Speisen [3]. _Übelkeit,_ Getränke warme [3]. _Schmerzen,_ warme Speisen < [3]
ABDOMEN: _Kälte,_ nach dem Essen [3]. _Leeregefühl,_ Druck >[3]. _Schweregefühl,_ wie von einer Last, Menses, vor [3/1]. _Bewegungen_ im Abdomen, vor Stuhlgang [3]
REKTUM: _Durchfall,_ nach Opium [3], nach Überhitzung [3], < im warmen Zimmer [3]
HARNBLASE: _Urinieren,_ häufig, durch Einwirkung von Kälte und Nässe [3]; unwillkürlich, in der Schwangerschaft [3], im Sitzen [3].
MÄNNLICHES GENITAL: _Hoden,_ Schmerz im Sitzen [3]. _Schwellung_ der Hoden durch Mumps [3]
WEIBLICHES GENITAL: _Leukorrhoe,_ sahneartig [3], im Liegen [3]. _Menses,_ nur tagsüber [3], schmerzhaft, Nasswerden der Füße [3]
KEHLKOPF: _Entzündung_ durch Erhitzung [3, **Brom**.]
HUSTEN: _Bett,_ beim Warmwerden im < [3]. _Anhaltend,_ im Liegen <, muß sich aufsetzen [3]
BRUST: _Angst_ in der Brust beim Liegen auf der linken Seite [3/1]. _Schmerz,_ Beugen nach vorne > [3]

Puls.

RÜCKEN: *Kälte*, als ob kaltes Wasser darauf gespritzt würde [3], erstreckt sich den Rücken nach unten, als würde kaltes Wasser den Rücken hinabgegossen [3]. *Schmerz*, sanfte Bewegung, gebessert durch [3], beim Aufrichten vom langen Bücken [3]
EXTREMITÄTEN: *Hitze*, Füße brennen, entblößt sie [3]. *Gefühllosigkeit* der Beine während der Menses [3]. *Schmerz*, kalte Anwendungen > [3]; *Gelenke*, Wärme <[3]. *Krampfadern*, Unterschenkel, während der Schwangerschaft [3]
SCHLAF: *Schlaflage*, Arme auf dem Abdomen [3]. *Schlaflosigkeit*, Gedankenandrang, durch immer denselben wiederholten Gedanken [3], durch Zucken der Glieder [3]. *Gähnen* vor der Menses [3]
FROST: *Bett*, im, Herumdrehen beim [3]. *Frösteln*, vor der Menses [3]. *Essen* warmer Sachen <[3]. *Wärme* ist unerträglich [3]
SCHWITZEN: *Nachts* anhaltend, mit Geschwätzigkeit [3/1]. *Seite*, eine Seite [3], linke Seite [3]
ALLGEMEINES: *Widersprüchliche* und abwechselnde Zustände [3]. *Essen* bis zur Sättigung [3]. *Ohnmacht*, im geschlossenen Raum [3] *Schmerz*, Teile, auf denen er gerade gelegen hat [3/1]. *Strecken*, vor dem Urinieren [3/1]. *Schwäche*, morgens beim Liegen [3/1]

SPEISEN UND GETRÄNKE

ABNEIGUNG: Butter [3]; Eier [3]; Obst [3]; Fleisch [3]; warme Getränke [3]; warme Speisen [3]; Brot [2]; Getränke [2]; gegen alles; [2] Milch [2]; Öl [2]; Schweinefleisch [2]; Wasser [2]; Rauchen [2]; Tabak [2]; Bier [1]; Graubrot [1]; heiße Getränke [1]; Milch morgens [1/1]; salzige Speisen [1]; Süßigkeiten [1]
VERLANGEN: Kalte Speisen [3]; Alkohol [2]; Bier [2]; Eier [2]; weichgekochte Eier [2]; Hering [2]; Eiscreme [2]; Erdnußbutter [2/1]; Erfrischendes [2]; Süßigkeiten [2]; Tee [2]; saure Speisen [2]; Stärkungsmittel [2]; Weinbrand [1]; Brot [1]; Butter [1]; Käse [1]; kalte Getränke [1]; Obst [1]; Saftiges [1]; Whisky [1]; Wein [1]; Limonade [1]; stark gewürzte Speisen [1]
VERSCHLIMMERUNG: Brot [3]; Butterbrot [3]; Butter [3]; Buchweizen [3]; Fett [3]; Gefrorenes [3]; Pfannkuchen [3]; Gebäck [3]; Schweinefleisch [3]; warme Speisen [3]; gehaltvolle Speisen [3]; Tabak [3]; Schwarzbrot [2]; Kohl [2]; Kaffee [2]; kalte Speisen [2], trockene Speisen [2]; verdorbener Fisch [2]; schwere Speisen [2]; heiße Speisen [2]; Fleisch [2]; verdorbenes Fleisch [2]; Milch [2]; Zwiebeln [2]; rohe Speisen [2]; Sauerkraut [2]; Rüben [2]; Erbsen und Bohnen [1]; Bier [1]; kalte Getränke [1]; blähende Speisen [1]; Wein [1]
BESSERUNG: Kalte Getränke [2]; Essig [2]; heiße Speisen [1]

KERN DES MITTELS

1. Mild, herzlich. Braucht Aufmerksamkeit und Trost.
2. Viele Ängste: Dunkelheit, enge Plätze, Alleinsein
3. Mangel an Lebenswärme, dennoch Unverträglichkeit von Hitze. > im Freien
4. Durstlos
5. Milde gelblich-grüne Absonderungen
6. Abneigung und Verschlechterung durch fette und gehaltvolle Speisen

EIGENE NOTIZEN:

PYROGENIUM
Künstliches Sepsin   *Pyrog.*

REGION
BLUT. *Herz. Kreislauf.* Muskeln

MODALITÄTEN
<u>VERSCHLIMMERUNG</u>: Feuchte Kälte. Abkühlung. Blähungsabgang. Nachts
<u>BESSERUNG</u>: Bewegung [Lageänderung; heftiges Schaukeln]. Hitze. *Heißes Bad.* Druck

LEITSYMPTOME

G Geschwätzigkeit [2], kann schneller reden und denken als je zuvor [im Fieber]
G Ist sich seines Herzens deutlich bewußt [der Gebärmutter: *Helon., Lyss.*]

A < KÄLTE allgemein [3]
A RUHELOSIGKEIT [2] muß sich zur Besserung der leidenden Teile ständig bewegen. > Wärme und Bewegung [*Rhus-t.*]. > Bewegung [3].Schmerz wie wund > Bewegung [3]
A WIE ZERGESCHLAGEN. Das Bett erscheint zu hart. Schmerz wie wund in den Teilen, auf denen er liegt
A ERSCHÖPFT, trotzdem *ruhelos*
A FAULIGE Absonderungen [Stuhl, Urin, Schweiß, Körpergeruch, Atem, Menses, Erbrochenes]
A Knochenschmerzen
A SEPSIS [fast ein Spezifikum bei Kindbettfieber]
A PULS UNANGEMESSEN BESCHLEUNIGT IM VERHÄLTNIS ZUR TEMPERATUR, oder entgegengesetzt
A Temperatur steigt rasch an. HOHES FIEBER
A Schwitzen ohne Erleichterung
A „In ALLEN Fällen von Fieber, die mit Gliederschmerzen beginnen" [*Swan*]

Pyrog.

A NIE MEHR GANZ ERHOLT seit einer Infektion, die von Eiterung begleitet war. „LATENTE FIEBRIGE PROZESSE, der Patient erleidet nach dem scheinbaren Simillimum ständige Rückfälle." „Wenn die bestgewählten Arzneien bei septischen Zuständen keine Erleichterung oder dauerhafte Besserung bringen" [*Allen*]. SPÄTE Folgen von septischen Zuständen: Typhus, Empyem, schwere Sinusitis, Blutvergiftung, Sektionswunden, Kindbettfieber, Fehlgeburt
A Liebt HEISSE BÄDER.
A Wiederholtes Auftreten von FURUNKELN

K Feurig rote, glatte Zunge
K Hämmernde Kopfschmerzen > festes Bandagieren

REPERTORIUM

GEMÜT: *Wahnidee* von Reichtum [2]. *Spricht*, zu sich selbst [1]
KOPF: *Kappe*, Gefühl einer über den Schädel gezogenen [1]. *Schmerz*, drückend, Druck > [1].
NASE: *Verstopfung*, eine Seite [2]. *Niesen* durch Entblößen der Hände [1]
MAGEN: *Erbrechen*, Trinken, nach, sobald das Wasser im Magen warm wird [2]
REKTUM: *Diarrhoe* durch Sepsis [2]
STUHL: *Kugeln*, wie, schwarz [2]
URIN: *Eiweißhaltig* während der Schwangerschaft und nach der Entbindung [2]
EXTREMITÄTEN: *Schmerz*, im Fieber [2], Bewegung > [3], Bettwärme > [1]; Beine, Gehen > [3], Bettwärme > [3]; Wehtun im Fieber [2], Gehen > [3]
FROST: *Beginnt* im Rücken [2], zwischen den Schulterblättern [2]. *Verlangen* nach Wärme, die jedoch nicht lindert [2]
FIEBER: *Anstrengung*, nach [1/5]. *Entblößen*, durch Frösteln in jedem Stadium [2]
SCHWITZEN: *Einzelnen* Teilen, an [2]
ALLGEMEIN: *Abszesse*, brennend [2], wiederkehrend [2; Syph.]. *Harten* Bettes, Gefühl eines [2]. *Schmerz*, als seien die Knochen gebrochen [2]; wie wund schmerzend, in Teilen, auf denen er liegt [3]. *Berühren* von Kaltem < [2]. *Wunden*, Sektionswunden [2]

SPEISEN UND GETRÄNKE

ABNEIGUNG: Heiße Speisen [1]; warme Getränke [1]
VERSCHLIMMERUNG: Verdorbenes Fleisch [2]

KERN DES MITTELS

1. Schmerzhaftigkeit, wie zerschlagen oder geprellt; muß sich zur Erleichterung bewegen.
2. Faulige Absonderungen
3. Erschöpft, trotzdem ruhelos
4. Chronische Beschwerden, die von septischen Zuständen herrühren
5. Fieber & Gliederschmerzen
6. Ist sich seines Herzens bewußt.

RADIUM BROMATUM
Radiumbromid   *Rad-br.*

REGION
Haut. Nerven. *Lymphgewebe*. Knochen. Muskeln und Gelenke [Lumbosakral-; große Zehe]. Verlagerung von einer Seite zur anderen

MODALITÄTEN
<u>VERSCHLIMMERUNG</u>: *Bewegung. Rasieren.* Waschen. Beim Aufstehen nach dem Liegen. Nach dem Essen. Nachts
<u>BESSERUNG</u>: *Im Freien. Heißes Bad; heißes Wasser.* Essen. Kalte Getränke. Fortgesetzte Bewegung. Hinlegen

LEITSYMPTOME

G Furcht beim Alleinsein im Dunkeln

A IM FREIEN [Verlangen + >]
A Trockene, brennende Hitze, wie Feuer; verlangt nach KÜHLER LUFT.
A Lebhafte Träume von FEUER
A Plötzlich wandernde [2] oder elektrische Schmerzen; muß sich hinlegen.
A DUMPFER,WEHER Schmerz tief in den Gelenken; < nachts; muß sich zur Erleichterung ständig bewegen.
A Folgen von Röntgenstrahlen [oder Verbrennungen durch Röntgenstrahlen]
A Verlangen nach SCHWEINEFLEISCH. Abneigung gegen Süßigkeiten und Eiscreme
A Die Schmerzen erscheinen plötzlich und verschwinden allmählich.
A Wandernde Schmerzen; wechselnde Seiten

K Rauschen in den Ohren > Liegen auf dem Gesicht
K Juckende Haut, beim Kratzen nässend, > Anwendung von heißem Wasser. Trockene, kleieartige, schuppige Hautausschläge. Brennen der Haut, als stände sie in Flammen
K Schwindel & Hinterkopfschmerz
K Heftiger Schmerz über dem rechten Auge, erstreckt sich zum Hinterkopf und zum Scheitel, > im Freien
K Diarrhoe beim Essen

REPERTORIUM
Wird im Kent nicht erwähnt.

Ran-b.

SPEISEN UND GETRÄNKE
ABNEIGUNG: Eiscreme [1]; Süßgkeiten [1]
VERLANGEN: Schweinefleisch [1]

KERN DES MITTELS

1. Ähnlich *Rhus-t.* [Schmerz wie geprellt & Ruhelosigkeit, < nachts, > fortgesetzte Bewegung] aber Verlangen nach Aufenthalt im Freien
2. Trockene, brennende Hitze; wie Feuer. Träume von Feuer
3. Verlangen nach Schweinefleisch
4. Jucken > Anwendung von heißem Wasser
5. Wandernde Schmerzen; wechselnde Seiten

EIGENE NOTIZEN:

RANUNCULUS BULBOSUS
Knollenhahnenfuß   *Ran-b.*

REGION
NERVEN. *Muskeln.* Augen. *Seröse Häute.* THORAX. HAUT. Finger und Zehen. * *Rechte Seite.* Linke Seite

MODALITÄTEN
<u>VERSCHLIMMERUNG</u>: LUFT [*feuchte; kalte*, im Freien, Zugluft]. *Veränderung* [Wetterwechsel, der Temperatur, der Lage]. Alkohol. Abends. *Bewegung; der Arme.* Atmen. Berührung. *Nasses und stürmisches Wetter.* Nach dem Essen. Morgens. Strecken
<u>BESSERUNG</u>: Aufstoßen. Ruhe. Warme Anwendungen. Warmes Wetter

LEITSYMPTOME

G Hastig, reizbar und streitsüchtig, vor allem morgens
G Furcht vor Gespenstern

Ran-b.

A ALKOHOLISMUS. „Eines der wirksamsten Mittel für die nachteiligen Folgen von alkoholischen Getränken" [*Allen*]. [Kopfschmerzen, krampfartiger Schluckauf, Delirium tremens]
A Sehr großer Mangel an Lebenswärme
A < KALTES, FEUCHTES, windiges und stürmisches Wetter; WETTERWECHSEL [Kopfschmerzen, rheumatische Schmerzen, Interkostalneuralgie, neuralgische Schmerzen in Wirbelsäule und Eierstöcken, Schwindel]
A < Kälte und Hitze [2].
A < BEWEGUNG [im Gegensatz zu *Rhus-t.*]
A < Berührung [3]
A < Nahen eines Sturmes [2]
A OHNMACHT vor dem Essen [1] [einziges zweiwertiges Mittel].
A STECHENDE, SCHIESSENDE Schmerzen
A Schmerzhafte Empfindlichkeit oder Schmerz wie von *tiefer Ulzeration*
A BLÄULICHE Bläschen.
A Brennen [oder Schmerz wie wund] an kleinen Stellen [linker Schulterblattrand, Rippen, Wirbelsäule]

K Schmerz entlang des inneren [oder unteren] LINKEN SCHULTERBLATTRANDES [vom Nähen, Schreibmaschineschreiben und Klavierspielen, bei Frauen mit sitzender Arbeitsweise – *Allen*; bei Schustern, Schneidern und Schriftstellern vom gebeugten Sitzen – *Kent*] [HAUPTMITTEL]
K HERPES ZOSTER, mit vorangegangener oder nachfolgender Interkostalneuralgie; die Blasen sehen dunkel oder bläulich aus, mit starkem Jucken und Brennen.
K Interkostalrheumatismus [oder Interkostalneuralgie] [hauptsächlich LINKS]; Schmerzhafte Empfindlichkeit der Brust, wie geprellt, < Berührung, Bewegung oder HERUMDREHEN des KÖRPERS; bei feuchtem, stürmischem Wetter
K Interkostalschmerzen NACH Pneumonie oder Pleuritis; Schmerz < durch Wetterwechsel
K Pleuritis oder Pneumonie, nachdem man im überhitzten Zustand plötzlich der Kälte ausgesetzt war [*Kent*]
K Heftiger Schmerz über dem rechten Auge, < Liegen, > Gehen und Stehen. Alle anderen Schmerzen < Bewegung
K Heuschnupfen & Brennen der Augen, Jucken am Gaumensegel, Druck an der Nasenwurzel, < abends [*Kent*]

REPERTORIUM

GEMÜT: *Konzentration* schwierig, hat ein Gefühl der Leere [2]. *Verwirrung*, verläuft sich in bekannten Straßen [1]. *Streitsüchtig*, morgens [1/5]. *Weinen*, bei Kopfschmerzen [1]
SCHWINDEL: *In-die-Höhe-Steigen*, Gefühl von [1]
KOPF: *Schmerz*, Stehen > [4], durch Wetterwechsel [2]; Stirn, über den Augen, Stehen > [2/1], Gehen, gebessert durch [1]
AUGEN: *Schmerz*, Reiben, gebessert durch [2]
SEHEN: *Trübsichtigkeit*, nachts [2]

Ran-b.

NASE: Jucken, Choanen [2]
MUND: *Jucken*, Gaumen [2]
MAGEN: *Aufstoßen*, bei Trinkern [2; *Sul-ac.*]. *Schluckauf*, nach alkoholischen Getränken [3/1], bei Konvulsionen [2], bei Trinkern [2/1]
ABDOMEN: *Schmerz*, abwechselnd mit Schmerz in der Brust [2]; wie wund schmerzend, Hypochondrien, Bewegung < [2]; stechend, Leber, beim Atmen [3]
BRUST: *Verwachsung*, Gefühl von [2]. *Kälte*, äußerliche [3/1], beim Gehen im Freien [3/1]; am Brustbein [3]. *Schmerz* nach Herpes Zoster [2; *Mez.*], beim Liegen auf der schmerzhaften Seite [2], beim Drehen [3], bei Wetterwechsel [3/1]; wie wund schmerzend, bei Berührung [3], beim Herumdrehen im Bett [3]; wie wund schmerzend, Rippenknorpel [3]
RÜCKEN: *Schmerz*, Dorsalregion, Schulterblätter, links, innerer Winkel des linken Schulterblattes [2]; zwischen den Schulterblättern, morgens [3; Podo.]
EXTREMITÄTEN: *Kälte*, der Hände, mit Hitze einer Seite des Körpers [2/1]. *Schmerz*, in den Gelenken, beim Beugen [2]
HAUT: *Hautausschläge*, Bläschenausschlag, bläulich [3]
ALLGEMEIN: *Veränderung* der Temperatur, < [3]. *Kalter* Ort, Eintritt in ein, beim, < [3]

SPEISEN UND GETRÄNKE

VERLANGEN: Weinbrand [3]
VERSCHLIMMERUNG: Alkohol [3]; Wein [3]; Weinbrand [2]; saure Speisen [1]; Tabak [1]; Essig [1]
BESSERUNG: Speck [1]; Schweinefleisch [1]; Wein [1]

KERN DES MITTELS

1. Alkoholiker [Ängste, Reizbarkeit, Verwirrung, Gefühl, in die Höhe zu steigen, Schluckauf, Aufstoßen, etc.]
2. Sehr großer Mangel an Lebenswärme
3. < Wetterwechsel. < feuchtkaltes Wetter
4. Stechende Schmerzen; < Berührung, Kälte und Bewegung
5. Schmerz entlang des inneren oder unteren linken Schulterblattrandes
6. Interkostalneuralgie nach Herpes Zoster, Pleuritis oder Pneumonie

EIGENE NOTIZEN:

RHEUM
Rhabarber   *Rheum*

REGION
Muskeln [des Gallenganges; Zwölffingerdarm; Eingeweide]. Leber. * Linke Seite. Rechte Seite

MODALITÄTEN
<u>VERSCHLIMMERUNG</u>: *Zahnung*. Essen. Sommer. Stillende Frauen. Nachts. Entblößen. Sich Umherbewegen. Stehen. Vor, während und nach Stuhlgang
<u>BESSERUNG</u>: Wärme. Einhüllen. Zusammengekrümmtes Liegen. Bedecken

LEITSYMPTOME

G NICHT AUFGELEGT zum SPIELEN [bei Kindern] wegen der kolikartigen Schmerzen. Verlangt nach nichts. Furcht durch Bewegung. LAUNENHAFTIGKEIT
G Reizbarkeit beim Schwitzen [3]
G Kindern WERFEN sich nachts umher [vergleiche „Streitsüchtig im Schlaf" [4]]

A < Kaltwerden, Entblößen; > WÄRME, Zusammenkrümmen
A SAUER [Stuhl, Atem, Schweiß, Erbrochenes]
A Schwitzen auf der KOPFHAUT [klatschnasses Haar], um die Nase, um den Mund, oder auf der Oberlippe. „Schweiß auf der Kopfhaut, anhaltend, reichlich; ob er wach ist oder schläft, bei Aktivität und in der Ruhe, das Haar ist immer naß; kann sauer sein oder auch nicht." [*Allen*]
A UNRUHIGER Schlaf, & Wimmern, Weinen, Zucken von Gesicht, Fingern etc.
A Abneigung gegen die Speisen, nachdem er ein wenig gegessen hat [„Ekel nach dem ersten Bissen"]
A Gefühl von BLUBBERN, wie von Blasen [2]

K Kolik mit Aufschreien; > Zusammenkrümmen, < Entblößen irgendeines Körperteils
K Schwieriges Zahnen
K Stuhl breiig, sauer, braun, grün, vergoren, schleimig oder scharf [*Boger*]. Gelber Stuhl wird nach dem Stehenlassen grün.
K Diarrhoe während entzündlichem Rheumatismus [*Mathur*]
K Schüttelfrost beim Stuhlgang

Rheum

REPERTORIUM

GEMÜT: *Reizbarkeit*, Schwitzen, beim [3]. *Streitsüchtig*, Schlaf, im [1]. *Ruhelosigkeit*, Kindern, bei [1]. *Schreien*, Kindern, bei [2]. *Sprache*, konfus, nachts [1]
KOPF: *Schweiß*, Kopfhaut, Suppe, nach der [1; Phos.], sauer [1]; Stirn, schnell [1/1]
AUGEN: *Schmerz*, drückend, Blicken, beim [1]. *Zucken*, Lider, Schlaf, während [1/1]
OHREN: *Geräusche*, Schlucken, beim > [1/1]; Glucksen [1]
NASE: *Jucken*, Nasenspitze [1]. *Schweiß* [1]. *Kribbeln*, Nasenspitze [1]
GESICHT: *Verfärbung*, blaß, Schlaf, während [1/1], Stuhlgang, während [2]; rot, eine Seite, blaß, die andere [1]. *Schweiß*, kalt, Mund, um den [1; **Chin.**], Unterlippe [1/1], Oberlippe [1]. *Zucken*, Mund, um den [1], Mundwinkel [1]. *Gerunzelt*, Stirn, Stirnrunzeln [1]
MUND: *Speichelfluß*, Stuhlgang, während [2; Colch.]
ZÄHNE: *Zahnung* schwierig [2]
ABDOMEN: *Schmerz*, Beugen, muß sich zusammenkrümmen [2], Anwinkeln der Beine > [1], Pflaumen, nach [1/1]
REKTUM: *Diarrhoe*, abgemagerten Menschen, bei [2], Anstrengung, während [2/1], Stillen, nach dem, Frauen, bei stillenden [2; *Chin.*]. Stehen < [1]. *Stuhldrang*, Bewegung, bei [2].
STUHL: *Gelb*, grün, wird beim Stehenlassen [1; Arg-n.]
EXTREMITÄTEN: *Blubbernde* Empfindung, wie von Blasen [1/1]. *Schweiß*, Hand, Handfläche, zusammendrückt, wenn er die Handfläche [1/1]
SCHLAF: *Konvulsionen* im [1/1]. *Schlaflage;* Arme, Kopf, über dem [1]
ALLGEMEINES: *Blubbern,* wie von Blasen[2]

SPEISEN UND GETRÄNKE

ABNEIGUNG: Speisen, Essen, nach dem, Kleinigkeit, einer [2]; Kaffee [1]; alles [1]; Fett und reichhaltige Speisen [1]; Milch [1]
VERLANGEN: Süßigkeiten [2]; Erfrischendes [1]; Stärkungsmittel [1]
VERSCHLIMMERUNG: Obst [1]; Obst, unreifes [1]; Milch [1]; Pflaumen [1]

KERN DES MITTELS

1. Abneigung gegen Spielen
2. Sauer
3. Ständiger Schweiß auf der Kopfhaut
4. Unruhiger Schlaf; Umherwerfen, Jammern, Zucken
5. Kolikartige Schmerzen > Zusammenkrümmen [„merkwürdige Stellungen"]

EIGENE NOTIZEN:

Rhod.

RHODODENDRON
Alpenrose   *Rhod.*

REGION
BINDEGEWEBE [Unterarm; Unterschenkel; kleine Gelenke]. *Knochen. Genitalien. Nerven.* Gefäßsystem. Einzelne Körperteile. * *Rechte Seite. Linke Seite*

MODALITÄTEN
VERSCHLIMMERUNG: Wetter [VOR STÜRMEN; *rauh*; *windig*; feuchtkalt; wechselhaft; bewölkt]. Nachts. Hochsommer. Wein. Ruhe. Stehen. Beginn der Bewegung
BESSERUNG: Hitze; trockene Hitze. In der Sonne. Bewegung; *fortgesetzte Bewegung*. Einhüllen des Kopfes

LEITSYMPTOME

G Nervöse Menschen, die STÜRME FÜRCHTEN, besonders aber GEWITTER
G Sie können ein GEWITTER immer VORHERSAGEN.

A < vor [3] oder während [2] STURM; => Kopfschmerz [2], Schmerzen in den Augen [3]; Ohrenschmerzen [2], Schmerzen im Gesicht [2], Zahnschmerzen [2], Schmerzen in den Ovarien [2], Husten [2], Diarrhoe [2], Schwäche der Arme [2], Schmerzen der Extremitäten [3], Chorea [2]
A < nasses Wetter [3]. < nebliges Wetter [2]. < trockenes Wetter [2]
A < KALTES Wetter [3]
A < Beginn der Bewegung, > FORTGESETZTE BEWEGUNG [„Besserung des Allgemeinzustandes durch Bewegung, selbst wenn die Schmerzen der erkrankten Körperteile durch die Bewegung < werden." – *Kent*]
A < MORGENS [3]. [*Rhus-t.* < morgens + nachts]
A > HITZE. < Kälte [feucht]
A Bekommt leicht Beschwerden durch WEIN.
A Schläft mit ÜBERKREUZTEN Beinen [„Kann nicht einschlafen oder weiterschlafen, wenn die Beine nicht übereinander liegen." *Allen*]
A Gefühl, als würde WASSER gegen die inneren Organe spritzen [2]

K Verstopfung der Nase, abwechselnde Seiten
K HODEN schmerzhaft, entzündet, verhärtet, geschwollen [besonders rechter Hoden]. Oder Schmerz WECHSELT die Seiten.
K Menses mit Fieber. [Fieberhafte Erregung während Menses]
K Diarrhoe nach Obst

Rhod.

K Kopfschmerzen durch Wein

REPERTORIUM

GEMÜT: *Angst*, Haus im, Eintreten, beim [1; Alum.]. *Chaotisches*, wirres Verhalten [2]. *Verwirrung*, morgens [2], Gehen, Freien, im, gebessert durch [1/11]. *Wahnidee*, ruft ihn, jemand [1/4], Feuer, Visionen von [1]. *Erregung*, fiebrig, Menses, während [1/1], Menses, während [1]. *Furcht*, Näherkommen, Annäherung von, vor, anderen, von, berührt zu werden, aus Furcht [1; **Arn.**], Gewitter, vor [2]. *Fehler*, läßt etwas aus, Worte [2]. *Gewitter*, vor einem Gewitter, Gemütssymptome [3], während [2]
KOPF: *Schmerz*, morgens, Aufstehen > [3], Anstrengung bei > [2], Überanstrengung, der Augen, durch [3], Gewitter, vor [2], Wein, durch [2]
OHR: *Schmerz*, Zahnschmerzen, mit [3]
GESICHT: *Schmerz*, Bewegung, Unterkiefer, des gebessert durch [2/1], Wind < [2]
ZÄHNE: *Schmerz*, warm, Warmes, bessert [2], Wärme, durch, äußerliche, gebessert durch [3]
INNERER HALS: *Schleim*, Gefühl von [3]
REKTUM: *Diarrhoe*, Frühstück, nach [2], Wetter, nasses Wetter [2], Obst, nach [2]
MÄNNLICHES GENITAL: Koitus, Abneigung gegen [2]. *Entzündung*, Hoden, chronisch [3], Nebenhoden [3]. *Schmerz*, Hoden, rechts [3], Bewegung, gebessert durch [2]; gequetscht, wie, Hoden [3]; wund schmerzend, Hoden, rechts [2]. *Eingezogen*, Hoden, Gehen, beim [2/1]. *Schwellung*, Hoden, rechts [3], links [2]
WEIBLICHES GENITAL: *Schmerz*, Ovarien, Wetter, Wetterwechsel durch [2], Sturm vor [2].
BRUST: *Schweiß*, Achselhöhle, übelriechend [2]
RÜCKEN: *Steifheit*, Zervikalregion, morgens [2], Erwachen, beim [2], Ruhe, in der [2]
EXTREMITÄTEN: *Gichtknoten*, Fingergelenke [2]. *Ameisenlaufen*, Finger [2]. *Entzündung*, Sehnen [2; *Rhus-t*]. *Schmerz*, Wetter, Wetterwechsel, bei [3], Bewegung, bei gebessert [3], Gewitter < [3], Gehen gebessert durch [2]; Gelenke, nachts [2], wandernd [2]; Sehnen [2], Ansatzstellen der Sehnen [2]; Beine, Bewegung, gebessert durch [3], Beginn der Bewegung, zu [2], bei veränderlichem Wetter [3]; Oberschenkel, Sitzen, beim [2], Strecken des Gliedes, beim, und Drehen von einer Seite auf die andere, gebessert durch [3]; Unterschenkel, Achillessehne, Gehen, fortgesetztes Gehen, gebessert durch [2]; Fuß, Ferse, rheumatisch [3]. *Schwäche*, Arme, Wetter, bei stürmischem [3]
ALLGEMEIN: *Chorea*, Gewitter, vor [2]. *Abwärtsbewegung*< [2]. *Bewegung*, fortgesetzte Bewegung, gebessert durch [2]. *Schmerz*, wie wund schmerzend, Knorpeln, in den [2]. *Wasser*, spritzen, Gefühl, Wasser würde gegen innere Organe [2]. *Windiges* und stürmisches Wetter [3]

SPEISEN UND GETRÄNKE
ABNEIGUNG: Alles [1]
VERSCHLIMMERUNG: Kalte Getränke [2]; kalte Speisen [2]; Obst [2]; Wein [2]; warme Speisen [1]

Rhus-t.

KERN DES MITTELS

1. Furcht vor Gewitter. Kann Sturm und Gewitter immer vorhersagen.
2. < vor und während Sturm
3. < zu Beginn der Bewegung, > fortgesetzte Bewegung
4. > Hitze. < Wein
5. Wechselnde Seiten [Verstopfung der Nase; Schmerzen in den Hoden]
6. Kann nur mit überkreuzten Beinen schlafen.

EIGENE NOTIZEN:

RHUS TOXICODENDRON
Giftsumach Rhus-t.

REGION

HAUT [*Gesicht;* Kopfhaut; *Genitalien*]. *Blut.* Gewebe [*zelluläres; Bänder; fibröses;* Gelenke]. Schleimhäute. DRÜSEN, [*lymphatisches Gewebe;* Parotis]. NERVEN [RÜCKENMARK; *Ischias*]. * *Rechte Seite.* Linke Seite; erst links dann rechts. LINKS OBEN und RECHTS UNTEN

MODALITÄTEN

<u>VERSCHLIMMERUNG</u>: EINFLUSS VON: [NÄSSE; KÄLTE; *Luft,* WASCHEN; *Frost* oder *Zugluft* wenn erhitzt oder verschwitzt]. *Entblößen;* Hände etc. ZU BEGINN DER BEWEGUNG. RUHE. VERSTAUCHUNGEN. *Überanstrengung.* NACH MITTERNACHT. Vor Sturm. NASSWERDEN, besonders beim Schwitzen. Winter
<u>BESSERUNG</u>: FORTGESETZTE BEWEGUNG. HITZE [Einhüllen; Bad; Warmwerden; warmes trockenes Wetter; WARME GETRÄNKE] *Reiben.* Nasenbluten. Halten des Abdomens. BEWEGEN DER BETROFFENEN KÖRPERTEILE. LAGEWECHSEL. Strecken der Glieder. Liegen auf etwas Hartem

Rhus-t.

LEITSYMPTOME

G INNERLICHE RUHELOSIGKEIT [& Furchtsamkeit – *Lach.* mit besonderer Intensität]
G Neigung, Gefühle zurückzuhalten. STEIF. Kann nicht antworten; hält seine Zuneigung zurück. [Auch weil sie von ihren körperlichen Beschwerden vereinnahmt sind; depressiv und mutlos darüber]
G Schließlich, wenn die Steifheit auf die geistige Ebene übergeht, entwickeln sie fixe Ideen und werden abergläubisch. [*Morrison*]
G BEFÜRCHTUNGEN nachts. Fühlt sich bedroht, ohne zu wissen warum. Muß wachsam sein [z.B. wegen des unberechenbaren Verhaltens des Ehemanns. „Ich habe die Erfahrung gemacht, daß die Ehefrau eines Alkoholikers normalerweise *Rhus-t.* benötigt." – *R. Sankaran*]
G Sorgen und Ängste < NACHTS [= in der Ruhe]. [Verweilt bei vergangenen, unangenehmen Ereignissen nach Mitternacht [3/1]; Traurigkeit nach Mitternacht [1]; Angst, treibt ihn aus dem Bett [2]; Furcht, beim Denken an etwas Trauriges [1/1]; Furcht, Schlaf, einzuschlafen [2]; Wahnidee, sie würde beobachtet [1]; Wahnidee, alle sehen sie an [1]

A < NACHTS [3]. < NACH MITTERNACHT [3]
A > FORTGESETZTE BEWEGUNG
A Ungeheure RUHELOSIGKEIT; Tag und Nacht. Kann in keiner Lage Ruhe finden. Träume vom UMHERSTREIFEN querfeldein [3/1]! „Träume von großer Anstrengung – wie Rudern, Schwimmen, hartem Arbeiten bei seiner täglichen Beschäftigung, und vom Umherstreifen, querfeldein" [*Allen*]
A Muß die schmerzenden Teile BEWEGEN oder häufig die LAGE WECHSELN.
A Körperliche Anstrengung > [3] **UND** < [3]
A < KALTES, FEUCHTES Wetter. < NASSWERDEN
A KÄLTEgefühl oder Empfindung von HITZE in den Blutgefäßen
A > HITZE [örtlich oder allgemein]. > WARME GETRÄNKE
A < Liegen auf der SEITE [3]. > Liegen auf dem RÜCKEN [3]
A Verlangen nach MILCH
A HERPETISCHE Hautausschläge; mit Brennen und heftigem Jucken, > Hitze, heißes Wasser
A Verlangen, sich zu STRECKEN, insbesondere bei Ischialgie, Rückenschmerzen oder rheumatischen Schmerzen. Ausstrecken der betroffenen Teile > [3; einziges dreiwertiges Mittel]

K Kopfschmerzen beginnen mit zervikaler Steifheit; Kopfschmerz > Bewegung
K Nacken empfindlich gegen Zugluft
K Urtikaria & rheumatische Beschwerden
K Halsschmerzen oder Heiserkeit > Reden
K Rotes Dreieck auf der Zungenspitze
K Entzündung der Augen & Schwellungen der Umgebung und Lidödeme; Photophobie

Rhus-t.

REPERTORIUM

GEMÜT: *Angst*, abends, Dämmerung in der [2]; nachts [2]; nach Mitternacht [2]; Gehen im Freien > [2]; wegen Geschäften [3]. *Wahnidee*, Hause zu, er sei weg von [2], ermordet, er würde werden [2]. *Stumpfheit*, Essen nach dem [2]. *Verweilt* bei vergangenen, unangenehmen Ereignissen nachts [2], Mitternacht, nach [3/1]. *Furcht* einzuschlafen [2]. *Reizbarkeit* nachts [3], Gehen im Freien, gebessert durch [3]. *Ruhelosigkeit*, tagsüber [2]. *Traurigkeit* nachts [2]. *Weinen*, grundlos, ohne zu wissen warum [3]
KOPF: *Lose*, locker, Gefühl als sei das Gehirn, beim Auftreten [3]. *Schmerz*, Baden nach, im Meer [2], Abwärtssteigen, bei [2], Heben, durch [3], Wetterwechsel, durch [3], Nässe, Naß werden durch [3], der Füße [2]
AUGEN: *Entzündung*, Nässe, Nasswerden < [2]. *Lähmung*, Oberlider durch Kälte [2; **Caust.**].
NASE: *Schnupfen*, Schneeluft, bei [2]; Bewegung > [2]; Gehen > [2]. *Nasenbluten*, durch Anstrengung [2]; Stuhlgang, Pressen zum Stuhl, beim [2], Bücken, beim [2], Naßwerden nach [2]
GESICHT: *Hautausschlag*, um die Nase [3]. *Erysipel* von links nach rechts [3]. *Schwellung* um die Augen [3]
INNERER HALS: *Schmerz*, warme Getränke > [2]; wie wund, nach Belastung, Anstrengung des Halses [3/1]
MAGEN: *Schmerz*, Heben nach [2]; brennend, kalte Getränke nach [2]
REKTUM: *Diarrhoe*, Anstrengung, nach [2], feuchtem Boden, nach Stehen auf [2], Nasswerden, nach [3], Nasswerden, Füße, der [3]
HARNBLASE: *Harnverhaltung*, nach Anstrengung [3], Nasswerden der Füße, nach [2; *All-c.*]. *Urinieren* unwillkürlich, Abkühlung nach [2]; Bewegung > [2/1]; Sitzen im [2]
WEIBLICHES GENITAL: *Menses* unterdrückt durch Nasswerden [2]
KEHLKOPF: *Stimme*, Heiserkeit, Sprechen durch, nach einer Weile > [2], Naßwerden, nach [2]
BRUST: *Herzklopfen*, Sitzen bei gebeugtem [2], Gehen > [2]
RÜCKEN: *Verletzungen* des Rückrats durch Heben [3; **Calc.**]. *Schmerz*, Liegen auf dem Rücken > [2]. Liegen, hart, auf etwas Hartem > [2], Bewegung, muß sich ständig bewegen im Bett [3], Hochlangen, beim [3]. *Steifheit*, Zervikalregion, Heben durch [3]
EXTREMITÄTEN: *Jucken*, Hand, heißes Wasser > [2]. *Gefühllosigkeit*, beim Liegen auf ihnen [3]. *Steifheit*, Menses während [2; *Calc-p.*]. *Zucken*, gefolgt von Gefühllosigkeit [3/1]
TRÄUME: *Welt* steht in Flammen [2/1]; *Umherstreifen*, querfeldein [3/1]
SCHLAF: *Ruhelosigkeit*, nach Mitternacht [3]
FIEBER: *Winter*, im [2]
HAUT: *Hautausschlag*, Urtikaria, bei Rheumatismus [3], durch Nasswerden [3/1]
ALLGEMEINES: *Nasswerden* der Füße [2], beim Schwitzen [3]

SPEISEN UND GETRÄNKE

ABNEIGUNG: Alkohol [2]; Bier [2]; nach wenigem Essen [2]; Fleisch [2]; Suppe [2]; Wein [2]; Weinbrand [1]; Brot [1]; Kaffee [1]; gehaltvolle und fette Speisen [1]

Rumx.

VERLANGEN: Milch [3]; Bier [2]; kalte Getränke [2]; kalte Milch [2]; Leckerbissen [2]; Austern [2]; Süßigkeiten [2]; Stärkungsmittel [2]; Saure Speisen [1]; Tabak [1]
VERSCHLIMMERUNG: Kalte Getränke [3]; kalte Speisen [3]; Bier [2]; Brot [2]; alter Käse [2]; Gurken [2]; warme Speisen [2]; Kaffee [1]; heiße Speisen [1]; Milch [1]; verdorbene Würste [1]; Tabak [1]; Wein [1]
BESSERUNG: Heiße Speisen [3]; warme Getränke [3]

KERN DES MITTELS

1. Ruhelosigkeit, innerlich und körperlich. Kann in keiner Lage Ruhe finden.
2. < nachts [Gemüts- und Körpersymptome]
3. > fortgesetzte Bewegung
4. < Kälte und Feuchtigkeit. < Nasswerden
5. Strecken [Verlangen + Besserung]
6. Herpetische Hautausschläge, brennend und juckend, > durch siedendheißes Wasser

EIGENE NOTIZEN:

RUMEX
Krauser Ampfer *Rumx.*

REGION
Schleimhäute *[Kehlkopf;* Luftröhre; HALSGRUBE; Darm]. *Nerven.* Haut. Linke Seite; Brust. Gelenke. *Fußknöchel.* * Linke Seite. Rechte Seite

MODALITÄTEN
VERSCHLIMMERUNG: KÜHLE LUFT [EINATMEN; im Freien; rauher Wetterwechsel; Wechsel des Zimmers]. Abdecken. Nachts; frühmorgens. Druck; auf die Luftröhre. Hinlegen. Liegen auf der linken Seite. Entkleiden
BESSERUNG: *Bedecken des Mundes.* Einhüllen [Kopf]. Wärme

Rumx.

LEITSYMPTOME

G Extreme Empfindlichkeit gegen KALTE LUFT
G < TEMPERATURWECHSEL [von warm zu kalt oder umgekehrt]. [Hauptmittel besonders für Husten mit dieser Modalität]
G < LIEGEN [3]
G TROCKENE, EMPFINDLICHE Schleimhäute [Brennen, Rauheit]
G REICHLICHE Absonderungen [Auswurf; frühmorgendliche Diarrhoe]
G < Fleisch [=> Pruritus, Aufstoßen]. [*Mathur*]

K EINATMEN VON KALTER LUFT VERURSACHT KITZELN, wie durch eine Feder oder durch Staub in der HALSGRUBE, und ANHALTENDEN HUSTEN, > *Schließen oder Bedecken des Mundes oder des Kopfes*
K Hautjucken bei Berührung mit kühler Luft [Entkleiden, Abdecken]
K Akne vulgaris auf dem Rücken
K Schnupfen: dünn, wässrig, reichliche Schleimabsonderung, gefolgt von zähem, klebrigem Schleim. „Häufig beginnt der Schnupfen mit einer ausgeprägten TROCKENHEIT in den Choanen, so daß er sich ständig räuspern muß." [*Kent*]
K Jede Erkältung geht auf die Gelenke.
K Die Augen brennen im Zimmer; angeschwollen morgens
K Plötzlicher, reichlicher, übelriechender Durchfall frühmorgens [5.00 Uhr – 9.00 Uhr]. NACH KATARRH
K Schmerz, Rohheit oder Brennen unter dem LINKEN SCHLÜSSELBEIN; als würde Luft dort eindringen.
K HUSTEN, < Berühren der Kehlgrube, Liegen auf der linken Seite, Veränderung der Luft oder Gehen in ein anderes Zimmer; > den Mund Bedecken. Rauhes Gefühl in Kehlkopf oder Luftröhre durch Husten

REPERTORIUM

KOPF: *Blutandrang*, Kaffee, durch [2]
NASE: *Schnupfen*, Absonderung, mit, abends [2], nachts [2]. *Absonderung*, gelb, aus den Choanen [2]. *Niesen*, nachts [2]. *Kribbeln*, innen [2], plötzlich, scharf, gefolgt von Niesen [2/1]
MUND: *Bedeckt* den Mund mit der Hand [3]
INNERER HALS: *Kloßes*, Gefühl eines, Schlucken, beim, wiederkehrend, nach dem Schlucken [2]
ÄUSSERER HALS: *Entblößen* des Halses < [2]
MAGEN: *Leeregefühl*, Sprechen < [2/1]. *Schmerz*, Sprechen, durch [2]
REKTUM: *Diarrhoe*, morgens, Bett, treibt ihn aus dem [2]
STUHL: *Wäßrig*, morgens [2], braun [2]

Rumx.

KEHLKOPF: _Reizung_, Kehlkopf, kalter Luft, in [3], Essen, nach dem [2]; Halsgrube [3]. _Schleim_, Kehlkopf, abends [2], nachts [2], in kalter Luft [2], reichlich [3]. _Schmerz_, Kehlkopf, Biegen des Kopfes nach hinten, beim [2]; brennend, Kehlkopf, Einatmen, beim tiefen [2/1]; Roheit, Kehlkopf, kalter Luft, bei [3], Husten, durch [2], Einatmen, beim [2], Sprechen, durch [2]. _Kitzeln_, Halsgrube, in der [3]. _Stimme_, höher [2]; heiser, Schleim im Kehlkopf [2]; verloren, Kälte, durch Einwirkung von [2; _Caust._]
HUSTEN: _Nachts_, Mitternacht, vor, 23.00 Uhr [2]. _Biegen_, beim, des Kopfes nach hinten < [2]. _Atmen_, unregelmäßig, durch [3/1]. _Kalt_, beim Gehen vom Warmen ins Kalte [3]. _Trokken_, Sprechen, beim [2]. _Liegen_, Seite, auf der linken [2], Drehen auf die rechte Seite > [2]. _Sprechen_, Unfähigkeit zu sprechen, mit [2]. _Berührung_, des Kehlkopfes < [2]. _Warm_, Zimmer, im warmen, Kälte oder umgekehrt, beim Gehen vom warmen Zimmer ins [2]
AUSWURF: _Seite_, wird leichter nach dem Drehen von der linken auf die rechte [2]
BRUST: _Schmerz_, brennend, Seite links [3], Liegen, Rücken auf dem [2/1], Liegen, rechte Seite < [2], Liegen, linke Seite > [2/1]
EXTREMITÄTEN: _Jucken_, morgens, beim Aufstehen [2/1]; Beine, beim Entkleiden [2]
HAUT: _Hautausschläge_, juckend, durch kalte Luft [2], Ofenhitze > [2; _Tub._], Entkleiden, beim [3]. _Jucken_, morgens, Aufstehen, beim [2; _Sars._], in kalter Luft [2], Ofenhitze > [2; **Tub.**]

SPEISEN UND GETRÄNKE
VERSCHLIMMERUNG: Kalte Speisen [1]; gefrorene Speisen [1]; Tee [1]

KERN DES MITTELS

1. Extreme Empfindlichkeit gegen kalte Luft, besonders gegen das Einatmen von kalter Luft
2. Reichliche Absonderungen
3. Brennen und Roheit
4. Reichliche dünne Schleimabsonderung, gefolgt von zähem, fadenziehendem Schleim, der schwer auszuhusten ist
5. Diarrhoe frühmorgens, mit oder nach Katarrh

EIGENE NOTIZEN:

RUTA
Weinraute   *Ruta*

REGION
Kolloidales Bindegewebe [AUGEN; *Beugesehnen; Gelenke; Handgelenke und Fußknöchel; Rükken, Lumbalregion]. Knorpel. Periost. Uterus.* Haut. ** Rechte Seite*

MODALITÄTEN
<u>VERSCHLIMMERUNG</u>: *Überanstrengung* [ÜBERANSTRENGUNG DER AUGEN; Verletzungen; *Verstauchungen*]. KÄLTE [*Luft;* Wind; *Feuchtigkeit;* Nässe]. LIEGEN. SITZEN. *Druck gegen eine Kante.* Bücken. Anstrengung beim Stuhlgang
<u>BESSERUNG</u>: *Liegen auf dem Rücken* [Rückenschmerzen]. Wärme. Bewegung. Tagsüber

LEITSYMPTOME

*   Wird hauptsächlich bei Erste-Hilfe-Situationen verwendet, vor allem bei SEHNENVERLETZUNGEN
G   Unzufrieden mit sich selbst und mit anderen; bildet sich ein, immer betrogen zu werden.
G   AUFFAHREN aus dem Schlaf durch die geringste BERÜHRUNG [2/1]

A   < KALTES, feuchtes Wetter. < KALTWERDEN
A   < LIEGEN. > tagsüber. < Liegen auf der schmerzhaften Seite [3]
A   ABNEIGUNG gegen Bewegung [3]
A   Schwäche beim Sitzen NACH einem Spaziergang [3/1]
A   Zerschlagen, wie wund, schmerzhaft und unruhig
A   Heftiger, unstillbarer Durst auf eiskaltes Wasser [*Kent*]

K   Stuhlpressen, führt aber nur zu Prolaps des Rektums; < nach Wehen, Bücken etc.
K   Knoten in den Handflächen. „Bindegewebswucherungen an den Sehnen durch Überanstrengung der Hände oder anderer Körperteil." [Hauptmittel]
K   In den Oberschenkeln Gefühl wie ZERBROCHEN, Kniesehnen wie zu kurz
K   Lahmheit durch Verstauchungen, vor allem der Handgelenke und Knöchel
K   Gefühl von Schwäche und Prellung im Kreuz. Beine geben nach beim Aufstehen von einem Stuhl, er macht mehrfache Versuche, vom Sitzen aufzustehen, wankt dabei. Rückenschmerzen > LIEGEN AUF DEM RÜCKEN
K   ÜBERANSTRENGUNG DER AUGEN mit nachfolgenden Kopfschmerzen; die Augen brennen wie Feuerbälle; verursacht durch Feinarbeiten.
K   Akkommodationsstörungen

Ruta

K Konnte den Urin kaum mehr halten, so stark war der Drang; wurde ihm jedoch nicht nachgegeben, war die Entleerung hinterher schwierig [*Allen*].
K Obstipation [Einklemmung]] nach mechanischen Verletzungen
K Empfindliche KNÖTCHEN an Periost und Sehnen nach einer VERLETZUNG. [„Wie geprellt, gehen nur langsam weg und hinterlassen eine Verhärtung; Verdickung des Periosts; Knotenbildung, bleibt schmerzhaft." – *Kent*]
K Urtikaria durch Verzehr von Fleisch

REPERTORIUM

KOPF: *Schmerz*, Blicken, beim, starres Blicken auf etwas, durch [2], Überanstrengung der Augen, durch [3]; stechend, Stirn, Lesen, beim [2; Lyc.].
AUGEN: *Esophorie* [2; Rhod.] [Esophorie = latentes Schielen; ein Auge dreht sich nach innen]. *Hitze*, Anstrengung, bei [3], Gebrauch der Augen, beim [3]. *Schmerz*, Lesen, beim [3] Nähen, beim [3], Anstrengung der Augen, durch [3], überanstrengt, wie [3]; brennend, abends, Lesen, beim [3], nachts, Feuerbälle, wie [3/1], Anstrengung der Augen, bei [3]. *Röte*, Nähen, beim [2]. *Müdigkeit*, Gefühl von [2]
SEHEN: *Trübsichtigkeit*, abends, Lesen, beim [2], Anstrengung der Augen, nach, Feinarbeit [3], Überanstrengung, der Augen, bei [3]. *Schatten* [2; *Seneg.*]
MAGEN: *Spannung*, Milch > [3/1]
REKTUM: *Unwillkürlicher* Stuhl, Beugen nach vorne, beim [2/1], Bücken, beim [2/1]. *Schmerz*, Sitzen, beim [2]. *Prolapsus*, Entbindung, nach [2; *Podo.*], Stuhlgang, vor [2; *Podo.*], Pressen, ohne [2; *Graph.*]. *Würmer*, Kindern, bei [2]
HARNBLASE: *Lähmung*, Zurückhalten des Urins scheint die Blase zu lähmen, gewaltsames [2], Überdehnung, nach [2]. *Urinieren*, schwacher Strahl, Harnverhaltung, durch lange [3]
RÜCKEN: *Schmerz*, Liegen, Rücken, auf dem >[3] Gehen, beim, gebessert. [3]; Lumbalregion, Flatus >, Abgang von [2]; *Empfindung wie wund*, Lumbal, morgens, Bett, im [2]
EXTREMITÄTEN: *Verletzung*, Handgeleng [2]; Knöchel [2]. *Lahmheit*, Gelenke, Verstauchung, nach [3]. *Schmerz*, Bewegung > [2]; Gelenke, Beugen, beim [2]; Schmerz, zerbrochen, wie, Handgelenk [2], Beine, Aufstehen nach dem Sitzen, beim [3/1]; wie wund, Oberschenkel, Ausstrecken, beim [3]. *Ruhelosigkeit*, Unterschenkel, nachts, Bett, im [2]. *Schwäche*, Beine, Treppensteigen, beim [2], Treppen, beim Hinabsteigen von [2]
ALLGEMEINES: *Verletzungen*, Knochen [3]; Periost [2/1]. *Bewegung*, nach, < [2]. *Schmerz*, wie wund, Teile, liegt, auf denen er [3]. *Schwäche*, Sitzen, Spaziergang, nach einem [3/1], Gehen, beim, > [2]

SPEISEN UND GETRÄNKE

ABNEIGUNG: Essen, plötzlich beim Essen [2]; wenigem Essen, nach [1]; Fleisch [1]; Gemüse [1]
VERLANGEN: Kalte Getränke [1]; Saftiges [1]
VERSCHLIMMERUNG: Rohe Speisen [3]; Tabak [2]; Brot [1]; Obst [1]; Fleisch [1]; Wein [1]
BESSERUNG: Milch [1]

Sabad.

KERN DES MITTELS

1. Auffahren aus dem Schlaf durch die geringste Berührung
2. < kalte Feuchtigkeit. > Wärme
3. < Liegen. < Liegen auf der schmerzhaften Seite
4. Abneigung gegen Bewegung
5. Wunde, Knötchen an Periost oder Sehnen nach mechanischen Verletzungen,
6. Überanstrengung der Augen durch Feinarbeit; nachfolgend Kopfschmerzen

EIGENE NOTIZEN:

SABADILLA
Sabadillsamen   *Sabad.*

REGION
SCHLEIMHÄUTE [NASE; ANUS; Verdauungstrakt]. NERVEN. *Tränendrüsen. Innerer Hals.*
* *Rechte Seite.* Linke Seite. Von links nach rechts [1]. Von RECHTS nach LINKS

MODALITÄTEN
<u>VERSCHLIMMERUNG</u>: KÄLTE; Luft; Getränke. PERIODISCH [*zur selben Stunde;* vormittags; Neu- und Vollmond]. Gerüche. Nicht entwickelte Hautausschläge. Vor Mitternacht [3]. In Ruhe [3]
<u>BESSERUNG</u>: *Im Freien. Hitze.* Essen. Schlucken. Warme Speisen und Getränke. Einhüllen

LEITSYMPTOME

G Merkwürdig unausgewogener Geist, merkwürdige EINBILDUNGEN; sehr phantasievoll.
[„Bildet sich ein, krank zu sein, bestimmte Körperteile seien geschrumpft; Frauen halten sich für schwanger, obgleich sie nur von Blähungen aufgetrieben sind, oder sie meinen, sie hätten ein schreckliches Halsleiden, das tödlich ausgehe." – *Kent*]
G IRRIGE Vorstellungen, hinsichtlich seines Körperzustands.

Sabad.

G Zorn > kalte Anwendungen am Kopf [1/1]
G Denken an die Beschwerden < [2] [z. B. Denken an Blumen => Niesen]
G „Schwächliche Kinder, die man wegen Kopfschmerzen aus der Schule nehmen muß, und die mit merkwürdigen EINBILDUNGEN über die Schule und sich selbst nach Hause kommen."

A Sehr großer MANGEL AN LEBENSWÄRME. Empfindlich gegen Aufenthalt IM FREIEN
A > Bewegung [3]. > Gehen [3]
A Schmerzen & TRÄNENFLUSS
A Verlangen nach HEISSEN Dingen [2]
A SEITENWECHSEL [von links nach rechts: Halsschmerzen, Tonsillitis; von rechts nach links: Stirnkopfschmerzen]

K Halsentzündung, beginnt auf der LINKEN Seite und dehnt sich auf die RECHTE Seite aus, > warme Getränke, < kalte Dinge [entgegengesetzt zu *Lach.*]
K HEUSCHNUPFEN [krampfartiges Niesen mit laufender Nase; reichliche wäßrige Nasenabsonderung; Jucken und Kribbeln in der Nase und am weichen Gaumen; Röte, Brennen der Augen mit Tränenfluß; heftige Schmerzen in der Stirn, > IM WARMEN ZIMMER]

A Schnupfen > Einatmen von heißer Luft, > WARME GETRÄNKE, > warme Speisen
A Schnupfen, HEUSCHNUPFEN durch Blumengeruch, durch frischgemähtes Gras, durch Obst.
A Kopfschmerzen [Völlegefühl, berstender Schmerz über den Augen, < Erschütterung, Niesen, Gehen, geistige Anstrengung] & Sinusitis. Steht oft morgens damit auf. Kalter Schweiß auf der Stirn [*Kent*]
K Jucken der Haut [in Nase und Anus] & asthmatische Atmung

REPERTORIUM

GEMÜT: *Lebhaftigkeit*, < [2]. *Wahnideen*, Körper, verunstaltet, irgendein Teil sei [3], Zustand seines Körpers, in Bezug auf den [3/1], geschrumpft, wie eine Leiche, der Körper sei [2/1]; Krankheit, unheilbare Krankheit, er habe eine [2]; schwanger, sie sei [2]; krank zu sein [2]
SCHWINDEL: *Essen* > [1]. *Blicken*, beim, angestrengtem Blicken bei > [1; *Dig.*]
KOPF: *Kälte*, Wasser, wie durch kaltes [2]. *Schmerz*, starrem Blicken auf etwas, bei > [1/3]; Stirn, in der, rechte Seite, erstreckt sich zu, linke Seite [3]; drückend, Schläfen, Schrauben, wie mit [1/4]; stechend, Scheitel, beim Husten [2]
AUGEN: *Tränenfluß*, Schmerzen durch, anderen Körperteilen, in [2], beim Gähnen [2]
NASE: *Schnupfen*, warmes Zimmer > [2]. *Nasenbluten*, Niesen, beim [2]. *Verstopfung*, abwechselnde Seiten [1]. *Niesen*, Luft, im Freien [1]
GESICHT: *Waschen*, Verlangen, sich mit kaltem Wasser zu [1]
MUND: *klebrig*, zäh, morgens [2]

Sabad.

HALS: *Brotkrümeln*, Gefühl von [2]. *Schmerz*, durch kalte Getränke [2]; wie wund, links, erstreckt sich nach rechts [2]. *Schlucken*, Neigung zum, ständige Klumpen im Hals, durch einen [2]
MAGEN: *Appetit*, fehlend, kommt wieder, Essen, nach dem, Happen, eines [2]. *Übelkeit*, Schließen der Augen, beim [1/3]
ABDOMEN: *Drehen*, Gefühl von [2]
REKTUM: *Diarrhoe*, geistige Anstrengung, nach [1]. *Schmerz*, brennend, Reiten, nach [2]
EXTREMITÄTEN: *Verkrüppelte*, verstümmelte Nägel, Fingernägel [2]
HAUT: *Verfärbung*, rot, Kratzen nach, Streifen [2]. *Lose* herabhängen, als würde die Haut [1].
ALLGEMEIN: *Kälte*, beim Eintritt in ein kaltes Zimmer [2]. *Verknotet*, Gefühl wie innerlich [2]. *Schmerz*, wie wund, Stellen, an kleinen [3]. *Prickeln*, Kribbeln, innerlich [2]. *Stagnieren*, Gefühl, als würde das Blut [2]

SPEISEN UND GETRÄNKE

ABNEIGUNG: Kaltes Wasser [3]; Wein [3]; Knoblauch [2]; Fleisch [2]; Zwiebeln [2]; saure Speisen [2]; Kaffee [1]
VERLANGEN: Bier [2]; Buttermilch [2]; kalte Getränke [2]; Delikatessen [2]; heiße Speisen [2]; Zitronen [2]; rohe Zwiebeln [2]; saure Speisen [2]; Süßigkeiten [2]; warme Getränke [2]; warme Speisen [2]; kalte Milch [1]; Mehlspeisen [1]; Mehl [1]; Honig [1]; Fleisch [1]; Gebäck [1]; Pudding [1/1]; Rettich [1]
VERSCHLIMMERUNG: Wein [2]; kalte Speisen [1]; Anblick von Speisen [1]; Tabak [1]

KERN DES MITTELS

1. Sehr phantasievoll. Eingebildete Krankheiten
2. Großer Mangel an Lebenswärme
3. Starkes Verlangen nach heißen Dingen
4. Heuschnupfen, > im warmen Zimmer, < im Freien
5. Schmerzen & Tränenfluß
6. Von links nach rechts [Hals]; von rechts nach links [Stirnkopfschmerz]

EIGENE NOTIZEN:

Sabin.

SABINA
Sadebaum   *Sabin.*

REGION
WEIBLICHE BECKENORGANE [UTERUS; Rektum; *Nerven*]. *Fibröse* und *seröse Gewebe* [*kleine Gelenke*; Fersen]. * *Linke Seite. Rechte Seite*

MODALITÄTEN
VERSCHLIMMERUNG: Nachts. HITZE [Bett; Zimmer; Bewegung]. Schwangerschaft. Klimakterium. Nebliges Wetter. Die geringste Bewegung. Nach der Entbindung. Musik. Tiefes Atemholen
BESSERUNG: Kälte. Kühle Luft *im Freien.* Ausatmen

LEITSYMPTOME

G Empfindlich gegen Musik [=> Traurigkeit; „Musik geht durch Mark und Bein, verursacht Weinen und Nervosität."]. Empfindlich gegen das geringste Geräusch

A WARM. > im Freien [3]. „Möchte Fenster und Türen geöffnet haben." [1]. < WARMES ZIMMER [3]. < WARMES BETT [3]
A < Bewegung [3]
A < Berührung [3]
A Schmerzen erscheinen PLÖTZLICH [2].
A „Gefühl der VÖLLE in allen Venen. Der ganze Körper fühlt sich aufgetrieben, gedunsen und voll an, dabei ein Pulsieren, verbunden mit wiederholten Schleimhautblutungen." [*Kent*]. HITZEWALLUNGEN im Gesicht, bei eiskalten Händen und Füßen
A Verlangen nach SAUREN, SAFTIGEN und erfrischenden Dingen
A Veranlagung zu rheumatischen Beschwerden und zu Blutungen
A Neigung zu ABORT IM DRITTEN MONAT [aufgrund Atonie des Uterus]. „Zur Verhütung eines Aborts muß es als eines der ersten Mittel in Erwägung gezogen werden." [*Kent*]
A Beschwerden nach Abort [Menorrhagie; Entzündung von Ovarien und Uterus, Leukorrhoe]
A KONDYLOME, um den Anus, um die Vulva und um die männlichen Genitalien. WEICHE und unempfindliche blumenkohlartige Gewächse [= akute Gonorrhoe]; man muß sie von den viel kleineren und empfindlicheren Warzen von *Thuja* [= chronische gonorrhoische Beschwerden] unterscheiden. *Sabina* paßt mehr zur AKUTEN Gonorrhoe, *Thuja* mehr zur CHRONISCHEN.

K Uterusblutungen: HELLROTES Blut mit Beimengungen von großen DUNKLEN KLUMPEN

Sabin.

K Blutungen durch MYOME; nach Abort, nach der Entbindung; reichliche Menses; oder Metrorrhagie im Klimakterium
K Dysmenorrhoe, drohender Abort oder Metrorrhagie & heftige, wehenartige Schmerzen, erstrecken sich von der Lumbosakralregion zum Schambein oder umgekehrt, oder vom Kreuz die Oberschenkel hinunter. „Schmerzen im Sakrum, als wäre es gebrochen, als würden die Knochen sich voneinander trennen." Erleichterung durch Liegen auf dem Rücken mit ausgestreckten Gliedmaßen. Oder die Schmerzen schießen die Vagina hinauf.
K METRORRHAGIE < Bewegung, trotzdem WENIGER beim Gehen
K Zwischenblutungen.
K Gefühl von etwas LEBENDIGEM im Abdomen [1]
K Hämorrhoiden abwechselnd mit Gliederschmerzen [1]
K Plazentaretention [2]. „Fördert die Ausstoßung von Molen oder Fremdkörpern aus dem Uterus."

REPERTORIUM

GEMÜT: *Traurigkeit*, Musik durch [2]. *Empfindlich*, Geräusche geringsten, gegen die [2]
KOPF: *Schmerz*, plötzliche Schmerzen [2]; drückend, Stirn, im Freien > [2]
NASE: *Nasenbluten*, Menses, unterdrückt [2]
HARNBLASE: *Harndrang*, heftig [2] [während Blutungen]
MÄNNLICHES GENITAL: *Kondylome*, juckend [2]
WEIBLICHES GENITAL: *Abort*, dritter Monat [2]. *Kondylome*, juckend [2]. *Zysten* [2/1]. *Sexuelles Verlangen* vermehrt, Metrorrhagie, bei [2; Plat.]. *Entzündung*, Uterus, Entbindung, nach [2]. *Leukorrhoe*, in der Menopause [2] fadenziehend, zäh [3]. *Menses*, hellrot, gemischt mit dunklen Klumpen [2]; reichlich, Bewegung durch [2], Gehen < [2]; Bewegung < [2], Bewegung > [2], Gehen < [1/4], Gehen, hören beim Gehen auf [1/3], weniger stark beim Gehen [1/2]. *Metrorrhagie*, Abort, während [3], Abort, nach [2], Abort, drohendem Abort, bei [2], hellrot, Klumpen mit [3], dunkles Blut, Klumpen, mit [2], durch Myome [2], Schwall, in einem, in Güssen [3], Bewegung, bei [2], anfallsweise [3], Plazenta, retinierte, durch [2], Gehen > [2/1]. *Schmerz*, Uterus, erstreckt sich zur Leiste nach hinten[3/1]
RÜCKEN: *Schmerz*, Lumbalregion, erstreckt sich zu Schamgegend [3]; Sakralregion, erstreckt sich zu Leiste [2], während Menses [2]; ziehend, Lumbalregion, erstreckt sich zu Schambein [3/1]; wehenartig, erstreckt sich zu Leiste und zu den Oberschenkeln [2/1]; wehenartig, Kreuz, erstreckt sich zu Schamgegend [2/1]
EXTREMITÄTEN: *Kälte*, Hände, während Menses, mit Schmerzen [2]. *Schmerz*, Gelenke, Wärme, Bettwärme < [2]
TRÄUME: Hervorragende *geistige Arbeit* zu leisten [2]
HAUT: *Wucherungen*, Kondylome, juckend [2]

SPEISEN UND GETRÄNKE

VERLANGEN: Saftiges [2]; Limonade [2]; Erfrischendes [2]; Saures [2]; Kaffee [1]; Milch [1]
VESCHLIMMERUNG: Milch [1]; Tabak [1]

Samb.

KERN DES MITTELS

1. Warmblütig. Warme und geschlossene Räume sind unerträglich. Verlangen nach frischer Luft im Freien
2. Verlangen nach sauren, saftigen und erfrischenden Dingen
3. Gußartige Blutungen, hellrotes Blut mit dunklen Klumpen
4. Neigung zu Abort im dritten Monat. Blutungsneigung [aufgrund von Myomen; nach Abort oder Entbindung; im Klimakterium; Zwischenblutungen]
5. Bluten & Schmerz im Sakrum, erstreckt sich zum Schambein oder die Oberschenkel hinunter
6. Akute Gonorrhoe; weiche, brennende und juckende Kondylome

EIGENE NOTIZEN:

SAMBUCUS
Holunder *Samb.*

REGION
Atmungsorgane. *Schweiß.* Nieren. Haut. * Linke Seite

MODALITÄTEN
VERSCHLIMMERUNG: Trockene, kalte Luft. Kalte Getränke; beim Erhitztsein. Tiefliegender Kopf. Entblößen. Obst. Mitternacht; um oder nach. Ausatmen. Hinlegen. Schlafen
BESSERUNG: Lehnen gegen eine harte Kante. Bewegung. Einhüllen. Aufsitzen im Bett. Gehen

LEITSYMPTOME

G Fürchterliche Bilder, beim Schließen der Augen, im Bett [vgl. *Calc.*]
G Folgen von Furcht, vor allem nach Erstickungsanfällen. [Folgt gut auf *Opium* bei Beschwerden durch Angst]. Erschrickt sehr leicht [2]

Samb.

A Mangel an Lebenswärme
A Die meisten Schmerzen [Beschwerden] erscheinen in der RUHE und verschwinden bei Bewegung.
A > Bewegung [3]. > FORTGESETZTE Bewegung [3]
A < Liegen [3]. > Aufstehen [3]
A < NACH MITTERNACHT [2], vor allem Atemnot
A < Obst [1]
A DURSTLOS [2]
A Exzessives SCHWITZEN. Schwitzt nur, im WACHZUSTAND. „Wir werden oft zu diesem Mittel geführt, wenn der Patient viel schwitzt, *in Verbindung mit irgendeiner anderen Beschwerde*, die die ganze Zeit anhält oder in Anfällen kommt und geht." [*Guernsey*]
A TROCKENE Hitze im Schlaf, Schweiß beim ERWACHEN
A Ödematöse Schwellung verschiedener Körperteile, vor allem von Beinen, Rist und Füßen

K Atembeschwerden, abhängig vom plötzlichen Aufhören des Schwitzens.
K Asthmaanfälle; SCHLÄFT SICH IN den ANFALL hinein [weil das Schwitzen aufhört!!]. Erwacht plötzlich mit asthmatischer Atmung, begleitet von REICHLICHEM SCHWEISS
K Plötzlicher Erstickungsanfall oder würgender Husten, beim Einschlafen oder *läßt ihn nach Mitternacht erwachen;* mit *heftigem Schwitzen;* < Angst
K SCHNIEFEN bei kleinen Kindern; sie können wegen der verstopften Nase nicht richtig saugen. Nase trocken und total verstopft [Verschwinden der Absonderung]
K Absteigende Erkältungen

REPERTORIUM

GEMÜT: *Angst* beim Auffahren aus dem Schlaf [1; Clem.]. *Verwirrung* beim Schwitzen [1/3]. *Wahnidee*, sieht Gesichter [1], sieht Gesichter beim Schließen der Augen [1], sieht Gespenster beim Schließen der Augen [1], hat schreckliche Visionen, von Ungeheuern [1]. *Ruhelosigkeit*, Schwitzen, während [1]. *Auffahren*, Schwitzen, beim [1]. *Bewußtlosigkeit*, Schwitzen, während [1]
KOPF: *Schwappen*, Gefühl von [1]. *Schwellungsgefühl*, beim Erwachen [1; Ars.]
AUGEN: *Offen*, im Schlaf [1]
NASE: *Blutandrang* zur Nase [1]. *Verstopfung*, nachts [2], Kindern, bei, Säuglingen [3]. *Schniefen*, Kindern, bei Neugeborenen [3]
GESICHT: *Hitze*, mit kalten Füßen [1]. *Schwellung*, Gefühl von, Wangen [1; Acon.]
MUND: *Offen*, im Schlaf [1]. *Schwellung*, Gefühl von [1]
MAGEN: *Übelkeit*, Trinken > [1]. *Schmerz*, Milch < [1]. *Durst*, mit Abscheu vor Flüssigkeiten [1]. *Erbrechen*, Milch [1]
URIN: *Reichlich*, während der Apyrexie [1], bei Schwitzen [1]
ATMUNG: *Angehalten* im Schlaf [1]. *Asthma*, nach Mitternacht [3] muß aus dem Bett springen [3]. *Atemnot*, nach Mitternacht, 3.00 Uhr [3], Mitternacht, bis 4.00 Uhr, in häufigen Anfällen [3/1], nach Schreck [2; Cupr.]. *Behindert* beim Liegen [2/1]

Samb.

HUSTEN: _Kruppartig_ [3]. _Weinen_ < [1]. _Trocken_, nachts, gelöst tagsüber [1]. _Erstickend_, nachts, nach Mitternacht [2]
AUSWURF: _Gallertartig_ [3]
BRUST: Beklemmung, beim Bücken [2]
RÜCKEN: _Schweiß_, Zervikalregion, Schlaf > [1/1]
EXTREMITÄTEN: _Kälte_, Hände, im Schlaf [1/3]; Fuß, bei Hitze des Körpers im Schlaf [3/1], beim Erwachen [2]
TRÄUME: _Ertrinken_, vom [1]
FIEBER: _Brennende_ Hitze im Schlaf [3]. _Trockene_ Hitze, nachts während Schlaf [3], beim Einschlafen [3/1]. _Schlaf_, Hitze beginnt im, kalte Füße und Schweitzen beim Erwachen [3/1]
SCHWITZN: _Tagsüber_, im Wachen [3/1]. _Morgens_, nach Erwachen [3]. _Wachen_, nur, im [3]. _Kopf_, generalisierter Schweiß, außer am [3]. _Bewegung_ > [3]. _Reichlich_, Erwachen, beim [3]. _Schlaf_, während, > [3], trockene Hitze, Schwitzen beim Erwachen [3/1], beim Einschlafen > [3]
HAUT: _Schwellung_ nach Kratzen [1]
ALLGEMEIN: _Lagewechsel_ < [2]. _Bewegung_, fortgesetzte > [3]

SPEISEN UND GETRÄNKE

ABNEIGUNG: Getränke [1]
VERSCHLIMMERUNG: Kalte Getränke bei Erhitzung [1]; Obst [1]; Milch [1]

KERN DES MITTELS

1. Folgen von Schreck. Schreckliche Bilder beim Schließen der Augen
2. < nach Mitternacht. Schläft sich in den Anfall hinein.
3. Übermäßiges Schwitzen
4. Verschwinden von Schweiß => Atembeschwerden
5. < Obst

EIGENE NOTIZEN:

Sang.

SANGUINARIA
Blutwurzel   *Sang.*

REGION
RECHTE SEITE [*Kopf*, LEBER, Brust, Deltamuskel] VASOMOTORISCHE NERVEN. Kapillaren. *Schleimhäute*. Magen. * *Rechte Seite*; erst rechts, dann links

MODALITÄTEN
<u>VERSCHLIMMERUNG</u>: *Periodisch* [MIT DER SONNE; jede Woche, nachts] *Klimakterium. Gerüche. Erschütterung.* Licht. Heben der Arme. Blicken nach oben. Bewegung. Hinlegen. Schwitzen
<u>BESSERUNG</u>: SCHLAF. Liegen auf dem Rücken. Erbrechen. Kühle Luft. Abgang von Flatus. Säuren. Ruhiges und dunkles Zimmer. Reichliches Wasserlassen. Erbrechen. Aufstoßen. Aufsitzen

LEITSYMPTOME

A Ein hauptsächlich RECHTSSEITIGES Mittel [2]
A WARMBLÜTIG
A Empfindlich gegen GERÜCHE [1]
A Verlangen nach SCHARFEN [2] und PIKANTEN [2], SCHARF GEWÜRZTEN Speisen
A < tagsüber [2]
A Brennende Hitze und HITZEWALLUNGEN [2] [zu Kopf, Brust, Abdomen etc.]; streckt die Füße unter der Decke heraus [2]. Brennen [Augäpfel, Wangen, Zunge, Hals, unter dem Sternum, Magen, an kleinen Stellen [1], Handflächen und Fußsohlen
A Trockene Schleimhäute [z.B. Kitzelhusten [3] & sehr trockener Hals [3]]
A SCHARFE Absonderungen [Nasaler Katarrh [2], Erbrechen [3], Leukorrhoe [1], Diarrhoe [1]
A Kopfschmerzen und viele Beschwerden & SCHWÄCHEGEFÜHL, Ohnmachtsgefühl [2], Gefühl der Flauheit und Hinfälligkeit [trotzdem kein Hunger auf Essen; „es ist ein falscher Hunger."]
A Mattigkeit bei stürmischem Wetter [2]
A Innerliches Prickeln [2]

K RECHTSSEITIGE Kopfschmerzen [2], über dem rechten Auge [3]; beginnend im Nacken oder Hinterkopf [3]; & Galleerbrechen [3]; > reichliches Urinieren [1]; > ERBRECHEN; > Dunkelheit; > harter Druck [2]. Kopfschmerz & MAGENBRENNEN [2], Brennen der Fußsohlen [2] und das Gefühl, als würden die AUGEN HERAUSGEPRESST [2]
K Kopfschmerzen im Klimakterium
K Jede WOCHE Kopfschmerzen [*Iris; Sulph.*]

Sang.

K Schnupfen [2]; wenn er aufhört, setzt Diarrhoe ein.
K Jucken in der Achselhöhle vor Menses [1]
K Schmerz im RECHTEN DELTAMUSKEL [3], < beim Heben oder Drehen des Armes, < NACHTS
K Heuschnupfen [2] mit Brennen in Nase und Hals, wie trocken. Empfindlich gegen Blumen und gegen Gerüche [1]
K Asthma [3] & brennende Handflächen und Fußsohlen

REPERTORIUM

GEMÜT: *Verwirrung*, Aufstoßen > [1]. *Halten*, Verlangen gehalten zu werden [2]. *Erkennt* alles, aber kann sich nicht bewegen [1; Cocc.]. *Empfindlich*, gegen Geräusche, gegen das Geräusch von Schritten [1]
SCHWINDEL: *Kaltem* Wetter, bei [2/1]. *Blicken* nach oben, beim [2]. *Menopause*, während [2]
KOPF: *Schmerz*, im Klimakterium [2], vom Fasten [2], wenn der Hunger nicht sofort gestillt wird [2], Schlaf, nach > [2], Erbrechen > [2]; Stirn, Mitte, Stirnhöhlen, durch chronischen Schnupfen [2]
OHR: *Geräusche*, Singen, bei Schwindel [2]
NASE: *Katarrh* erstreckt sich zu Stirnhöhlen [2]. *Schnupfen*, rechts [2], gefolgt von Diarrhoe [2; Sel.]. *Schweregefühl*, Nasenwurzel [2]. *Niesen*, beim Öffnen der Augen [2]
HALS: *Völlegefühl* beim Schlucken [2/1]. *Hitze*, kalte Luft, gebessert durch [2/1]. *Entzündung*, Tonsillen, wiederkehrend [2]. *Schmerz*, kalte Luft, gebessert durch [1], Süßes < [1]; brennend, beim Einatmen > [2]
MAGEN: *Leeregefühl* bei Kopfschmerzen [2]. *Sodbrennen* mit Übelkeit [2]. *Übelkeit*, mit Speichelfluß [2], nach Stuhlgang > [1]. *Schmerz*, brennend, bei Kopfschmerzen [2/1]
REKTUM: *Diarrhoe* nach Katarrh oder Schnupfen [2/1]
ATMUNG: *Asthma* nach Schnupfen durch Riechen an Rosenblättern [2/1]
HUSTEN: *Trocken*, Gas, das nach oben und unten abgeht >, und muß sich auch aufsetzen [3/1], den Schlaf störend [2]. *Aufstoßen* > [3/1]. *Flatus* > [3/1]. *Hackender* Husten, Trockenheit, aus, im Kehlkopf [3]. *Liegen* <, abends, muß sich aufsetzen [3]
BRUST: *Entzündung*, Lungen, vernachlässigt [2]
EXTREMITÄTEN: *Hitze*, Fuß, Sohle, entblößt sie [2]. *Schmerz*, Schulter, nachts, im Bett [2], nachts, beim Drehen im Bett [3/1], beim Heben einer Last [2], Heben der Arme < [2]; brennend, Fuß, im Klimakterium [1/1], Sohle, bei Migräne [2/1]
ALLGEMEIN: *Hitzewallungen*, erstrecken sich nach unten, vom Kopf zum Magen [2/1] mit Frösteln [1]. *Strecken* nach Husten [1/1]

SPEISEN UND GETRÄNKE

ABNEIGUNG: Butter [1]; fette und gehaltvolle Speisen [1]
VERLANGEN: Scharf gewürzte Speisen [2]; pikante Speisen [2]; Delikatessen [1]; Erfrischendes [1]

Sanic.

VERSCHLIMMERUNG: Süßigkeiten [1]
BESSERUNG: Saure Speisen [1]

KERN DES MITTELS

1. Warmblütig
2. Rechte Seite
3. Brennende Hitze und Blutandrang. Trockenheit von Schleimhäuten
4. Scharfe Absonderungen
5. Verlangen nach scharfen und pikanten Speisen
6. < tagsüber; bei Sonne

EIGENE NOTIZEN:

SANICULA
Sanicula Quellwasser   *Sanic.*

REGION
Ernährung. Weibliche Genitalien. Hals. Rektum. Haut

MODALITÄTEN
VERSCHLIMMERUNG: Bewegung [abwärts; *der Hände rückwärtig*]. Kalter Wind [am Hinterkopf oder Nacken]. Heben der Arme. Fehltritt. Erschütterung. Gehen. Fahren im Auto, im Schiff. Fasten. Kalte Zugluft. Feuchtes Wetter. Berührung. Trinken. Nach dem Essen. Gehen
BESSERUNG: Zurücklehnen des Kopfes. Nach dem Frühstück. Voller Magen. Erbrechen. Im Freien. Warmes Einhüllen des Kopfes. *Entblößen. Kälte.* Ruhe. Hinlegen

Sanic.

LEITSYMPTOME

G UNBESTÄNDIGKEIT IN DEN ZEILEN und ABSICHTEN; ständiger Wechsel der Beschäftigung; Abschweifen der Gedanken, sogar während eines Gespräches
G Wechselhafte Stimmungen; mürrisch und reizbar, lacht dann schnell.
G Äußerst EMPFINDSAM. Eigensinnige Kinder; sie weinen und treten; wollen ständig getragen werden; werfen sich nach hinten, wenn sie zornig sind.
G Leicht aus der Fassung zu bringen; „mißversteht die Handlungen anderer."
G Große FURCHT vor DUNKELHEIT
G Ständiges, unwiderstehliches Verlangen hinter sich zu schauen, besonders im Dunkeln

A Körperliche Symptome VERÄNDERN SICH STÄNDIG.
A Mangel an Lebenswärme, „wirft trotzdem bei kältestem Wetter die Kleidung von sich" und verlangt nach frischer Luft oder Aufenthalt im Freien.
A Übelriechende Absonderungen [riecht nach altem Käse oder FISCH]
A Reichlicher SCHWEISS, besonders am Hinterkopf und im Nacken, oder an Teilen, auf denen er LIEGT
A Verlangen nach SPECK, Salz, Eiern und EISKALTER MILCH
A BERSTENDES Gefühl [Perineum, Hals, Darm, Blase, Scheitel, Brust]
A < BERÜHRUNG [das Kind kann keine Annäherung oder Berührung ertragen; es wird nicht ertragen, im Bett nahe bei jemand anderem zu liegen oder jemand anderen zu berühren]; Schwitzen dort, wo sich Teile berühren
A > Lockern der Kleidung [2]

K Fließschnupfen < Essen
K Verstopfung, der Stuhl schlüpft zurück; muß mechanisch entfernt werden.
K Oder Diarrhoe von wechselhaftem Charakter und GERUCH [wie Rührei; schaumig und grün; wie Schaum auf einem Froschteich]
K Übelriechender, wundmachender Fußschweiß [zerfrißt die Schuhe]
K Gewaltsames Erbrechen geronnener Milch [*Aeth.*]. Nach Milch oder Muttermilch
K Leukorrhoe mit GERUCH nach FISCHLAKE
K Brennen der Fußsohlen, muß sie entblößen oder an eine kühle Stelle halten.
K Rückenschmerzen < Bewegen der Hände nach hinten oder Heben der Arme
K Asthmaanfälle mit vorausgehendem fischigem Mundgeruch [*Vithoulkas*]

REPERTORIUM

GEMÜT: *Beißen*, Nägel [1]. *Getragen*, Verlangen getragen zu werden [1] *Dunkelheit* < [1]. *Wahnidee*, Menschen, hinter ihm, beim Gehen in der Dunkelheit [1; Ferr.]. *Furcht*, Räubern, vor [1], Arbeit, Scheu vor der [1]. *Lachen*, abwechselnd mit, Verdrießlichkeit [1/3]. *Sprechen*, lernt lamgsam [1]. *Berührt* zu werden, Abneigung [1]. *Reisen*, Verlangen nach [1].
SCHWINDEL: *Abwärtsbewegung*, bei [1]

Sanic.

KOPF: *Luft* oder Wind, empfindlich gegen Luftzug [2]. *Kälte*, kalt, Luft, kalte, strömen würde, als ob kalte Luft über das Gehirn [2], Tuch um das Gehirn, wie ein kaltes [2; Glon.]. *Jucken* der Kopfhaut, warm, beim Warmwerden des Kopfes [2]. *Schmerz*, Fahren im Wagen > [2]; Wind, Aufenthalt im, durch [2]; Stirn, Biegen des Kopfes nach hinten > [1], warm, Zimmer, im warmen [1]. *Schweiß*, der Kopfhaut, Schlaf, während [1]; Hinterkopf [2], Hinterkopf, während Schlaf [2/1]
NASE: *Verfärbung*, gelber Sattel [1;3]
MUND: *Geruch*, Fischlake, vor einem Asthmaanfall [3/1]. *Schmerz*, brennend, Zunge, streckt sie heraus, um sie abzukühlen [1/1]
MAGEN: *Appetit*, Heißhunger, bei Abmagerung [1]; verhindert den Schlaf [1]. *Übelkeit*, Rauchen > [1; Eug.]. *Erbrechen*, gewaltsam [2], nach Milch [2]; gewaltsam, kurz nach dem Essen [1]
REKTUM: *Flatus*, übelriechend, Käse wie [2/1]
STUHL: *Geruch*, Käse, wie verdorbener [2]
MÄNNLICHES GENITAL: *Kondylome*, Käse, riechen nach altem [2]
WEIBLICHES GENITAL: *Leukorrhoe* übelriechend, Käse, wie alter [1; **Hep**.]. *Fischlake*, wie [2; Thuj., Med.]
BRUST: *Schweiß*, Achselhöhle, reichlich [2; Sel.]
EXTREMITÄTEN: *Rissige* Haut, Hände, tief und blutend [1], Winter, im [2], Handrücken [2]; Finger, Gelenke [2]. *Schweiß*, Zehen, Roheit verursacht [2]. *Gehenlernen*, spätes [2]
SCHWITZEN: *Einzelnen* Teilen, an der Seite, auf der er liegt [2]. *Schlaf*, Beginn des Schlafes, zu [2]
ALLGEMEINES: *Kleidung*, Lockern, Lösen der Kleidung > [2]

SPEISEN UND GETRÄNKE

VERLANGEN: Speck [2]; kalte Milch [2]; fetter Schinken [2]; Salz [2]; kalte Speisen; [1] Eier [1]; Fleisch [1]; Milch [1]

KERN DES MITTELS

1. Unbeständigkeit in den Absichten und Zielen
2. Furcht vor Dunkelheit. Schaut ständig hinter sich.
3. Ständiger Wechsel der Symptome
4. Schweiß am Hinterkopf oder an Körperteilen, auf denen er liegt
5. Geruch wie Fisch oder alter Käse
6. Verlangen nach Speck, kalter Milch, Schinken, Salz

EIGENE NOTIZEN:

Sars.

SARSAPARILLA
Sarsaparillawurzel   Sars.

REGION
Urogenitaltrakt. Haut. * RECHTE SEITE

MODALITÄTEN
<u>VERSCHLIMMERUNG</u>: Am Ende des Urinierens. Frühling. Naßkaltes, feuchtes Wetter. Quecksilber. Nachts. Unterdrückte Gonorrhoe. Gähnen. Während Menses
<u>BESSERUNG</u>: Entblößen von Hals oder Brust. Stehen

LEITSYMPTOME

G Traurigkeit durch Schmerzen [2/1]

A MANGEL AN LEBENSWÄRME. Sehr empfindlich gegen Kälte
A < NACHTS
A < NASSWERDEN
A Neigung zu Grieß und *juckenden Hautausschlägen*
A Juckende schuppige Flecken, die verkrusten; < im Frühling
A Hautirritationen [wund durch Kratzen und < Waschen] < durch alle heißen, stimulierenden Speisen, wie z.B. heiße Suppen [*Borland*]
A Ohnmacht während Menses [2]

K SCHMERZHAFTES URINIEREN, besonders bei den LETZTEN Tropfen, > Stehen, < vor Menses [eines der Hauptmittel für Zystitis]
K Tiefe, blutige RISSE in den Händen, vor allem in den Fingern [< Seiten]
K Eingezogene oder rissige Brustwarzen
K Juckende Hautausschläge auf der Stirn während Menses
K Hartnäckige Verstopfung & heftiger Harndrang
K Dysmenorrhoe: extreme Schmerzen in Rücken und Unterbauch, erstrecken sich zu den Oberschenkeln, & Ohnmacht, Schwitzen, Erbrechen und Diarrhoe und „sehr starke Empfindlichkeit der Mammae, oft einseitig [links mehr als rechts]" [*Borland*]
K Sehr schmerzhafte, Gichtknoten. Rheumatische Schmerzen < nachts, < feuchtes Wetter

REPERTORIUM

GEMÜT: *Wahnidee*, er habe keine Freunde [1; Mag-m.]. *Schreien* vor Urinieren [2]. *Bewußtlosigkeit* während Menses [2]
KOPF: *Schweregefühl* durch Bewegung [2]. *Schmerz*, Hinterkopf, erstreckt sich zu Stirn und den Augen [2]. *Schweiß*, Stirn, abends [2]. *Pulsieren*, Scheitel, beim Gehen [2; Carb-an.].
AUGEN: *Hautausschlag* an den Lidern, juckend [2; Nit-ac.]
SEHEN: *Flimmern*, Flackern, zu Beginn der Kopfschmerzen [2/1], vor Kopfschmerzen [2]
GESICHT: *Hautausschläge*, juckend, Stirn [2; *Caps.*]; feucht, nach Kratzen [2]
ÄUSSERER HALS: *Schwellung*, Halsdrüsen, hart [2]
MAGEN: *Übelkeit*, nach Anstrengung [2], beim Gedanken an Speisen [2], beim Gedanken an Gegessenes [2], beim angestrengten Blicken [2]. *Schmerz*, während Menses [2]; brennend, Brot, nach [1/1]; krampfartig, Menses, während [2/1]. *Erbrechen*, bitter, während Menses [2/1]
ABDOMEN: *Vergrößert*, bei Kindern [2]. *Schmerz*, Leistengegend, vor Menses [2]
HARNBLASE: *Frösteln* breitet sich nach dem Urinieren vom Blasenhals aus [2/1]. *Schmerz*, Blasenhals, beim Ende des Urinierens [2]; spasmodisch, Verschluß des Blasenhalses [2]. *Harndrang*, vor Menses [2], während Menses [2]. *Urinieren*, tröpfelnd, beim Sitzen [2; *Puls.*]; häufig, Menses, vor [2], Menses, während [2]; verzögert, kann nur im Stehen urinieren [3]
NIEREN: *Schmerz* erstreckt sich zur Blase [2]
URIN: *Blutig*, letzter Teil des Urins mit Blut und Eiter vermischt [2/1]. *Wolkig*, beim Abgang [2]
MÄNNLICHES GENITAL: *Hautausschläge* feucht [2]. *Jucken*, Skrotum, erstreckt sich zum Perineum [2; Rhus-t.]
WEIBLICHES GENITAL: *Exkoriation* während Menses [2]
BRUST: *Einziehung* der Brustwarzen [3]
RÜCKEN: *Kälte* nach dem Urinieren [2/1]
EXTREMITÄTEN: *Rissige* Haut, Hände, tief und blutend [2]; Finger [3]; Füße [3]; zwischen Zehen [2]. *Hautausschläge*, Flecken [2]. *Schweregefühl*, Oberschenkel, während Menses [2]. Unterschenkel, während Menses [1]. *Schmerz*, brennend, Fingerspitzen [2]
SCHWITZEN: *Kälte*, Menses, während [2]
HAUT: *Hautausschläge*, Flecken [2], Frühling [2]. *Jucken* morgens, beim Aufstehen [2]
ALLGEMEINES: *Kleidung*, Lockern > [2]. *Ohnmacht*, während Menses [2]. *Gonorrhoe* unterdrückt [2]. *Schmerz*, Knochen, nachts [2]

SPEISEN UND GETRÄNKE

ABNEIGUNG: Alles [1]
VERLANGEN: Kalte Getränke [1]
VERSCHLIMMERUNG: Brot [2]; Kalte Getränke [1]; trockene Speisen [1]; heiße Speisen [1]; warme Speisen [1]

Sec.

KERN DES MITTELS

1. Mangel an Lebenswärme. Sehr kälteempfindlich
2. < nachts
3. < Frühling [besonders Hautausschläge]
4. Schmerzhaftes Urinieren, besonders bei den letzten Tropfen
5. Risse. Verschrumpelte Haut

EIGENE NOTIZEN:

SECALE

Mutterkorn   *Sec.*

REGION
Muskeln [Blutgefäße; UTERUS]. BLUT. Nerven. Rückenmark. Glieder. * RECHTE SEITE

MODALITÄTEN
<u>VERSCHLIMMERUNG:</u> WÄRME; Bedecken; aller betroffenen Teile. Während Menses. Schwangerschaft. Verlust von Körpersäften. Warme Getränke; vor Menses. Nach dem Essen. Anziehen der Glieder an den Körper
<u>BESSERUNG:</u> *Kälte*; *Baden*; Abdecken; *kalte Luft.* Schaukeln. *Gewaltsames Dehnen;* Ausstrekken der Glieder. Reiben. Nach dem Erbrechen

LEITSYMPTOME

G Verlangen, sich ABZUDECKEN [*Repertorium:* Schamlos, entblößt den Körper [2]; möchte nackt sein [2]; Exhibitionismus] [Da dieses Symptom durch ein Gefühl von brennender Hitze entsteht, ist es eigentlich kein wirklich Gemütssymptom!]
G Große UNRUHE [vergleiche *Ars.*]

Sec.

A Sehr HEISS, obwohl sich die Haut bei Berührung KALT anfühlt. Innerliche Hitze, äußerliche Kälte
A < WARME LUFT [3]; warmes Bett [3]; Zimmer [3]; Ofen [3]; Einhüllen [3]
A BRENNENDE HITZE [subjektiv empfunden], wie Feuer, wie Funken von Feuer. Verlangen, sich ABZUDECKEN
A Kreislaufstörungen; hämorrhagische Diathese [Blutungen, Ekchymosen, Petechien, Varikosis, Kribbeln, Taubheit, Gangrän, etc.] ARTERIOSKLEROSE
A Passive Blutungen; dunkles Blut, gerinnt nicht, dünn oder mit Beimengungen von dunklen Klumpen
A Verlangen nach Süßigkeiten und ZUCKER
A DURST; verlangt nach Säuren
A Beschwerden von alten Menschen; Trinkern; Rauchern
A Dunkle, dünne, faulige Absonderungen
A GRÜNER Eiter [Furunkel, Karbunkel, Leukorrhoe]

K Claudicatio intermittens. Morbus Raynaud
K Chronisches Nasenbluten bei Alkoholikern [Hauptmittel]
K Ameisenlaufen in den Extremitäten [Hauptmittel]
K Bettnässen bei alten Männern mit vergrößerter Prostata

REPERTORIUM

GEMÜT: *Vergeßlich*, Koitus, nach [2/1]. *Nackt* sein, möchte [2]. *Nymphomanie*, Menses, während [2]. *Schamlos* [3], entblößt den Körper [2]
SCHWINDEL: *Chronisch* [2]
AUGEN: *Vorwölbung*, Exophthalmus [3]
HÖREN: *Schwerhörig*, plötzlich [2]
NASE: *Nasenbluten*, Blut, dunkel und dünn [3], übelriechend [2/1], fadenziehend [2], Trinkern, bei [3], alten Menschen, bei [3], Berührung, durch leichte [2], jungen Frauen, bei [3; Phos.]
GESICHT: *Konvulsionen* beginnen im Gesicht [2]. *Verfärbung*, blaß, morgens [3]
MAGEN: *Schmerz*, brennend, erstreckt sich nach oben [2]
ABDOMEN: *Zusammenschnürung*, Hypochondrien, Binde, wie durch eine [2]. *Bedecken* < [2; Tab.]. *Hitze*, Entblößen > [2]. *Darmlähmung* [2]
HARNBLASE: *Urinieren*, unwillkürlich, alten Menschen, bei [2], unwillkürlich, alten Menschen, bei, vergrößerter Prostata, bei [2]
WEIBLICHES GENITAL: *Entzündung*, Uterus, Entbindung, nach [2]. *Menses*, hellrot, gemischt mit dunklen Klumpen [2], braun [2], reichlich, Bewegung, durch [2]. *Metrorrhagie*, anhaltend [2] dunkles Blut, Klumpen, mit [2], in einem Schwall [2], Bewegung < [2]. *Schmerz*, Wehen hören auf und Konvulsionen beginnen [2], verlängert [3]
EXTREMITÄTEN: *Kälte*, Diarrhoe, bei [2], Menses, während [2] warmes Bett ist jedoch unerträglich [3]; Beine, Menses, während [2]; Unterschenkel, Entblößen > [3] *Verfärbung*, Ekchymose [2]; Arme, Purpura hämorrhagica [2]; Beine, Purpura hämorrhagica [2]. *Ameisen-*

Sec.

laufen, Fingerspitzen [3] Beine [3]. *Gangrän*, Fuß, kalt, [2] mit brennenden, reißenden Schmerzen [3/1]; Zehen, alten Menschen, bei [3]. *Schmerz*, kalte Anwendungen > [3], Wärme < [3] *Schweiß*, Fuß, wundfressend [2]. *Kribbeln*, Fingerspitze [2]; Fuß, Stehen, im [2], Gehen, beim [2]
SCHLAF: *Schlaflosigkeit*, wenn warm zugedeckt, jedoch sind die Glieder kalt [3]
FROST: *Eisige Kälte* des Körpers, bedeckt zu sein ist unerträglich, mit klebrigem Schweiß und Blaufärbung [3/1]. *Entblößen* > [3]. Im *warmen* Zimmer < [3]
SCHWITZEN: *Kalt*, Menses, während [2]. *Gesicht*, am ganzen Körper, außer am [2]. *Kopf*, generalisierter Schweiß, außer am [2]. *Entblößen*, Verlangen sich zu [3]
HAUT: *Brennen*, Funken, wie durch [3]. *Hautausschläge*, Furunkel, grünlicher Eiter [2/1].
Gangrän, durch Verbrennungen oder gangränöse wunde Stellen [3], kalt [3], heiß [2]
ALLGEMEINES: *Konvulsionen*, beginnen im Gesicht [2] Schreck, durch [2], Blutung, mit [2], im Wochenbett, Blutungen, mit [2], Reiben, >. [2; *Phos.*]. *Blutung*, Blut nicht gerinnungsfähig [2]

SPEISEN UND GETRÄNKE

ABNEIGUNG: Getränke [1]; fette und reichhaltige Speisen [1]; Fleisch [1]
VERLANGEN: Saure Speisen [2]; Saures und Süßes [2]; Zucker [2]; Süßigkeiten [2]; Brot [1], kalte Getränke [1]; Limonade [1]; Pickles [1]; Wein [1]
VERSCHLIMMERUNG: Brot [1]

KERN DES MITTELS

1. Unruhe
2. Verlangen, sich zu entblößen. Unerträgliche Hitze. Innere Hitze & äußere Kälte
3. Kreislaufstörungen. Passive Blutungen
4. Verlangen nach Süßigkeiten und sauren Dingen
5. Grüner Eiter
6. < warme Luft, Bett, Zimmer, Ofen, Einhüllen

EIGENE NOTIZEN:

Sel.

SELENIUM
Selenium   Sel.

REGION
Nerven [UROGENITALTRAKT; supraorbital – links] LARYNX. Leber. * LINKE SEITE

MODALITÄTEN
VERSCHLIMMERUNG: Schwächende Ursachen [heiße Tage; sexuelle Exzesse; Schlafmangel].
Singen. Zugluft. Nach dem Schlaf. Tee. Limonade. Sonne; Sommer. Wein. Anstrengung; geistige, körperliche. ALKOHOL. Kaffee. Berührung. Druck. Nach Stuhlgang. Reden; während und nach. Gehen im Freien. Jeden Nachmittag
BESSERUNG: Nach Sonnenuntergang. Einatmen von kühler Luft. Kaltes Wasser im Mund. Ruhe

LEITSYMPTOME

G Geistige Erschöpfung [2], schwierige Konzentration [2], große Vergeßlichkeit; erinnert sich im Schlaf an Vergessenes [1] [im Halbschlaf].
G Theoretisieren [1]; religiöse Träumereien
A TRÄGHEIT und Schwäche, vor allem durch langanhaltendes FIEBER [3], durch Samenverluste [2], durch Schlafmangel oder bei ALKOHOLISMUS [2]
A MANGEL AN LEBENSWÄRME
A Überempfindlich gegen ZUGLUFT [=> Kopfschmerzen, Gliederschmerzen] und HITZE [=> Schwäche]. „Je erhitzter der Körper ist, umso schwächer ist er. Die Kraft kommt bei Sonnenuntergang; geschwätzig, schont sich gerne abends." „Bildet sich Luftzug ein."
A Verlangen nach Alkohol [2] [= stimulierend], besonders vor Menses [wegen der Schwäche]
A SALZ [Abneigung [2] und < [2]]
A Folgen von UNTERDRÜCKTEN HAUTAUSSCHLÄGEN [1] [vor allem mit schwefelhaltigen Salben!]
A HAARAUSFALL am ganzen Körper [Kopf, Augenbrauen, Bart, Schamhaar]
A PULSIEREN in allen Körperteilen, vor allem im Abdomen, nach dem Essen; verhindert den Schlaf.
A ABMAGERUNG EINZELNER Teile [vor allem Gesicht Hände]
A < nach dem Schlaf [3], hauptsächlich an warmen Tagen
A < nach dem Essen [2] [Verlangen sich hinzulegen [2]; Pulsieren äußerlich [3]]
A Starkes sexuelles Verlangen & Impotenz
A < während [2] und nach KOITUS [2]. < Samenabgang [3]

Sel.

K Haare sind schmerzhaft bei BERÜHRUNG [3]. Will nicht an den Haaren berührt werden [*Boger*].
K Verstopfung nach erschöpfenden Krankheiten
K Heiserkeit [3] nach Überanstrengung der Stimme [2] bei Sängern [3]. Knoten auf den Stimmbändern.
K Kopfschmerz über dem LINKEN Auge [1], < in der Sonnenhitze < durch Tee, < durch starke Gerüche
K Fettige Gesichtshaut [2]; Akne [1] und Komedonen [3]

REPERTORIUM

GEMÜT: *Abneigung* gegen bestimmte Menschen [1]. *Gesellschaft*, Abneigung gegen, von engsten Freunden [2]. *Verwirrung* durch Polutionen [2; Sumb.]. *Trunksucht* vor den Menses [3/1]. *Erschöpfung*, geistige, nach Pollutionen [2]. *Religiöse* Gemütsstörungen, religiöser Fanatismus [1]. *Auffahren,* abends, beim Einschlafen [2]. *Theoretisieren* [2]
KOPF: *Luft* oder Wind, Empfindlich gegen Luftzug [2]. *Schmerz,* durch Säuren [2], durch kalte Luft, durch Luftzug [2], durch Limonade [2/1], durch Tee [1]; Stirn, durch starke Gerüche [1/1]; Stirn, hinter den Augen [2]; stechend, Stirn, über dem linken Auge [3]
AUGEN: *Hautausschläge* um die Augen [2], um die Augenbrauen [2]; Bläschen an den Lidrändern [2]. *Ausfallen,* der Wimpern [2]. *Schmerz,* drückend, bei Kopfschmerzen [2]
OHREN: *Blasen* oder Wehen,Gefühl, als ob etwas würde, bei Kopfschmerzen [2/1]
GESICHT: *Rissig,* Oberlippe, Mitte [2]. *Hautausschläge*, Komedonen [2], geschwürig [2]
MAGEN: *Pulsieren* nach dem Essen [3]
ABDOMEN: *Hautausschläge*, rotes, juckendes, flüchtiges Exanthem über der Lebergegend [2/1]. *Pulsieren* nach dem Essen [3]
REKTUM: *Diarrhoe* nach Schnupfen [2; Sang.]
HARNBLASE: *Urinieren*, tröpfelnd, nach Stuhlgang [2]; unwillkürlich, nach dem Urinieren [2]
PROSTATA: *Ausfluß* von Prostatasekret, tröpfelnd [3], nach Stuhlgang [2], beim Gehen [3]. *Vergrößerung*, Harntröpfeln nach Stuhlgang und Urinieren [3/1]
HARNRÖHRE: *Tröpfeln*, Gefühl von, aus der Harnröhre [3]. *Gefühl*, als würde etwas Urin nach dem Urinieren zurückbleiben [2]
KEHLKOPF UND TRACHEA: *Stimme*, heiser, durch Schleim im Kehlkopf [3], bei Überanstrengung der Stimme [2], durch Singen [3]
AUSWURF: *Räuspern*, Schleim wird durch entfernt, ausgehustet, morgens [2]. *Stärke*, wie [2]
RÜCKEN: *Schwäche*, durch Ejakulationen [3/1] durch sexuelle Exzesse [3], nach Typhus [3/1]
EXTREMITÄTEN: *Hautausschläge*, Hand, Handfläche, trockene Flechte [2], Schuppen [2]; Bläschen zwischen den Fingern, Bläschen [2]. *Rucken* beim Einschlafen [2]. *Schmerz*, durch kalte Luft [2], selbst bei warmem Luftzug 2/1]
SCHLAF: *Schlaflosigkeit*, durch geringes Geräusch [2]. *Erwachen*, zur selben Stunde [2/2]
SCHWEISS: *Ölig* [2]. *Färbt* die Wäsche gelb [3]
HAUT: *Elektrische* Funken, Gefühl wie [2]

Sel.

ALLGEMEIN: *Abmagerung*, durch Säfteverlust [3], bei alten Menschen [2]. *Mattigkeit* nach dem Essen [2]. *Liegen*,Verlangen zu, nach dem Essen [2]. *Schlaf*, Folgen von Schlafmangel [2]. *Schwäche*, folgend auf langanhaltendes Fieber [3/3], durch Hitze [3], in der Sommerhitze [3] in der Sonnenhitze [3], durch geistige Anstrengung [3], bei warmem Wetter < [2]

SPEISEN UND GETRÄNKE

ABNEIGUNG: Salz [2]; Tee [2]; Fleisch [1]
VERLANGEN: Alkoholische Getränke [2]; Weinbrand [2]; Kaffee [2]; Whisky [2]; Fleisch [1]; salzige Dinge [1]; Tee [1]; Wein [1]
VERSCHLIMERUNG: Tee [3]; Obst [2]; Limonade [2]; Salz [2]; Wein [2], saure Speisen [1]; Süßigkeiten [2]
BESSERUNG: Wein [1]

KERN DES MITTELS

1. Konzentrationsschwierigkeiten und Vergeßlichkeit durch Schwäche
2. Mangel an Lebenswärme
3. Sehr empfindlich sowohl gegen Zugluft als auch gegen Sonnenhitze
4. Das Berühren der Haare ist unerträglich
5. Pulsieren

EIGENE NOTIZEN:

Sep.

SEPIA
Tinte des Tintenfisches Sep.

REGION
Venöser Kreislauf [Verdauungstrakt; *Pfortadersystem*; WEIBLICHE BECKENORGANE]. *Nerven. Haut.* * LINKE SEITE

MODALITÄTEN
VERSCHLIMMERUNG: KÄLTE [LUFT; Nordwind; Nässe; Schnee]. *Sexuelle Exzesse.* Vor Menses. *Schwangerschaft.* Abort. *Morgens und abends.* Nach dem ersten Schlaf. Während und unmittelbar nach dem Essen. Nachmittags; 17.00 Uhr. Ruhiges Sitzen. Stehen. Geistige Anstrengung. Milch. Menopause. Knien in der Kirche. Vor Gewitter
BESSERUNG: HEFTIGE BEWEGUNG. Tanzen. *Wärme.* Kalte Getränke. *Bei Beschäftigung.* Sitzen mit gekreuzten Beinen. Lockern der Kleidung. Im Freien

LEITSYMPTOME

* Stillstand auf allen Ebenen
G GEISTIGER STILLSTAND [Verwirrung, Zerstreutheit, Stumpfheit, Schwierigkeiten beim Denken]
G Verlangen, ALLEIN zu sein. GLEICHGÜLTIG gegen geliebte Personen. Negative Haltung. Unfähig, Liebe und Zuneigung zu geben. Keine Bindungsfähigkeit, keine Verbindlichkeit
G UNKOMMUNIKATIV; defensiv. Weinen beim Erzählen der Krankengeschichte; oder unkontrollierbares Weinen ohne irgendetwas zu erzählen [von Trauer überwältigt, kann nicht klar denken.]
G < TROST
G > BESCHÄFTIGUNG; wenn sie etwas tut.
G EMOTIONALER STILLSTAND [Gleichgültigkeit]
G Krittelig, verdrießlich, sarkastisch, gehässig, schlägt, < vor Menses

A Sehr großer MANGEL AN LEBENSWÄRME. < Kälte allgemein [3].< KALTWERDEN des KOPFES
A > ABENDS
A > ESSEN und KALTE GETRÄNKE
A Abneigung gegen FETT
A > KÖRPERLICHE Anstrengung [3]. > Heftige Anstrengung [3]. > Laufen [3]. > schnelles Gehen [3]
A Beschwerden in Verbindung mit HORMONELLEN Umstellungen [Menses, Schwangerschaft, Klimakterium, Pubertät, nach der Entbindung, Anti-Baby-Pille]
A < VOR [3], WÄHREND [3] und NACH [3] Menses

Sep.

A Abneigung gegen KOITUS. Kein Verlangen, kein Orgasmus. [Furcht vor Gewaltigung; Ablehnung der Sexualität; häufig Vorgeschichte von sexuellem Mißbrauch] „Da die Verneinung der Rolle der Frau oft die Ablehnung der Mutterrolle mitbeinhaltet, finden wir *Homosexualität, sexuelle Frigidität, Abneigung gegen das andere Geschlecht* und *gegen den Ehemann und die Kinder* vor." [*Whitmont*]. Ist normalerweise sehr zurückhaltend in der Äußerung sexueller Symptome.
A Periodizität: **28** Tage [vgl. Menstruationszyklus]
A KÖRPERLICHE STASE [Kreislaufstörungen; Verstopfung; Gefühl des Abwärtsdrängens; Leeregefühl im Magen; großer Mangel an Energie]
A MILCHIGE Absonderungen [Schnupfen, Erbrechen, Urin, Leukorrhoe]
A Nie mehr ganz gesund seit der PILLE
A Wird leicht ohnmächtig [besonders in warmen Räumen und beim Knien].

K SCHWERE Augenlider; durch Erschöpfung; bei KOPFSCHMERZEN
K Zusammengeschrumpfe Brüste
K Linksseitige Kopfschmerzen [über dem linken Auge]; verschwommenes Sehen vor Kopfschmerzen; Herunterfallen der Augenlider bei Kopfschmerzen
K Morbus Raynaud

REPERTORIUM

GEMÜT: *Zorn*, Menses, vor [2]. *Angst*, Hitzewallungen, bei [2], eingebildetem Unheil, vor [3]. *Abneigung*, Ehemann, gegen [3]. *Bett*, bleiben, möchte im, morgens [2]. *Gesellschaft*, Abneigung gegen, allein, wenn > [3]. *Verwirrung*, Menses, vor [2], angesprochen, wenn [2/1], Weinen > [2/1]. *Tanzen* > [3]. *Ungeduld*, Sitzen, im [2/1]. *Gleichgültigkeit*, alles, gegen [2], Familie, gegen seine [2], liegt mit geschlossenen Augen [2], Leben, gegen das [2], geliebte Personen, gegen [3], Verwandte, gegen [4]. *Beschäftigung* > [3]. *Traurigkeit*, Menopause, in der [3]. *Schreien*, festhält, schreit, sofern sie sich nicht an etwas [3/1]. *Weinen*, fühlt sich so nervös, daß sie schreien könnte, wenn sie sich nicht an etwas festhält [2/1]
SCHWINDEL: *Knien*, beim [3]
KOPF: *Kälte*, Hinterkopf, erfroren, wie [2]. *Haarausfall*, Menopause, in der [2/1], Entbindung, nach, der [2]. *Schmerz*, Stockschnupfen, mit [2], Essen nach > [3], Bewegung, heftige > [2], Einkaufengehen, durch [2; Epip.], Wellen, Schmerzen in [3]; Stirn, Essen > [3], Wellen, Schmerzen, in [3/1]
AUGEN: *Hautausschlag*, Lidern, an den, Schuppen [3]. *Schweregefühl*, Lider, morgens, als könne er sie nicht offenhalten [2]
SEHEN: *Flimmern*, Flackern, Licht, beim Blicken ins [2; Anac.]. *Verlust* des Sehvermögens, Übelkeit, bei [2/1]
NASE: *Absonderung*, weiß, milchig [3]. *Verfärbung*, gelber Sattel [3]. *Trockenheit*, innen, links [2]. *Nasenbluten*, Kopfschmerz, nach [3] *Schmerz*, Roheit, links [2/1]
GESICHT: *Rissig*, Lippen, Unterlippe [3]. *Verfärbung*, gelb, Mund, um den [2]
INNERER HALS: *Schlucken*, unwillkürlich [3]

Sep.

MAGEN: *Leeregefühl*, abends, Essen, nach > [3], Essen, nicht > durch [3], Kopfschmerz, bei [3], Denken an Speisen, beim [3/1]. *Aufstoßen*, bitter, Menses, während [2; Sulph.]. *Übelkeit*, Essen, nach > [3], Schmerzen, bei den, Rücken, im [2]. *Erbrechen*, milchig [3]
ABDOMEN: *Auftreibung*, Müttern, bei [2]. *Hart*, Menses, während [2]. *Schwere*, morgens [3]. *Schmerz*, Hypogastrium, Urinieren > [2; Dios.] abwärtsdrängend, morgens 9.00 Uhr – 18.00 Uhr [3/1], Stehen, beim [3], Gehen > [2/1]
REKTUM: *Obstipation*, Stuhl muß mechanisch entfernt werden [2]. *Hämorrhoiden*, Milch < [2/1]. *Kloßes*, Gefühl eines, Stuhlgang > nicht [3/1]
HARNBLASE: *Fallen*, auf der sie liegt, Gefühl, als würde die Blase auf die Seite [2, Puls.]. *Schmerz*, Menses, während [3/1]. *Harndrang*, heftig, Menses, während [2]
WEIBLICHES GENITAL: *Trockenheit* [3]. *Jucken*, Schwangerschaft, in der [4]. *Leukorrhoe*, Koitus, nach [2]. *Schmerz*, abwärtsdrängend, Uterus, Stehen < [3] Harndrang, mit [3]. *Prolapsus*, Uterus, Übereinanderlegen der Beine > [3]. *Schwellung*, Menses, vor [2; Lyc.]
ATMUNG: *Atemnot*, nicht < durch Laufen, jedoch < durch langsame Bewegung [2/1]
BRUST: *Leeregefühl*, nachts [2/1]. *Schmerz*, Mammae, Schwangerschaft, in der [2/1]
RÜCKEN: *Schwere*, morgens, Bett, im [2]. *Schmerz*, geschlagen, Drücken gegen etwas Hartes >, wie mit einem Hammer [3]
EXTREMITÄTEN: *Hautausschläge*, Hand, Handrücken, kaltem Wetter, bei [2/1] Knie, Kniekehle [4]
SCHWITZEN: *Geruch*, Flieder [2/1]
ALLGEMEINES: *Leeregefühl*, Gefühl von Ohnmacht, mit [3/1]. *Luft*, Meeresluft < [3]. *Ohnmacht*, Knien in der Kirche, beim [3/1]. *Reiten* < [3]. *Schaudern*, nervöses, Menses, vor [2/1]

SPEISEN UND GETRÄNKE

ABNEIGUNG: Fleisch [3]; Brot [2]; Fett und reichhaltige Speisen [2]; Speisen, Geruch von [2]; Milch [2]; salzige Speisen [2]; Bier [1]; alles [1]; alles, tagsüber [1/1]; Rauchen [1]
VERLANGEN: Alkoholische Getränke [2]; Weinbrand [2]; Schokolade [2]; kalte Getränke [2]; Pickles [2]; saure Speisen [2]; Süßigkeiten [2]; Essig [2]; Wein [2]; Bier [1]; stark gewürzte Speisen [1]; Nüsse [1]; scharfe Dinge [1]
VERSCHLIMMERUNG: Milch [3]; Schweinefleisch [3]; Brot [2]; Butterbrot [2]; Butter [2]; kalte Speisen [2]; Fett [2]; Fisch [2], Obst [2]; heiße Speisen [2]; Kartoffeln [2]; reichhaltige Speisen [2]; Geruch von Speisen [2]; saure Speisen [2]; Kalbfleisch [2]; Essig [2]; Erbsen und Bohnen [1]; Kohl [1]; Kaffee [1]; blähende Speisen [1]; Pfeffer [1]; Sauerkraut [1]; saure Weine [1]; Erdbeeren [1]; Tabak [1]; warme Speisen [1]
BESSERUNG: Kalte Getränke [3]; Tabak 2]; heiße Speisen [1]

KERN DES MITTELS

1. Stillstand auf allen Ebenen
2. Mangel an Lebenswärme
3. > Beschäftigung; heftige Anstrengung

4. Verlangen nach Saurem und nach Schokolade
5. Gefühl des Abwärtsdrängens
6. < vor, während und nach Menses

EIGENE NOTIZEN:

SILICEA
Kieselsäure   *Sil.*

REGION
ERNÄHRUNG. *Kinder.* Gewebe [*elastisch; zellulär*]. NERVEN. DRÜSEN. Röhren [Eustachische Röhre, Tränengang etc.; Fisteln]. *Knochen.* Knorpel. Schleimhäute. *Haut.* * *Linke Seite.* Rechte Seite

MODALITÄTEN
<u>VERSCHLIMMERUNG</u>: KÄLTE [LUFT; ZUGLUFT; *Feuchtigkeit*; Entblößen [besonders des Kopfes]; Baden; unterdrückter Schweiß [< Füße] *Empfindlich gegen* [nervliche Erregung; Licht; Geräusche; Erschütterung der Wirbelsäule]. Mondwechsel. Nachts. Geistige Anstrengung. Alkohol. Während Menses. Nach *Impfung. Milch*
<u>BESSERUNG</u>: WÄRME [EINHÜLLEN; Kopf, Warmwerden]. Reichliches Urinieren. Warmes Zimmer. Magnetismus

LEITSYMPTOME

G Mangel an SELBSTVERTRAUEN. Befürchtungen und VORAHNUNGEN. Verschämte SCHÜCHTERNHEIT
G Zart, verfeinert, NACHGIEBIG. MILDE [dennoch innerer Widerstand]
G „Es ist ihm sehr wichtig, wie er nach außen erscheint. Braucht eine unveränderliche, feste Meinung haben. Sich wohlzufühlen ist abhängig von einem ganz SPEZIELLEN IMAGE. ABHÄNGIG VOM IMAGE." [*Sankaran*]. Hingabe an den Beruf [werden von anderen hochgeschätzt]. Engstirnigkeit zu Hause. Mangel an EMOTIONALER UNABHÄNGIGKEIT

Sil.

G Eigensinnig; fixe Ideen. „Revoltieren nicht offen, beharren aber auf ihrer Meinung. Selbst wenn gegen ihren Willen überzeugt werden, behalten sie dennoch ihre Meinung bei."„ Diese unflexible Art zu Denken, die Schwierigkeit Dinge von außerhalb ihrer eigenen Welt zu akzeptieren, und die Wut gegen gegen alles, was ihren fixen Ideen widerspricht, findet auf physischer Ebene seinen Ausdruck in Astma, Unverträglichkeit von Impfungen und Fremdkörpern und ebenso einen starken chronischen Abwehrkampf gegen diese." [R. Sankaran]

G Peinlich genau in KLEINIGKEITEN. „Beeindruckende Genauigkeit, großartige Kalkulationsfähigkeit, große Gewissenhaftigkeit, aber mit wenig Gefühl. Alles ist fein säuberlich markiert und geordnet, ohne dabei aber etwas Neues zu vermitteln; keine Phantasie." [R. Sankaran]

G Zustand von GEISTIGER Überarbeitung [ZWINGEN sich zum Äußersten – sture Beharrlichkeit, um einem bestimmten Image zu entsprechen.]

A Äußerst EMPFINDLICH; gegen GERÄUSCHE, Schmerz, Zugluft und Kälte
A Enorm großer MANGEL AN LEBENSWÄRME
A < KALTWERDEN: Extremitäten [3], Füße [3], Kopf [3]
A > warmes Bett [3]; warmer Ofen [3], Einhüllen, warmes [3]
A SCHWITZT leicht [besonders am Kopf, an Händen, an Füßen]. Kann übelriechenden Fußschweiß haben oder auch nicht, „in der Vorgeschichte wird man aber Fußschweiß finden."
A < UNTERDRÜCKTER Schweiß, besonders der Füße. Es muß nicht stinkender Fußschweiß sein, „aber man wird auf jeden Fall in der Vorgeschichte auf Fußschweiß stoßen."
A Sehr DURSTIG
A Große EITERUNGSNEIGUNG. „Jede Verletzung eitert; hartnäckige Eiterung; Abszesse, wildes Fleisch; Narben etc." [Boger]
A Häufige und WIEDERKEHRENDE INFEKTIONEN [Erkältungen, Otitis, Tonsillitis, Bronchitis, Sinusitis, Furunkel, Gerstenkörner, Akne, Pilzinfektionen.] „Scheint unfähig, Infektionen gut abzuwehren."
A LANGSAM [Entwicklung und Wachstum; Rekonvaleszenz; verzögerte Verschlimmerungen; spät im Entwickeln von persönlichen und Liebes-Beziehungen]
A Erkrankungen der DRÜSEN
A Gefühl von: SPLITTER, HAAR

K Kopfschmerz, beginnt am Hinterkopf, erstreckt sich zur Stirn und setzt sich über einem Auge fest [< RECHTS]; < Zugluft, kalte Luft; > warmes Einhüllen des Kopfes, Druck und reichliches Urinieren.
K Erkrankungen der Nägel
K Haarausfall bei geistig arbeitenden Menschen, vor allem bei Streß in der Schule [Vithoulkas]
K Verstopfung mit zurückschlüpfendem Stuhl; < Menses; zurückgehalten aus Furcht vor Schmerzen

REPERTORIUM

GEMÜT: *Angst*, Schreck, nach [2], Menses, während [3], Geräusche, durch [3], Kleinigkeiten, um [2]. *Sorgsamkeit* [3]. *Verwirrung*, Unterhaltung < [2/1]. *Wahnideen*, Nadeln, sieht [2;

Sil.

Merc.], er sei an zwei Orten gleichzeitig [2]. *Unehrlich* [1]. *Stumpfheit*, geistige Anstrengung, durch [2]. *Ichbezogenheit* [2]. *Reizbarkeit*, Trost < [3]. *Lachen*, Schlaf, während [2]. *Magnetisiert* zu werden, Verlangen [3]. *Monomanie* [2]. *Erschöpfung* geistige, Lesen, durch [2; Aur.]. *Schreiben*, nach [2/1]. *Gewissensbisse* über Kleinigkeiten [2/1]. *Empfindlich*, geringste Geräusche, gegen [3]. *Stimmen* [2]. *Auffahren*, wenn berührt [2], bei Kleinigkeiten [2]. *Schüchternheit* beim Auftreten in der Öffentlichkeit [3]. *Weinen*, Trost < [3]
KOPF: *Hitzewallungen*, Frost, nach [3; **Sang**.]. *Schmerz*, kalte Füße, durch [3], Abkühlung des Kopfes, durch [3]. Liegen im dunklen Zimmer > [3]. *Schweiß* der Kopfhaut sauer [4]. *Pulsieren*, erscheint nachts, mit Übelkeit und Erbrechen [3/1]
AUGE: *Katarakt* nach unterdrücktem Fußschweiß [3/1]
SEHEN: *Trübsichtigkeit* nach unterdrücktem Fußschweiß [3/1]
OHR: *Karies*, drohende, Processus mastoideus [3]
NASE: *Katarrh*, trocken, chronisch [3]. *Trockenheit* nach unterdrücktem Fußschweiß [3/1]. *Verstopfung*, mit Eiter [3]
GESICHT: *Abszeß*, Antrum [3]. *Schmerz*, stürmisches Wetter [3]
MUND: *Haar*, Gefühl eines, auf der Zunge [3]. *Speichelfluß*, während Zahnung [3]
ZÄHNE: *Zahnung* langsam [3]
MAGEN: *Übelkeit* nach Impfung [3/1]. *Schmerz*, nach Nüssen [3/1]
REKTUM: *Verstopfung*, Menses, vor [3]. *Diarrhoe*, Bettwärme > [3]
WEIBLICHES GENITAL: *Leukorrhoe*, sauren Speisen, nach [3/1]. *Urinieren*, während [3]. *Urinieren*, nach [3]. *Schmerz*, Uterus, Stillen, während [3]. *Tumoren*, Vagina, Zysten [3]
HUSTEN: *Entblößen*, Füße oder Kopf, < [3/1]. *Warme* Flüssigkeiten > [3]
BRUST: *Abwechselnd* mit Rektalsymptomen [3]. *Verhärtung*, Achseldrüsen [3]. *Mammae* links [3/1]. *Schmerz*, Mammae, beim Stillen des Kindes [3]
RÜCKEN: *Verletzung* des Rückgrats, Steißbein [3]. *Schmerz*, Zervikalregion, erstreckt sich zum Auge [3], Zervikalregion, erstreckt sich zum Kopf [3]. *Schweiß*, Lumbalregion [3]
EXTREMITÄTEN: *Kälte*, Unterschenkel, im warmen Zimmer [3], Füße, während Menses [3]. *Schwellung*, Oberarm, Impfung [3]. *Nasswerden* der Füße < [3]
ALLGEMEINES: *Krämpfe*, nach unterdrücktem Fußschweiß [3/1], Impfung, nach [3; Thuja]. *Entblößen*, < [3], einzelner Teile < [3]

SPEISEN UND GETRÄNKE

ABNEIGUNG: Fleisch [3]; Muttermilch [3]; Käse [2]; gekochte Speisen [2]; Anblick von Speisen [2]; Milch [2]; warme Speisen [2]; Essen [1]; nach wenig Essen [1]; heiße Speisen [1]; salzige Speisen [1]
VERLANGEN: Kalte Speisen, [2] Eiscreme [2]; Milch [2]; Brot [1]; kalte Getränke [1]; Eier [1]; Fett [1]; gebratene Eier [1]; Eis [1]; Kalk [1]; rohe Speisen [1]; salzige Speisen [1]; Sand [1]; warme Speisen [1]
VERSCHLIMMERUNG: Kalte Speisen [3], Wein [3]; Kalte Getränke [2]; Honig [2]; Geräuchertes [2]; Tabak [2]; Bohnen und Erbsen [1]; Bier [1]; Kohl [1]; trockene Speisen [1]; Fett [1]; blähende Speisen [1]; heiße Speisen [1]; Fleisch [1]; Milch [1]; Pfeffer [1]; Anblick von Speisen [1]; warme Speisen [1]
BESSERUNG: Heiße Speisen [2]; Kalte Speisen [1]

Spig.

KERN DES MITTELS

1. Nachgiebig & innerer Widerstand
2. Bedürfnis nach Anerkennung; Hingabe im Beruf [bestimmtes Image], zu Hause engstirnig
3. Sehr großer Mangel an Lebenswärme und sehr durstig
4. Schwitzt leicht, Vorgeschichte von [unterdrücktem] Fußschweiß
5. Wiederkehrende Infektionen, eiternd
6. Langsamkeit

EIGENE NOTIZEN:

SPIGELIA
Wurmkraut   *Spig.*

REGION
NERVEN [TRIGEMINUS; HERZ; *Nacken*]. Bindegewebe. AUGEN. *Zähne.* * *Linke Seite.* Rechte Seite.

MODALITÄTEN
<u>VERSCHLIMMERUNG</u>: BERÜHRUNG. BEWEGUNG. *Erschütterung.* Periodisch; *mit der Sonne.* Tabak. Koitus. Heben der Arme. Lärm. Drehen der Augen. Bücken. Einatmen. Kaltes, feuchtes und regnerisches Wetter; Wetterwechsel; stürmisches Wetter. Tee. Kaltes Wasser
<u>BESSERUNG</u>: Liegen auf der rechten Seite mit erhöhtem Kopf. Kalte Anwendungen [Kopfschmerz]. Trockenes Wetter. Nach Sonnenuntergang. Ruhe

LEITSYMPTOME

* Gehört zur gleichen Pflanzengattung wie *Nux vomica* und *Ignatia.*
G Furcht vor SPITZEN Gegenständen

Spig.

G Stottern; wiederholt die erste Silbe drei- oder viermal; & Abdominalbeschwerden; & Wurmbefall. [„Versuchen Sie es mit *Spig.,* wenn *Cina* und *Teucr.* bei Beschwerden durch Würmer versagen."]
G Verantwortungsbewußte Menschen; sehen aus wie *Nat-m.* Schmerzen, die nach langem Kummer entstehen. Ernste Menschen mit ernsthaften Schmerzen [*Vithoulkas*]

A „Das Hauptmittel für Verschlechterung durch RAUCH und durch VERRAUCHTE RÄUME. Verursacht Kopfschmerzen und eine allgemeine Verschlechterung." [*Morrison*]
A < TABAK [3]
A Gemeinsames Auftreten von HERZ- und AUGENsymptomen; oder die *Augensymptome treten als Begleiterscheinung auf.*
A HEFTIGE Schmerzen. „Es ist ein neuralgisches Mittel *par excellence.*" [*Clarke*]. Ausstrahlende Schmerzen; zu allen Körperteilen hin. „Spigelia kann man besonders an seinen Schmerzen erkennen." [*Kent*]. „Menschen, die Opfer ihrer Schmerzen geworden sind"
A Die Schmerzen gehen von innen nach außen und von unten nach oben.
A Beschwerden & heftiges, *hörbares* HERZKLOPFEN [< Bücken]
A MANGEL AN LEBENSWÄRME. < KÄLTE im allgemeinen [3]
A < TAGSÜBER [besonders Migräne]. „Kommt und geht mit der Sonne." Die Schmerzen erscheinen und verschwinden allmählich [2].
A Sehr empfindlich gegen BERÜHRUNG; die Berührung sendet Schauerwellen durch den ganzen Körper.
A Schmerzhafte Teile fühlen sich KALT an.
A < hoch Hinaufsteigen [2]

K MIGRÄNE; beginnt am Hinterkopf oder Nacken und setzt sich im oder über dem LINKEN Auge fest; & Röte und Tränenfluß des LINKEN Auges. Schmerzen < Bewegung, Lärm, Erschütterung und vor allem Bücken; > kalte Anwendungen
K AUGENSCHMERZEN, erstrecken sich NACH HINTEN in das Gehirn hinein.
K TRIGEMINUSNEURALGIE; LINKE Seite, Wange dunkelrot; & Röte und Tränenfluß des linken Auges, und schmerzhafte Nacken- und Schultersteifigkeit
K Glaukom; linkes Auge; unerträglicher, drückender Schmerz im Augapfel; kann die Augen nicht drehen ohne dabei den gesamten Körper mitzudrehen; die Augen sind empfindlich gegen Berührung; als wäre ein Band um den Kopf gebunden.
K Die Augen schmerzen bei Bewegung, als wären sie zu GROSS für die Augenhöhle.
K HERZSYMPTOME & exophthalmische Struma; & Wurmbeschwerden; & Obstipation; & rheumatische Schmerzen in den Knien; & fauliger Mundgeruch; & Schmerzhaftigkeit der gesamten linken Seite
K Angina pectoris mit Verlangen nach heißem Wasser, welches > [*Phatak*]
K Akkomodationsstörungen; es ist äußerst schwierig, Brillengläser anzupassen; kein fixierter Brennpunkt, keine stabile Sehschärfe [*Gels.*]

Spig.

REPERTORIUM

GEMÜT: *Angst*, Atmen, tiefes [2; Acon.]. *Wahnidee*, Schweben, Luft, in [1]. *Furcht*, Nadeln, vor [2] Ersticken, vor dem [2]. *Empfindlich*, Eisenspitzen, gegen auf sie gerichtete [2]
SCHWINDEL: *Aufsteigender*, Empfindung von [2]. *Fallen*, Stürzen, Neigung zu, Blicken nach unten, beim [3/1]. *Blicken*, Seite, nach rechts oder links, auf die [2];·*Gehen*, Gleiten, Schweben und als würden die Füße den Boden nicht berühren, mit einem Gefühl, als würde er in der Luft [2]
KOPF: *Gluckern*, Gefühl von [2]. *Fallen* des Kopfes nach hinten, Schwindel, bei [2/1]. *Lose*, locker, Gefühl, als sei das Gehirn, Drehen des Kopfes, beim [3]. *Schmerz*, Schließen, der Augen > [2], liegt mit dem Kopf hochgelagert [2]. *Schwappen*, Gefühl von, Schütteln des Kopfes, beim [2] Gehen, beim [2]
AUGEN: *Glaukom* [2]. *Schmerz*, Denken an die Schmerzen < [2; *Lach.*], Drehen der Augen, beim, seitwärts [3], erstreckt sich hinten, nach [2], erstreckt sich zu Stirnhöhle [3/1]
NASE: *Schnupfen*, Frösteln, mit [2], Liegen, Fließschnupfen, beim [2/1]
GESICHT: *Gedunsen*, morgens, Erwachen, beim [2]. *Schmerz*, tagsüber [3], Erschütterung < [2], Bewegung < [3] Geräusche < [3] Bücken < [2], erscheint und verschwindet plötzlich [2] Tee < [2/1], erstreckt sich zu Hals [2], zu Nase [2/1]; stechend, brennend, Nadeln, wie [2]
REKTUM: *Würmer*, Kindern, bei [3]
ATMUNG: *Atemnot*, Beugen, beim, vorne, nach [2], Schmerz, bei, Herzen, bei Schmerzen im [2] Liegen, beim, Rücken, auf dem [2], Liegen, beim, Seite, auf der, rechten > [2/1] Sprechen, nach [2]
BRUST: *Angst*, Herzgegend, Liegen auf der linken Seite < [2]. *Schmerz*, Herz, Liegen, beim, Seite, auf der linken < [3], Liegen beim, kann nur auf der rechten Seite liegen [3; *Naja*], erstreckt sich zu Rücken [2], zum rechtem Schulterblatt [2/1], zum Brustbein [2/1]. *Herzklopfen*, Kopfschmerz, während [2], Einatmen, bei tiefem [3], Menses, während [2], Bewegung, Arme, der < [2]
EXTREMITÄTEN: *Kälte*, Fuß, morgens [2]. *Gefühllosigkeit*, Hand, morgens [2]. *Schmerz*, Knie, Beugen, beim [2], Knie, Aufstehen, beim, Knien, vom [2/1]
ALLGEMEIN: *Steigen*, hoch hinauf < [2]. *Schaudern*, Körperteiles, des berührten [2/1]. *Rauch*, Einatmen von Rauch < [3]. *Wasser* spritzen, Gefühl, Wasser würde gegen innere Organe [2]

SPEISEN UND GETRÄNKE

ABNEIGUNG: Kaffee [2]; Bier [1]; Rauchen [1]; Tabak [1].
VERLANGEN: Alkoholische Getränke [2]; Bier [2]; Weinbrand [2] Whisky [2]; Wein [2]; kalte Getränke [1]; warme Getränke [1]
VERSCHLIMMERUNG: Tabak [3]; kalte Getränke [2]; kalte Speisen [2]; beim Anblick von Speisen [2]; Süßigkeiten [1]; warme Speisen [1]
BESSERUNG: Heiße Speisen [2]; Tabak [1]

Spong.

KERN DES MITTELS

1. Furcht vor spitzen Gegenständen
2. Heftige, ausstrahlende Schmerzen
3. < tagsüber
4. < Berührung, Erschütterung, Bewegung
5. Herz- & Augensymptome
6. < Rauch und verrauchte Räume

EIGENE NOTIZEN:

SPONGIA – Tosta

Gerösteter Meerschwamm   *Spong.*

REGION

HERZ; Herzklappen. *Larynx.* Trachea. Bronchien. Drüsen; Schilddrüse; Hoden; Lymphdrüsen. Nerven. * Linke Seite. Rechte Seite

MODALITÄTEN

<u>VERSCHLIMMERUNG</u>: TROCKENER, KALTER Wind. *Geweckt aus dem Schlaf. Anstrengung.* Heben der Arme. Vor Mitternacht [schläft in die Verschlimmerung hinein]. Nach Schlaf. Süßigkeiten. Kalte Getränke. Hinaufsteigen. Denken an die Symptome. Berührung und Druck. Bükken. Liegen auf der rechten Seite. Warmes Zimmer. Plötzliche atmosphärische Veränderung. Vollmond
<u>BESSERUNG</u>: Liegen mit tief gelagertem Kopf. Eine Kleinigkeit essen [> Husten]. Abwärtsgehen. Nach vorne Beugen. Warme Speisen und Getränke. Trinken [> Husten]. Ruhe [> viele Symptome, außer denen der Atmungsorgane]

LEITSYMPTOME

G Furcht vor Herzkrankheit. „Ausgeprägte Angst, Todesfurcht, Angst vor dem Ersticken, verbunden mit Herzklopfen und Unbehagen in der Herzgegend; die psychischen Symptome zeigen, daß *Spongia* ein Herzmittel ist." [*Kent*]

Spong.

G Erwacht nachts mit großer Angst [mit der Furcht zu Ersticken]; braucht einige Zeit, bevor er sich über seine Umgebung orientiert hat.

A „Paßt besonders für tuberkulös belastete junge Menschen, die schwächlich bleiben, blaß sind, und nicht gedeihen und entwicklungsmäßig Fortschritte machen." TUBERKULÖSE DIATHESE [*Kent*]
A Mangel an Lebenswärme. < kaltes trockenes Wetter [2] < trockenes Wetter [2]
A TROCKENHEIT der Schleimhäute, besonders der Atemwege. „Je mehr Rasseln vorhanden ist, desto weniger ist das Mittel angezeigt." [*Kent*]
A > feuchtes Wetter
A SCHLÄFT SICH IN DIE VERSCHLIMMERUNG hinein; Erstickungsgefühl, als wäre ein Strick um den Hals [Husten, Asthma, Herz]. < nach dem Schlaf [3]
A < MITTERNACHT 24.00 Uhr – 2.00 Uhr
A < Liegen auf der RECHTEN Seite [2]. > Liegen auf dem RÜCKEN [2]
A > WARME SPEISEN und GETRÄNKE [Husten, Atemnot, Magenschmerzen, Bauchschmerzen]
A < Hinaufsteigen [3]
A DRÜSENBETEILIGUNG [Entzündung, Vergrößerung, Verhärtung]
A Morbus Basedow

K Akute Erkältungen setzen sich im Kehlkopf fest [=> Heiserkeit, große Trockenheit des Kehlkopfes, Krupp-Husten, Rauheit]. Der Kehlkopf ist empfindlich gegen Berührung; Schmerzen < Singen, Sprechen oder Schlucken
K Halsschmerzen < SÜSSIGKEITEN
K HUSTEN HOHL, BELLEND; KRÄCHZEND; SÄGEND oder KRUPPÖS; < kalte Getränke [kann auch >] > Essen [warme Speisen]; > warme Getränke
K Asthma; KEIN Schleimrasseln; Trockenheit; > warme Getränke und Sitzen in gebeugter Haltung [oder > Kopf zurückbiegen]. Asthma beginnt etwa um Mitternacht.
K Chronische Hodenentzündung; Schmerzen wie gequetscht

REPERTORIUM

GEMÜT: *Angst,* Ohnmacht mit [3], Schlaf während [2]. *Furcht,* Herz, Herzkrankheiten, vor [2], Ersticken, vor dem [2], Ersticken, vor dem, nachts [2], Ersticken vor dem, Herzerkrankung bei [2; *Dig.*], Erwachen, beim [2]. *Erschrickt* leicht, nachts [2]. *Schlafwandeln* [2]. *Auffahren,* Zusammenfahren, Kleinigkeiten durch [2]. *Denken,* Beschwerden an, < [2]. *Weinen,* Angst, nach [2]
SCHWINDEL: *Nachts,* Erwachen beim [2]. *Übelkeit* mit, Erwachen beim [2/1]
KOPF: *Schmerz,* liegt, Kopf mit dem, tief gelagert [2]; drückend, Stirn, Liegen Rücken, auf dem > [2]; Sitzen, beim [2]; stechend, Hinterkopf, Drehen des Kopfes [2]
NASE: *Katarrh,* trocken, chronisch [2]. *Schnupfen,* Krupp, mit [2]; Wind, kalter trockener Wind hervorgerufen, durch kalten [2; **Acon.**]
GESICHT: *Hitze,* Kopfschmerz, mit [2]; Bewegung, nach [3/1]

Spong.

INNERER HALS: *Erstickungsgefühl*, Zusammenziehen, Liegen, beim, Rücken gebessert durch, auf dem [2/1]. *Trockenheit*, Räuspern < [2/1]. *Schmerz*, Süßes < [3]. *Schmerz* wie wund, Husten, beim [3]
MAGEN: *Schmerz*, Getränke, warme > [2]
ABDOMEN: *Entzündung*, Pankreas [3]. *Schmerz*, Getränke, warme > [2]
MÄNNLICHES GENITAL: *Verhärtung*, Hoden, Nebenhoden [3]. *Schmerz*, zwickend, Hoden [3]; quetschend, Hoden [3]; stechend, Hoden, erstreckt sich zu Samenstrang [2]
KEHLKOPF: *Zusammenschnürung*, Kehlkopf, abends, Einschlafen beim [2], Schlaf, während, Liegen auf einer Seite, beim [2]. *Trockenheit*, Kehlkopf, Räuspern, durch [2/1]. *Schmerz*, Kehlkopf, Berührung, bei [3]; brennend, Kehlkopf, Husten, beim [3], wund, schmerzend, Kehlkopf, Schlucken beim [3]; Drehen des Kopfes, beim [2]. *Stimme*, heiser, plötzlich [2].
ATMUNG: *Asthma*, Biegen des Kopfes nach hinten > [3]. *Atemnot*, Mitternacht, nach [2]; Erwachen 1.00 Uhr [2]; Beugen, beim, vorne, nach > [2]; Menses während [3]
HUSTEN: *Bellend*, Tag und Nacht [2/1]; Beugen, beim, Kopf nach vorne > [2]; Trinken, nach > [3]; Trocken, Trinken, nach > [3]; Essen > [3/1]
BRUST: *Hitze*, Bewegung bei [2/1]. *Herzklopfen*, nachts, Mitternacht, weckt ihn [3]; Menses, vor [3]; Hals, erstreckt sich zum inneren Hals [2]
SCHLAF: *Schlaflage*, Kopf hinten gebogen, nach [2]

SPEISEN UND GETRÄNKE

ABNEIGUNG: Bier [1]
VERLANGEN: Delikatessen [2]; Bier [1]; kalte Getränke [1]
VERSCHLIMMERUNG: Tabak [3]; Fett [2]; Butter [1]; kalte Getränke [1]; Milch [1]
BESSERUNG: W..arme Getränke [1]

KERN DES MITTELS

1. Schläft in die Verschlimmerung hinein. Furcht vor dem Ersticken
2. Trockenheit der Schleimhäute
3. Mangel an Lebenswärme
4. Trockener, bellender Husten > warme Speisen und Getränke
5. Absteigende Erkältungen [=> Laryngitis]
6. < Liegen auf der rechten Seite. > Liegen auf dem Rücken

EIGENE NOTIZEN:

Stann.

STANNUM
Zinn   Stann.

REGION
NERVEN. SCHLEIMHÄUTE. BRUST. WEIBLICHE GENITALIEN. Lunge. * LINKE SEITE. *Links oben und rechts unten*

MODALITÄTEN
<u>VERSCHLIMMERUNG</u>: *Gebrauch der Stimme* [Sprechen, Singen, Lachen]. Kälte. 10.00 Uhr vormittags. BEWEGUNG [*nach*; sanfte; *Liegen auf der rechten Seite*]. Treppensteigen. *Warme Getränke*
<u>BESSERUNG</u>: Schnelle Bewegung. *Starker Druck*; *Zusammenkrümmen*. Auswurf [> Heiserkeit]. Husten

LEITSYMPTOME

G Angst und TRAURIGKEIT vor MENSES, > wenn die Menses einsetzt
G < WEINEN. „Könnte die ganze Zeit weinen, aber Weinen <."
A Mangel an Lebenswärme
A < TAGSÜBER
A EXTREME SCHWÄCHE; < in der BRUST; in *Hals*, Magen, Oberarmen und Oberschenkeln; fällt in einen Sessel; kann nicht einmal sprechen; zittert bei Bewegung. [*Boger*]
A REICHLICHE, *schleimig* eitrige Absonderungen. Lockerer Auswurf
A Nächtlicher Schweiß, besonders nach 4.00 Uhr morgens
A Die Schmerzen ERSCHEINEN und VERSCHWINDEN ALLMÄHLICH
A > SCHNELLE Bewegung; SCHNELLES Gehen
A > SICH ZUSAMMENKRÜMMEN [Krämpfe, Spasmen]
A > WÄHREND Menses [2]
A < körperliche Anstrengung [3]
A < Liegen auf der SEITE [3]. > Liegen auf dem ABDOMEN [2]
A DRÜCKENDE Schmerzen
A HOHLES Gefühl [vor allem Brust; Magen.]
A Starker Körpergeruch während Menses
A Tuberkulinische Diathese

K Prolaps von Vagina oder Uterus < Stuhlgang
K Brennende Handflächen und Fußsohlen
K Übelkeit und Erbrechen durch Essensgeruch. Scharfer Geruchssinn in der Schwangerschaft [1/1]

Stann.

K Husten < Liegen auf der RECHTEN Seite

REPERTORIUM

GEMÜT: *Antwortet*, kurz angebunden, barsch, schroff [2]. *Angst*, Menses, vor [2]. *Traurigkeit*, Menses vor [3], während > [2]. *Weinen* < [1]
KOPF: *Schmerz*, morgens, steigt und sinkt mit der Sonne [2]; Stirn, den Augen, über den Augen, links, erstreckt sich zu Stirn, nimmt allmählich zu und ab.[2/1]; drückend, Band, wie durch ein [2], Schläfen, tagsüber [1] Druck > [2]
SEHEN: *Entfernt*, Gegenstände scheinen [2]
GESICHT: *Schmerz*, tagsüber [2], Menses, vor [2]
MUND: *Sprache*, schwierig [3], Schwäche, auf, der Brust [2/1], des Halses [3/1]
INNERER HALS: *Enge-*, *Erstickungsgefühl*, sich Räuspern, beim [2]. *Schmerz*, wund, erstreckt sich zur Brust [3]
ÄUSSERER HALS: *Schweiß* [3]
MAGEN: *Appetit*, vermehrt, tagsüber [2]. *Leeregefühl*, Essen, nach dem [2]. *Schmerz*, Druck > [2]. Schmerz, Gehen, beim > [2]. *Würgen*, Räuspern beim, von Schleim aus der Trachea [2].
ABDOMEN: *Kleidung*, empfindlich gegen [2]. *Leeregefühl*, Essen, nach dem [2], Stuhlgang, nach [2]. *Schmerz*, Liegen auf dem Abdomen > [2]; krampfartig, Beugen nach vorne > [2]
WEIBLICHES GENITAL: *Sexuelles* Verlangen vermehrt, durch Kratzen entfernter Teile [2/1]. *Schmerz*, abwärtsdrängend, Uterus, Stuhlgang, während [2]. *Prolapsus*, Uterus, Stuhlgang, während [2]
KEHLKOPF: *Schmerz*, wie wund, Trachea, Husten beim [3]. *Räuspern*, tagsüber [2]; morgens [2]; Sprechen durch [2; *Mang.*]. *Stimme*, heiser, Husten > [2/1]; Sprechen durch [2]
ATMUNG: *Asthma*, asthmatische Atmung, kalt, Erkälten durch [2]
HUSTEN: *Tagsüber*, Auswurf, mit, reichlichem, grünlichen, salzigem, morgens, < [2/1]. *Liegen*, beim, Seite, auf der rechten [3]. *Lesen*, beim, lauten < [2]. *Flüssigkeiten*, durch warme [2]. *Wein*, durch [2]
AUSWURF: *Kugelförmig* [3]. *Reichlich* morgens [2]. *Dick* morgens [3]. *Weiß* tagsüber [2; *Arg-m.*]
BRUST: *Leeregefühl*, Auswurf nach [2], zu Beginn des Singens [2/1]. *Schmerz*, Roheit, Husten nach [2]. *Schwäche*, Sprechen beim [3]
EXTREMITÄTEN: *Krämpfe*, Finger, Schreiben, beim [3]. *Schweregefühl*, Beine, Gehen, beim [2], Finger, läßt Dinge fallen [2]
SCHWITZEN: *Mitternacht*, nach, 4.00 Uhr morgens [2]. *Gefühl*, als würde Schweiß ausbrechen, aber es tritt keine Feuchtigkeit auf [3]
ALLGEMEINES: *Tagsüber* [3]. *Kleidung*, lockern, lösen der Kleidung > [2]. *Liegen* auf dem Abdomen > [2]. *Menses*, während > [2]. *Berührung*, leichte < [2]. *Gehen*, schnelles > [2]. *Schwäche*, Sprechen, durch [3], Gehen, beim schnellen, > [2/1]

Staph.

SPEISEN UND GETRÄNKE
ABNEIGUNG: Bier [2]; Milch [1]; Muttermilch [1]
VERSCHLIMMERUNG: Bier [1]; Geruch von Speisen [1]; warme Getränke [1]; warme Speisen [1]

KERN DES MITTELS

1. Angst und Traurigkeit vor Menses, > Einsetzen der Menses
2. < tagsüber
3. Extreme Schwäche; zu müde zum Sprechen
4. > schnelles Gehen; schnelle Bewegung
5. Hohles, leeres Gefühl
6. > Zusammenkrümmen

EIGENE NOTIZEN:

STAPHISAGRIA
Samen von Stephanskraut   *Staph.*

REGION
NERVEN. ZÄHNE. *Urogenitaltrakt. Bindegewebe [Augenlider; Haut]. Drüsen.* Rechter Deltamuskel. * *Rechte Seite.* Linke Seite

MODALITÄTEN
<u>VERSCHLIMMERUNG</u>: *Gemütsbewegungen [Kummer; Verdruß; Entrüstung; Streitereien; Beleidigungen; Demütigung; unterdrückte]. Sexuelle Exzesse.* Masturbation. *Berührung. Kalte Getränke. Schnittwunden.* Quecksilber. Nachts. Morgens. Tabak
<u>BESSERUNG</u>: Wärme. Ruhe. *Frühstück*

LEITSYMPTOME

G Beschwerden durch UNTERDRÜCKTE GEFÜHLE

Staph.

G NACHGIEBIG, MILD, vermeidet Streit, möchte keine Unannehmlichkeiten bereiten. SCHÜCHTERN. „Zu würdevoll, um zu kämpfen." „Akzeptiert Autorität in sehr hohem Maße."
G EMPFINDLICH gegen alle äußeren Eindrücke; gegen GROBHEIT von anderen. „Krankhaft empfindlich; leicht beleidigt." [*Boger*]
G Furcht, die SELBSTKONTROLLE zu VERLIEREN [2]
G Sehr romantisch; leicht enttäuscht. [Vergleiche Zystitis bei frisch verheirateten Frauen]. „Sehr starke Sehnsucht nach der Vergangenheit" [z.B. dem Beginn der Beziehung]. „Bleibt in einer Beziehung aus Angst vor Zorn."
G Beschäftigt mit SEXUELLEN Dingen; unbefriedigter Drang. Sexuelle Gedanken drängen sich auf; treiben zur MASTURBATION. Starke sexuelle Phantasien abends im Bett; kann nur nach Masturbation einschlafen.
G In der Vorgeschichte häufig sexueller Mißbrauch
G Die eine oder andere Form von SUCHT [*Über*-Essen, *Über*-Arbeiten, Alkoholmißbrauch, ständige Beschäftigung mit den Kindern, Fernsehen etc.] [*Zaren*]

A < MITTAGSSCHLAF
A Den ganzen Tag über müde, nachts schlaflos
A Mangel an Lebenswärme
A > Nach dem FRÜHSTÜCK[2]
A Verlangen nach SÜSSIGKEITEN, MILCH [oder Abneigung gegen Milch] und TABAK.
A Überempfindlich gegen Tabakrauch
A Extreme EMPFINDLICHKEIT gegen BERÜHRUNG [Genitalien, Warzen, Hämorrhoiden, Hautausschlag]
A Zittern durch [unterdrückten] Zorn oder nervöse Erregung
A Geruch nach VERDORBENEN EIERN [Schweiß, Flatus, Stuhl]
A Schmerzen, die in die Zähne ausstrahlen

K Zystitis nach Koitus
K Zystitis nach Katheterisierung. Blasenschmerzen [oder Bauchkoliken] nach chirurgischen Eingriffen
K STÄNDIGES SCHLUCKEN [& unterdrückte Gefühle]
K Tränenfluß durch Gähnen. Heftiges Gähnen nach Kopfschmerzen
K Gefühl eines [unbeweglichen] BALLES in der STIRN; und Leeregefühl im Hinterkopf

K Schwerhörigkeit aufgrund von vergrößerten Tonsillen

REPERTORIUM

GEMÜT: *Beschwerden*, Zorn, unterdrückt [3], Ehre, verletzte [2], Entrüstung [4]; Tadel [2]; Grobheit anderer [3]. *Zorn*, blassem, lividen Gesicht, mit [4], Fehler, über seine [2], wirft Gegenstände weg [3]. *Gewissenhaft*, peinlich genau in bezug auf religiöse Kleinigkeiten [2]. *Wahnideen*, Menschen, hinter ihm, jemand sei [2]. *Furcht*, Selbstkontrolle zu verlieren, die [2/4]. *Musik*, Herzklopfen beim Hören von [2]. *Gedanken*, drängen auf ihn ein und schwir-

Staph.

ren durcheinander, sexuelle [2]; quälend, sexuelle [2]. *Wirft* Gegenstände, Personen, nach, beleidigen, die ihn [4/1]. *Weinen*, angesprochen, wenn [3]
KOPF: *Kugel*, Gefühl einer, Stirn, in der [2]. *Leeregefühl*, Hinterkopf [2/5]. *Hautausschlag*, empfindlich, extrem [3/3]. *Jucken* der Kopfhaut, Hinterkopf, Kratzen < [2/1]. *Schmerz*, Kummer, durch [3], Hinterkopf, Zorn, durch [2]
AUGEN: *Trockenheit*, morgens Erwachen, beim [2]. *Knötchen* an den Lidern, Lidränder [3]. *Schmerz*, brennend, Operationen, nach [2]
HÖREN: *Schwerhörigkeit*, Tonsillen, vergrößert [2]
GESICHT: *Verfärbung*, bläulich, zornig, wenn [2]. *Schmerz*, Erregung [2]
ZÄHNE: *Karies*, vorzeitig, bei Kindern [3]. *Schmerz*, Zähneputzen, Zähnebürsten < [2]. *Empfindlichkeit*, Zahnbehandlung ist unerträglich [2]
HALS: *Schlucken*, Neigung zum, ständigen, Erregung < [2], Sprechen beim [2]
ABDOMEN: *Herunterhängen*, als würden die Därme [3] *Schmerz*, Demütigung nach [3], Ärger, Ärger, nach [3; *Coloc.*]
REKTUM: *Jucken*, Sitzen im [2]
HARNBLASE: *Blasensteine*, nach Operation aufgrund von, nach [3]. *Entzündung*, Verletzung nach [2; *Arn.*]. *Schmerz*, Steinoperation, nach [3]. *Harndrang*, verheirateten Frauen, bei frisch [3/1]. *Urinieren*, Dysurie, verheirateten Frauen, bei frisch [3]; unbefriedigend, geleert, Harntröpfeln, als wäre die Blase nicht [2]
WEIBLICHES GENITAL: *Kondylome*, Vagina [2]. *Zusammenziehung*, Kontraktion, Uterus, Menses, während [2]. *Ovariotomie*, Beschwerden während oder nach [2]. *Schmerz*, Ovarien, Koitus, nach [2]
RÜCKEN: *Schmerz*, Sakralregion, morgens [2], Drehen, beim, Bett, im [2/3]
EXTREMITÄTEN: *Empfindlichkeit*, Fingerspitzen, der [2]; Fuß, Sohle [2]
SCHWEISS: *Geruch*, faulig [3]. *Symptome* < nach dem Schwitzen [2]
ALLGEMEINES: *Frühstück* > [2]. *Wunden*, konstitutionelle Folgen von [2]

SPEISEN UND GETRÄNKE

ABNEIGUNG: Milch [3]; Käse [2]; feste Speisen [2]
VERLANGEN: Suppen [3]; Süßigkeiten [3]; Alkohol [2]; Weinbrand [2]; flüssige Speisen [2]; Fleisch, muß es haben [2]; Milch [2]; Reis, trocken; [2]; Tabak [2]; Bier [1]; Brot [1]; kalte Milch [1]; stark gewürzte Speisen [1]; Whisky [1]; Wein [1]
VERSCHLIMMERUNG: Milch [3]; Tabak [3]; saure Speisen [2]; Essig [2]; Bier [1]; Brot [1]; Fett [1]; Fleisch [1]; gehaltvolle, fette Speisen [1]

KERN DES MITTELS

1. Unterdrückte Gefühle. Nachgiebige, milde, unterwürfige Personen
2. Sexuelle Gedanken; drängen sich auf; treiben zur Masturbation.
3. < Mittagsschlaf
4. Überempfindlich gegen Berührung
5. Tabak [Verlangen oder Verschlechterung]

EIGENE NOTIZEN:

STICTA
Lungenflechte Stict.

REGION
Nerven. [Schleim-] Häute [*Nase*; Brust; Bronchien; Gelenke]. Schulter [RECHTS]

MODALITÄTEN
VERSCHLIMMERUNG: Nachts. Hinlegen. Bewegung. Temperaturwechsel
BESSERUNG: Ungehindertes Fließen der Absonderungen. Im Freien

LEITSYMPTOME

G Muß reden. „Fühlt sich, als ob sie über alles und jedes reden müßte; ob jemand zuhört oder auch nicht." [*Phatak*] [Vergleiche > ungehindertes Fließen der Absonderungen]
G Gefühl des Schwebens

A Schmerzhaft TROCKENE Schleimhäute
A Mangel an Lebenswärme; erkältet sich leicht.
A < plötzlicher Wetterwechsel [=> Erkältungen]
A Stechender Schmerz – quer verlaufend [2]

K ABSTEIGENDE ERKÄLTUNGEN; die Absonderungen aus der Nase trocknen schnell und bilden Krusten; gefolgt von trockenem Husten oder Bronchitis
K Schnupfen [trocknet schnell] gefolgt von Sinusitis
K Ständige Neigung, sich die NASE zu SCHNEUZEN; erfolglos.
K DUMPFES, SCHWERES Gefühl [oder verstopftes Gefühl] in der NASENWURZEL [wichtiges Charakteristikum bei Kopfschmerzen und Schnupfen]
K Trockener, bellender Husten nach Masern, Keuchhusten, INFLUENZA
K Trockener, stoßweiser Husten < Husten, abends und bei Müdigkeit
K Ruhelose Hände und Füße

Stict.

REPERTORIUM

GEMÜT: *Wahnideen*, schweben, Luft, in [2], Bett, ruhen, er würde nicht auf dem Bett [1; Lach.]
SCHWINDEL: *Liegen*, Füße sich nach oben bewegen würden, als ob die [1; Ph-ac.]. *Schlaf*, nach < [1]
KOPF: *Schmerz*, Stirn, Husten [1]; berstend, Stirn, Husten beim [1].
AUGEN: *Schmerz*, Kopfschmerzen bei [1], Drehen der Augen, beim, seitwärts [2]; wie wund,, Bewegung, Augen, der [2]
NASE: *Schneuzen*, Neigung, sich die Nase zu schneuzen, ständig [3]. *Bohren* mit den Fingern in der Nase [1]. *Katarrh*, trocken, chronisch [3], erstreckt sich zu Stirnhöhlen [1]. *Schnupfen*, Luft, Freien, im > [1], jährlich, mit asthmatischer Atmung [1], erstreckt sich zu den Stirnhöhlen [2]. *Absonderung*, Krusten abzulösen, schwierig abzulösen, rohe und wunde Stelle, hinterlassen eine [1]; Absonderung trocknet schnell, bildet Krusten [2; Psor.]. *Trokkenheit*, Schneuzen der Nase, aber ohne Absonderung [3], schmerzhaft [2]. *Völlegefühl*, Nasenwurzel [3]. *Verstopfung*, nachts [1], nachts, weckt ihn auf [1], Schlaf, im [2] Nasenwurzel, an der [1]. *Schmerz*, Trockenheit, wegen [2]. *Niesen*, Kribbeln in der Nase, durch [1].
MUND: *Trockenheit*, weicher Gaumen, wie Leder [2/1]
ATMUNG: *Asthma*, Heuasthma, Pollen, durch [2]
HUSTEN: *Nachts*, Mitternacht, Morgen, bis zum [1]. *Anhaltend*, nachts [1]. *Trocken*, abends, Liegen [2]. Schlaf, störend [1]. *Schlaf*, verhindert den Schlaf [1]
BRUST: *Schmerz*, Brustbein hinter, erstreckt sich zum Rücken [1/3]
RÜCKEN: *Schmerz*, Dorsalregion, Schulterblätter, links, unter, Husten, beim [2/1]
EXTREMITÄTEN: *Hitze*, Gelenke [2]. *Bewegung*, Unterschenkel, unwillkürlich nachts [2]. *Schmerz*, Oberarm, Deltoids, Gegend des, Rückseite [2], Trizeps [2/1]

KERN DES MITTELS

1. Muß reden.
2. Gefühl des Schwebens
3. Absteigende Erkältungen
4. Ständige Neigung, sich die Nase zu schneuzen
5. Dumpfes, schweres Gefühl in der Nasenwurzel

EIGENE NOTIZEN:

Stram.

STRAMONIUM
Gemeiner Stechapfel   *Stram.*

REGION
GEHIRN. GEMÜT. *Kreislauf* [innerer Hals; Haut]. Spinalnerven [Arme; Hüfte – links; Genitalien]. Muskeln. Geschlechtsorgane

MODALITÄTEN
<u>VERSCHLIMMERUNG</u>: *Glänzende Gegenstände. Schreck.* NACH SCHLAF. DUNKELHEIT. Dunkle, wolkige Tage. *Unterdrückung.* Zügellosigkeit. Beim ALLEINSEIN. Beim Versuch zu schlucken, besonders Flüssigkeiten. Berührtwerden
<u>BESSERUNG</u>: LICHT. *Gesellschaft.* Wärme. Kaltes Wasser

LEITSYMPTOME

* LICHT – DUNKELHEIT
G WUT oder ÄNGSTE oder KONVULSIONEN [„Beim Zusammentreffen von zwei dieser drei Symptome sollten Sie an dieses Mittel denken."– *Morrison*]. Entweder Angst vor Gewalt oder schreckliche Gewalt
G Heftigkeit [herrscht normalerweise vor, kann aber auch ganz fehlen]. ZORN, Treten, Beißen, Schlagen. Heftige Agressionen; PLÖTZLICH. DESTRUKTIV. WILD. BEDROHLICH
G ÄNGSTE: DUNKELHEIT, Wasser, Gewalt, Tiere, beim Alleinsein, in geschlossenen Räumen, in Tunneln.
G Erwacht mit Entsetzen oder schreiend; erkennt niemanden, *klammert* sich an die Umstehenden, oder schlägt nach ihnen. NÄCHTLICHE SCHRECKENSZUSTÄNDE; bei Kindern. Schlafwandeln. Weiß hinterher nichts mehr davon.
G Beschwerden durch SCHRECK: Miterleben, wie ein Mensch stirbt, Miterleben einer Gewalttat; nach einer lebensbedrohlichen Situation]
G Starkes Verlangen nach LICHT und nach GESELLSCHAFT.
G STOTTERN. [„Wenn die Konvulsionen mit Stottern einhergehen, ist es *Stram.*" – *Morrison*]

A > Wärme
A < langer Schlaf [2]
A < Herbst [2]
A Unterdrückte oder verminderte SEKRETIONEN [Stuhl, URIN, Schweiß, Menses, Lochien]. Beschwerden durch unterdrückte Sekretionen, besonders Schweiß
A Ähnlichkeit mit *Bell.* bei Fieber und bei Fieberkrämpfen, aber länger anhaltend oder mit RÜCKFÄLLEN.
A *Ungeordnete, anmutige oder rhythmische* BEWEGUNGEN, < Kopf oder Arme

Stram.

A SCHMERZLOSIGKEIT von Beschwerden, die normalerweise schmerzhaft sind. Gesteigerte, wahnsinnige Kraft
A KRAMPFLEIDEN [Konvulsionen, Spasmen, Krämpfe, Zuckungen [besonders des Gesichts], Auffahren, Stottern]. Durch SCHRECK
A Heftiger DURST, besonders nach SAUREN Getränken
A Schlaflosigkeit im dunklen Zimmer. Ohnmacht an dunklen Orten [2]

K Schwindel < im Dunkeln
K GESICHT ROT; oder schnell die Farbe wechselnd: in einem Moment gerötet, im nächsten blaß
K Sonne => Kopfschmerzen

REPERTORIUM

GEMÜT: _Angst_, Dunkelheit, in der [2]; Geräusche, durch, Wasserrauschen [3]. _Gesellschaft_, Verlangen nach, nachts [3]. _Delirium_, fremd, Sprache, spricht in einer fremden [2]. _Wahnideen_, Gefahr, Empfindung von [2]; Hunde, angreifen, würden ihn [3/1], Bilder, Phantome, sieht, schwarze [3]. _Erregung_, abwechselnd mit, Konvulsionen [3/1]. _Furcht_, allein zu sein, nachts [3], Schwarzem, vor allem [3/1]; Wahnideen, Furcht durch [3/1]. _Gleichgültigkeit_, Leiden gegen [3]. _Beten_, Knien, im [2]. _Lachen_, laut [2]. _Unzüchtig_, obszön, Lieder [2]. _Raserei_, Tobsucht, Wut, Kopfschmerzen, bei [3], töten, versucht Menschen zu [2]. _Wildheit_ [2]
SCHWINDEL: _Dunkles_ Zimmer, beim Eintritt in ein [2]. _Fallen_, Stürzen, Neigung zu, Dunkelheit, in der [2/1]
KOPF: _Bewegungen_ des Kopfes, hin und her [2]. _Schmerz_, Hinterkopf, dunkel > [2], Erhitzung durch [2], Blicken auf helle Gegenstände, durch [2], warme Kleidung < [2]
AUGEN: _Empfindungslosigkeit_ [2]. _Offen_, Delirium mit [3]. _Schmerz_, durch Wechsel vom Dunklen zum Hellen und umgekehrt [2/1], Licht, trübes Licht < [2]. _Photophobie_, Raserei, Tobsuchtsanfall, bei [3]
SEHEN: _Geblendet_, Sonnenlicht [3]. _Verlust_ des Sehvermögens tagsüber [3]
GESICHT: _Verfärbung_, bläulich, Asthma bei [2]; blaß, Mund, um den [3]. _Verzerrung_, Raserei, Tobsuchtsanfall, bei [3]. _Ausdruck_, erschreckt [3]. _Hitze_, kalt, Füßen, mit kalten [3]; kalt, Händen, mit kalten [3]. _Gerunzelt_, Stirn Gehirnsymptomen, bei [3], Kopfschmerzen, bei [3]
MAGEN: _Erbrechen_, Galle, Bewegung, bei der geringsten [2], Aufsetzen, beim, Bett im [2/1]
REKTUM: _Diarrhoe_, Dunkelheit < [2/1], Licht, durch helles [2], glänzende Gegenstände < [2/1]
HARNBLASE: _Leere_, Gefühl von [2]
NIEREN: _Harnsperre_, Konvulsionen mit [2]
URIN: _Reichlich_, Delirium, nach [2], Fieber, während [3]
KEHLKOPF: _Stimme_, höher [3]; flexibel, variierbar, wenig [3/1]; kreischend [3]; tonlos [3]
HUSTEN: _Feuer_, beim Blicken ins [2]

Stram.

EXTREMITÄTEN: *Kälte*, Fieber, im [3]; Hände, Hitze mit, Gesichtes des [3]. *Konvulsionen*, eine Seite, andere Seite gelähmt [2]; Arme, stärker als die Beine [2]. *Hüftgelenkserkrankung* links [2/1]. *Lockerheit*, Gefühl von Lockerheit in den Gelenken [3]. *Verfehlt* die Stufen beim Herabsteigen von Treppen [2/1]. *Bewegung*, Finger, anhaltend [2]
SCHLAF: *Schlaflosigkeit*, Zimmer, im, dunklen, im [3]
SCHWITZEN: *Geruch*, kräftig riechend, Menses, während [2]
ALLGEMEINES: *Konvulsionen*, Licht < [3]; helles Licht, durch [3]; Konvulsionen verändern sich in ihrem Charakter [3]; Absonderungen, durch unterdrückte [2]. *Ohnmacht*, dunklen Orten, an [2]

SPEISEN UND GETRÄNKE

ABNEIGUNG: Wasser [3]; kaltes Wasser [2]; Getränke [2]; alkoholische Stimulantien [1]; Muttermilch [1]
VERLANGEN: Saure Speisen [2]; Bier [1]; Weinbrand [1]
VERSCHLIMMERUNG: Bier [1]; Kaffee [1]; kalte Getränke [1]; Milch [1]
BESSERUNG: Essig [1]

KERN DES MITTELS

1. Furchteinflößende Heftigkeit/Gewalt
2. Heftige Ängste
3. < Dunkelheit; > Licht
4. < Alleinsein; > Gesellschaft
5. Unterdrückte Absonderungen
6. Krampfleiden; wiederkehrend

EIGENE NOTIZEN:

Stront-c.

STRONTIUM CARBONICUM
Strontiumcarbonat   Stront-c.

REGION
Vasomotorische Nerven [Kreislauf; Herz; Nieren]. Knochenmark. Fußknöchel. * Rechte Seite. Linke Seite

MODALITÄTEN
VERSCHLIMMERUNG: KÄLTE; Veränderungen. Aufdecken; Entkleiden. Gehen. Verstauchungen. Bluten. Abends. Nachts. Dunkelheit. Reiben. Nach dem Hinlegen und Wiederaufstehen. Anstrengung
BESSERUNG: Hitze und Licht [Sonne; Einhüllen; Bäder]

LEITSYMPTOME

Scheint eine Kombination von Calc. und Bell. zu sein.
G „Vitale Menschen. Übernehmen viel soziale Verantwortung, z.b. Gruppen und Kurse." [Morrison]
G Abneigung gegen DUNKELHEIT. > Licht

A MANGEL AN LEBENSWÄRME. Sehr empfindlich gegen Kälte im allgemeinen und gegen ZUGLUFT
A > warmer Ofen [2]
A < ABENDS. < NACHTS
A < GEHEN [Kopfschmerzen; Blutandrang; Leukorrhoe; Atemnot; Druck im Sternum]
A < Reiben [3]
A Erhöhter Blutdruck. „Qualvoller Schmerz am oder um das Herz herum, als würde es gedrückt." „Wie eine Last auf der Brust." „Herz wie zusammengedrückt." ARTERIOSKLEROSE
A FLÜCHTIGE Schmerzen; scheinen in den Knochen zu sein.
A Schmerzen nehmen allmählich zu und ab.
A < MENOPAUSE
A Reichliches SCHWITZEN nachts.
A HITZEWALLUNGEN; im Gesicht [& Pulsieren der Karotiden]; möchte sich trotzdem nicht abdecken. Im Klimakterium
A BLUTANDRANG zu Kopf, Gesicht, Brust. HITZE des Kopfes & Hitze oder Röte des Gesichts.
A KNOCHENBESCHWERDEN [besonders der OBERSCHENKELKNOCHEN], vor allem bei skrofulösen Kindern, & Diarrhoe

Stront-c.

K Gesicht sehr blaß oder hellrot. RÖTE des Gesichts durch körperliche Anstrengung, besonders durch Gehen. DROHENDER APOPLEX
K Verstauchte oder geschwollene Knöchel. Knöchelschwellung, die nach einer VERSTAUCHUNG zurückbleibt. SCHWÄCHE der KNÖCHEL. Chronische Verstauchungen
K Kopfschmerzen; beginnen in der Zervikalregion [Spannung im Nacken], erstrecken sich zum Kopf. > Hitze [Sonnenhitze!, Infrarotlicht, Einhüllen]

REPERTORIUM

GEMÜT: *Erwartungsspannung*, Beschwerden durch [2]. *Verwirrung* durch alkoholische Getränke [1]. *Dunkelheit* < [1]. *Wahnidee* von Verbrechern [1]. *Destruktivität* [1]. *Furcht*, vor der Dunkelheit [2]. *Licht*, Verlangen nach [2]. *Auffahren*, abends, beim Einschlafen [1]. *Schlägt* um sich, auf eingebildete Objekte ein [1]
SCHWINDEL: *Nachts* beim Erwachen [1]
KOPF: *Kälte* nachts [1]. *Empfindlich* gegen kalte Luft [2]. *Zusammenschnürung*, Sonnenhitze > [1/1]. *Hitze*, mit Angst [1/3], mit Hitze des Gesichtes [1], mit Röte des Gesichts [1], bei Schläfrigkeit [1], beim Gehen [2]. *Schmerz*, Abkühlung, durch [2], Hitze > [1], durch Aufenthalt in der Sonne > [1; Graph.], Einhüllen des Kopfes > [2]; ziehend, Sonnenhitze > [1/1] drückend, Seiten, linke [2]
AUGEN: *Jucken*, innere Canthi [2]
SEHEN: *Farben*, grüne Flecken, beim Gehen im Dunkeln [2]; rote Kreise, beim Reiben [1/1], rot, Gegenstände erscheinen rot [2]
GESICHT: *Verfärbung*, rot, beim Gehen [1/1]. *Hitze*, beim Gehen [1]. *Schmerz*, brennend, während Kopfschmerz [1/1]
ABDOMEN: *Schmerz*, Hypogastrium, während Menses [2]; krampfartig, beim Erwachen [2]. *Spannung*, Hypogastrium [2]
WEIBLICHES GENITAL: *Leukorrhoe*, Gehen < [1]
ATMUNG: *Heißer* Atem [2]
BRUST: *Schmerz*, Herz, nach dem Essen [1]. *Zittern* wie durch Weinen [1/1]
EXTREMITÄTEN: *Karies* der Knochen, Oberschenkelknochen [2]. *Verletzungen*, Handgelenk [2]; Knöchel [2]. *Gefühllosigkeit*, Hand, Bewegung > [1]. *Schmerz*, Gelenke, nachts [1]; Beine, Bewegung > [1]; Wärme > [1]; brennend, Fuß, abends, im Bett [1]. *Lähmung*, Apoplexie, nach [2]. *Schwellung*, Oberschenkel, Oberschenkelknochen [2]. *Schwäche*, Unterschenkel, Bewegung > [1]
SCHLAF: *Schlaflosigkeit*, durch Zucken der Glieder [1]
SCHWITZEN: *Symptome* bessern sich während des Schwitzens [2]. *Entblößen*, Abneigung gegen [2]
HAUT: *Hautausschläge* im Winter [1]. *Jucken*, wenn Schmerzen aufhören [1/3]. *Spannung*, nach Kratzen [2]
ALLGEMEIN: *Abends*, nach dem Hinlegen [1]. *Lähmungen*, eine Seite, rechte Seite [1]. *Schwitzen*, nach Schwitzen > [2]. *Reiben*, < [3]. *Zucken*, während Schlaf [2], beim Einschlafen [2]. *Wärme*, am warmen Ofen > [2]

Stry.

SPEISEN UND GETRÄNKE
ABNEIGUNG: Fleisch [1]
VERLANGEN: Bier [2]; Brot [2]; Milch [2]; Weinbrand [1]
VERSCHLIMMERUNG: Wein [1] [=> Kopfschmerzen]

KERN DES MITTELS

1. Kombination von *Calc.* und *Bell.* [z. B. Abneigung gegen Dunkelheit; Röte des Gesichts bei Anstrengung; nächtliches Schwitzen; Knochenerkrankungen; chronische Verstauchungen der Knöchel]
2. Vitale, plethorische Menschen, trotzdem überempfindlich gegen Kälte und Luftzug
3. Starkes Verlangen nach Hitze und Licht
4. Hitzewallungen; Blutandrang. Hitze von Kopf & Hitze von Gesicht
5. Erhöhter Blutdruck. Arteriosklerose. Drohender Apoplex

EIGENE NOTIZEN:

STRYCHNINUM
Alkaloid von Nux vomica   *Stry.*

REGION
RÜCKENMARK. REKTUM. *Urogenitaltrakt.* GEHIRN. *Augen*

MODALITÄTEN
VERSCHLIMMERUNG: BERÜHRUNG. *Geräusche. Bewegung. Anstrengung. Gehen.* Nach den Mahlzeiten. *Morgens*
BESSERUNG: Rückenlage

LEITSYMPTOME

* *Strychnin* ist das Hauptalkaloid von *Nux vomica* und der Ignatius- Bohne. Immer wenn *Nux-v.* und/oder *Ignatia* angezeigt scheinen, sie jedoch versagen.
G „GROLL gegen das eigene Schicksal [ein ständiges Gefühl der Unfairneß oder Ungerechtigkeit]. *Fühlt sich gefangen, als Opfer seines Schicksals, ohne die Möglichkeit des Entrinnens,*

Stry.

was zu großer Unzufriedenheit führt." Gefühl der BESCHRÄNKUNG. „Niemand ist nett zu mir; jeder haßt mich; jeder ist gegen mich."
G „FURCHT [eventuell in Form von Panikattacken, die den Groll überschatten]. Kleinere oder größere Panikattacken [vergleiche die plötzlichen periodischen Schmerzattacken!]. Vor allen Dingen Furcht vor dem Tod, vor dem Wahnsinn oder vor irgendeiner schrecklichen Krankheit, darüberhinaus Furcht vor Dunkelheit und Furcht beim Alleinsein in der Dunkelheit." [„Extreme nervliche Erregbarkeit." – *Allen*]
G „Große Empfindsamkeit für gewisse Eindrücke auf der übersinnlichen Ebene. Empfindungsvermögen für die Existenz von übersinnlichen Wesenheiten, speziell solcher von üblem Charakter; führt zu schrecklicher Furcht. Sie fürchten sich vor Angriffen aus dem Jenseits, diese Furcht äußert sich entweder direkt oder als Furcht vor der Dunkelheit, vor allem vor dem Alleinsein im Dunkeln."
G „Wider aller Erwartung besteht keine Furcht vor Geistern. Diese Personen sehen keine Dinge, sie sind weder hellsichtig noch haben sie die Fähigkeit, Übersinnliches zu hören. Sie nehmen durch ihr Nervensystem physische Energien wahr, sie spüren etwas im Raum, etwas, das sie oft nicht mit Worten ausdrücken können, das sie aber in Schrecken versetzt."

A ÜBEREMPFINDLICH gegen ZUGLUFT
A KRAMPFARTIGE Beschwerden, < GERINGSTE BERÜHRUNG. „Elektrische Schläge, immer wenn der Prüfer berührt wurde" [*Clarke*]. [„Bei unserem jetzigen Kenntnisstand wäre es unklug, *Stry.* zu verschreiben, wenn dieses bestätigende Symptom fehlt." – *Shore*]. KRAMPFARTIGE SCHMERZEN
A ZUCKEN hier und da [2]. Zucken < Berührung [2]
A CHOREA, wenn die Konvulsionen im Schlaf nicht aufhören
A Gesteigertes sexuelles Verlangen
A Gefühl, als seien Kopf und Gesicht vergrößert. [Daher sind *Nux-v.* und *Stry.* Mittel für die Folgen von Ausschweifungen] [*Clarke*]. ALKOHOL-KATER
A Schmerzen und Empfindungen treten PLÖTZLICH auf und kehren *periodisch* wieder.
A STEIFHEIT [ist ein Leitsymptom von *Stry.*, und *Cooper* gibt „Rheumatismus mit steifen Gelenken" als eine Indikation an] [*Clarke*].

K Kopfschmerz & Schläfrigkeit. Kopfschmerz: Hinterkopf, erstreckt sich zum linken Auge; drückend.
K ERSTICKUNGSGEFÜHL; „als würde der Hals von außen zugedrückt werden."
K Anhaltender Husten, wiederkehrend nach Influenza. [„Husten mit einem starken krampfartigen und asthmatischen Element, kann trocken sein oder auch nicht." – Clarke]

REPERTORIUM

GEMÜT: *Wahnideen*, Gesichter, sieht häßliche [1]. *Erregung*, nervös [1]. *Furcht*, Verletzung, selbst verletzt zu werden [1]. *Auffahren* aus dem Schlaf, wenn er berührt wird [2; Coff.]. *Schlagen* [1]

Stry.

KOPF: *Schmerz*, Hinterkopf, erstreckt sich zu Augen [1]. *Kappe*, Gefühl einer über den Schädel gezogenen [1]
AUGEN: *Öffnung* der Augen, krampfhafte [2]. *Ruhelos* [1]. *Wilder* Blick [1]
OHR: *Geräusche*, Sausen, Brausen, Schwindel, mit [1]
NASE: *Niesen*, Jucken, mit [2/1]
GESICHT: *Ausdruck* erschreckt [1]. *Jucken* nachts [1]. *Steifheit*, Unterkiefer [3]
INNERER HALS: *Spasmen* Schlucken, beim [1]. *Erstickungsgefühl* [1]
MAGEN: *Winden*, Drehen, Verdrehen im Magen [1]
ABDOMEN: *Rumoren*, Diarrhoe erscheinen würde, als ob [2]
REKTUM: *Unwillkürlicher* Stuhl, Konvulsionen, während den [1; Oena.]
HARNBLASE: *Lähmung*, Überdehnung, nach [1]. *Urinieren*, unwillkürlich, Konvulsionen, bei den [1]
WEIBLICHES GENITAL: *Schläge*, Erschütterungen, Uterus, beim Einschlafen, im [1/1].
ATMUNG: *Atemnot*, Konvulsionen, bei den [2]
BRUST: *Herzklopfen*, plötzlich [2]
RÜCKEN: *Steifheit*, Stehen [1/1], Gehen, beim [1; Aur.]
EXTREMITÄTEN: *Konvulsionen*, Arme [3]; Beine [3]. *Ameisenlaufen*, Fingerspitzen [1]. *Steifheit*, Oberschenkel, Gehen, beim [2], Vorderseite, Muskeln, der [2]
SCHWITZEN: *Konvulsionen*, nach [1]
ALLGEMEIN: *Konvulsionen*, Zugluft < [3], Bewegung < [2], Geräusch, durch [1], plötzlich [1/1], Berührung, bei [2]. *Rucken* der Muskeln, Schlaf, beim Einschlafen [2]. *Zucken*, hier und da [2], Schlaf, beim Einschlafen [2], Berührung < [2/1].

KERN DES MITTELS

1. Große Ähnlichkeit mit *Nux-v.* und *Ign.* Empfindsam für sinnliche Eindrücke
2. Gefühl der Beschränkung
3. Schmerzen und Empfindungen plötzlich und periodisch wiederkehrend
4. < Zugluft. < geringste Berührung
5. Krampfartige Beschwerden

* Das Gemütsbild stammt von *Jonathan Shore*: „Strychninum" aus *Homoeopathy International*, Vol. 5 No.3, Winter 91/92.

EIGENE NOTIZEN:

Sulph.

SULPHUR
Schwefel *Sulph.*

REGION
KREISLAUF [VENÖS; *Pfortader-*; *abdominal*]. VERDAUUNGSORGANE. HÄUTE [Schleim-; seröse]. *Rektum*. Brust. HAUT; Falten. SCHEITEL. FUSSOHLEN. Gelenke. Drüsen. * LINKE SEITE. *Rechte Seite*

MODALITÄTEN
<u>VERSCHLIMMERUNG</u>: UNTERDRÜCKUNGEN. BADEN. Milch. Wenn ERHITZT [ANSTRENGUNG; WARME RÄUME; *geschlossene Räume*; IM BETT, Tragen von Wollkleidung etc.] *Atmosphärische Veränderungen. Sprechen. Periodisch* [11.00 Uhr; *Klimakterium*; Vollmond]. *Stehen. Ruhe. Waschen*. Unangenehme Gerüche. *Frühmorgens*
<u>BESSERUNG</u>: *Im Freien*. Bewegung. Warme Anwendungen. Warme Getränke. Schwitzen. Trockene Hitze. Trockenes warmes Wetter. Liegen auf der rechten Seite. Anziehen der betroffenen Gliedmaßen zum Körper hin

LEITSYMPTOME

G HOFFNUNGSVOLLE TRÄUMER; verzückt, religiös, philosophisch [*Boger*].
G „Es umfaßt jeden Typ von Mensch vom ruhigen, verfeinerten bis zum typisch arroganten, faulen, reizbaren". Hauptsächlich jedoch zwei Typen: **1.** den PHILOSOPHISCHEN, theoretisierenden [„Will in die tiefen Geheimnisse des Universums eindringen."]. **2.** den PRAKTISCHEN, idealistischen, handwerklich begabten [*Morrison*]
G VIELE IDEEN; keine Zeit oder zu mühevoll, sie zu verwirklichen. GROSSE IDEEN [„Sie rücken für die gesamte Menschheit alles in den Brennpunkt"]. Revolutionäre Ideen [die die Welt verändern].
Alles verbindend und vereinigend; expansiv; KEINE Zielstrebigkeit; KEINE wirkliche Tiefe. Weiß eine Menge Einzelheiten.
G PHANTASIEVOLL. Hat eine Unmenge von Einfällen. Kann zu ANGST um die Gesundheit führen.
G ICHBEZOGEN; haben eine gute Meinung von sich selbst. PEDANTISCH. Schulmeisterlich. „Sagen jedem, was er in seinem Leben tun soll". Lieben das Debattieren „um der Diskussion willen."
G Müssen im Mittelpunkt der Aufmerksamkeit stehen; sie übertreiben, prahlen. Beschwerden durch VERLEGENHEIT
G FAUL, bequem, UNORDENTLICH [„Sie wollen zu weit hinaus, können aber nicht den Überblick behalten und werden mit der Zeit dann faul." – *Morrison*]
G Furcht an HOCHGELEGENEN ORTEN

Sulph.

A WARM, dennoch sehr empfindlich gegen Zugluft. Können im fortgeschrittenen Alter einen Mangel an Lebenswärme aufweisen.
A VERLANGEN nach AUFENTHALT im FREIEN [3]
A VENÖSE STAUUNG. LOKALE Hitze und Brennen, vor allem Kopf, Gesicht, Handflächen und Fußsohlen [„brennt an beiden Enden"]
A BRENNENDE Schmerzen und Empfindungen
A Unverträglichkeit von WÄRME, GESCHLOSSENEN RÄUMEN. < WARMES Bett [3]; warmes Zimmer [3]; warmes Einhüllen [3]
A < NACHTS; vor allem gegen 4.00 – 5.00 Uhr
A < 11.00 Uhr vormittags
A < LANGER Schlaf [3]
A < Stehen [3]
A Starkes Verlangen nach SÜSSIGKEITEN und GEWÜRZTEN Speisen
A Schwäche durch HUNGER [3]. Hypoglykämie!!
A VERNACHLÄSSIGTER GESUNDHEITSZUSTAND, UNORDENTLICH und UNGEWASCHEN [*Boger*]
A LANGSAM, FAUL, hungrig und immer müde
A ÜBELRIECHENDE Absonderungen [Schweiß, Stuhl, Urin, Fußschweiß]
A UNKLARES, verschwommenes Symptomenbild aufgrund häufiger Antibiotikagaben

K Kopfschmerzen am Wochenende
K Juckender Anus [„Wichtiges Leitsymptom; bei 50 % dieser Personen braucht man *Sulphur*" – *Morrison*]
K Hautausschläge seit der Kindheit. Kratzen bis zum Wundsein oder Bluten; gefolgt von Brennen. Eines der Hauptmittel bei unterdrückten Hautausschlägen [=> Asthma, Epilepsie, Chorea, Krämpfe, Diarrhoe, Schwindel]
K Menopause: schmerzhaft geschwollene Brüste; Kopfschmerzen mit Brennen am Scheitel

REPERTORIUM

GEMÜT: *Angst*, Freunde zu Hause, um [2]. *Verwirrung*, Steigen < [2]. *Wahnideen*, Lumpen scheinen so schön wie Seide, alte [3/1], Stimmen, hört, rufen ihn nachts [2], Reichtum, von [2]. *Verweilt*, vergangenen, unangenehmen Ereignissen, bei, nachts [2]. *Beschwerden*, Ichbezogenheit, durch [2]. *Verlegenheit* [3]. *Furcht*, Gespenstern vor [2]. *Albernes* Benehmen, Glück und Stolz, zeigt [3/1]. *Ungeduld*, Kopfschmerzen bei [2], Kleinigkeiten, um [2]. *Gleichgültigkeit*, persönliche Erscheinung, sein Äußeres, gegen die [3/1], Wohlergehen anderer, gegen das [3]. *Stößt*, tritt, Schlaf im [2]. *Liebe*, Tieren, zu, Katzen [3]. *Homosexualität* [2]. *Religiös*, Gemütsstörungen, religiöse, Kindern, bei [2]. *Angesprochen* zu werden, Abneigung, allein gelassen werden, möchte [2]. *Theoretisieren* [3]. *Gedanken*, drängen auf ihn ein, und schwirren durcheinander bei der Arbeit [2; Mur-ac.]; hartnäckig, wieder in den Kopf, gehörte Ausdrücke und Worte kommen [2/1]
SCHWINDEL: *Gehen*, Freien im, Anhöhe auf eine [3/1]

Sulph.

KOPF: *Hautausschläge*, Haaransatz [3]; brennend [3]. *Hitze*, morgens, Erwachen, beim [3], nachts, im Bett [3]. *Schmerz*, hämmernd, lebhafte Gespräche, durch [3/1], Gerüche, kräftig, durch [3/1], Gerüche, Eiern, von [3/1], Winter, Kopfschmerzen im [3], Stirn, kalt, Anwendungen > [3], drückend, Schläfen, morgens, Aufstehen, nach dem [3/1]. *Schweiß*, der Kopfhaut, Kopfschmerz, bei [3/1]
AUGEN: *Trockenheit*, morgens, Tränenfluß nach [3/1]. *Entzündung*, Waschen < [3/1]. *Jukken*, Lider, tagsüber, nur [3; Phos.]. *Schmerz*, brennend, Lidränder, morgens [3]. *Röte*, Lider, morgens [3; Bry.]
OHR: *Geräusche*, abends, Bett, im [3]; Sausen, Brausen, Liegen, beim [3]; Schwappen, Plätschern [3]
HÖREN: *Schwerhörig*, Essen < [3]
NASE: *Sommersprossen* [3]. *Gerüche*, übelriechend, Schneuzen der Nase, beim [3], Schnupfen, wie alter [3]. *Geruch*, überempfindlich, empfindlich gegen den Geruch von Stuhlgang [3/1, empfindlich, unangenehme Gerüche [3]
MAGEN: *Appetit*, vermehrt, vormittags, 11.00 Uhr [3], verschwindet, Anblick von Speisen, beim [3], Schwäche, mit [3]. *Verlangen*, Süßigkeiten [3], Süßigkeiten, Menses vor den [3/1]. *Schmerz*, Stehen beim [3]; drückend, Menses, während [3]
REKTUM: *Diarrhoe*, morgens, erwacht mit Stuhldrang [3]; Bier, nach [3], Stehen < [3]. *Jukken* tagsüber [3/1]. *Schmerz*, brennend, nachts [3], brennend, Sitzen, im [3]. *Röte* des Anus [3]
URIN: *Reichlich*, nachts, Mitternacht, nach [3]
WEIBLICHES GENITAL: *Schmerz*, abwärtsdrängend, Uterus, nachts, Bett im [3/1]
ATMUNG: *Stockend*, durch Stiche in den Hämorrhoiden [3/1]
HUSTEN: *Trocken*, nachts, Liegen, beim < [3], weckt aus dem Schlaf [3]
BRUST: *Völlegefühl*, Menses, vor den [3]. *Hitze*, Hitzewallungen, aufsteigend, Gesicht [3/1]. *Herzklopfen*, Schlaf, Einschlafen beim [3], Herumdrehen im Bett [3]. *Schweiß*, Achselhöhle, Knoblauch, wie [3]. *Wärmegefühl* [3]. *Schwäche*, Sprechen lautem, bei [3]
RÜCKEN: *Schmerz*, Lumbalregion, Liegen, linke Seite < [3]; Sakralregion, erstreckt sich zu, Leiste, Menses während [3]; Steißbein, Aufstehen vom Sitzen, beim [3/1]. *Spannung*, Lumbalregion, Bücken, beim [3; Sabin.]. *Schwäche*, Lumbalregion, Stehen, beim [3]
EXTREMITÄTEN: *Blut*, Blutandrang zu [Arme, Unterschenkel] [3]. *Krämpfe*, Sohle, nachts [3]. *Schmerz*, brennend, Hand, Handfläche, Reiben, nach [3/1]; Fuß, abends, Bett im [3], nachts, Bett im [3], Bettwärme, durch [3], Sohle, Gehen, beim, Sitzen, nach langem [3/1]. *Ruhelosigkeit*, Füße, Bier, nach [3; Nat-m.]; Liegen, beim [3]. *Steifheit*, Knie, Aufstehen vom Sitzen, beim [3]
SCHLAF: *Schlaflosigkeit*, nachts, Mitternacht, nach 5.00 Uhr [3]. *Unerquicklich* morgens [3]. *Erwachen* häufig, nachts, Mitternacht, nach [3]
TRÄUME: *Alpträume*, Liegen auf dem Rücken, beim [3]
SCHWITZEN: *Geruch*, sauer, morgens [3]. *Reichlich*, morgens, Erwachen, nach dem [3], nachts, Mitternacht, nach, Schlaflosigkeit mit [3]
HAUT: *Schmerz*, Flecken [3; Aloe]
ALLGEMEINES: *Gebeugte* Haltung [3; Tub.]

Sulph.

SPEISEN UND GETRÄNKE

ABNEIGUNG: Eier [3]; Fleisch [3]; Oliven [3; Bier [2]; kräftiger Käse [2]; Hühnchen [2]; fette und reichhaltige Speisen [2]; Speisen, schon nach wenigem Essen [2]; Milch [2]; Rauchen [2]; saure Speisen [2]; Süßigkeiten [2]; Tabak [2]; Wein [2]; Artischocken [1]; Brot [1]; alles [1]; Fisch [1]

VERLANGEN: Alkohol [3]; Bier [3]; Fett + Süß [3]; stark gewürzte Speisen [3]; rohe Speisen [3]; Süßigkeiten [3]; Süßigkeiten vor Menses [3]; Whisky [3]; Wein [3; Ale [2]; Weinbrand [2]; Rotwein [2]; Schokolade [2]; Gurken [2]; Mehlspeisen[2]; Fett [2]; flüssige Speisen [2]; Fleisch, unbedingtes Verlangen [2]; Austern [2]; Pickles [2]; saure Speisen [2]; Gemüse [2]; warme Getränke [2]; Äpfel [1]; Apfelwein [1]; kalte Getränke [1]; Fett + Salz [1]; Fleisch [1]; Milch [1]; Oliven [1]; salzige Dinge [1]; Salz + Süßigkeiten [1]; Essig [1]

VERSCHLIMMERUNG: Milch [3]; Anblick von Speisen [3]; Brot [2]; kalte Getränke [2]; kalte Speisen [2]; Fett [2]; Olivenöl [2]; Zwiebeln[2]; saure Speisen [2]; Süßigkeiten [2]; Essig [2]; Bier [1]; Brot [1]; Schwarzbrot [1]; Butterbrot [1]; Butter [1]; Kaffee [1]; trockene Speisen [1]; Mehlspeisen [1]; schwere Speisen [1]; heiße Speisen [1]; Fleisch [1]; Kalbfleisch [1]; warme Speisen [1]; Tabak [1]; saurer Wein [1]

BESSERUNG: Heiße Speisen [2]; warme Getränke [2]; Wein [1]

KERN DES MITTELS

1. Ichbezogen, eingebildet. Phantasievoll; theoretisierend
2. Warmblütig. Will Fenster und Türen offen haben.
3. Brennende Schmerzen und Empfindungen. Lokale Hitze; aufsteigend
4. Übelriechende Absonderungen; wundmachend
5. Verlangen nach Süßigkeiten und scharf gewürzten Speisen
6. Jucken

EIGENE NOTIZEN:

Sul-ac.

SULPHURICUM ACIDUM
Schwefelsäure   *Sul-ac.*

REGION
VERDAUUNGSTRAKT. *Blut.* Blutgefäße. * RECHTE SEITE. LINKS UNTEN und RECHTS OBEN

MODALITÄTEN
VERSCHLIMMERUNG: Im Freien. Kälte. Alkohol. Verletzungen. GERUCH von KAFFEE. *Klimakterium.* Gegen Abend. Übermäßige Hitze oder Kälte. Nach den Mahlzeiten. Vormittags. Im Schlaf
BESSERUNG: Heiße Getränke. *Hände nahe am Kopf.* Gemäßigte Temperaturen. Liegen auf der betroffenen Seite. Druck

LEITSYMPTOME

G EILE; „Hat das Gefühl, alles müßte in Eile getan werden."
G NERVÖS und ängstlich darauf bedacht, die Dinge rechtzeitig zu erledigen. Kann sich nicht entspannen.

A Sehr großer MANGEL AN LEBENSWÄRME. < KALTWERDEN [3]
A Hitzegefühl beim Essen von warmen Speisen [2]
A > SCHNELLES Gehen [2]
A < RAUCH, SMOG, DÄMPFE, Gerüche [< Industriegebiete !!]
A INNERES Gefühl von ZITTERN [vergleiche Eile]. „Gefühl von Zittern am ganzen Körper, ohne tatsächliches Zittern" [*Nash*]
A SCHWÄCHE [& SCHWITZEN], vor allem nach Verletzungen
A Bekommt leicht einen BLUTERGUSS [vom geringsten Anstoßen]. Purpura haemorrhagica; Ekchymosen; Petechien. „Schwarze und blaue Flecken." Nach *Arn.*, wenn die blauen Flekken nicht verschwinden
A Verletzungen mit Extravasaten [Flüssigkeitsaustritt] [3]
A Alles ist SAUER [Schweiß, Aufstoßen, SODBRENNEN, Erbrechen, Atem, Stimmung].
A < KLIMAKTERIUM [Hitzewallungen, Schwitzen, Schwäche, inneres Zittern, Eile, blaue Flecken]
A HITZEWALLUNGEN, gefolgt von Zittern oder kaltem Schweiß; < obere Körperteile; > Bewegung
A Die Schmerzen erscheinen allmählich und verschwinden PLÖTZLICH.
A Reichliche, scharfe oder fadenziehende Absonderungen
A > am Meer [2]

Sul-ac.

K Gefühl, als wäre das Gehirn locker [als würde es in der Stirn von einer Seite auf die andere fallen]
K Aphthen & saurer Mundgeruch
K Erbrechen < Liegen auf der linken Seite
K Chronisches Sodbrennen
K Safran- oder orange-gelber Stuhl

REPERTORIUM

GEMÜT: *Antwortet*, schwierig, Antworten ist [2]. *Eile*, Essen, beim [3], geistiger Arbeit, bei [2], Bewegungen, in den [3], Bewegungen, in den, schnell genug tun, kann nichts [3; Aur.]; Beschäftigung, bei [3], Gehen, beim [3], Schreiben, beim [3]. *Erschöpfung*, geistige, Verletzungen, durch [3]. *Sprache*, einsilbig [2]
KOPF: *Lose*, locker, Gefühl, als sei das Gehirn [2]. *Schmerz*, Schläge, wie durch, Schläfe [2/1]
NASE: *Schnupfen*, Hunger, bei [2]. *Nasenbluten*, Klimakterium, im [2]
GESICHT: *Verfärbung*, rot, Klimakterium, im [3]. *Hitzewallungen*, Klimakterium, im [3]
MUND: *Aphthen*, Kindern, bei [3]; Zahnfleisch [2] Zunge [2]
ZÄHNE: *Schmerz*, Liegen, beim [2]
MAGEN: *Kälte*, Getränken, nach kalten [2]. *Aufstoßen*, Husten, nach [2]; sauer, Trinkern, bei [2/1]. *Sodbrennen*, Trinkern, bei [2; Nux-v.]. *Übelkeit*, Trinkern, bei [2]. *Schmerz*, Speisen, kalten, nach [2]; brennend, Alkoholikern, bei [2/1]. *Durst*, Erbrechen, nach [2; Olnd.]. *Erbrechen*, Alkoholikern, bei [2]; sauer, Essen, nach dem [2]
ABDOMEN: *Blubberndes*, glucksendes Gefühl, Liegen auf dem Rücken, beim [2/1]. *Zittern* [3]. *Schwächegefühl*, Menses, als ob sie erscheinen würden [3/1]
REKTUM: *Diarrhoe*, Obst, unreifem Obst, nach [2]. *Hämorrhoiden*, Trinkern, bei [2]
STUHL: *Fadenziehend* [3]. *Gelb*, orange [3], Safran, wie [3]
HARNBLASE: *Schmerz*, Harndrang nicht nachgegeben wird, wenn [2]
ATMUNG: *Atemnot*, Herunterhängenlassen der Beine > [2/1]
EXTREMITÄTEN: *Verfärbung*, Ekchymose [3]; Knöchel, violette Flecken [3/1]
SCHWITZEN: *Essen*, warmen Speisen, nach [3]. *Bewegung* > [2]
HAUT: *Narben*, rot, werden [2]. *Verfärbung*, Flecken, kleine [2]
ALLGEMEINES: *Luft*, Seeluft > [2]. *Hitzewallungen*, Schwitzen, mit [2]. *Verletzungen*, Extravasaten, mit [3]; Knochenbrüche [2]; Weichteile, der [2]. *Gehen*, schnelles > [2]

SPEISEN UND GETRÄNKE

ABNEIGUNG: Alkohol [2]; Kaffee [2]; Obst [2]; Süßigkeiten [2]; Fisch [1]; Pflaumen [1]; Stärkungsmittel [1/1]
VERLANGEN: Alkohol [2]; Weinbrand [2]; Obst [2]; Süßigkeiten [2]; Fisch [1]; Zitronen [1]; Pflaumen [1/1]; saure Speisen [1]; Stärkungsmittel [1]
VERSCHLIMMERUNG: Alkohol [3]; kalte Getränke [2]; kalter Kaffee [2]; Austern [2]; heiße Speisen [2]; Kaffee [1]; Kaffee, Geruch von [1]; kalte Speisen [1]; Obst [1]; Milch [1]; warme Speisen [1]; Tabak [1]
BESSERUNG: Kalte Speisen [2]; heiße Speisen [1]; Wein [1]

KERN DES MITTELS

1. Eile, innere oder äußere
2. < Rauch, Smog, Gerüche
3. Alles ist sauer.
4. < Klimakterium
5. Blaue Flecken; Schwäche nach Verletzungen
6. Mangel an Lebenswärme.

EIGENE NOTIZEN:

SYMPHYTUM
Beinwell   *Symph.*

REGION
KNORPEL. PERIOST. Platte Knochen

MODALITÄTEN
<u>VERSCHLIMMERUNG</u>: VERLETZUNGEN. Stöße durch stumpfe Gegenstände. Berührung. Bewegung. Druck
<u>BESSERUNG</u>: Sanfte Bewegung. Wärme

LEITSYMPTOME

A Wird in erster Linie in Notfallsituationen angewandt.
A FRAKTUREN [2], Splitterbrüche [1] [= komplizierte Brüche]. Fördert die Kallusbildung. „Es ist ein ausgezeichnetes Mittel, wenn die Knochen nicht zusammenwachsen wollen." Reizung und stechender Schmerz an der Bruchstelle
A „Stechender Schmerz, der bleibt, nachdem die Wunde abgeheilt ist, < Berührung" [*Phatak*]. „Schmerzen am Periost, nachdem die Wunden geheilt sind." [*Allen*]
A Außerordentlich schmerzhafte [alte] Verletzungen am Periost oder am Knorpel

Syph.

K Stumpfe Verletzung am Auge & starke Schmerzen im Augapfel [Hauptmittel].
K Paradontose
K Rückenschmerzen durch sexuelle Exzesse [1] oder durch Ringen.
K Reizbarer Amputationsstumpf nach Operation [1]

REPERTORIUM

AUGEN: *Verletzungen* [3]. *Schmerz*, durch einen Schlag [3; **Arn**.]; wie wund, durch einen Schlag [3]
NASE: *Zupfen*, ständiges Verlangen, an der Nase zu zupfen [1]
GESICHT: *Entzündung* der Knochen [1]; des Periosts [1]
BRUST: *Schmerz*, wund schmerzend, Mammae [1]
RÜCKEN: *Abszeß*, Psoasmuskel [1]
ALLGEMEIN: *Brüchige* Knochen [2; *Calc.*]. *Verletzungen* [2] der Knochen [2]. *Langsame* Heilung von Knochenbrüchen [2]

EIGENE NOTIZEN:

SYPHILINUM

Syphilisnosode   *Syph.*

REGION
Schleimhäute. Nerven. Knochen

MODALITÄTEN

VERSCHLIMMERUNG: NACHTS; *von Sonnenuntergang bis Sonnenaufgang*. Allmählich < dann langsam >. Herausstrecken der Zunge. Extreme Hitze oder Kälte [kaltes Winterwetter; Sommerhitze]. Jeder zweite Vollmond. Bei Gewitter. Feuchtigkeit. Am Meer. Seitliches Heben des Arms
BESSERUNG: Tagsüber. Lagewechsel. *Fortgesetzte oder langsame Bewegung*. Große Höhen; Berge. Wärme. Kaltes Baden

Syph.

LEITSYMPTOME

G „Schreckliche Angst vor der Nacht, wegen geistiger und körperlicher Erschöpfung beim Erwachen" [*Clarke*]
G Angst vor INFEKTIONEN, vor Keimen. Wäscht sich ständig die Hände.
G GEFÜHL, WEIT WEG ZU SEIN, & Apathie und Gleichgültigkeit in bezug auf die Zukunft
G ZWANGHAFT [Gedanken, Benehmen]

A „Durch die weite Verbreitung der Syphilis, sowohl erworben als auch vererbt, und durch die Virulenz und die Beständigkeit des Erregers kommt dieser Nosode eine große Bedeutung in der homöopathischen Praxis zu." [*Clarke*]
A MANGEL AN LEBENSWÄRME.
A < Extreme von HITZE und KÄLTE. > Gemäßigte Temperaturen
A < NACHTS [Schmerzen, Asthma, Husten, Schlaflosigkeit – konkurriert mit *Sulph.* als das Mittel, das den Schlaf wiederbringt – Gefühl, als ob heißes Wasser durch alle Adern fließen würde]
A VERFORMUNGEN [Nägel, verzerrte Gesichtszüge]
A GESCHWÜRIGE PROZESSE; faulige Absonderungen
A AUFEINANDERFOLGENDE Abszesse; Furunkel, Eiterungen
A Tendenz zu DESTRUKTIVITÄT. Frühzeitiger VERFALL
A Drüsenerkrankungen
A Verlangen nach Alkohol in jeder Form [„Bacchus und Venus sind enge Verbündete" – *Clarke*].
A Zwergenhafte Kinder. Schreiende Säuglinge, beginnen sofort nach der Geburt zu schreien.

K Jahrelange hartnäckige Verstopfung
K Kopfschmerzen, tief im Gehirn
K Häufige Fehlgeburten
K Wässrige, scharfe, reichliche Leukorrhoe; läuft zu den Fersen hinunter.
K Übermässiger SPEICHELFLUSS, besonders nachts
K Schmerz über dem rechten Auge < beim Herausstrecken der Zunge
K Vertikale Diplopie; „Ein Bild wird unter dem anderen gesehen."

REPERTORIUM

GEMÜT: *Zerstreut* [2]. *Konzentration* schwierig beim Rechnen [1/6]. *Verwirrung* beim Rechnen [2/4]. *Trost* < [3]. *Wahnideen*, er würde geisteskrank werden [2]. *Verzweiflung* in bezug auf die Genesung [3]. *Ungehorsam* [1]. *Stumpfheit* bei Kindern [2]. *Müßiggang* [2]. *Gleichgültigkeit* gegen geliebte Personen [2], gegen Verwandte [2]. *Reizbarkeit* bei Kopfschmerzen [3]. *Lügner* [2], lügt, sagt nie die Wahrheit, weiß nicht, was sie sagt [2]. *Gedächtnisschwäche*, plötzlich und periodisch [1/7]. *Erschöpfung*, geistige, beim Erwachen [2; Op.]. *Ruhelosigkeit* bei Kopfschmerzen [1]
KOPF: *Schmerz*, Schläfen, Hitze > [2]
AUGE: *Hautausschläge* um die Augen [2]

Syph.

OHR: *Kalkablagerung* auf dem Trommelfell [1; *Calc-f.*]. *Absonderungen*, wundfressend [2]
NASE: *Auswüchse* [2]
GESICHT: *Gerunzelt*, Stirn, Stirnrunzeln [2]
ZÄHNE: *Unterentwickelt*, verkümmert, klein [2]. *Gezackt* [1]
WEIBLICHES GENITAL: *Leukorrhoe*, scharf, wundfressend, nachts, < [2/1], bei kleinen Mädchen [2], warm, im warmen Bett < [1/1]; gelb, nachts < [2/1], gelb, bei Kindern [2/2], grünlich-gelb [1/9]. *Menses*, zu häufig, alle 14 Tage [1], übelriechend, Fisch, wie verdorbener [1]. *Schmerz*, Ovarien, nachts [2], erstreckt sich zum Kreuz [1]
KEHLKOPF: *Stimme*, heiser, vor Menses [1/3]
ATMUNG: *Atemnot*, nachts, Mitternacht, nach, 1.00 Uhr – 4.00 Uhr [2/1], vor Gewitter [1/3]
EXTREMITÄTEN: *Schmerz*, Unterschenkel, warme Anwendungen > [2], in der Bettwärme [2]
SCHLAF: *Schlaflosigkeit*, nach Mitternacht [2] durch Kopfschmerzen [2]; bei alten Menschen [3], durch Schmerzen im Rücken [2], durch Schmerz, in den Unterschenkeln [2], mit Atemnot [2]
TRÄUME: *Krankheit*, seine eigene [2/1]
ALLGEMEINES: *Morgens*, Sonnenaufgang, nach > [1; Colch.]. *Abzesse*, wiederkehrend [2; *Pyrog.*]. *Baden*, kaltes, bessert. [1]. *Konvulsionen* nach Menses [1; Kali-br.]. *Ohnmacht*, Schlaf, durch Schlafmangel [1/1]. *Bewegung*, fortgesetzte Bewegung > [3], langsame > [3]. *Schmerz* erscheint allmählich, und verschwindet allmählich [3]. *Wetter*, warmes nasses Wetter < [3]

SPEISEN UND GETRÄNKE

ABNEIGUNG: Fleisch [2]
VERLANGEN: Alkohol [2]

KERN DES MITTELS

1. Gefühl, weit weg zu sein. Zwanghaftes Verhalten
2. < Extreme von Hitze oder Kälte
3. < nachts
4. Zerstörerische, geschwürige Prozesse
5. Zwergenhaft

EIGENE NOTIZEN:

TABACUM
Tabak   Tab.

REGION
Nerven [zerebrospinal; Vagus; Ganglien des Sympathicus; HERZ]. DRÜSEN. ABSONDERUNGEN. * Linke Seite

MODALITÄTEN
VERSCHLIMMERUNG: BEWEGUNG; *Fahren*. Liegen auf der linken Seite. Geringste Bewegung. Hitze. Öffnen der Augen. Abends. Warmes Zimmer. Gehen
BESSERUNG: *Kälte*; *frische Luft*. Dämmerung. Entblößen des Abdomens. Erbrechen. Essig. Kalte Anwendungen; Gießen kalten Wassers über den Kopf

LEITSYMPTOME

G Plötzliche [periodische] Angst

A < HITZE. > KALTE LUFT; Entblößen des Abdomens
A REISEKRANKHEIT [Auto, Schiff]: ständige Übelkeit, Erbrechen bei der geringsten Bewegung; > FRISCHE Luft. Oder Übelkeit in der Schwangerschaft mit diesen Modalitäten.
A Plötzlicher Ausbruch von kaltem SCHWEISS; mit Frösteln; bei Nierenkolik, Angina Pectoris etc.
A REICHLICHE ungehindert fließende Absonderungen [Erbrechen; Schweiß; Tränenfluß; Speichelfluß etc.]
A Die Symptome kommen ANFALLSARTIG [Übelkeit; Migräne, Schwindel, Niesen] [*Allen*].
A Die Schmerzen ERSCHEINEN PLÖTZLICH [2].
A Ohnmacht in geschlossenen Räumen [2]
K ÜBELKEIT. „Fast ein Spezifikum bei akuter, starker Übelkeit. Wenn dies das Hauptsymptom ist, werden Sie durch *Tab.* immer eine Wirkung erzielen." [*Morrison*]. Übelkeit & viel Spukken
K Ausgeprägter SCHWINDEL, & Übelkeit und reichlicher [kalter] Schweiß; < Öffnen der Augen [vergleiche *Lob.*]
K Die Retina läßt Bilder zu lange fortbestehen.
K Gesicht TOTENBLASS
K Viel Spucken; bei den Beschwerden
K Angina Pectoris & Übelkeit, kalter Schweiß und Kollaps
K Angina Pectoris & Koronarsklerose und große Spannung [*Phatak*]
K Morbus Ménière mit dem Gefühl, seekrank zu sein [*Phatak*]

Tab.

REPERTORIUM

GEMÜT: *Angst*, plötzlich [2]
SCHWINDEL: *Blicken* beim, oben nach [2]. *Periodisch* [2]. *Rauchen*, durch [2].
KOPF: *Schmerz*, Schiff, durch Fahren in einem [2], plötzliche Schmerzen [2], Urinieren, beim [1]
AUGE: *Strabismus*, Lesen, beim [1/1]
HÖREN: *Überempfindliches* Gehör, Musik, gegen [2]
ZÄHNE: *Schmerz*, Schwangerschaft, in der [2]
INNERER HALS: *Würgen*, nachts [2]
MAGEN: *Verlangen* nach, Tabak[3]. *Leeregefühl*, Klimakterium, im [2]. *Aufstoßen*, Wasser in den Mund, Hochsteigen von, Schwangerschaft in der [2]. *Herabhängen*, würde, als ob der Magen schlaff [2]. *Übelkeit*, Luft, Freien, im > [2], tödlich [3], Seekrankheit [3], Rauchen, nach [2], Entblößen > [2/1], wam, Zimmer, im warmen [3]. *Erbrechen*, leicht [2]. *Bewegung*, bei [3]. *Entblößen* des Abdomen > [2/1]
ABDOMEN: *Spasmen* der Bauchmuskeln [2]
REKTUM: *Spasmen* [2]
HUSTEN: *Herzerkrankungen*, bei [2]
BRUST: *Schmerz*, Herz, erstreckt sich zu, Hand linke [2]. *Herzklopfen*, Menopause während [2]. *Liegen*, beim, Seite auf der rechten, > [2], Menses, während [2]. *Zittern*, Herz, Liegen, linken Seite <, auf der [2]
EXTREMITÄTEN: *Kälte*, Diarrhoe, bei [2]. *Hände*, eine Hand heiß, andere Hand kalt, und [2]. *Schmerz*, Arme, links, Herzsymptomen, mit [2]. *Schweiß*, kalt [2]. *Schwäche*, Arme, links [2]
FROST: *Frösteln*, Menses [2]
ALLGEMEINES: *Ohnmacht*, engen Zimmer, im [2]. *Schmerzen* erscheinen plötzlich [2]

SPEISEN UND GETRÄNKE

ABNEIGUNG: Kaltes Wasser [1]; Geruch von Tabak [1]
VERLANGEN: Tabak [3]; Alkohol [1]
VERSCHLIMMERUNG: Alkohol [1]; Tabak [1]

KERN DES MITTELS

1. Plötzlich und periodisch [Angst, Schweiß, Schwindel, Übelkeit, Schmerzen]
2. < Hitze; > kalte Luft im Freien
3. Ungehindert fließende Absonderungen
4. Schreckliche Übelkeit; & Erbrechen bei der geringsten Bewegung; > im Freien
5. Viel Spucken; als Begleiterscheinung

EIGENE NOTIZEN:

Tarent.

TARENTULA HISPANICA
Spanische Tarantel   Tarent.

REGION
NERVEN. HERZ. *Wirbelsäule*. ATMUNG. Weibliche Genitalien. * Rechte Seite

MODALITÄTEN
<u>VERSCHLIMMERUNG</u>: BERÜHRUNG; Berührung der erkrankten Körperteile. *Kälte. Geräusche.* Periodisch [zur gleichen Stunde; jedes Jahr]. Nach Menses. Abends. Wetterwechsel. Muß umhergehen, aber Gehen <.
<u>BESSERUNG</u>: *Entspannung* [Reiben; Schwitzen; Rauchen]. *Im Freien. Musik.* Reiten

LEITSYMPTOME

G EXTREME RUHELOSIGKEIT, der Patient muß in STÄNDIGER Bewegung sein, obwohl Bewegung <. Verlangen zu springen. GRENZENLOSE Energie; ist gezwungen beschäftigt, tätig zu sein.
G Jeder MUSS SICH BEEILEN. Ungeduldig. Andere Menschen machen ihm die Dinge zu langsam.
G Hyperaktivität. SCHNELLE Bewegungen
G Hände ständig in Bewegung, ständige Bewegung der Beine, alberne Bewegungen, von Armen und Rumpf. Versucht, diese Übererregbarkeit in den Griff zu bekommen, HAT aber KEINE KONTROLLE darüber.
G > Tanzen > MUSIK. „Dieses Mittel reagiert nicht nur erstaunlich sensibel auf Musik, es kann sogar durch *Farben* körperlich beeinflußt werden." [*Tyler*]
G > RHYTHMUS [Musik, Massage, Reiten, Tanzen, Rauchen]
G LISTIG. Gerissen, verschlagen. „PLÖTZLICHE heftige oder HINTERHÄLTIGE, zerstörerische Bewegungen sind absolut charakteristisch und spezifisch für dieses Mittel." [*Tyler*]. Bedrohliches, destruktives, unvorhersehbares Verhalten, dabei aber gerissen. „PLÖTZLICHER IMPULS, Schaden anzurichten." „Von Launen bestimmt", „Gewaltausbrüche; Angst angesichts von tatsächlichem Widerstand oder wenn er fort von zu Hause ist."
G „Unglaubliche Schnelligkeit: springt aus dem Bett und zerschlägt etwas, bevor man sie davon abhalten kann." [*Tyler*]. Gefolgt von Lachen und Entschuldigungen
G Extreme Neigung, zu lachen, zu spielen, zu scherzen und absurde Dinge zu tun

A > BEWEGUNG [3]. > Langsames Gehen [2]
A Mangel an Lebenswärme, trotzdem Verlangen nach [2] und besser IM FREIEN [2]
A Verlangen nach GEWÜRZTEN Speisen
A < BERÜHRUNG [Abneigung, berührt zu werden]. > REIBEN

Tarent.

A „HERUMWÄLZEN von einer auf die andere Seite, um die Qualen zu erleichtern." [Charakteristikum] [*Kent*]
A ZUCKUNGEN, Rucken. Auffahren aus dem Schlaf. Unruhige Hände, Beine
A Ständiges Verlangen nach großen Mengen KALTEN WASSERS
A Reichliche Menses, gefolgt von Jucken der Vulva
A *Empfindliche Genitalien.* SEXUELLE ERREGBARKEIT

K Trockene, heiße, wunde, juckende Vulva und Vagina, < Kratzen. Leukorrhoe mit klaren, scharfen, klebrigen Klumpen
K Verstopfung; äußerst schlimm und beängstigend nach Abführmitteln, Einläufe können kein Absetzen des Stuhls herbeiführen; mit Angst, Rastlosigkeit; fühlt sich gut durch Massage oder Reiben des Kopfes.
K Intensive Kopfschmerzen, als würden tausende von NADELN in das Gehirn stechen
K Schwindel, nachfolgend Spasmen [*Boger*]
K Kopfschmerzen als Begleitsymptom
K Erstickungsgefühl; muß frische Luft haben; < Husten
K Husten > Rauchen, < Geräusche
K Schmerzhaft empfindliche Wirbelsäule; Berührung löst Schmerzen in Herz, Brust etc. aus.
K „Extreme Überempfindlichkeit der Fingerspitzen" [*Allen*]

REPERTORIUM

GEMÜT: *Kurz angebunden* [2]. *Zorn* bei Berührung [3]. *Antwortet* kurz angebunden, barsch, schroff [2]. *Farben*, Schwarz, Abneigung, Düsteres, Abneigung gegen [2]. *Froh*, Freien, im [2]. *Wahnideen*, Gesichter, sieht, Schließen der Augen, beim [2], krank zu sein [2]. *Destruktivität*, gerissen [2/1]. *Erregung*, Menses, während [2], Musik, durch [2]. *Eile*, jeder muß sich beeilen [3; Lach.]. *Hysterie*, Musik > [3/1]. *Reizbarkeit*, Koitus, nach > [2/1]. *Töten*, Verlangen zu, droht, jemanden zu töten [2; *Hep.*]. *Schlagen*, sich selbst [2]
SCHWINDEL: *Epileptischem* Anfall, vor einem [2]
KOPF: *Kälte*, Wasser, wie durch kaltes [2]. *Bewegungen* des Kopfes, Herumwerfen des Kopfes [2]. *Schmerz*, betäubend, morgens, Erwachen, wie durch alkoholische Getränke, beim [2]. *Pulsieren*, Stirn, Menses, während [2]
AUGEN: *Öffnen*, unfähig sie zu, Kopfschmerzen bei [2/1]. *Pupillen*, zusammengezogen, links, rechts erweitert [2]
SEHEN: *Neblig*, Sonnenlicht < [2; Am-m.]
ÄUSSERER HALS: *Kleidung* < [2]. *Schmerzen*, Seiten, Drehen des Kopfes, beim [2]
MAGEN: *Übelkeit*, nachts, Hinlegen, nach dem [2]. *Schmerz*, Aufstoßen > [2], Flatus > [2]. *Erbrechen*, Zubettgehen, nach dem [3/1]
REKTUM: *Obstipation*, Stuhl bleibt lange im Rektum, ohne Stuhldrang, Angst, mit schrecklicher [3/1]
HARNBLASE: *Tenesmus*, Menses während [3/1]. *Urinieren*, verzögert, Musik hört, kann nur urinieren, wenn er [2/1]
WEIBLICHES GENITAL: *Jucken*, Menses, nach [3]

Tarent.

ATMUNG: *Atemnot*, Herzen, bei Schmerzen im [2], Liegen, Seite, linken, auf der [2]
BRUST: *Herzklopfen*, Waschen der Hände, beim, kaltem Wasser in [2/1]
EXTREMITÄTEN: *Bewegung*, unwillkürlich, Verlust der Kontrolle über die [2]. *Schmerz*, Luft, kalte durch [2]; Beine, kalt, Abkühlung, bei [2]. *Ruhelosigkeit*, Musik > [3/1]; Beine, abends, Bett, im [3], nachts [3], Bewegung > [3; **Rhus-t**.]
SCHWITZEN: *Reichlich*, Musik, durch [2/1]
ALLGEMEINES: *Chorea*, rechts [2], Nachahmung, durch [2]. *Konvulsionen*, Druck auf die Wirbelsäule [2/1]

SPEISEN UND GETRÄNKE

ABNEIGUNG: Fleisch [2]; Brot [1]; Schokolade [1]
VERLANGEN: Sand [3]; kalte Getränke [2]; stark gewürzte Speisen [2]; salzige Dinge [2]; Kalk [1]; rohe Speisen [1]
VERSCHLIMMERUNG: Kalte Getränke [2]

KERN DES MITTELS

1. Extreme Ruhelosigkeit; ist gezwungen, sich zu bewegen.
2. > Musik, > Rhythmus
3. Verlangen nach Aufenthalt im Freien
4. Wälzt sich von einer Seite auf die andere, um die Schmerzen zu lindern.
5. Sexuelle Erregbarkeit
6. Starkes Verlangen nach gewürzten Speisen

EIGENE NOTIZEN:

Tell.

TELLURIUM
Tellur   Tell.

REGION
Wirbelsäule. Nerven. *Ohren.* Augen. Haut. Von rechts nach links. * Linke Seite. Rechte Seite

MODALITÄTEN
<u>VERSCHLIMMERUNG</u>: Berührung. *Liegen auf dem erkrankten Körperteil.* Kälte. Leerschlukken. Verletzungen der Wirbelsäule. Jede Woche. Kaltes Wetter
<u>BESSERUNG</u>: Liegen auf dem Rücken; Liegen [> Schwindel]. Essen und Trinken [> die Halsschmerzen]

LEITSYMPTOME

G Furcht, an empfindlichen Stellen berührt zu werden [besonders an den oberen Rückenwirbeln dorsal]. „Es schmerzt nicht nur am Kontaktpunkt, man spürt es auch im Kopf und an entfernten Körperteilen." [*Clarke*]

A ÜBLER GERUCH; wie faulige Fischlake oder Knoblauch [Mundgeruch, Otorrhoe, Achselschweiß, Körpergeruch]. „Es ist eines der Hauptmittel bei übelriechendem Fußschweiß." [*Clarke*]
A SCHARFE Absonderungen; verursachen Jucken, Bläschen etc. [besonders Otorrhoe]
A Mangel an Lebenswärme
A RINGELFLECHTE [Herpes circinatus]
A „Andere befallene Hautstellen sind bei *Tell.* die Haarwurzeln, die Brüste, das Perineum und der Anus." [*Clarke*]
A Ausstrahlende Schmerzen
A „Viele der Symptome kommen und gehen PLÖTZLICH. Die Ohren sind plötzlich verstopft. Es kommt zu plötzlichem Blutandrang zum Kopf." [*Clarke*]

K Schwindel beim Einschlafen [„als würde er in der Luft schweben beim Einschlafen"]
K Beinahe ein Spezifikum bei RECHTS-seitiger Ischialgie oder bei [lumbosakralem] Rückenschmerz, der sich zum RECHTEN Bein erstreckt; < Husten [2], Erschütterung [2], Lachen [2/1], Liegen auf der schmerzhaften Seite [2], Stuhlpressen [2], Bücken [2], Niesen [2]; > Gehen [2], Urinieren [1/1]
K Schmerz über den Augen & Konjunktivitis und entzündete Augenlider

Tell.

REPERTORIUM

SCHWINDEL: *Morgens,* Aufstehen, nach [3]. *Schlaf,* Einschlafen, beim [1]. *Drehen,* beim [1]
KOPF: *Hautausschläge,* Haaransatz [1], Schuppen, weiß [1]. *Schwere,* Stirn,beim Bücken. *Schmerz,* Stirn, in der, Augen, über den Augen, Hinlegen, nach dem [1]
AUGE: *Hautausschläge,* Lidern, an den, Ekzem [1]. *Schwellung,* Lider, ödematös [3]
OHR: *Absonderung,* wundfressend [3], übelriechend, Fischlake wie [3]; serös [3]; wässrig [3]. *Hautausschläge,* Bläschen [2]; Ohrläppchen, an den, verursacht durch die Absonderung [3/1]. *Schmerz,* brennend, äußeres Ohr [3]; Ohrläppchen [3/1]
GESICHT: *Verfärbung,* rot, Stirn, Flecken in [2]
MUND: *Kältegefühl,* Pfefferminze, wie durch [1]. *Geruch,* Knoblauch wie [2]
INNERER HALS: *Kältegefühl,* Pfefferminze, wie durch [1]. *Trockenheit,* Gehen im Freien [1/1]. *Schmerz,* Trinken > [1]; Essen > [1]
ÄUSSERER HALS: *Hautausschläge,* Bläschen, Seite an der, Absonderung aus dem Ohr, durch [3/1]
ABDOMEN: *Hautausschläge,* Herpes, circinatus [1; Nat-m.]
REKTUM: *Hautausschläge,* Perineum, Herpes [1]. *Flatus,* übelriechend, Eier, wie faule [2]
NIEREN: *Schweregefühl,* Nierengegend [1]; nachts [1/1]
BRUST: *Hautausschläge,* Mammae, Brustwarzen [1]. *Schweiß,* Achselhöhle, Knoblauch, wie [2]; übelriechend, Menses während [1; Stram.]
RÜCKEN: *Schmerz,* Husten, beim [1],Sakralregion, Husten beim [1]; Lachen, beim [2/1]; Liegen, Rücken auf dem [2]; Stuhlgang, während [2]; Stuhlgang, Pressen zum Stuhlgang, beim [2]; Gehen, beim > [2]; Gehen, Freien im > [2]; erstreckt sich zu, Oberschenkeln [2]; erstreckt sich zu, Oberschenkeln, rechts, Stuhlpressen oder Husten < [3/1]
EXTREMITÄTEN: *Gefühllosigkeit,* Finger, Fingerspitzen, Strecken der Hände, beim [1/1]. *Schmerz,* Beine, Ischialgie, rechts [2]; Husten < [2]; Beugen des Beines > [1]; Erschütterung < [2]; Lachen < [2/1]; Niesen, beim [2]; Stuhlgang, Pressen, beim [2]; Bücken < [2]
SCHLAF: *Einschlafen,* abends, Sitzen, im [1]. *Schlaflosigkeit,* Schwindel, wegen [1]
SCHWITZEN: *Geruch,* übelriechend, nachts [2], kräftig riechend, Menses, während [2; Stram.]
HAUT: *Hautausschläge,* Herpes, ringförmig [3]; Pickel, juckend, warm, wenn [2]. *Jucken,* abends, Bett im [1], in kalter Luft [1], Flecken, die schwitzen [2/1]
ALLGEMEINES: *Empfindlichkeit,* Knochen, der [3]

SPEISEN UND GETRÄNKE

ABNEIGUNG: Rauchen [1]
VERLANGEN: Äpfel [1], Bier [1]

KERN DES MITTELS

1. Furcht vor Berührung [Rückenwirbel dorsal]; Berührung => ausstrahlende Schmerzen
2. Übler Geruch [wie Knoblauch oder Fischlake]

Ter.

3. Scharfe, wundfressende Absonderungen [vor allem Otorrhoe]
4. Rechtsseitige Ischialgie oder lumbosakraler Rückenschmerz, erstreckt sich zum rechten Bein
5. Ringelflechte

EIGENE NOTIZEN:

TEREBINTHINA
Terpentin   *Ter.*

REGION
Schleimhäute [NIEREN; Blase]. Bronchien. *Atmung*. Herz. Blut

MODALITÄTEN
VERSCHLIMMERUNG: Feuchtigkeit. Kälte. *Nachts*; 1.00 bis 3.00 Uhr. Liegen; Liegen auf der linken Seite. Druck. Sitzen. Gehen im Freien. Urinieren
BESSERUNG: Bewegung. Beim Gehen. Aufstoßen und Blähungsabgang. Bücken. Umdrehen auf die rechte Seite. Kaltes Wasser [> Brennen von Anus]

LEITSYMPTOME

A Mangel an Lebenswärme
A ÖDEME; innerlich und äußerlich
A BRENNEN [Zungenspitze; Epigastrium; Niere; Uterus; Mund; Hals; Rektum; Anus]
A BLUTUNGEN; passive; aus den Schleimhäuten
A SCHMERZEN [entlang der großen Nerven; im Darm] RUFEN HANDRANG HERVOR.
A Ekchymosen; Purpura hämorrhagica
A Beschwerden & brennendes Gefühl in irgendeinem Körperteil [*Mathur*]
A NACH Scharlach [Albuminurie; Ödeme; Hämaturie]

K Glatte, wunde, glänzende Zunge
K Urin, rauchgrau, mit kaffeesatzartigem oder dickem, gelbem, schleimigem, trübem Sediment, VEILCHENGERUCH

K Nephritis & starke Bronchitis
K Amblyopie [Schwachsichtigkeit] durch Alkohol
K Rezidivierende Zystitis durch Leben in feuchter Umgebung
K Schwindel & Schwinden der Sicht

REPERTORIUM

NASE: *Nasenbluten*, Kindern, bei [2], Fieber, während, Typhus [2]
GESICHT: *Hitzewallungen*, Klimakterium, im [2]
MUND: *Bluten*, Zahnfleisch, Putzen des Zahnfleisches, beim [2]. *Verfärbung*, Zunge, rot, glänzend [2]. *Landkartenzunge* [2]. *Schmerz*, Zahnfleisch, Berührung, bei [2], brennend, Zahnfleisch [2]; wund, Zungenspitze [2] *Glatte* Zunge [2]
MAGEN: *Durst*, Kopfschmerzen, bei [2]
ABDOMEN: *Schmerz*, stechend, erstreckt sich von links nach rechts [2; Ip.]
REKTUM: *Schmerz*, brennend, kalte Anwendungen > [2]
HARNBLASE: *Katarrh*, alten Menschen, bei [2]. *Schmerz*, brennend, Urinieren, während [2], Gehen im Freien > [3/1]
NIEREN: *Schweregefühl*, Nierengegend [2]. *Schmerz*, brennend, erstreckt sich die Harnleiter entlang zur Blase [2; Bell.], Nierengegend [2]; drückend, Sitzen, im [2; Pall.]
URIN: *Eiweißhaltig*, Herzerkrankung, folgend auf [2], Schwangerschaft, in der [2]. *Wolkig*, Abgang, beim [3]. *Farbe*, rauchig [3] *Geruch*, übelriechend, süßlich [2]
WEIBLICHES GENITAL: *Tumoren*, Uterus [3]
ATMUNG: *Atemnot*, Liegen, beim, unmöglich [2], aufrechtes Sitzen > [2]
EXTREMITÄTEN: *Zucken*, elektrische Schläge, wie durch [2]. *Schmerz*, Beine, nassem Wetter, bei [2]
FIEBER: *Tropisch* [2]
HAUT: *Erysipel*, chronisch [2; Graph.]
ALLGEMEINES: *Konvulsionen*, Urämie, bei [2]. *Ohnmacht*, Stuhlgang, nach [2]

SPEISEN UND GETRÄNKE

ABNEIGUNG: Fleisch [1]
VERLANGEN: Alkohol [1]; bittere Getränke [1]; trockener Reis [1]
VERSCHLIMMERUNG: Fleisch [1]

KERN DES MITTELS

1. Mangel an Lebenswärme
2. Gefühl von Brennen oder brennende Schmerzen
3. Schmerzen rufen Harndrang hervor.

Teucr.

4. Hämorrhagien
5. Schmerzen in der Blase > Gehen im Freien

EIGENE NOTIZEN:

TEUCRIUM MARUM VERUM
Katzengamander   Teucr.

REGION
NASE. *Lunge*. REKTUM. Fingerspitzen. Zehengelenke. * *Rechte Seite.* Linke Seite

MODALITÄTEN
VERSCHLIMMERUNG: Wetter [wechselhaftes; feuchtes; *kaltes*]. Im Bett [abends; nachts; Bettwärme]. Beim Gehen. Nach dem Stillen
BESSERUNG: Im Freien. Schwitzen

LEITSYMPTOME

G Geschwätzigkeit in der Fieberhitze

A Verlangen nach Aufenthalt in FRISCHER LUFT, der ihn nicht ermüdet, sondern sein Befinden >
A Zart und empfindsam
A Überrreizung, nachdem es durch ZU VIELE MEDIKAMENTE zu einer Übersensibilisierung gekommen ist und die Mittel nicht mehr wirken [3; Ph-ac.]
A WÜRMER
A POLYPEN [Nase; Ohren; Vagina; Rektum; Blase]
A Tuberkulinisches Miasma. „Würmer und Polypen lassen eine tuberkulinische Färbung vermuten" [*Clarke*]
A UNGEWÖHNLICHER Hunger, verhindert den Schlaf.

Teucr.

K Verstopfung der Nase auf der Seite, auf der man liegt; klumpige Absonderung. „Schneuzen oder Niesen beseitigt die Verstopfung nicht."
K KRIBBELN in der Nase [ohne Schnupfen]; muß sie zupfen.
K JUCKEN DES ANUS, abends im Bett; verhindert den Schlaf; durch Askariden
K Eingewachsene Zehennägel
K Katarrh mit Absonderung harter Klumpen aus den Choanen
K Ruckartiger Schluckauf, nach dem Stillen

REPERTORIUM

GEMÜT: *Zorn*, Stimmen, von Menschen, durch [1]. *Froh*, Freien, im [1]. *Erregung*, Hören von schrecklichen Dingen, nach [2]. *Schreckliches* und traurige Geschichten greifen sie stark an [2]. *Geschwätzigkeit*, Fieberhitze, in der [3]. *Erzählen* der Symptome, < [1]. *Traurigkeit*, Abkühlung, durch [1]. *Empfindlich*, Geräusche, Stimmen, gegen [2]. *Sprechen*, unangenehmen Dingen, von < [1]. *Weinen* < [2]
KOPF: *Verletzungen* des Kopfes, nach [2]. *Schmerz*, Essig < [1/1]; Stirn, Stehen > [1]
OHREN: *Geräusche*, Schneuzen der Nase, beim [1] Sprechen, beim [1]. *Schmerz*, Schneuzen der Nase, beim [1], Sprechen, beim [1]
NASE: *Schneuzen*, ständige Neigung, sich die Nase zu schneuzen [3]; abends, Fremdkörpers in der Nase, Gefühl eines großen [3/1]. *Absonderung*, Krusten, abgelöst, wenn, verursacht Schmerz und Wundheit [1], grüne Massen [2]. *Trockenheit* innen, zwingt zum Schneuzen der Nase, aber ohne Absonderung [3]. *Ameisenlaufen* Nasenwurzel [2/1]. *Verstopfung*, rechts [3], abends [2], Lesen, bei lautem [1]. *Zupfen* an der Nase [3]. *Polyp* Choanen [2/1]. *Niesen*, Kribbeln in der Nase, durch [1]
MUND: *Schmerz*, brennend, Zunge, Pfeffer, wie durch [1]. Zungenspitze, Pfeffer, wie durch [1]. *Geschmack*, modrig, Hochräuspern von Schleim, nach [2/1]
INNERER HALS: *Würgen*, Einschlafen, beim [1]
MAGEN: *Angst*, Stehen, beim [1/1]. *Appetit*, Heißhunger, Schlaf, verhindert den [1]. *Würgen*, Getränken, nach kalten [1]
ABDOMEN: *Schmerz* erstreckt sich zu Hoden [1]
REKTUM: *Flatus*, heiß [2], laut [2]. *Jucken*, abends, im Bett [2], Stuhlgang, während [1], warmen Bett, im [2]. *Schmerz*, brennend, Flatus, nach [2]
HARNBLASE: *Polypen* [3]
HARNRÖHRE: *Schmerz*, brennend, wenn er nicht uriniert [1]
KEHLKOPF UND TRACHEA: *Reizung*, Luftwege, nimmt zu, je mehr man hustet [1]
EXTREMITÄTEN: *Ameisenlaufen*, Sitzen, im [1; Kali-c.]. *Einwachsende* Zehennägel [3], Ulzeration, mit [2]
SCHLAF: *Gestört*, Hunger, durch [1]. *Schlaflosigkeit*, Aufregung, durch [1]
ALLGEMEINES: *Veränderung* der Lage > [1]. *Magnetismus* > [1] *Reiben*, vorsichtiges Streicheln < [1/1]. *Schwäche*, Erwachen, morgens, aus einem Traum [1; Op.]

Thea

SPEISEN UND GETRÄNKE
VERLANGEN: Salzige Dinge [1]
VERSCHLIMMERUNG: Kalte Getränke [2]; Bier [1]; Brot [1]

KERN DES MITTELS

1. Im Freien [Verlangen und >]
2. Würmer. Jucken des Anus verhindert den Schlaf.
3. Polypen
4. Katarrh mit harten Klumpen aus den Choanen
5. Ungewöhnlicher Hunger, verhindert den Schlaf.

EIGENE NOTIZEN:

THEA
Chinesischer Teestrauch   Thea

REGION
GEMÜT. Nerven. Magen. Schlaf

MODALITÄTEN
VERSCHLIMMERUNG: Nachts. Nach den Mahlzeiten. Kaltes Wasser. Im Freien
BESSERUNG: Äußere Wärme. Warmes Bad

LEITSYMPTOME

G IMPULS, ihre KINDER zu TÖTEN
G Redseligkeit

A Mangel an Lebenswärme
A < NACHTS [= Schlaflosigkeit durch Gedankenandrang und nervöse Erregung]

Thea

K Kopfschmerz & Blutandrang zum Kopf und klopfende Karotiden
K Nächtliches Herzklopfen; kann nicht auf der linken Seite liegen.
K Flaues Gefühl in der Magengrube; als würde der Magen entspannt herunterhängen
K Zittern der Hände; das Schreiben fällt schwer.
K Nasenbluten vor Menses
K Diarrhoe < Bier

REPERTORIUM

GEMÜT: <u>Aktivität</u>, Schlaflosigkeit mit [1/4]. <u>Konzentration</u>, aktiv, geschärft [2]. <u>Selbstvertrauen</u>, Mangel an, Bier > [1/1]. <u>Tod</u>, sagt den Zeitpunkt des Todes voraus [1]. <u>Furcht</u>, Tod, plötzlichem Tod, vor [1], töten, davor zu [1], töten, zu, ihr eigenes Kind [1/1]. <u>Erschreckt</u> leicht, nachts [1]. <u>Töten</u>, Verlangen zu [1], plötzlicher Impuls, das Kind ins Feuer zu werfen [1]. <u>Sprache</u>, flüssig, geläufig [1]; fesselnd, interessant [1/1]. <u>Reisen</u>, Verlangen nach [1]. <u>Gedichte</u>, macht [1]. <u>Witzig</u>, geistreich [1]
KOPF: <u>Kälte</u>, Hinterkopf [1]. <u>Schweregefühl</u>, Gehen beim [1]. <u>Schwäche</u>, Schmerzen, nach [1/1]
SEHEN: <u>Verlust</u> des Sehvermögens, Schwindel, bei [1]
GESICHT: <u>Verfärbung</u>, blaß, Liegen, während [1; Bell.]
MAGEN: <u>Leeregefühl</u>, nach Mittagessen [1]. <u>Schlaffheit</u> [1]
RÜCKEN: <u>Schmerz</u>, Zervikalregion, erstreckt sich zum Auge [1]
SCHLAF: <u>Einschlafen</u>, Bier nach [1/1]. Wein, nach [1/1]. <u>Schläfrigkeit</u>, Bier nach [1; Sulph.]
ALLGEMEINES: <u>Schwäche</u>, Bier, nach > [1/1], Erregung, nach [1]

SPEISEN UND GETRÄNKE

ABNEIGUNG: Alles [1]; Tee [1]; Wasser [1]
VERLANGEN: Saure Speisen [1]
BESSERUNG: Wein [1]

KERN DES MITTELS

1. Plötzlicher Impuls, ihre eigenen Kinder zu töten
2. Schlaflosigkeit durch geistige Aktivität
3. Mangel an Lebenswärme
4. > äußere Wärme
5. Gefühl, als würde der Magen schlaff herunterhängen

EIGENE NOTIZEN:

Ther.

THERIDION
Orangenspinne   *Ther.*

REGION
NERVEN. *Wirbelsäule*. Knochen. Linke Seite; Kopf, Brust. * Linke Seite

MODALITÄTEN
<u>VERSCHLIMERUNG</u>: GERÄUSCHE. *Berührung*. SCHLIESSEN DER AUGEN. Geringste Bewegung. Fahren. *Erschütterung*. Bücken. Aufstehen. Bewegung. Treppen hinauf- oder hinuntergehen. Anstrengung. Gehen. *Nachts*. Kälte. Koitus. Hinlegen
<u>BESSERUNG</u>: Ruhe. Wärme. Warmes Wasser [> Übelkeit und Würgen]

LEITSYMPTOME

G ÜBEREMPFINDLICH gegen GERÄUSCHE [Geräusche verursachen Übelkeit, Schwindel, Kälteschauer, Schmerzen im ganzen Körper; treffen auf schmerzhafte Stellen; scheinen den Körper zu durchdringen.]
G Erschrickt bei der geringsten Kleinigkeit. Vergebliches Bemühen [„kopflos"– vergleiche: Gefühl, als sei der Kopf vom Körper getrennt]. Schreckliche NERVOSITÄT
G Die ZEIT vergeht zu SCHNELL.
G Zusammenbruch [+ Nervosität] nach langem Leiden

A MANGEL AN LEBENSWÄRME
A Verlangen nach ORANGEN, Bananen
A Extreme Empfindlichkeit in der Pubertät, in der Schwangerschaft und im Klimakterium [*Allen*]
A Die meisten Beschwerden sind von SCHWINDEL BEGLEITET.
A < AUGENSCHLIESSEN [=> Schwindel, Übelkeit]
A Seekrankheit
A Die Knochen scheinen wie zerbrochen [Rachitis, Karies, Knochennekrose]

K Kopfschmerzen; starker, dumpfer Druck hinter den Augen; zu Beginn der Bewegung; < Hinlegen, geringste Bewegung des Kopfes, GERÄUSCHE
K Migräne; klopfender Schmerz über dem linken Auge; < Sonnenhitze und Geräusche
K Schmerz über der NASENWURZEL. Gelbgrüne, dicke, übelriechende Nasenabsonderungen
K Unruhegefühl in den Händen; verdreht sie.
K Rückgratverkrümmung bei Mädchen im Wachstum
K Wirbelsäule empfindlich gegen Berührung; sitzt SEITLICH im Stuhl, um den Druck gegen die Stuhllehne zu vermeiden.

Ther.

REPERTORIUM

GEMÜT: *Hysterie*, Menopause, in der [2]. *Empfindlich*, Geräusche, geringsten, gegen die [3]. *Erschrecken*, leichtes [2]. *Zeit* vergeht zu schnell [2]
SCHWINDEL: *Schließen* der Augen, beim [3], Übelkeit, mit [2; Lach.]. *Bewegung*, durch, Erbrechen und Übelkeit [2; Sel.]. *Geräusche*, durch [2/1]. *Schlaf*, Einschlafen, beim [2], nach, < [2]. *Umdrehen*, beim [1]
KOPF: *Hitze*, Lachen < [1/1]. *Schmerz*, Klimakterium, im [2], Schließen der Augen, beim [2], Geräusche, durch, Rattern von Wagen [2; **Nit-ac.**]; Gehirn, schmerzhaftes Drücken, tief im, Liegen, beim [1/1]; Stirn, Augen, hinter den [2]; Hinterkopf, Sonnenhitze, in der [2]; drückend, Stirn, Augen, über den, links [2]. *Pulsieren*, Stirn, erstreckt sich zum Hinterkopf [1]. *Getrennt*, Körper getrennt, als sei der Kopf vom [1], Scheitel, als sei der [2/1]. *Sonnenstich* [2]
SEHEN: *Diplopie*, Licht, beim Blick ins [1/1]. *Flimmern*, Flackern, Schließen der Augen, beim [1; Nat-a.]
HÖREN: *Überempfindliches* Gehör, Geräusche, gegen, Übelkeit, verursachen [2; Cocc.], Geräusche greifen die Zähne an [2; Lach.]
NASE: *Schweregefühl*, Nasenwurzel [1]
GESICHT: *Unwillkürliches* Öffnen des Mundes [2/1]
MUND: *Beißt*, Zunge, beißt sich auf die, nachts im Schlaf [1]
ZÄHNE: *Schmerz*, Geräusch < [2]
MAGEN: *Übelkeit*, nach kalten Getränken, nicht nach warmen [1; Lyc.], Anstrengung, nach, der Augen [2], angestrengtem Blicken, bei [2], Geräusch durch [2; Cocc.], Gebrauch der Augen, beim [2]. *Erbrechen*, Schließen der Augen, beim [2/1]
REKTUM: *Klumpens*, Gefühl eines, Perineum [2; **Chim.**]. *Prolapsus*, Sitzen < [1/1]
HARNBLASE: *Urinieren*, häufig, nachts, selten tagsüber [2; Bor.]
PROSTATA: *Vergrößerung*, Gefühl von [2]
WEIBLICHES GENITAL: *Schmerz*, Ovarien, links [2], Menses, während [1], Bewegung < [1]
HUSTEN: *Zusammenkrümmen*, muß sich [1; Agar.]. Brust, Schmerz, stechend, Seiten, links, erstreckt sich zum Rücken [2; **Sulph.**]
RÜCKEN: *Schmerz*, Geräusch < [3; Ars..], Auftreten, beim [2], wie wund, Wirbelsäule, Anlehnen an einen Stuhl < [3]
EXTREMITÄTEN: *Karies* der Knochen [2]
TRÄUME: *Zähne* brechen ab [1]
ALLGEMEINES: *Ohnmacht*, Anstrengung, bei [2]

SPEISEN UND GETRÄNKE

ABNEIGUNG: Alles [1]; Fleisch [1]
VERLANGEN: Alkohol [1]; Bananen [1]; bittere Getränke [1]; Weinbrand [1]; trockener Reis [1]; Orangen [1]; Rauchen [1]; saure Speisen [1]; Tabak [1]; Whisky [1]; Wein [1]; Wein, Rotwein [1]
VERSCHLIMMERUNG: Bittere Getränke [1]

Thuj.

KERN DES MITTELS

1. Extreme Nervosität. Fruchtlose Aktivität. Die Zeit vergeht zu schnell.
2. Überempfindlich gegen Geräusche. Geräusche => Schmerzen und körperliche Empfindungen.
3. < Pubertät [Mädchen, die zu schnell wachsen], Schwangerschaft, Klimakterium
4. Mangel an Lebenswärme
5. Schwindel als Begleitsymptom
6. Verlangen nach Orangen, Bananen

EIGENE NOTIZEN:

THUJA
Lebensbaum   *Thuj.*

REGION
Schleimhäute [UROGENITALTRAKT; Darm]. *Gemüt. Nerven.* Hinterkopf. Drüsen. HAUT. Linker Eierstock. * *Linke Seite.* Rechte Seite

MODALITÄTEN
VERSCHLIMMERUNG: FEUCHTE KÄLTE. Hitze; Bettwärme. Periodisch [3.00 Uhr morgens; jedes Jahr; zunehmender Mond; während Menses]. Urinieren. Gonorrhoe. Impfung. Tee. Zwiebeln. Bewegung. Sprechen. Tabak. Narkotika
BESSERUNG: Wärme [Wind; Luft; Einhüllen des Kopfes]. Frei fließende Absonderungen. *Niesen.* Bewegung. Kreuzen der Beine. Berührung. Hochziehen der Gliedmaßen an den Leib. Im Freien. Liegen auf der betroffenen Seite. Liegen auf dem Rücken

Thuj.

LEITSYMPTOME

G FIXE IDEEN. Fanatismus [religiöser; Wahnidee, er steh unter dem Einfluß einer höheren Macht]. „Wie besessen besorgt um unbedeutende oder eingebildete Unzulänglichkeiten des Körpers"
G Gefühl, als wäre der KÖRPER ZERBRECHLICH
G VERSCHLOSSEN, jedoch wohlerzogen und höflich
G „Präsentiert der Außenwelt ein vorgefertigtes Bild, das geplant und seit der Kindheit geformt ist. In der Kindheit haben sie die Erfahrung gemacht [oder das Gefühl gehabt], vernachlässigt oder mißbraucht worden zu sein. Das Kind bekommt die Botschaft vermittelt, daß es nie gut genug sein kann." [*Gray*]
G Geringes Selbstwertgefühl. „Sie fühlen sich NICHT LIEBENSWERT. Sie meinen, daß sie unmöglich geliebt werden könnten, wenn man wüßte, wie sie in Wirklichkeit sind. Weil sie spüren, daß sie niemals geliebt werden können, strengen sie sich besonders an, Zuneigung zu bekommen. Sie schauen sich um, was beliebt ist, wie man geht, wie man sich kleidet, was man tut etc., um zu sehen, was „ankommt". Dann machen sie sich daran, dieses systematisch und genau zu IMITIEREN. Sie kopieren diese Dinge, die ihrer Meinung nach in der Welt funktionieren, und wenn sie erwachsen sind, haben sie ein PERFEKTES IMAGE." [*Gray*]. Im Inneren das Gefühl, HÄSSLICH zu sein. SELBSTVERACHTUNG [perfekt versteckt]
G Das äußere Erscheinungsbild und die Selbstdarstellung werden äußerst wichtig, was zu Trügereien, Manipulation, Täuschung führt. „Der große Verkleidungskünstler." Hält Informationen zurück.
G „Sie sind individualistisch, aber wahrscheinlich nicht diejenigen, die sich in der Welt einen Namen machen, und sie mögen es nicht, wenn man sich in ihr Privatleben einmischt." [*Borland*]
G Die Fallaufnahme ergibt ein verworrenes Bild. „Der Patient kann sich nicht verständlich machen. Man braucht zwei Stunden, um die Sachlage klarzubekommen; wenn Sie diesen ungewöhnlichen Zeitaufwand feststellen, denken Sie an *Thuja*." [*Morrison*]

A < KALTES, NASSES WETTER
A Absonderungen GELB-GRÜN oder GRÜN
A < UNTERDRÜCKTE Gonorrhoe
A < 3.00 Uhr morgens und 15.00 Uhr nachmittags
A < NACH Mitternacht
A Schmerz an KLEINEN Stellen [2]
A Träume vom Fallen [3]; von Toten [3]
A Nie mehr ganz gesund seit einer Impfung [vor allem Pockenimpfung] oder Desensibilisierung [Heuschnupfen!!]
A WARZEN, Auswüchse, Kondylome, Polypen
A ÖLIGE Haut, Schweiß
A Süßlicher Schweißgeruch [besonders an den Genitalien]
A Schweiß an unbedeckten Stellen; mit trockener Hitze an bedeckten Stellen
A ZWIEBELN [Verlangen, Abneigung oder Verschlechterung]

Thuj.

A Probleme mit den NÄGELN [„Bei jeder Nagelveränderung kann man an *Thuja* denken." – *Morrison*]

K Taube Finger, beim Erwachen nachts
K Schmerzhafte Fußsohlen
K Schwindel beim Schließen der Augen
K Chronische Beschwerden der Harnwege oder der Eierstöcke [vor allem linker Eierstock]

REPERTORIUM

GEMÜT: <u>Verwirrung</u>, Sprechen, beim [2]. <u>Wahnidee</u>, Körper, zerbrechlich, sei [2/1], er stehe unter dem Einfluß einer höheren Macht [2]. <u>Gewissenhaft</u>, peinlich genau in bezug auf Kleinigkeiten [2]. <u>Furcht</u>, Fremden, vor [2], Wind, vor [2; Cham.]. <u>Vergeßlich</u>, morgens, Erwachen, beim [2]. <u>Zerbrechlich</u> zu sein, Gefühl [2/1]. <u>Eile</u>, geistiger Arbeit, bei [2], Bewegungen, in den [2], Beschäftigung, bei [2], Gehen, beim [2]. <u>Geschäftig</u>, Fieberhitze, in der [2]. <u>Empfindlich</u>, Musik, Kirchenmusik, gegen [2/1]. <u>Gedanken</u>, Schwinden der Gedanken, beim Sprechen [2]
KOPF: <u>Hitze</u>, Menses, vor [2]. <u>Schmerz</u>, nachts, Bett, treibt ihn aus dem [2/1], Tee, durch [2], erstreckt sich zu Hinterkopf [3]; Stirn, Essen > [2], Liegen > [2], Anwendungen, warme > [2] Stirn, Mitte, Stirnhöhlen, durch chronischen Schnupfen [2]; Nagel, wie durch einen [3]
AUGEN: <u>Kondylome</u>, Augenbrauen [2]; Augenlider [3]. <u>Hautausschläge</u>, Ekzeme, Lider [3]. <u>Schmerz</u>, Bedecken der Augen mit der Hand > [2]
NASE: <u>Katarrh</u>, erstreckt sich zu den Stirnhöhlen [2]. <u>Schnupfen</u>, mit Absonderung, im Freien [2], ohne Absonderung, warmes Zimmer [2]. <u>Risse</u>, Nasenflügel [2]. <u>Trockenheit</u>, innen, im Freien > [2/1], warmen Zimmer, im [2]. <u>Verstopfung</u>, warmen Zimmer, im [2]. <u>Warzen</u> [3]
GESICHT: <u>Sonnenbrand</u> [2/1]. <u>Zucken</u>, Lippen [3]. <u>Warzen</u>, Kinn [3; *Lyc.*]
ZÄHNE: <u>Karies</u>, Zahnfleischrand, am [2], Zahnwurzeln [3]. <u>Verfärbung</u> gelb [2]
ABDOMEN: <u>Bewegungen</u> im, Faust eines Fötus, wie [3]. <u>Vorwölbung</u>, hier und da, als würde sich eine Hernie bilden [2]
REKTUM: <u>Blumenkohlartige</u> Wucherungen [2/1]. <u>Diarrhoe</u>, Zwiebeln, nach [2]. <u>Schmerz</u>, Bewegung < [2]. <u>Schweiß</u>, an Anus und Perineum, morgens [2/1]
HARNBLASE: <u>Urinieren</u>, gegabelter Strahl [3]; unvollständig, muß 5 oder 6 Mal urinieren, bevor die Blase leer ist [2/1]
HARNRÖHRE: <u>Tröpfeln</u>, Urinieren, nach dem [2/1]. <u>Jucken</u>, wollüstig [2]
MÄNNLICHES GENITAL: <u>Erektion</u>, Stuhlgang, während [2]. <u>Jucken</u>, Penis, abwechselnd mit Stechen im Anus [2/1]. <u>Schweiß</u>, süßlich, riecht [2/1]
WEIBLICHES GENITAL: <u>Kondylome</u>, Uterus [3]; Vagina [3]. <u>Wucherungen</u>, Uterus, Blumenkohl, wie [3]. <u>Entzündung</u>, Ovarien, links [2]. <u>Jucken</u>, Urinieren, während [2], Gehen < [2]. <u>Schmerz</u>, Ovarien, bei Harndrang [2/1]; brennend, Vagina, im Sitzen [2] Gehen, beim [2].
KEHLKOPF: <u>Polypen</u>, Stimmbänder [2]
RÜCKEN: <u>Verletzungen</u> des Rückgrats, Lumbalregion, bleibt gegen die Erschütterung beim Gehen empfindlich [2/1]. <u>Schmerz</u>, Stehen, aufrechtes Stehen ist nach Sitzen fast unmöglich [2/1]; Lumbalregion, Gehen unebenem Boden, auf [2]. <u>Tumoren</u>, Zervikalregion, Lipom [2]

Thuj.

EXTREMITÄTEN: *Geriefte* Nägel [2]. *Nagelbetteiterung*, Umlauf, nach Impfung [3/1]. *Entzündung*, Finger, Fingerspitzen [2/1]. *Hitze*, Oberschenkel, Händen und Füßen, mit, kalten [3/1]. *Schweiß*, Oberschenkel, Innenseite [2/1]; Fuß, anhaltend [2]
SCHLAF: *Gestört*, durch Visionen, beim Schließen der Augen [2]
TRÄUME: *Ängstlich*, Liegen auf der linken Seite, beim [2]. Vom *Tod*, Liegen auf der linken Seite, beim [2/1]
FIEBER: *Trockene* Hitze bedeckter Teile [3/1]
SCHWITZEN: *Reichlich*, entblößter Teile, außer am Kopf [2/1]. *Schlaf*, nach dem Erwachen > [3]. *Gehen* > [2]
HAUT: *Warzen*, blutend [3], braun [2], gezackt [3], isoliert [2], feucht [3], rot [2], riechend nach altem Käse [3], stechend [3]

SPEISEN UND GETRÄNKE

ABNEIGUNG: Zwiebeln [2]; frisches Fleisch [1]; Fleisch [1]; Kartoffeln [1]; Tabak [1]
VERLANGEN: Schokolade [3]; kalte Getränke [2]; kalte Speisen [2]; rohe Zwiebeln [2]; Salz [2]; saures Obst [1]; erfrischende Dinge [1]; saure Speisen [1]; Tabak [1]
VERSCHLIMMERUNG: Kaffee [2]; Fett [2]; Speisen; Geruch von [2]; Tee [2]; Butter [1]; kalte Getränke [1]; kalte Speisen [1]; heiße Speisen [1]; Zwiebeln [1]; Kartoffeln [1]; gehaltvolle Speisen [1]; Süßigkeiten [1]; warme Speisen [1]; Wein [1]
BESSERUNG: Kalte Getränke [1]; heiße Speisen [1]

KERN DES MITTELS

1. Im Inneren das Gefühl, häßlich und nicht liebenswert zu sein. Präsentiert der Außenwelt ein vorgefertigtes Bild.
2. < kaltes, feuchtes Wetter
3. Gelbgrüne oder grüne Absonderungen
4. Fettige Haut. Probleme mit den Nägeln
5. Zwiebeln
6. Warzen etc.

EIGENE NOTIZEN:

Tub.

TUBERCULINUM
Nosode aus einem tuberkulösen Abszeß   Tub.

REGION
LUNGEN. *Gemüt. Kopf* – Hinterkopf. *Drüsen.* Kehlkopf. Blut. * Rechte Seite

MODALITÄTEN
<u>VERSCHLIMMERUNG</u>: IN GESCHLOSSENEN RÄUMEN. *Bewegung.*; zu Beginn der Bewegung. Anstrengung. Wetter [FEUCHT-kaltes; *wechselhaftes*]. Zugluft. *Erwachen. Lärm.* Geistige Erregung. Beim Darandenken. *Druck des Hosenbundes. Vor Sturm.* Musik. Stehen
<u>BESSERUNG</u>: Kühler Wind. Im Freien. SCHNELLES GEHEN. Fortgesetzte Bewegung

LEITSYMPTOME

G Sehnsucht. Romantische Sehnsucht, findet nie zu innerer Zufriedenheit. UNERFÜLLT. Unerträgliches Gefühl des Unerfülltseins
G BEDÜRFNIS nach ABWECHSLUNG [anregende Erfahrungen]. Häufiger Wechsel [Arbeit, Wohnung, Partner, Einrichtung, Auto etc.]. Kämpfen ständig gegen Langeweile an.
G Verlangen zu REISEN
G Wollen alles ausprobieren. „Das Leben ist so kurz, warum soll ich mich einschränken?"
G Impuls zu LAUFEN
G BOSHEIT, Destruktivität [vor allem, wenn das Bedürfnis nach Veränderung nicht befriedigt wird]. Destruktive Phantasien
G ZWANGHAFT. Liebt Rituale. Abergläubisch
G Extrem REIZBAR morgens beim ERWACHEN
G Aufschreien im Schlaf, besonders vor Menses
G Furcht vor HUNDEN und vor allem vor KATZEN
G Optimistisch. Voller Hoffnung [2]
G Frühreife Kinder

A < VOR STURM
A < KALTES, FEUCHTES Wetter
A Seeluft < oder >
A > im Freien. < IN GESCHLOSSENEN RÄUMEN. Liebt es, im Auto mit geöffneten Fenstern zu fahren.
A > TROCKENES, warmes Wetter
A Starkes Verlangen nach GERÄUCHERTEN Dingen, nach FETT und KALTER MILCH
A HEISSHUNGER nachts; treibt ihn aus dem Bett.
A REICHLICHER Schweiß; nachts; durch die geringste Anstrengung

Tub.

A Erkältungsneigung. Ausgeprägte Neigung zu BESCHWERDEN DER ATMUNGSORGANE.
A Wiederholtes Auftreten kleiner Furunkel, eines folgt dem anderen.
A ZÄHNEKNIRSCHEN im Schlaf
A Ständig wechselnde Symptome. Die angezeigten Mittel helfen nicht dauerhaft. „Obskure, wechselnde Indikationen." [*Boger*]
A TBC [oder chronische Atemwegsbeschwerden oder Allergien] in der Familie

K Periodische Kopfschmerzen [jede Woche, alle zwei Wochen]
K Leuchtend rote Lippen; „als würde das Blut herausplatzen" [Mathur]
K Braune Fingerspitzen
K Die Haut bräunt leicht.
K Kopfschmerz; wie von einem eisernen Band um den Kopf
K Dunkle Behaarung entlang der Wirbelsäule [bei Kindern] [LEITSYMPTOM!]
K Rollt den Kopf, um einzuschlafen. Schlägt mit dem Kopf gegen das Bett [Kinder].

REPERTORIUM

GEMÜT: *Angst*, nachts, bei Kindern [4]. *Fluchen* [2]. *Unzufrieden* [3]. *Furcht*, Tieren, vor [3], Katzen, vor [2], Hunden, vor [2], Erwachen, beim [3] *Vergessen*, etwas vergessen, hat ständig das Gefühl, als habe er [2]. *Hyperaktive* Kinder [2]. *Impuls*, Triebe, krankhafte, laufen, zu [= Dromomanie] [4]. *Geschäftig* [3]. *Angesehen* zu werden, erträgt es nicht [3]. *Boshaft* [3]. *Beleidigt*, leicht, sieht alles von der schlechten Seite [4]. *Schreien*, Schlaf, im [3], Menses, vor [3]. *Schlagen*, schlägt seinen Kopf gegen die Wand und gegen Gegenstände [3]. *Reisen*, Verlangen zu [3]
KOPF: *Schmerz*, chronisch [1], Schnupfen, bei [1], periodisch [2], Lesen < [2], Wetter, naßkaltem, bei [1]
AUGEN: *Schmerz*, Drehen der Augen, beim, seitwärts [3]. *Schwellung*, Lider, morgens, Kopfschmerzen, bei [1]
SEHEN: *Trübsichtigkeit*, Kopfschmerz, vor [2], Übelkeit, mit [1]. *Sehstörungen* gehen Kopfschmerz voraus oder begleiten ihn [1]
OHREN: *Absonderungen*, eitrig [2]. *Entzündung*, Mittelohr, mit Absonderung, chronischer [1]
NASE: *Polypen* [1]. *Schnupfen*, chronisch, langanhaltend [2], Diarrhoe, gefolgt von [1]. *Absonderung*, übelriechend, Käse, wie [3] dick [3], gelb [3]. *Verstopfung*, Gefühl von, morgens [2]. *Schweiß* [1]
GESICHT: *Verfärbung* bläulich, Menses, vor [1], Augen, Ringe um die, Menses, vor [1], rot, Lippen [2]
ÄUSSERER HALS: *Verhärtung* der Drüsen, perlschnurartig [3]
MAGEN: *Appetit*, Heißhunger, Abmagerung, mit [2]. *Übelkeit*, Druck, durch, Abdomen, auf das [2]. *Erbrechen*, süßlich [2]
ABDOMEN: *Kälte* [2]. *Schwellung*, Leistengegend, Drüsen, der [2]
REKTUM: *Obstipation*, schmerzhaft [2]. *Diarrhoe*, morgens, Bett, treibt ihn aus dem [2], Menses, nach [2], Schlaf, während [2], Schwäche, ohne [2]

Tub.

WEIBLICHES GENITAL: *Leukorrhoe*, Gehen < [2]. *Menses*, verzögerte Menarche [2], setzt wieder ein durch die geringste Erregung [1], geistige Erregung, durch [1]
ATMUNG: *Atemnot*, Freien, im > [2], Liegen, beim [3]
HUSTEN: *Lesen*, lautem, bei [2]. *Sprechen*, lautem, bei [2]
BRUST: *Milch*, Menses, vor [2], Menses, während [2]. *Schwellung*, Mammae, Menses, vor [2], Menses, während [2] Absonderung von Milch, mit [2]
EXTREMITÄTEN: *Schmerz*, Bewegung > [2], nassem Wetter, bei [2] Beine, kalt, Abkühlung, bei [2], Gehen > [2]
FIEBER: *Rückfallfieber* [2]
SCHWITZEN: *Bewegung* ruft Frösteln hervor [2]
HAUT: *Allergie*, Milch, gegen [3] *Hautausschläge*, juckend, Ofenhitze > [2; Rumx.]. *Jucken*, Luft, in kalter [2], Ofenhitze > [3]
ALLGEMEINES: *Aktivität*, vermehrt [2]. *Luft*, Freien, im, Verlangen nach Aufenthalt [2] > [3]. *Wetter*, Verlangen, sich im Wind aufzuhalten [1]

SPEISEN UND GETRÄNKE

ABNEIGUNG: Fleisch [2]; Säuren [1]; Käse [1]; Kaffee; Geruch von [1]; Eier [1]; Milch [1]; Milch, kalte [1]; Ananas [1]; Wein [1]
VERLANGEN: Delikatessen [3]; geräuchertes Fleisch [3]; Alkohol [2]; Speck [2]; Fett [2]; Schinkenfett [2]; Milch [2]; Milch, kalte [2]; Schweinefleisch [2]; erfrischende Dinge [2]; salzige Dinge [2]; Süßigkeiten [2]; Bananen [1]; kalte Getränke [1]; kalte Speisen [1]; Fett und Salz [1]; Fett und Süßigkeiten [1]; Eiscreme [1]; Fleisch [1]; Kartoffeln [1]; Salami [1]; salzige Dinge und Süßigkeiten [1]; warme Getränke [1]
VERSCHLIMMERUNG: Kaffee, Geruch von [1]; heiße Speisen [1]

KERN DES MITTELS

1. Bedürfnis nach Abwechslung. Romantische Sehnsucht. Zornig, wenn das Bedürfnis nach Abwechslung nicht befriedigt wird
2. Ständig wechselnde Symptome. Wiederkehrende Atembeschwerden
2. Verlangen nach Aufenthalt im Freien. < in geschlossenen Räumen
3. < feuchtkaltes Wetter
4. Verlangen nach geräuchertem Fleisch, Süßigkeiten und kalter Milch
5. Schwitzt leicht; nachts.

EIGENE NOTIZEN:

URTICA URENS
Brennessel   Urt-u.

REGION
MAMMAE. *Urogenitaltrakt.* Leber. Milz

MODALITÄTEN
VERSCHLIMMERUNG: Kühle [feuchte Luft; Baden]. Jedes Jahr. *Verbrennungen.* Stiche. Schneeluft. Unterdrückte Hautausschläge. Essen von Schalentieren. Nach der Entbindung. Nach Scharlach. Nachts. Bei Rheumatismus
BESSERUNG: Reiben. Hinlegen

LEITSYMPTOME

A STECHENDE/BRENNENDE Schmerzen
A Harnsaure Diathese; Lithiasis. Akute GICHT
A NESSELAUSSCHLAG – Urtikaria; erhaben; & Rheumatismus. Nach dem Verzehr von SCHALENTIEREN; & Madenwürmer
A Urtikaria [Haut erhaben mit einem weißen Punkt in der Mitte und einem roten Hof] mit unerträglichem Jucken und Brennen, erleichtert durch Reiben. Ausschlag und Jucken > Liegen
A Urtikaria abwechselnd mit Rheumatismus
A Urtikaria, < nach Baden, nach heftiger körperlicher Anstrengung und durch Wärme
A Allergische Hautreaktionen mit brennendem Jucken und starker Schwellung größerer Bereiche als nur der Stelle des Stiches [nach Insektenstichen] [*Led.:* umschriebene Schwellung]
A Verbrennungen [vor allem durch heißes Wasser] mit Gefühl von Brennen und heftigem Jucken
A Angioneurotisches [Quincke-] Ödem [*Apis*]

K Diarrhoe durch unterdrückte Hautausschläge
K Scharfer Urin, verursacht Jucken.
K Geschwollene Mammae. AUSBLEIBEN der MILCH nach der Entbindung, ohne ersichtlichen Grund.
K Schmerz, wie wund und wie zerschlagen im rechten Deltamuskel, < Berührung, < Liegen auf der rechten Seite, < Arm nach innen Drehen

Urt-u.

REPERTORIUM

AUGEN: *Hautausschläge*, Lidern, an den, Bläschen, Lidrändern, an den [1/4]. *Schwellung*, Lider, ödematös [1]
GESICHT: *Hautausschläge*, Herpes, Lippen, um die [1], Urtikaria [2]. *Schwellung*, Augen, um die [1]
MAGEN: *Flaues* Gefühl, Essen, nach dem [1]. *Erbrechen*, Urtikaria, durch Unterdrückung von [2/1]
ABDOMEN: *Vergrößert*, Milz [2]
REKTUM: *Diarrhoe*, Hautausschlägen, unterdrückten, nach [2]. *Jucken*, Askariden, durch [2]
WEIBLICHES GENITAL: *Hautausschläge*, juckend [2]. *Jucken*, brennend [2], Schwangerschaft, in der [1]. *Schwellung*, ödematös [2]
BRUST: *Hautausschläge*, Urtikaria [1]. *Milch*, abwesend [2], versiegend [3], bei nicht schwangeren Frauen [2]
EXTREMITÄTEN: *Gichtknoten*, Fingergelenke [2]. *Schmerz*, Oberarm, Gegend des Deltoids, rechts [2]. *Schwellung*, Hand, juckend [2]
HAUT: *Brennen*, Nesseln, wie durch [3], nach Schlaf [2/1]. *Hautausschläge*, Urtikaria, abwechselnd mit Rheumatismus [2/1], Baden, nach [2], Anstrengung, nach heftiger körperlicher [2], Liegen > [1/1], Wärme und Körperübungen [3]. *Jucken*, brennend, Nesseln, wie durch [3], Warmwerden, beim [3]. *Insektenstiche* [3]
ALLGEMEIN: *Speisen*, Schalentiere < [2]. *Schneeluft* < [1]

SPEISEN UND GETRÄNKE

VERSCHLIMMERUNG: Schalentiere [2]

KERN DES MITTELS

1. Brennen / Stechen
2. Urtikaria
3. Verbrennungen mit Brennen / Jucken und Schwellung
4. Insektenstiche mit sich ausbreitender Schwellung
5. < Schalentiere

EIGENE NOTIZEN:

Valer.

VALERIANA
Baldrian   *Valer.*

REGION
NERVEN [*spinale*; urogenital]. Gemüt. Muskeln etc. [Wade; Ferse; Achillessehne]

MODALITÄTEN
<u>VERSCHLIMMERUNG</u>: RUHE. STEHEN. *Erregung.* Abends; bis Mitternacht. Gegen Mittag. Die ersten Nachmittagsstunden. Periodisch [alle zwei oder drei Monate]. Sitzen. Einschlafen
<u>BESSERUNG</u>: *Lageänderung.* Umhergehen. Reiben. Nach dem Schwitzen

LEITSYMPTOME

G NERVÖSE UNRUHE, vor allem im Klimakterium oder in der Menarche. Kann nicht still sitzen.
G ANFÄLLIG FÜR STIMMUNGSSCHWANKUNGEN; geht von einem Gefühlsextrem zum anderen; von der größten Freude zum tiefsten Kummer; von Sanftmut zu Nörgelei.
G Ungeduld; wechselt schnell von einem Thema zum anderen.
G Einbildungen; bezüglich Geruch, Geschmack, Gehör. Gefühl des Schwebens; Gefühl einer Kugel oder eines Pflockes
G Impuls, sich zu BEWEGEN [vergleiche: Gedanken sehr beweglich, gehen von einem Extrem zum anderen]. „Die geistigen Symptome treten in der Ruhe, beim Sitzen und beim Liegen auf und verschwinden beim Umhergehen." [*Mathur*]
G Furcht vor DUNKELHEIT [vergleiche Wahnideen]
G Extrem leicht zu beeinflussen.

A Wechselnde Symptome. „Nützlich bei hysterischen Beschwerden, wenn andere scheinbar angezeigte Mittel versagen" [*Mathur*]
A < morgens und abends [3]
A < beim Sitzen [= ziehende Schmerzen; nervöse Unruhe] [3]
A > BEWEGUNG [3]. > Gehen [3]. > fortgesetzte Bewegung [2]
A ZIEHENDE und REISSENDE Schmerzen [in den Gliedern, vor allem in den unteren Extremitäten – Hüfte, Knie, Beine, Knöchel, Fersen]; < Sitzen und Stehen; > Bewegung und Gehen
A > im Freien [> geistige Symptome: Unruhe, Angst, Furcht – Furcht > im Freien: einziges zweiwertiges Mittel]
A Die Schmerzen erscheinen PLÖTZLICH. [„Die Schmerzen sind mal hier, mal da oder kommen und gehen." – *Boger*]
A Plötzliche Schweißausbrüche [vor allem im Gesicht und auf der Stirn]

Valer.

K Erstickungsgefühl [wie Erwürgtwerden] beim Einschlafen [Gefühl, als würde etwas Warmes den Hals hochsteigen, läßt den Atem stocken]
K Schmerzen in den FERSEN beim Sitzen; > Umherbewegen
K Kopfschmerzen durch Hitze und Sonnenlicht
K Erbrechen geronnener Milch in großen Klumpen [bei Kindern]; sobald das Kind die Brust bekommen hat, nachdem die Mutter zornig gewesen ist.
K Ischialgie; Schmerzen < Stehen und den Fuß auf dem Boden stehen- und ruhen lassen; < beim Ausstrecken der Glieder, und bei Ruhe nach vorangegangener Anstrengung; > Gehen und Reiben

REPERTORIUM

GEMÜT: *Lebhaftigkeit* < [3]. *Angst*, im Freien > [1], im Haus [1]. *Verwirrung*, Stehen, im [1]. *Dunkelheit* < [2]. *Furcht*, Luft, im Freien > [2], engen Räumen, in [1], Zimmer, beim Eintritt in ein [2], warmes Zimmer, von [1/1]. *Ideen*, Reichtum an, abends [2]. *Licht*, Verlangen nach [1]. *Selbstsucht* [1]. *Bewußtslosigkeit*, Schmerzen, durch [2]
SCHWINDEL: *Schweben*, als würde er [2]
KOPF: *Schmerz*, körperlicher Anstrengung u.ä., bei [2], Hutes, durch Druck des [2]; drückend, Bewegung > [2]; drückend, Stirn, abwechselnd mit Stechen [3/1]
AUGEN: *Schmerz*, drückend, morgens [2]
SEHEN: *Blitze*, Dunkelheit, in der [2]
GESICHT: *Hitze*, Sitzen, im [3]. *Schmerz*, Bewegung > [2]
MUND: *Geschmack*, schleimig, morgens, beim Erwachen [3]
INNERER HALS: *Faden*, darin hängen würde, als ob ein [2; Cocc-c.].
MAGEN: *Aufstoßen*, Eier. wie verdorbene [2]; ranzig, abends, 16.00 Uhr [2/1]. *Hitzewallungen*, aufsteigende [2]. *Erbrechen*, Ärger, nach [2], Milch, nach [3], Muttermilch, nach [2], geronnene Milch [3]
REKTUM: *Prolapsus*, Urinieren während [2; **Mur-ac**.]
STUHL: *Geronnen* [3]
KEHLKOPF UND TRACHEA: *Zusammenschnürung*, Kehlkopf, Schlaf, Einschlafen, beim [2].
BRUST: *Schmerz*, drückend, Stehen, im [2]
RÜCKEN: *Schmerz*, verstaucht, wie, Lumbalregion, Sitzen, im [3], Stehen, beim [3]
EXTREMITÄTEN: *Schmerz*, Beine, Ischialgie, Sitzen < [2], Stehen < [2], Strecken des Beines, beim, < [2]; Gehen > [2]. *Spannung*, Wade, Sitzen, im [3/1]. *Zucken*, Beine, Ruhe, in der [2/1], Gehen, nach > [2; *Verat.*]
ALLGEMEINES: *Ohnmacht*, Schmerzen, durch, [2]. *Schmerz*, ziehend, Sitzen, im [3]

SPEISEN UND GETRÄNKE

ABNEIGUNG: Tabak [1]
VERLANGEN: Stärkungsmittel [2]; Erfrischendes [1]
VERSCHLIMMERUNG: Milch [1]

Verat.

KERN DES MITTELS

1. Wechsel der Stimmungen und der Symptome
2. Furcht vor Dunkelheit. Einbildungen
3. > im Freien [Gemütssymptome]
4. Ziehende Schmerzen in den Gliedern; < im Sitzen, > beim Gehen
5. Plötzliche Schweißausbrüche [auf Gesicht und Stirn]

EIGENE NOTIZEN:

VERATRUM ALBUM
Weiße Nieswurz   *Verat.*

REGION
NERVEN [ABDOMINAL; Herz; Blutgefäße]. *Scheitel.* Blut. Atmungs- und Verdauungstrakt.
* *Linke Seite*

MODALITÄTEN
<u>VERSCHLIMMERUNG</u>: ANSTRENGUNG. TRINKEN. *Kalte Getränke. Bei den Schmerzen.* Schreck. Nasse Kälte. Die geringste Bewegung. VOR und *während* Menses. *Während des Stuhlgangs.* Beim Schwitzen. Wetterwechsel. Wolkiges Wetter. Nach dem Trinken. *Während Schmerz*
<u>BESSERUNG</u>: Heiße Getränke. Umhergehen. Zudecken. Liegen. Druck auf dem Scheitel [> Kopfschmerzen]. Warme Speisen. Stimulantien

LEITSYMPTOME
G Frühreife bei Kindern. Intellektuelle und ernste Kinder, die viele philosophische Fragen stellen
G Geistige Überstimulierung => Hyperaktivität und Ruhelosigkeit. Überaktivität des Geistes

Verat.

G EHRGEIZIG, setzt alle MÖGLICHEN MITTEL ein, um sein Ziel zu erreichen: *Prahlen* [möchte für reich gehalten werden [1/3]; verschwenderisch mit Geld; Wahnidee, er sei eine vornehme, erhabene Person]; *schmeichlerisch* [herzlich; umarmt jeden [2/9]; liebevoll in Gesten und Handlungen [1/3]; liebevoll in Worten [1/3]; *simuliert Krankheiten* [um Zuneigung zu bekommen]; *hart arbeitend* [ruhelose Aktivität; Kühnheit; fröhliche Laune]. Arbeitet sich mit erstaunlicher Ausdauer nach oben.
G Angst um seine gesellschaftliche STELLUNG. Herablassend, hart zu Untergebenen und freundlich zu Vorgesetzten oder Leuten, vor denen er sich fürchten muß [1/4]
G Verschont niemanden oder lügt, betrügt und führt in die Irre, um sein Ziel zu erreichen. [Egoismus [2]; intrigant [1/5]; unaufrichtig [2/6], klatschsüchtig [1]; kein Ehrgefühl [1/5]; sagt nie die Wahrheit [1/6]]
G HOCHMUT; sehr tadelsüchtig. Selbstgerechtigkeit. „Geneigt, über die Fehler von anderen zu reden oder zu schweigen; aber zu schelten und beschimpfen, wenn er gereizt ist." [*Hering*]
G RELIGIÖSE Wahnideen [entstehen aus Größenwahn und Verwirrung über die eigene Identität]. Glaubt, er sei Christus oder er sei von Gott auserwählt, andere Menschen zu bekehren.
G Beim Ausbleiben des Erfolgs seiner Bemühungen: Depression, Gleichgültigkeit, Verlassenheitsgefühl; flieht in die Religion; Gewalt. Beschwerden durch verletzten Stolz oder verletzte Ehre
G GEISTESKRANKHEIT; religiös; Beten; Schwatzen; Schlagen; Geschwätzigkeit etc.

A Enormer MANGEL AN LEBENSWÄRME [eines der kältesten Mittel]. LOKALE Kälte [Eisbeutel auf dem Kopf] oder ALLGEMEINES Kältegefühl.
A Kältegefühl in den Blutgefäßen – Knochen; oder Hitzegefühl in den Blutgefäßen
A KALTER Schweiß, vor allem auf der Stirn
A < VOR Menses [3]
A < FRÜHLING und HERBST [besonders Magen-Darm-Verstimmungen]
A Verlangen nach SAUREM OBST, SALZIGEN DINGEN und KALTEN Getränken
A Großer Durst
A PLÖTZLICHES Schwinden der Kräfte
A SPASMEN und KRÄMPFE
A ÜBERMÄSSIGE Entleerungen; wäßrig
A Schmerzanfälle, die kurzzeitig Delirium und Manie hervorrufen. Deliriös durch Kopfschmerzen

K Erbrechen und Diarrhoe GLEICHZEITIG [Hauptmittel: *Verat.* und *Ars.*]
K Schwindel & kalter Kopfschweiß, Erbrechen und Diarrhoe
K Dysmenorrhoe & Kälte, Erschöpfung, Erbrechen und Diarrhoe

REPERTORIUM

GEMÜT: *Beschimpfen*, Ehemann beschimpft Ehefrau vor den Kindern und umgekehrt [3]. *Erotisch* [3]. *Angst*, Seelenheil, um das [3]. *Blindheit*, vorgetäuschte [2/1]. *Brütet*, grübelt,

Verat.

abends [3/1]. *Tadelsüchtig*, krittelig, still zu sein, Neigung zu kritisieren oder [2/1]. *Taubheit*, vorgetäuschte [2/1]. *Delirium*, Menses, während [2]. *Wahnidee*, Unglück, untröstlich über eingebildetes Unglück [2/1]. *Verzweiflung*, Schmerzen, bei den [2], religiöse Verzweiflung am Seelenheil [3], gesellschaftliche Stellung, in bezug auf die [3]. *Diktatorisch* [2]. *Küßt* jeden, Menses, vor [2]. *Raserei*, Kopfschmerzen, mit [2]. *Sitzt* versunken und nichts wahrnehmend, wie in tiefen, traurigen Gedanken [2]. *Spucken*, Gesicht, Menschen, ins [2]. *Unaufrichtig* [2]
SCHWINDEL: *Aufsteigend*, Gefühl, [2]. *Menses*, vor [2]
KOPF: *Kälte*, Menses, während [2]; Scheitel, eisige Kälte [2] Menses, während [2]. *Schmerz*, Menses, während [2], Scheitel, Druck > [2]. *Schweiß*, Stirn, Angst, wie aus [2], Stuhlgang, während [3] Stuhlgang, nach [3]
AUGEN: *Trockenheit*, Erwachen, beim [2]. *Photophobie* morgens [3]. *Ruhelos* [2]
NASE: *Nasenbluten*, Menses, vor [2], Schlaf, im [2]
GESICHT: *Verfärbung*, blaß, Kopfschmerzen, bei [2], Raserei, Tobsuchtsanfall, bei [2]
MUND: *Geschmack*, Pfefferminze, wie [2]
MAGEN: *Appetit*, Heißhunger, Diarrhoe, mit [2]. *Schluckauf*, Getränke, warm [2/1], Erbrechen, nach [3; Bry.]. *Durst*, Kopfschmerz, bei [2] Schwangerschaft, in der [2/1]
ABDOMEN: *Kälte*, äußerlich [3]
REKTUM: *Diarrhoe*, Menses, vor [2]
HARNBLASE: *Urinieren*, häufig, Kopfschmerzen, mit [2]
NIEREN: *Schmerz*, Menses, Beginn der Menses, zu [2]
WEIBLICHES GENITAL: *Sexuelles Verlangen*, vermehrt, Menses, vor [2]
ATMUNG: *Asthma*, asthmatische Atmung, Biegen des Kopfes nach hinten > [2]
EXTREMITÄTEN: *Kälte*, Diarrhoe, bei [3]; Fuß, Schwangerschaft, in der [3]. *Krämpfe*, Schwangerschaft, während der [2]. *Schweiß*, kalt, Menses, während [3]
FROST: *Wasser*, gespritzt würde, als ob kaltes Wasser über ihn [2]
SCHWITZEN: *Nachts*, Menses, vor [3]. *Kalt*, Menses, während [3]. *Kälte*, während [3]. *Diarrhoe*, bei [3]. *Reichlich*, Menses, während [2]
ALLGEMEINES: *Konvulsionen*, Kälte mit, Körpers, des [2]

SPEISEN UND GETRÄNKE

ABNEIGUNG: Warme Speisen [2]; Frühstück [1]; gekochte Speisen [1]; heiße Speisen [1]
VERLANGEN: Saures Obst [3]; kalte Getränke [3]; Obst [3]; Eis [3]; Erfrischendes [3]; salzige Dinge [3]; saure Speisen [3]; Kalte Speisen [2]; Gurken [2]; Hering [2]; Sardinen [2]; Eiscreme [1]; saftige Dinge [1]; Zitrone [1]; flüssige Speisen [1]; Pickles [1]; Wein [1]
VERSCHLIMMERUNG: Obst [3]; Kalte Speisen [2]; Birnen [2]; Kartoffeln [2]; rohe Speisen [2]; Bohnen [1]; Erbsen [1]; Bier [1]; Buchweizen [1]; Kohl [1]; kalte Getränke [1]; Fett [1]; blähende Speisen [1], heiße Speisen [1], Pfannkuchen [1], Sauerkraut [1]; Tee [1]; Kalbfleisch [1]; Gemüse [1]; warme Speisen [1], Wein [1]
BESSERUNG: Heiße Speisen [2]; Kalte Getränke [1]; Milch [1]; warme Getränke [1]

Vib.

KERN DES MITTELS

1. Ausgeprägte Ruhelosigkeit, geistig und körperlich
2. Ehrgeiz, setzt alle möglichen Mittel ein.
3. Enormer Mangel an Lebenswärme
4. Lokale oder allgemeine Kälte
5. Übermäßige Entleerungen, wäßrig. Kalter Schweiß
6. Verlangen nach saurem Obst, salzigen Dingen und kalten Getränken

EIGENE NOTIZEN:

VIBURNUM
Schneeball   *Vib.*

REGION
WEIBLICHE GESCHLECHTSORGANE. *Nerven. Linke Seite*

MODALITÄTEN
<u>VERSCHLIMMERUNG</u>: Schreck. Vor *Menses*. Kälte; Schneeluft. Liegen auf der linken Seite. Geschlossenes Zimmer
<u>BESSERUNG</u>: Ruhe. Druck. Im Freien

LEITSYMPTOME

G Sehr nervös und unruhig, besonders vor und während Menses. Kann nicht ruhig bleiben.

A Mangel an Lebenswärme
A SPASMEN und KRÄMPFE
A Drohender Abor, erste Monate
A „Krankheitsgefühl im ganzen Körper in Verbindung mit Beschwerden im Becken, < Bewegung, > Ruhe" [*Clarke*]

Vib.

A Die Schmerzen kommen plötzlich und mit entsetzlicher Heftigkeit.
A VOR MENSES: heftiges Drängen nach unten; Ziehen in die vorderen Oberschenkelmuskeln; heftige Schmerzen in der Sakralregion und über der Schamgegend; so nervös, daß sie nicht ruhig sitzen kann. [*Tyler*]
A Gefühl, als würde bei den Beckenorganen das Unterste zuoberst gekehrt werden

K Häufiges, reichliches Urinieren; während Menses, Kopfschmerzen, Blutungen, etc.
K DYSMENORRHOE [3]. Schmerzen beginnen im unteren Rücken und strahlen in den Abdominalbereich, in die Leistengegend und die Oberschenkel hinunter aus. „Schmerzen im Rücken, enden mit Krämpfen im Uterus oder gehen die Vorderseiten der Oberschenkel hinunter" [*Boger*]
K DYSMENORRHOE & Flatulenz, lautes Aufstoßen und Nervosität.
K „Große Schmerzen oder qualvolle Krämpfe im Becken; > Menses" [*Boger*]
K Kann bei Dysmenorrhoe unmöglich auf der LINKEN Seite liegen.
K WADENKRÄMPFE vor Menses
K Rosa Verfärbung einer Wange bei Menstruationsschmerzen
K Ständige Übelkeit > Essen

REPERTORIUM

GEMÜT: *Ruhelosigkeit* während Menses [1]
SCHWINDEL: *Schließen*, der Augen, beim [1]. *Fallen* zu,Tendenz nach links [1]
KOPF: *Pulsieren*, durch geistige Anstrengung [1], mäßige Bewegung > [1; *Iris*]
NASE: *Nasenbluten* vor Menses [1]
MUND: *Breit*, Zunge scheint zu breit [1]
MAGEN: *Übelkeit* vor Menses [1]. *Erbrechen* während Menses [2]
ABDOMEN: *Schmerz*, kommt schnell und geht schnell [2; **Bell**.]; Hypogastrium, vor Menses [2]; krampfartig, Hypogastrium, vor Menses [2]; abwärtsdrängend, zerrend, während Menses [2], erstreckt sich zu Oberschenkeln [1]
HARNBLASE: *Urinieren*, häufig, mit Kopfschmerzen [1], während Menses [1]
URIN: *Farblos* während Menses [1]. *Geruch* wie Katzenharn [1]
WEIBLICHES GENITAL: *Schmerz*, Ovarien, vor Menses [1]; Uterus, Blutfluß > [2], vor Menses [2], zu Beginn der Menses [2], kommt und geht plötzlich [2; **Bell**.]; abwärtsdrängend, Uterus, vor Menses [2]; krampfartig, Uterus vor Menses [2]; wehenartig, erstreckt sich zu Oberschenkel [1; *Kali-c.*]; stechend, Ovarien, vor Menses [1]
HUSTEN: *Schwangerschaft*, in der [1]
RÜCKEN: *Schmerz*, im Freien > [2], vor Menses [2], als ob die Menses einsetzen würde [2]; Lumbalregion, vor Menses [2], zu Beginn der Menses [2], Druck > [2]; Wehtun, Sakrum, vor der Menses [2/1]; als ob der Rücken zerbrechen würde, während Menses [2]; wehenartig, erstreckt sich zu Lenden und Schamgegend [2/1]
FROST: *Menses*, während [2]

Xan.

KERN DES MITTELS

1. Nervös und gereizt vor und während Menses. Kann sich nicht ruhig halten.
2. Krampfartige, ziehende Schmerzen in Kreuz, Hypogastrium und vorderen Oberschenkelmuskeln vor und zu Beginn der Menses
3. Häufiges, reichliches Urinieren während Kopfschmerzen, Menses, Blutungen
4. Die Schmerzen kommen und gehen plötzlich.
5. Mangel an Lebenswärme, vor allem bei Menses
6. Kann bei Dysmenorrhoe unmöglich links liegen.

EIGENE NOTIZEN:

XANTHOXYLUM
Gelbholz-Esche   *Xan.*

REGION
Nerven. Atmung. Weibliche Sexualorgane. * Linke Seite

MODALITÄTEN
VERSCHLIMMERUNG: Schlafen. Feuchtigkeit. Naßwerden der Füße. Unterdrückte Menses
BESSERUNG: Erbrechen. Hinlegen. Trinken von Eiswasser

LEITSYMPTOME

A HITZEWALLUNGEN & Schwitzen [2]
A Prickelndes Gefühl; Schläge wie durch Elektrizität
A TAUBHEIT der LINKEN Seite. Linksseitige Lähmung

K Röte EINER Wange [oder beider Wangen] während Menstruationsschmerzen
K Heftige, quälende, zermürbende DYSMENORRHOE, nicht > in irgendeiner Lage; die Schmerzen gehen in die Oberschenkel oder strahlen über den ganzen Körper aus, sogar bis zum Herz.

Xan.

K Schmerz in den Eierstöcken, < LINKS, erstreckt sich die Oberschenkel hinunter.
K Wundheitsgefühl im vorderen Teil der Oberschenkel VOR Menses
K Steißbein sehr empfindlich; erscheint verlängert.
K Ischialgie < im Sommer
K Kopfschmerz über den Augen [< LINKS] vor Menses

REPERTORIUM

GEMÜT: *Qualvolle Angst* während Menses [1]. *Furcht*, Tod, Menses, vor [1], Furcht, Menses, vor [1]. *Traurigkeit*, Menses, vor [1]. *Seufzen*, Menopause, in der [1/1]
KOPF: *Völlegefühl*, Menses, während [2]. *Schmerz*, Stirn, über den Augen, Menses, vor [1]; berstend, Scheitel [1]
GESICHT: *Verfärbung*, rot, Dysmenorrhoe, bei [3/1], Menses, während [1]
MUND: *Vergrößert*, Gefühl, wie [2]. *Geschmack*, Pfeffer, wie [1]
ÄUSSERER HALS: *Schwellung*, Schilddrüse, rechts, Gefühl von [1; Mag-c.]
URIN: *Spärlich*, Amenorrhoe, bei [1]
WEIBLICHES GENITAL: *Schmerz*, Ovarien, rechts, erstreckt sich nach links [1], Menses, während [1] Schwangerschaft, in der [1], erstreckt sich zu Gliedern nach unten [1], erstreckt sich zu Oberschenkeln, Vorderfläche [1; Lil-t.]; Uterus, Menses, während, aufschreien, läßt sie [1]
RÜCKEN: *Schmerz*, Steißbein, Sitzen, beim [1], Berührung, bei [1]
EXTREMITÄTEN: *Schmerz*, Oberschenkel, Menses, während [2], erstreckt sich nach unten, Menses, während [1]
TRÄUME: *Fliegen, vom* [1]
ALLGEMEIN: *Naß*, Naßwerden, Füße, der [1]

KERN DES MITTELS

1. Furcht und Traurigkeit vor Menses
2. Taubheit der linken Seite
3. Rotes Gesicht während Dysmenorrhoe
4. Dysmenorrhoe [< Ovarien], Schmerzen erstrecken sich die Glieder nach unten.
5. Schießende Schmerzen, wie elektrisch

EIGENE NOTIZEN:

Zinc.

ZINCUM
Zink   Zinc.

REGION
GEHIRN und NERVEN [*Hinterkopf; Wirbelsäule;* Orbitalgebiet]. *Nasenwurzel. Blut.* Innere Canthi. * *Linke Seite. Rechte Seite*

MODALITÄTEN
<u>VERSCHLIMMERUNG</u>: ERSCHÖPFUNG. *Unterdrückung. Geräusche. Berührung. Wein.* Nach dem Erhitztsein
<u>BESSERUNG</u>: *Bewegung.* Harter Druck. Warme Luft im Freien. UNGEHINDERT FLIESSENDE ABSONDERUNGEN; *während Menses*; Wiederauftreten oder Entwicklung von Hautausschlägen; Wiederauftreten von Absonderungen

LEITSYMPTOME
G GEISTIGE ERSCHÖPFUNG. Durch Schwäche oder geistige Überanstrengung verursachte Unterdrückung oder Abnahme der freien Ausdrucksfähigkeit
G KANN SICH VON DINGEN NICHT LÖSEN, kann sie nicht wegwerfen. [*Boger*]
G NACHGIEBIG
G Überempfindlich gegen GERÄUSCHE, gegen STIMMEN
G Sie treiben jeden zum Wahnsinn mit ihrem ständigen Jammern und Klagen.

A „Sie neigen mehr dazu, warm zu sein als an einem Mangel an Lebenswärme zu leiden." [*Morrison*]
A Folgen von SCHLAFMANGEL, SCHRECK, STRESS, erschöpfenden Krankheiten, Alkoholismus
A Zunehmende Schwäche & UNRUHE [besonders der Beine]
A < UNTERDRÜCKTE Absonderungen [Gonorrhoe; Auswurf; Fußschweiß; Menses; Otorrhoe; Lochien; Milchfluß; Schweiß]. ODER:
A Verminderte Vitalität; die geistige oder nervliche Kraft ist zu SCHWACH, um Exantheme oder Menses zu entwickeln, auszuhusten; zu urinieren; Dinge zu begreifen; sich zu erinnern. [*Nash*] „Schwächliche Mädchen, spätes Erscheinen der Menses." Schwache Verdauung
A > FREIES Fließen der Absonderungen; Regelfluß. „Die Brustsymptome werden durch Auswurf gebessert, die der Blase durch Urinieren, die des Rückens durch Samenerguß; die Allgemeinsymptome durch den Monatsfluß" [*Nash*]
A < WEIN [=> Schwindel; Kopfschmerzen; Röte des Gesichtes; Schwäche; Müdigkeit; Asthma; Verwirrung; Obstipation; Diarrhoe; Husten; Hitzegefühl im Rücken; Chorea]
A > ESSEN [3]. Zittern, wenn hungrig [2]. Schwäche durch Hunger [2]
A Abneigung gegen Fisch [2], Fleisch [2], Süßigkeiten [2] und Wein [2]

Zinc.

A Zuckungen, Auffahren, Spasmen, Zittern
A Sehr HUNGRIG gegen 11.00 Uhr oder 12.00 Uhr; ißt gierig.
A „Rollt den Kopf und knirscht mit den Zähnen." [*Boger*]

K Schwindel mit vorangehendem Druckgefühl [innerlich] über der Nasenwurzel oder dem Gefühl, als würden die Augen zusammengezogen.
K KOPFSCHMERZEN & Druckgefühl über der Nasenwurzel [oder auf dem Scheitel], Verwirrung, Photophobie und körperliche Unruhe; Kopfschmerzen < Wärme, > harter Druck.
K SEHSTÖRUNGEN [Lichtblitze, Funkensprühen] NACH Augenoperation
K UNRUHIGE Beine; kann sie nicht ruhig halten. Können deswegen wach gehalten werden.
K Sodbrennen nach Süßigkeiten
K Lautes Aufstoßen nach Milch
K Schmerzhafte Frostbeulen, < Reiben
K Haare schmerzhaft; auf dem Scheitel

REPERTORIUM

GEMÜT: *Antwortet*, wiederholt erst die Frage [2]. *Schließen* der Augen > [2]. *Furcht*, Räubern, vor [2]. *Schreckliches* und traurige Dinge greifen sie stark an [2]. *Hysterie*, Menses, während > [2/1]. *Geisteskrankheit*, Hautausschlägen, nach unterdrückten [2]. *Traurigkeit*, Menses, während > [2]. *Empfindlich*, Geräusche, Stimmen, gegen [2], Sinneseindrücke, gegen [2]. *Schreien*, Schlaf, im, Menses, vor [2]. *Schlafwandeln*, Gemütsbewegungen, nach unterdrückten [2/1]. *Auffahren*, Schlaf, aus dem, Menses, während [2]. *Sprechen*, abgeneigt zum Sprechen, abends [3]. *Quält* jeden mit seinen Beschwerden [3]. *Lästig*, geht auf die Nerven, abends [2]. *Weinen*, Menses, vor [2]
SCHWINDEL: *Fallen*, Stürzen, Neigung zu, links, nach, morgens [3/1]. *Höhe*, Orte, hochgelegene [2]. *Menses*, vor [2]. *Hinterkopf*, im [2]
KOPF: *Schmerz*, Erhitzung, durch, Feuer oder einen Ofen, durch ein [2], Eisen, durch Mißbrauch von [2], Menses, während > [2], Druck, äußerlicher, harter Druck > [2]
AUGEN: *Trockenheit*, morgens [3]. *Entzündung*, Menses, während [3]. *Schmerz*, brennend, Operationen, nach [2; *Staph.*]; brennend, Lidränder, morgens [2]; Sand, wie durch, abends [3]. *Photophobie*, abends [2]. *Müdigkeit*, Gefühl von [2]
NASE: *Schnupfen*, abends [2], Absonderung, mit, abends [2], Essen, nach [2], plötzlichen Anfällen, in, abends [2], nach dem Hinlegen [2/1]. *Schmerz*, drückend, Nasenwurzel, gefolgt von Schwindel [2/1]
MUND: *Geschmack*, blutig, Schwangerschaft, in der [2/1]
MAGEN: *Appetit*, Heißhunger, vormittags, 11.00 Uhr [2]. *Leeregefühl*, vormittags, 11.00 Uhr [2]. *Aufstoßen*, süßlich, Schwangerschaft, in der [2].*Durst*, Menses, während [2]
REKTUM: *Diarrhoe* > alle Symptome [2]
HARNBLASE: *Urinieren*, verzögert, kann nur im Sitzen urinieren [3/1]
WEIBLICHES GENITAL: *Sexuelles Verlangen*, heftig, Masturbation, treibt zu [3]. *Menses*, nachts [2], Besserung aller Beschwerden während Menses [2; *Lach.*]. *Schmerz*, Ovarien, Menses, vor [2], Menses, während > [2]

Zinc.

HUSTEN: *Trocken*, morgens, Menses, vor [3], Menses, während [3]
ATMUNG: *Atemnot*, Auswurf > [2], Blähungen, durch [2], Menses, vor [2]
RÜCKEN: *Schwäche*, Zervikalregion, Schreiben, beim [3/1]
EXTREMITÄTEN: *Frostbeulen*, Hände, juckend [2], Schwellung [2/1]. *Jucken*, Fuß, Sohle, nachts [2/1]. *Ruhelosigkeit*, Unterschenkel, abends [3], nachts [2] Füße, abends, Bett, im [2], nachts [2], Menses, während [2], Sitzen, im [3]. *Zittern*, Hand, Menses, während [2], Schwindel, nach [2]. *Schwäche*, plötzlich, Hunger, mit [2/1], Beine, Hunger, bei [2/1]
TRÄUME: *Verfolgt* zu werden [2]
SCHWITZEN: *Entblößen*, Verlangen sich zu entblößen [2]
ALLGEMEINES: *Mittags* [2]. *Chorea*, Hautausschläge, durch unterdrückte [2]. *Ohnmacht*, Stehen, beim [2]. *Eisenpräparaten*, nach Mißbrauch von [2]. *Zittern*, Erregung des Gemütes, nach [2] hungrig, wenn [2]

SPEISEN UND GETRÄNKE

ABNEIGUNG: Fisch [2]; Fleisch [2]; Süßigkeiten [2]; Kalbfleisch [2]; Wein [2]; Weinbrand [1]; gekochte Speisen [1]; warme Speisen [1]; Wasser [1]
VERLANGEN: Bier, abends [2]; Bier [1]; kalte Getränke [1]; kalte Speisen [1]
VERSCHLIMMERUNG: Wein [3]; Brot [2]; Milch [2]; Kalbfleisch [2]; heiße Speisen [1]; Süßigkeiten [1]; warme Speisen [1]
BESSERUNG: Kalte Getränke [1]

KERN DES MITTELS

1. Geistige Erschöpfung; zunehmende Schwäche & Unruhe
2. Empfindlich gegen Geräusche, gegen Stimmen
3. < unterdrückte Absonderungen. > ungehindertes Fließen der Absonderungen
4. < Wein
5. Unruhige Beine
6. < Hunger. > Essen

EIGENE NOTIZEN: